ここまでわかる
急性腹症のCT

荒木 力 健康科学大学 学長 山梨大学 名誉教授

第3版

CT of
Acute Abdomen

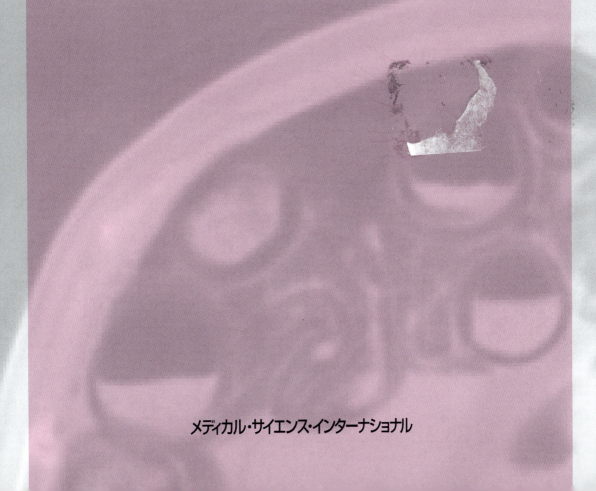

メディカル・サイエンス・インターナショナル

CT of Acute Abdomen
Third Edition
by Tsutomu Araki

© 2018 by Medical Sciences International, Ltd., Tokyo
All rights reserved.
ISBN 978-4-8157-0135-2

Printed and Bound in Japan

第3版　序

　初版を上梓してから16年，第2版から9年が経過しました．急性腹症にCT？　という時代から，CTが急性腹症の交通整理をする，CTが無ければあの患者さんは助からなかったという時代に変わってきました．CT装置の高速化が進み数分で全身をスキャンでき，簡単に冠状断像や矢状断像を表示できるようになりました．新しい知見も次々と発表されています．というわけで，メディカル・サイエンス・インターナショナルの正路修氏の勧めもあり，第3版を上梓する運びになりました．本書は，救急医，放射線科医，外科医のみならず，腹痛を訴える患者さんを診る可能性のあるすべての医師を対象としています．本書の特徴と読んでいくうえで参考になると思われる点を以下に記載させていただきます．

　1) **症例**：本書はまず症例を提示し，読者に診断と治療方針を考えていただき，画像所見，診断と治療方針を示す，それから当該疾患について解説するという手順になっています．そもそも初版を執筆しなければと思い立ったのは，CTが施行されなかった，遅すぎた，あるいは適切に読影されなかったために，命を落とされた患者さんに立て続けに遭遇したからです．「臨床医は患者さんに学ぶ」という基本を忘れてはいけないという思いから，このような構成になっています．基本症例は100症例ですが，間違いやすい非典型症例，鑑別すべき症例なども並べてあるので，実際には161症例になっています．

　2) **ノート**：本文を理解するうえで必須となる解剖，画像所見や疾患について，必要に応じて図表を使って解説しました．ノート1～90まであります．

　3) **脚注**：簡単な補足事項を示しています．人名については，本国での発音に近いカタカナを併記しました．何て呼べばいいの？　ということが少なくないからです．

　4) **Q&A**：関連事項に関する質問(Q)です．一度考えてからAをご覧ください．

　5) **キーポイント**：各症例で解説した事項のまとめです．心に留めておいてください．

　6) **腹膜腔と腹膜外腔**：臨床では解剖用語を無視して，腹腔という用語が(一部ではあると思いますが)腹膜腔を指していることがよくあります．腹膜腔と腹膜外腔(後腹膜腔を含む)の区別に混乱がある方は，p. 162 ノート28, p. 163 図7, p. 177 ノート33, p. 178 図4, および，p. 423 ノート83, p. 425 図4をまずご覧ください．

　7) **イレウス**：「閉塞性(機械的)イレウス」に代わって「腸管閉塞」，「機能的イレウス」を指す用語として「イレウス」が国際的に推奨されています．本書では混乱を避けるため，必要に応じて併記するようにしました．

　　　　　　　連続する猛暑日のなか，鳴きはじめた蝉の声を聴きながら

　　2018年8月

　　　　　　　　　　　　　　　　　　　　　　　　　　　　　　　　　　荒木　力

初版 序

「急性腹症(acute abdomen)」とは，急激な腹痛を訴え，直ちに内科的あるいは外科的処置を必要とする疾患群を指す．具体的には，急性虫垂炎(28％)，急性胆嚢炎(9.7％)，小腸閉塞症(4.1％)，婦人科疾患(4％)，急性膵炎(2.9％)，尿路疾患(2.9％)，消化性潰瘍穿孔(1.5％)などが頻度の高い疾患である．これら以外にもさまざまな原因が挙げられるが，1991年には急性腹症の1/3は原因不明と報告されている[1]．これはCTや超音波検査が急性腹症に利用され始めた頃の報告であり，これ以前には，さらに多くの急性腹症が診断的開腹を余儀なくされたり，診断されることなく不幸な転帰を迎えていた．

最近では，ヘリカルあるいはマルチスライスCTにより，短時間に腹部全体をスキャンすることが可能となり，客観的かつ重要な情報が容易に得られるようになっている．正しく撮影され，的確に読影されれば，急性腹症患者の90％以上が正しく診断され，適切な治療を受けられるはずである．しかしながら，現実の医療においては，急性腹症をはじめとする急性疾患に対して，CTが適切に施行されているとは必ずしもいえないし，正しく読影されているともいえない．

本書では，「ヘルニア」，「婦人科疾患」，「虫垂炎・憩室炎」，「肝・胆・膵疾患」，「腸炎・腸管虚血」，「イレウス」，「消化管穿孔」，「腹腔出血・大動脈解離」，「泌尿器疾患」の項目に分け，各項目において代表的，教育的な実際の症例を提示し，重要な点を解説した．「臨床医は患者さんに教えていただく」のが基本だからである．まず，症例を見て，自分で診断し，治療方針を考えていただきたい．これらの症例は山梨医科大学付属病院，市立甲府病院，諏訪中央病院，社会保険山梨病院，山梨厚生病院，韮崎相互病院，富士吉田市立病院，武川病院で経験されたものである．貴重な症例を提供していただいた関係諸氏には心から感謝する次第である．また，快く出版を承諾してくれたメディカル・サイエンス・インターナショナルの正路修氏の労に報いることができると信じている．

急性疾患では瞬時の判断が要求される．そして，その判断によって患者さんの運命が決まる．CTが正しい診断への道をいかに平坦かつ短いものにしてくれるのか，治療方針の決定にいかに役立つかを症例を通して実感し，今日からの診療に役立てていただければ幸いである．さまざまな種類の疾患が，「急性腹症」という車に乗って交差点に突入している．今，交通整理を受け持っているのは，CTである．そして，あなたである．

入道雲を背に百日紅が揺れる真夏日に

2002年8月

荒木　力

1) de Bombal FT：Introduction. *In* Diagnosis of acute abdominal pain, 2nd ed. Churchill-Livingstone, Edinburgh, p. 1-10, 1991.

お詫びと訂正

印刷時のミスにより,以下の画像の印刷濃度に不適正がございました.ここに,正しい濃度で印刷した画像をお示しするとともに,読者の方々に深くお詫び致します.

[p. 37 図5]

図5 膀胱ヘルニア(直接鼠径ヘルニア)
単純CT 膀胱の一部が,外(浅)鼠径輪から皮下へ脱出している.

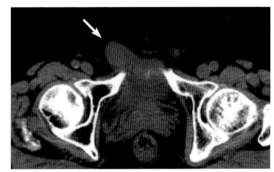

[p. 195 図3]

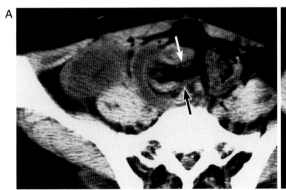
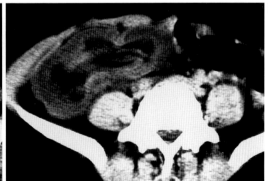

図3 症例37-2 単純CT BはAの2cm足方

「ここまでわかる急性腹症のCT」第3版第1刷
株式会社 メディカル・サイエンス・インターナショナル

目　次

I 章　なぜ CT なのか　　1

- 症例 1　妊娠子宮体破裂　　2
- 症例 2　虚血による上行結腸壊死穿孔　　6
- 症例 3　大動脈腸骨動脈閉塞症（大動脈解離，真腔偽腔血栓閉塞）　　10
- 症例 4　胸部大動脈解離（偽腔血栓閉塞型），心囊血腫，縦隔血腫　　14

II 章　ヘルニア(1)　　17

- 症例 5-1　閉塞性イレウス，閉鎖孔ヘルニア嵌頓　　18
- 　　5-2　右閉鎖孔ヘルニア嵌頓，嵌頓腸管穿孔，腹膜気腫，腹膜外気腫　　22
- 　　5-3　左閉鎖孔ヘルニア（嵌頓なし），卵巣腫瘍　　24
- 　　5-4　右閉鎖孔ヘルニア嵌頓（Richter 型）　　25
- 症例 6-1　閉塞性イレウス，左大腿ヘルニア嵌頓　　27
- 　　6-2　左大腿ヘルニア嵌頓，ヘルニア腸管壊死　　30
- 症例 7　両側（間接）鼠径ヘルニア嵌頓　　32
- 症例 8-1　間接鼠径ヘルニア嵌頓（Richter 型）　　38
- 　　8-2　左大腿ヘルニア嵌頓　　43
- 症例 9-1　後腹膜および皮下膿瘍（腸腰筋に沿った進展），腹膜炎　　46
- 　　9-2　急性膵炎　　49
- 　　9-3　子宮円索囊胞　　50

III 章　ヘルニア(2)　　53

- 症例 10-1　術後腹壁ヘルニア嵌頓による小腸閉塞　　54
- 　　10-2　腹壁血腫（仮性動脈瘤），骨盤内腹膜外血腫　　60
- 症例 11　消化管穿孔，腹壁瘢痕ヘルニア（非嵌頓性）　　62
- 症例 12　盲腸周囲ヘルニア　　65
- 症例 13　小腸間膜異常裂孔ヘルニア嵌頓による小腸閉塞　　72
- 症例 14-1　結腸後 Petersen ヘルニア，小腸軸捻症　　75
- 　　14-2　絞扼性イレウス（絞扼性腸管閉塞：術後索状物による）　　78

IV 章　虫垂炎・憩室炎　　81

- 症例 15-1　急性穿孔性虫垂炎，限局性腹膜炎　　82

症例 15-2	急性虫垂炎	83
症例 16-1	急性虫垂炎，虫垂周囲膿瘍	86
16-2	急性虫垂炎，虫垂周囲膿瘍，骨盤底膿瘍	87
16-3	ダグラス窩膿瘍	88
症例 17-1	急性虫垂炎 vs 虫垂粘液腫	91
17-2	盲腸腫瘍および急性虫垂炎	93
症例 18-1	上行結腸憩室炎	95
18-2	S状結腸憩室炎	96
症例 19-1	下行結腸憩室炎ならびに憩室穿孔	102
19-2	横行結腸憩室出血	103
症例 20-1	急性脂肪織炎(大網)	105
20-2	腸間膜脂肪織炎	106

V章　腸炎・腸管虚血　109

症例 21-1	急性感染性腸炎(回腸炎)	110
21-2	急性回腸末端炎	113
症例 22	偽膜性腸炎	117
症例 23	ループス胃腸炎・膀胱炎	120
症例 24-1	上腸間膜動脈塞栓症，左心房血栓症，回腸虚血	124
24-2	上腸間膜動脈血栓症	126
24-3	上腸間膜静脈血栓症	128
症例 25-1	非閉塞性腸間膜虚血(NOMI)	130
25-2	非閉塞性腸間膜虚血(NOMI)	131
症例 26	急性腹腔動脈血栓症による高度狭窄	135
症例 27-1	虚血性大腸炎	136
27-2	下行結腸に限局した虚血性大腸炎	137
27-3	出血性大腸炎，溶血性尿毒症症候群(HUS)	138
症例 28	静脈硬化性大腸炎	141
症例 29	中毒性巨大結腸症，潰瘍性大腸炎	144

VI章　消化管穿孔　151

症例 30	十二指腸穿孔(医原性)，後腹膜気腫(一部は腹膜気腫)	152
症例 31-1	十二指腸潰瘍穿孔，腹膜気腫	154
31-2	出血性胃潰瘍	155
31-3	急性十二指腸潰瘍	156
症例 32-1	胃潰瘍穿孔，胃内血腫	158
32-2	消化管穿孔，Crohn病	159
症例 33-1	壊死性腸炎，消化管穿孔，腹膜炎	166

33-2	虚血性壊死性腸炎	169
33-3	虚血性壊死性十二指腸炎，上腸間膜動脈症候群	171
症例 34-1	直腸穿孔による腹膜外気腫	174
34-2	直腸穿孔，硫酸バリウムによる肉芽腫性尿管狭窄	176
34-3	S 状結腸憩室炎ならびに憩室後腹膜穿孔	179
症例 35-1	異物による局所的な横行結腸炎，大網肉芽腫	181
35-2	棒状異物の回腸穿通	183

VII章　腸管閉塞・イレウス(1) 187

症例 36	絞扼性腸管閉塞，腸管壊死	188
症例 37-1	小腸(空腸空腸)重積，空腸腫瘍	192
37-2	回腸結腸重積(特発性)	195
37-3	回腸腫瘍，回腸結腸重積	196
37-4	S 状結腸癌，S 状結腸直腸重積	197
症例 38	Meckel 憩室内反転(内翻)，回腸回腸重積	199
症例 39-1	中腸軸捻症，中腸回転異常	203
39-2	中腸回転異常，Ladd 靱帯による十二指腸閉塞	204
症例 40-1	盲腸軸捻症(II型，loop type)	209
40-2	盲腸軸捻症(III型，bascule)	210
症例 41	移動盲腸症候群	213
症例 42-1	S 状結腸軸捻症(間膜軸性)	216
42-2	S 状結腸軸捻症	218
症例 43	間膜軸性胃軸捻症	223
症例 44	大網軸捻症	230

VIII章　腸管閉塞・イレウス(2) 233

症例 45	術後癒着性腸管閉塞，二次性回腸軸捻症	234
症例 46-1	急性胆嚢炎，胆石イレウス	238
46-2	腹膜鼠，腸管閉塞	240
症例 47-1	干し柿による小腸閉塞	243
47-2	besoar(生の柿)による小腸閉塞	244
症例 48-1	上行結腸癌，二次性小腸軸捻症	247
48-2	上行結腸癌	249
48-3	悪性リンパ腫(非 Hodgkin)	251
症例 49	気胸，子宮内膜症病変による回腸閉塞	253
症例 50	膵癌(鉤部)．十二指腸水平脚ならびに上腸間膜静脈浸潤・閉塞	256
症例 51	輸入脚症候群，胃癌再発	257
症例 52	再発膵癌による門脈閉塞，肝門部ならびに輸入脚静脈瘤(向肝性側副路)，	

	輸入脚静脈瘤出血………………………………………………………	261
症例 53-1	軽度の腸管閉塞，いわゆる"gauzeoma"……………………………	264
53-2	悪性奇形腫の腹膜播種………………………………………………	266

IX章　肝・胆・膵疾患　　269

症例 54	急性胆囊炎，胆囊結石，脂肪肝……………………………………	270
症例 55	急性胆囊炎，胆囊結石………………………………………………	275
症例 56	急性気腫性胆囊炎，麻痺性イレウス………………………………	278
症例 57-1	胆囊結石，黄色肉芽腫性胆囊炎 vs 胆囊癌………………………	281
57-2	胆囊結石，黄色肉芽腫性胆囊炎 vs 胆囊癌………………………	282
症例 58-1	胆囊結石，急性胆囊炎，総胆管結石，急性閉塞性化膿性胆管炎の疑い……	284
58-2	急性閉塞性化膿性胆管炎，胆囊結石，急性胆囊炎，肝の炎症性偽腫瘍，総胆管結石ないし総胆管腫瘍………………………………	285
症例 59-1	肝内胆管結石症……………………………………………………	289
59-2	総胆管結石，胆囊結石，化膿性胆管炎，肝内門脈血栓症………	291
症例 60-1	先天性胆管拡張症(総胆管囊腫)…………………………………	293
60-2	先天性胆管拡張症(Todani 分類：IVa 型，CT 胆道造影)………	295
症例 61	先天性胆管拡張症(Todani 分類：Ia)，膵結石(慢性腹側膵炎)……	297
症例 62	回虫総胆管迷入……………………………………………………	301
症例 63-1	多発性肝膿瘍………………………………………………………	305
63-2	肝膿瘍………………………………………………………………	309
症例 64	Fitz-Hugh-Curtis 症候群…………………………………………	312
症例 65	急性肝炎(A 型肝炎ウイルス)……………………………………	315
症例 66-1	急性膵炎……………………………………………………………	317
66-2	急性膵炎……………………………………………………………	318
症例 67-1	急性膵炎(初期破壊期)……………………………………………	320
67-2	急性膵炎(破壊(壊死)期)…………………………………………	321
症例 68	十二指腸炎(潰瘍穿通？　慢性膵炎急性増悪？)および肝十二指腸間膜内膿瘍，あるいは慢性膵炎急性増悪および仮性囊胞……	326
症例 69	胆汁性囊胞(biloma)………………………………………………	327

X章　大動脈・出血　　333

症例 70	腹部大動脈瘤破裂，後腹膜血腫……………………………………	334
症例 71-1	腹部大動脈瘤切迫破裂増悪…………………………………………	340
71-2	腹部大動脈瘤切迫破裂………………………………………………	342
症例 72	腹部大動脈瘤破裂，後腹膜血腫……………………………………	346
症例 73-1	大動脈解離(偽腔開存型)…………………………………………	348
73-2	大動脈解離(DeBakey IIIb, Stanford B)…………………………	349

症例 74-1	腹部大動脈解離，胸腹部大動脈解離(偽腔開存型)	355
74-2	急性大動脈解離(偽腔閉塞型，Stanford B)	358
症例 75	大動脈解離(DeBakey I，Stanford A，偽腔開存型)，上腸間膜動脈塞栓症および腸管虚血	360
症例 76	大動脈解離(DeBakey IIIb，Stanford B，偽腔開存型)，偽腔破裂	362
症例 77	感染性腹部大動脈瘤(仮性大動脈瘤)，右大腰筋膿瘍	364
症例 78	上腸間膜動脈瘤，SAM	367
症例 79	両側腸骨筋血腫	370
症例 80	左内腸骨動脈瘤解離，自制破裂(仮性動脈瘤)，骨盤コンパートメント症候群	372
症例 81	S状結腸間膜血腫	375
症例 82	脾血腫，脾破裂による腹膜腔出血	377
症例 83	脾梗塞	380
症例 84-1	肝細胞癌破裂(網嚢血腫)	382
84-2	肝細胞癌破裂(肝胃間膜内血腫)	384
症例 85	腹膜腔血腫(穿刺生検後の肝出血)，化膿性胆管炎，肝膿瘍	386

XI章　泌尿器疾患　389

症例 86-1	右尿管結石	390
86-2	左尿管結石	393
症例 87	左尿管結石，水腎症，馬蹄腎	396
症例 88	右尿管結石，尿管破裂，尿瘤	399
症例 89-1	左急性腎盂腎炎	401
89-2	AFBN(急性巣状細菌性腎炎)	403
89-3	AFBN，腎膿瘍，腎周囲膿瘍	404
症例 90-1	左気腫性腎盂腎炎	406
90-2	気腫性膀胱炎	409
症例 91	左腎梗塞	411
症例 92	膀胱カテーテル誤挿入による後部尿道閉塞，膀胱拡張，両側水腎症，右鼠径ヘルニア(非嵌頓)	413
症例 93	腎周囲血腫，仮性動脈瘤から出血中	415
症例 94	右腎血管筋脂肪腫破裂，腫瘍内ならびに後腹膜出血	421

XII章　婦人科疾患　429

症例 95-1	卵巣出血，腹膜腔出血	430
95-2	左卵巣出血，腹膜腔出血	432
症例 96-1	子宮外妊娠中絶，卵管ならびに腹膜腔出血，卵管流産	435
96-2	子宮外妊娠中絶，腹膜腔出血(卵管破裂)	436
症例 97	左卵巣成熟奇形腫(皮様嚢腫)の腹膜腔破裂	442

症例 98-1	骨盤感染症(PID：右付属器炎, 傍膀胱膿瘍)	445
98-2	PID(骨盤腹膜炎, 右卵管膿瘍)	448
98-3	PID(骨盤腹膜炎)	449
症例 99-1	左卵巣成熟囊胞性奇形腫茎捻転	451
99-2	左卵巣囊腫(粘液性囊胞腺腫)茎捻転, 出血性梗塞	452
症例 100	前腹壁血腫	456

索引

　　和文索引 459
　　欧文索引 465

ノート目次

I章　なぜCTなのか
1. 妊婦の急性腹症 … 4
2. 濃度, 吸収, CT値 … 9

II章　ヘルニア(1)
3. 閉鎖孔と閉鎖管 … 20
4. 大腿輪と大腿管 … 28
5. 鼠径管 … 35
6. 膀胱上窩ヘルニアと膀胱ヘルニア … 37
7. ヘルニアに関する一般用語 … 42
8. 腸腰筋 … 48

III章　ヘルニア(2)
9. 前腹壁の構造 … 57
10. WW/WL, air windowとfat window … 63
11. Whirl, whirlpool, radial, mushroom? … 77

IV章　虫垂炎・憩室炎
12. 虫垂 … 84
13. dirty fat sign … 85
14. ダグラス窩 … 90
15. 腹膜偽粘液腫 … 92
16. 虫垂腫瘍 … 92
17. 腸管壁の3層構造 … 99
18. 憩室のCT像 … 100

V章　腸炎・腸管虚血
19. 腸管の構造 … 112
20. エルシニア属 … 114
21. アニサキス症 … 115
22. クロストリジウム属とクレブシエラ属 … 119
23. 腸管虚血(intestinal ischemia) … 122
24. 血栓の濃度(CT値) … 127
25. smaller SMV sign … 130
26. 腸管壊死のCT診断 … 133
27. 中毒性巨大結腸症の注意事項 … 148

VI章　消化管穿孔

- 28　腹腔，腹膜腔，腹膜臓器 162
- 29　網嚢内側上陥凹 162
- 30　Crohn 病 164
- 31　肺疾患と腸管壁気腫 168
- 32　上腸間膜動脈症候群 172
- 33　腹膜外腔 177
- 34　直腸と腹膜反転部 179
- 35　異物による腹膜腔肉芽腫 182
- 36　穿孔と穿通 184

VII章　腸管閉塞・イレウス(1)

- 37　closed loop 191
- 38　Meckel 憩室 201
- 39　中腸回転異常と Ladd 靱帯 206
- 40　中腸軸捻症の単純 X 線写真と消化管造影 207
- 41　S 状結腸軸捻症の画像診断 220
- 42　軸捻症における腸間膜軸性と臓器軸性 221

VIII章　腸管閉塞・イレウス(2)

- 43　癒着性腸管閉塞 236
- 44　apple core sign 248
- 45　CT における経口消化管造影剤 250
- 46　Sandwich sign 252
- 47　内膜症の MRI 所見 255
- 48　盲係蹄症候群とダンピング症候群 259
- 49　出血シンチグラフィ 263
- 50　シンチグラフィとシンチグラム 263
- 51　外科用スポンジ 265

IX章　肝・胆・膵疾患

- 52　胆嚢壁の構造と漿膜下浮腫 272
- 53　白色胆汁 275
- 54　胆道感染症の原因菌 279
- 55　胆石の種類と CT 287
- 56　膵・胆管合流異常 300
- 57　胆道シンチグラフィ 300
- 58　MRCP 302
- 59　胆道の寄生虫 303

60	ダイナミックCT	308
61	Couinaud の肝区域分類	308
62	クラミジア	314
63	膵小葉と浮腫期急性膵炎のCT像	319
64	急性膵炎の重症度とCTSI	323
65	急性膵炎ガイドラインによる重症度判定	324
66	胆嚢周囲の胆管破格	330
67	胆嚢窩の特殊性	330

X章　大動脈・出血

68	内腔の潰瘍状突出	338
69	血腫，血栓の吸収値（CT値）	341
70	感度，特異度，陽性的中率	345
71	ULP	353
72	囊胞性中膜壊死とSAM	368
73	hematocrit effect	376
74	経口避妊薬と肝腺腫	384

XI章　泌尿器疾患

75	尿路結石のCT	391
76	尿管結石の二次所見	395
77	腎シンチグラフィ	403
78	尿路感染症の原因菌	405
79	発酵	408
80	嫌気性菌	410
81	CTの画像処理と表示法	418
82	結節性硬化症	423
83	後腹膜腔	423

XII章　婦人科疾患

84	付属器	431
85	卵胞と黄体	433
86	妊娠反応	438
87	女性内生殖器の解剖	438
88	化学的腹膜炎	443
89	婦人科の急性腹症	454
90	前腹壁の構造 revisited	458

注意

　本書に記載されている検査・診断・治療・マネジメントに関しては，正確を期し，一般臨床において広く受け入れられている方法を記載するように注意を払った．しかしながら，著者ならびに出版社は，本書の情報を用いた結果生じたいかなる不都合に対しても責任を負うものではない．本書の内容の特定な状況への適用に関しての責任は，医師各自のうちにある．

　著者ならびに出版社は，本書に記載した薬物の選択，用量については，出版時の最新の推奨，および臨床状況に基づいていることを確認するよう努力を払っている．しかし，医学は日進月歩で進んでおり，政府の規制は変わり，薬物療法や薬物反応に関する情報は常に変化している．読者は，薬物の使用にあたっては個々の薬物の添付文書を参照し，適応，用量，付加された注意・警告に関する変化を常に確認することを怠ってはならない．これは，推奨された薬物が新しいものであったり，汎用されるものではない場合に，特に重要である．

I

なぜCTなのか

症 例

1 30歳，女性．SLE(全身性エリテマトーデス)．妊娠25週．初めての妊娠で，手術歴はない．17時30分頃に腹痛があり，気分が悪かった．症状が悪化するので近医を訪れ，某病院に転送された(19時15分)．来院直後ショック状態に陥り，意識を失った．補液，輸血などの応急処置の後，単純CTを施行(21時30分)．

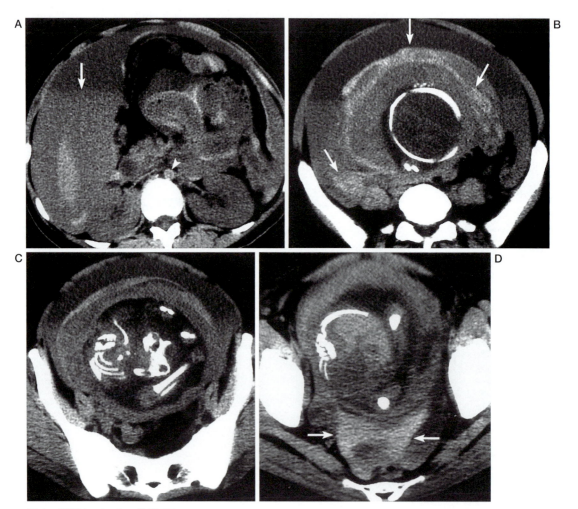

図1 症例1 A〜D：単純CT

CT所見 大量の液体が腹膜腔に存在し，濃度(比重)差によるfluid-fluid levelを認める(図1A→)．子宮体壁と右腹膜腔(図1B→)，およびDouglas窩(図1D→)に高吸収(濃度)の血液が存在する．子宮内には胎児を認めるが羊水は少ない．大動脈(図1A▶)はきわめて細く張りがない．

診 断 妊娠子宮体破裂

治療方針 全身状態管理．子宮摘出．出血の程度によっては破裂部縫縮．

　CTにより子宮破裂と判明，そのまま手術室に直行し，腟上部子宮卵管摘出術が施行された．腹膜腔の液体は，血液と羊水であった．子宮体部に穿通裂傷が3か所認められた．残念ながら母子ともに間もなく他界した．

Q1 症例1では，CTの前に腹部単純X線撮影や腹部超音波検査を施行すべきではないか？

A1 施行する必要はない．

　このような一刻を争う状況においては，最も客観的かつ最大の情報（治療方針を決定する情報）を得られる可能性の高い画像診断をまず施行すべきである．中途半端な情報しか得られない検査に時間を消費すべきではない．症例1においても，CTの前に腹部超音波検査が施行された．しかし，腹水があるという情報以外は得られなかった．超音波ドプラで胎児の心音を確認する必要はあるが，母体の腹部超音波検査に時間を費やすべきではない．画像診断においては，まず「侵襲の少ない検査から始める」とか，「簡単な検査を最初に施行するべきだ」という風潮がある．そうすると，CTの前に単純X線撮影や超音波検査を施行するのが当たり前ということになる．確かに時間的余裕がある場合には，この風潮（指針：decision tree）は間違いではない．しかし，「最初に情報量の最も多い検査を施行すべきだ」という考えも成り立つ．このほうが結果として不必要な検査を省略できることになり，短時間で効率よく正しい診断に辿りつくことになる．特に重篤な急性腹症の場合には「**最初に情報量の最も多いCTを施行すべき**」で，超音波検査や単純X線撮影に貴重な時間（critical time）を費やすべきではない．症例1はこのことを雄弁に物語っている．もちろんCTで得られなかった情報が超音波検査やMRIあるいは他の画像診断で得られることは少なくないし，CTがすべての情報を提供するわけでもない．その場合にはCTの後にこれらの検査を，あるいはより侵襲的な他の検査を必要に応じて施行すればよい．ただし，「時間的余裕があれば」の話である．

　例外は新生児，幼児のケースで，ここでは超音波検査をまず施行するべきである．これは「超音波検査が簡単だから」というだけでなく，「超音波が情報量の最も多い検査」だからである．鎮静薬を投与（それなりのリスクを伴う）してCTを施行しても，内臓脂肪の少ない幼児以下ではそれに見合った情報量は得られず，放射線感受性も高い年齢だからである．

Q2 図1Aで大動脈はきわめて細く張りがない．これはなぜか？

A2 高度の循環不全のためである．通常，不可逆的で予後不良を示す．

子宮破裂

　妊娠子宮の筋層に裂傷が生じて出血をもたらす．帝王切開後，筋腫核出術後など子宮筋層の瘢痕部に生じやすいが，正常な子宮壁にも生じる．子宮を覆う腹膜まで破綻する（**全子宮破裂**）と腹膜腔に出血し，一般に大出血となる．腹膜が保たれている（**不全子宮破裂**）と腹膜外出血となる．

1）子宮体破裂：妊娠中に自然にあるいは外傷性に生じる．切迫破裂症状を欠き，突然の腹痛，腹膜刺激症状，貧血を呈し，ショックとなることもある（症例1）．
2）子宮下部（峡部）破裂：陣痛時に生じる．過強陣痛（疼痛が異常に強い），収縮輪上昇，子宮円索怒張などの切迫破裂症状が先行することが多い．腹部激痛，腹膜刺激症状，貧血を呈し，ショックとなるが，無症候性破裂（子宮下部横切開後に多い）もある．

子宮破裂のほとんどは陣痛時に生じる2)である．また原因からは次の3つに分類される1)．
① 子宮瘢痕破裂：帝王切開後，筋腫核出術後など子宮筋層の瘢痕部に生じ，最も多い．
② 自然子宮破裂：①，③がない場合であるが，巨大児，多胎，胎位異常，児頭骨盤不均衡などで過剰な負荷が子宮筋にかかることが多い．
③ 外傷性子宮破裂：外傷（交通事故，家庭内暴力など），医原性（吸引分娩，鉗子分娩，胎児圧出法），子宮収縮剤による過強陣痛など．

2)-①，すなわち陣痛時の瘢痕子宮破裂が最も多い．

ノート 1 妊婦の急性腹症

妊婦においても，一般の急性腹症（虫垂炎，イレウス，消化管穿孔など）が重要であることに変わりはない．妊娠に特有な（特に出血を伴う）急性腹症の多くは，陣痛，分娩に伴うもの（前置胎盤など）で，性器出血（外出血）を伴い，産婦人科医の管理下にあり，CTが必要とされることはほとんどない．次のような，必ずしも性器出血を伴わない場合には，生殖器以外の疾患との鑑別が必要になる．

1）子宮破裂：症例1参照．
2）子宮卵巣血管破裂：妊娠により拡張した広間膜内や卵巣の静脈からの出血．分娩時に多い．出血も大部分は腹膜外に生じる．下腹部痛，貧血を呈し，ショックに至ることも少なくない．
3）腹直筋（前腹壁）血腫：非妊娠時にも生じるが，妊娠時（妊娠後期に多い）のほうが出血量は多い．下腹部痛を呈するが，基本的には腹直筋鞘内の出血では貧血性ショックに至ることはまれである．ただし，腹直筋鞘外の場合には大出血になる（p.456症例100）．また，症例10-2（p.60）にみるように妊婦に限らず男性にも生じる．
4）卵管，広間膜捻転：下腹部痛を呈する．
5）妊娠子宮捻転：激痛を伴いショックになることもある．子宮筋腫，卵巣囊腫，癒着のある妊婦に多い．

Q3 HELLP症候群とは何か？

A3 hemolysis[†1]（溶血），elevated liver enzymes（肝酵素上昇[†2]），low platelet count（血小板数減少[†3]）を三主徴とする症候群2)．妊娠高血圧症候群（妊娠中毒症）の一病型で，心窩部痛，悪心，嘔吐などで妊娠中（2/3）〜産褥期（1/3）に発症し，DIC（disseminated intravascular coagulation：播種性血管内凝固，20％），常位胎盤早期剥離（16％），急性腎不全（7％），肺水腫（6％）などの重篤な合併症を伴い，母体の周産期死亡率が高いことから，予後改善のた

め原則として診断がつき次第，急速遂娩を行う[3]．また，肝梗塞，肝血腫や肝破裂を生じ，周産期の「急性腹症」として来院することもある．遂娩後にも肝機能が悪化する場合にはこれらを特に念頭に置く必要がある[3,4]．

脚 注
†1 英語の発音はヘモリシス．osteolysis，analysis などと同じく lysis の直前にアクセントがある．
†2 AST>70 IU/L，LDH>600 IU/L，T-Bil>1.2 mg/dL．
†3 血小板数<$10×10^4/\mu L$．

key-point
- クリティカルな状況においては，治療方針を左右する画像診断をまず施行する（下手な鉄砲を撃っている暇はない）．

文献
1) 竹田　省：第23章 分娩時裂傷 1 子宮破裂．岡井　崇，綾部琢哉・編：標準産科婦人科学 第4版，医学書院，2011：493-494．
2) Weinstein L：Syndrome of hemolysis, elevated liver enzymes, and low platelet count：a severe consequence of hypertension in pregnancy. Am J Obstet Gynecol 1982；142：159-167．
3) 留野　渉，川村允力，藤田浩司・他：HELLP症候群に合併した肝梗塞の1例．肝臓 2016；57：334-344．
4) 三宅良明，中本　収：HELLP症候群の診断と管理．日本妊娠高血圧学会・編：妊娠高血圧症候群（PIH）管理ガイドライン 2009，メジカルビュー社，2009：129-141．

症例 2

68歳，女性．腹部大動脈にYグラフト挿入術後2日目．腹部膨満，腹痛．

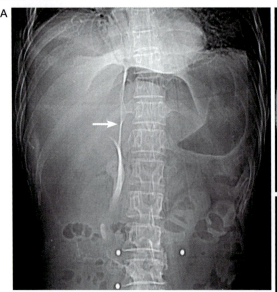
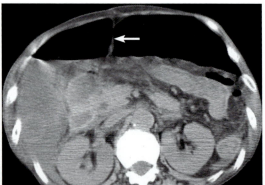
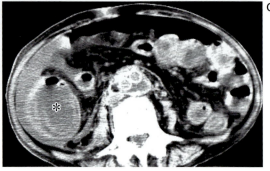

図1 症例2 A：腹部単純X線写真(仰臥位)，B，C：単純CT

画像所見 仰臥位腹部単純X線写真(図1A)：腹部全体の透過性が亢進して心陰影よりはるかに低濃度(低吸収)であり，脊柱に平行する線状影(→)が存在することから，腹膜腔に大量の気体(腹膜気腫)が存在することがわかる．腎レベルのCT(図1B)：腹腔前面に気体が，右背側部に液体(腹水)が貯留し，単純X線写真における線状影が腹膜腔の気体を左右に二分する矢状方向の膜状構造物(→)であることがわかる．さらに尾側のCT(図1C)では上行結腸(＊)壁が浮腫に陥り，壁内に気体を認める．また，大動脈内には人工血管がみられる．

診断 虚血による上行結腸壊死穿孔

治療方針 全身管理，上行結腸切除．

Q1 図1ABの矢印(→)で示す構造は何か？

Q2 急性腹症の画像診断には，単純X線写真があったほうが全体像を把握しやすいのでは？

Q3 CTは放射線被曝量が多いのではないか？

A1 肝鎌状間膜．腹膜腔の気体は，仰臥位で最も高い位置である前腹壁直下（図2B＊）に貯留するので，仰臥位腹部単純写真正面像で（楕）円形の透亮像（図2A→）と中心部を上下に走る線状影（図2A▶）が認められる．これは"**フットボール徴候**"（football sign）とよばれ，腹膜気腫の最も信頼性の高い所見として知られている．このフットボールはサッカーボールではなくアメリカンフットボールで使用する長球（楕円体）のボールのことで，長軸方向に縫い目の線†が走っているのが特徴で，肝鎌状間膜をこの縫い目の線に見立てたわけである．ところで図2ABを見たときに，胃管が挿入されているのに気が付いていましたか？

A2 その通り．単純X線写真のほうが全体像を把握しやすいことは少なくない．だからといって，わざわざ腹部単純X線撮影を施行する必要があるということにはならない．CT撮像時に位置決め用の単純X線写真（scout film, scanogram）を撮影するからである．実は図1Aも scout film である．これだけ明瞭に描出されれば，わざわざ別に**腹部単純X線写真を撮影する必要はない**ことに納得されるはずである．

A3 腹部単純X線撮影（1回）とCTによるX線吸収線量はそれぞれ1.5～2.5 mGy, 20～30 mGyである．確かにCTによる被曝量のほうが10倍以上と多い．だから「CTによる診断はやめたほうがよい」とか「CTの前により侵襲の少ない画像診断をするべきだ」ということにはならない．それは次の2つの理由による．

　1）**低線量被曝が癌を誘発するという科学的根拠はない**[1〜3]．2004年にLancetに掲載された論文[4]が「CTが原因で毎年7500人以上の日本人が癌になっている」と報告し，マス

脚　注
† 同様の長球であるラグビーボールにも2005年までは縫い目があったが，その後廃止されゴム製になった．アメフトのボールは牛皮で，ラグビーボールと比べると細めで長軸端がやや尖っており，少し軽い．

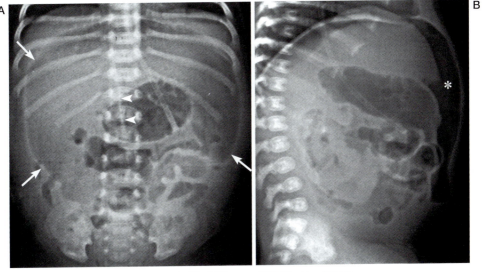

図2　腹膜気腫の腹部単純X線写真（仰臥位）　A：正面像，B：側面像

コミで喧伝されたので心配するのは当然である．この論文は「電離放射線による被曝は，どんなに少量であっても被曝量に比例した確率で癌を発生させ，これ以下なら発癌性がないという閾値は存在しない」という LNT 仮説(linear non-threshold hypothesis)に基づいた推論である(図3Aの直線)．著者らも自ら述べているように，LNT 仮説は科学的に証明されてはいない(だから仮説)ので，Lancet に掲載された論文も推論にすぎない．高線量被曝が生体に多大な影響を与えることは，原爆被害や放射線治療で明らかである．LNT 仮説はこれらの高線量被曝から画像診断で利用される程度の低線量被曝(＜100 mGy)の影響を推定(extrapolation)したものである．しかし，このような関係は生体においてはむしろ例外的で，少量と多量では生体に対する外的因子の影響が逆になるのが一般的である(図3Bの曲線，表)．このような少量被曝が遺伝子傷害の修復能力を高めるという仮説(radiation hormesis)を支持する報告もあるが，科学的証左を示せていない[5]．また，低線量放射線が人体に悪影響を与えないという証左もない．いずれにしても雑音＞信号の領域なのである．

2) **CT による利益が損害を凌駕する**．たとえ CT により何らかの不利益(低線量被曝が悪影響を及ぼすと仮定して)を蒙るとしても，CT によって迅速に正確な診断が得られ，手遅れになる事態が避けられれば，CT が正当化されるということである．この「**患者にとっての利益が損害を凌駕する**」というのが，CT に限らず医療被曝に制限がないことの前提となる鉄則である．CT を濫用してはならないが，必要な時に CT を避けると取り返しのつかない事態を招き，患者さんにとってはるかに不利益になることを認識するべきである．

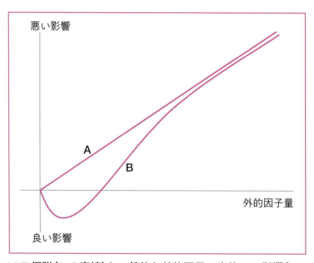

図3　LNT 仮説(Aの直線)と一般的な外的因子の生体への影響(Bの曲線)

■表　外的因子の生体への影響の例

	少量	過量
温度	気持ちよい(温泉)	火傷，炭化
荷重	骨筋肉の維持強化	骨折・筋傷害
薬物	治療	中毒・死
ストレス	反発力・やる気	うつ病・自殺
放射線被曝	？	放射線傷害・死

ノート 2 濃度，吸収，CT値

X線管球から射出されたX線は組織によって**減弱**される．各ボクセル(に相当する体組織)がどの程度X線を減弱したか(減弱能，減弱係数)によって，各ボクセルをグレースケールで表示する画像がCTである．X線減弱能が高ければより白く(たとえば骨)，低ければより黒く(たとえば空気)表示される．このX線減弱能の高い組織は，**高濃度**あるいは高吸収とよばれる．濃度はdensityのことで，これには濃度とともに**密度**という意味がある．すなわちX線は組織の密度(比重)が高いほど強く減弱されるので，X線減弱能が密度(density)に反映されるという意味でもある．CTで利用されている程度のエネルギー(120 kVp)では，X線の減弱(attenuation)は吸収(absorption)と散乱(scattering)による．吸収の割合が比較的大きいからなのか，本邦では**吸収**という用語が減弱(濃度)と同様に使われてきたが，厳密には正しくない．国際的にはattenuation(減弱)という用語が使われる．CT値は水に対する組織の相対的な**減弱能**(減弱係数)で，その単位がHU(Hounsfield Unit)である．すなわち，

CT値(HU)＝[組織の減弱係数－水の減弱係数]/水の減弱係数

したがって，水のCT値は0 HUになる．厳密には上記のようになるが，臨床CT画像においては高減弱＝高濃度(高密度)＝高吸収＝CT値が高い，とすべて同様の意味で使われている．以上のような理由で本来は「減弱(濃度，密度)」を用いるべきところであるが，本書においても本邦で一般に広く用いられている「吸収」を使用することとする．

key-point

- 単純X線写真はCTのscout filmでよい．
- 低線量被曝が人体に影響を及ぼすという科学的根拠はない．
- CTでは，高減弱＝高濃度(密度)＝高吸収＝CT値が高い．

文献

1) Herzog P, Rieger CT：Risk of cancer from diagnostic X-rays(Commentary). Lancet 2004；363：340-341.
2) Dawson P：Patient dose in multislice CT：why is it increasing and does it matter? Br J Radiol 2004；77：s10-13.
3) Feinendegen LE：Evidence for beneficial low level radiation effects and radiation hormesis. Br J Radiol 2005；78：3-7.
4) Berrington de González A, Darby S：Risk of cancer from diagnostic X-rays：estimates for the UK and 14 other countries. Lancet 2004；363：345-351.
5) Siegel JA, et al：Subjecting radiological imaging to the linear no-threshold hypothesis：a non sequitur of non-trivial proportion. J Nucl Med 2017；58：1-6.

症例 3

82歳, 男性. 腹痛, 高血圧, 高脂血症. 両側大腿動脈の拍動を触れないので造影CTが依頼された.

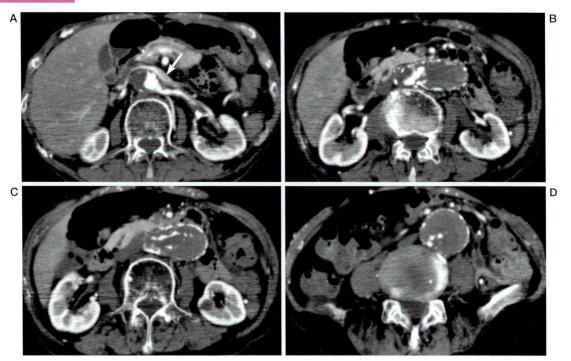

図1 症例3 造影CT A：左腎動脈分岐部レベル, B：Aの25mm足方, C：Bの10mm足方, D：Cの50mm足方

造影CT所見 図1A：左腎動脈と左腎静脈(→)が造影されているが, 大動脈内腔は狭く右側に壁血栓がみられる. B, C：左へ蛇行する大動脈内腔には血栓が詰まっており, その血栓内を縫うように造影剤(血流)が認められる. D：血栓が詰まった大動脈瘤があり, 血栓内に辛うじて血流がみられる.

Q1 上記の造影CT所見が誤っている可能性はないのか？ どうすれば正しい診断に到達できるのか？

A1 血栓内の"造影剤"は石灰化で, 実際には内腔は血栓により完全閉塞しているという可能性がある. したがって, 単純CTで血栓内の"造影剤"は石灰化か否かを確かめなければならない. 図2が単純(造影前)CTである.

I．なぜCTなのか

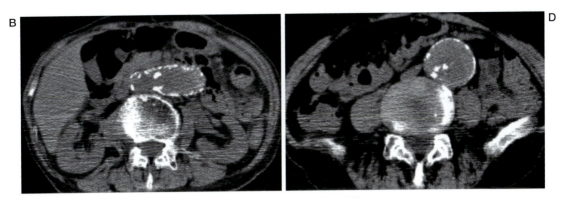

図2　症例3　B, D：それぞれ図1 B, Dと同じレベルの単純（造影前）CT

CT所見　それぞれ同レベルである図1Bと2B，図1Dと2Dを比較すると，図1Bの血栓内"造影剤"の右下部は確かに造影剤であるが左上部は石灰化であり，図1Dの血栓内"造影剤"はすべて石灰化であり，このレベルで大動脈は完全閉塞していることがわかる．図1Cの"造影剤"もすべて石灰化であった．そして石灰化の位置から大動脈解離があり（p.355症例74-1参照），真腔と偽腔が両方とも血栓で閉塞していると診断できる．造影CTを依頼されたからといって，鵜呑みにして単純CTを省いてはならない．

診　断　大動脈腸骨動脈閉塞症（大動脈解離，真腔偽腔血栓閉塞）

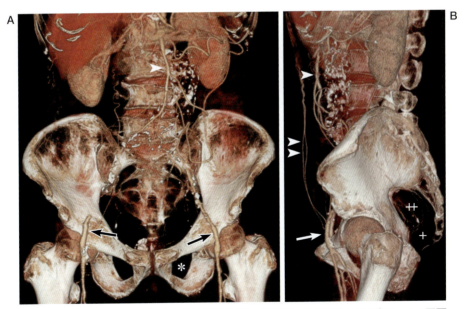

図3　症例3　造影CTにおける高吸収値部（骨，石灰化，造影剤）の3D表示　A：正面像，B：側面像　両側の大腿動脈（→），左外腸骨動脈と上腸間膜動脈（▶）は造影されるが，大動脈，左右総腸骨および内腸骨動脈と右外腸骨動脈は造影されない．下腹壁動脈（二重矢頭）が大腿動脈への側副路になっている．＊：左閉鎖孔．╂╂：大坐骨孔，＋：小坐骨孔．

図3は症例3の造影CTにおける高吸収部(骨,石灰化,造影剤)を3D表示した画像である.両側の大腿動脈(→),左外腸骨動脈と上腸間膜動脈(▶)は造影されている.大動脈,左右総腸骨および内腸骨動脈と右外腸骨動脈はまったく造影されないが,壁に散在する石灰化(白い斑点)によって,およその輪郭がわかる.左右の下腹壁動脈(二重矢頭)が大腿動脈への側副路になっている.これらは図1Dでも腹直筋内に描出されている.このように**CTは高いコントラスト分解能と空間分解能,および組織特異性を有し,体全体を隈なくあらゆる方向から観察できる画像診断界の名プレーヤー**であるが,思いがけない落とし穴があることに注意が必要である.

治療方針 大動脈総腸骨動脈グラフト置換術,あるいは経過観察.

大動脈腸骨動脈閉塞症(Leriche症候群)

大動脈腸骨動脈閉塞症(aortoiliac occlusive disease)は1814年にGrahamによって最初に報告[1]されたが,その臨床症状と病態解剖を解析して外科手術による治療に成功した外科医[2]に因んで**ルリシュ症候群**(Leriche[†1] syndrome)とよばれることが多い.腹部大動脈下部(腎動脈分岐部より遠位)から両総腸骨動脈に至る血栓性閉塞で,古典的な三徴候は,① 臀性/大腿性跛行,② 大腿動脈の拍動を触れないか弱い,③ 勃起不全である[2]が,実際には閉塞部位と側副血行路の状態によって多様な症状を呈し[3],女性も罹患する.一般には慢性閉塞なので大腿動脈以遠の血流は側副血行路(主として浅下腹壁動脈などの体壁の動脈)を経由して保たれることが多い.高脂血症,喫煙,高血圧,糖尿病,高安動脈炎がリスク要因である.急性の場合(心疾患による左心房血栓や粘液腫からの塞栓)は急激な腹痛や背部痛,下肢痛を訴え,急性腹症として来院することもある.側副血行路が未発達なので両下肢の虚血を認め,また脊髄虚血(対麻痺)[4]や他の血管(腎動脈や上腸間膜動脈など)の閉塞を伴って予後不良になりやすいので,早期の診断治療が不可欠である.

Q2 閉塞して対麻痺の原因となる血管は何か?

A2 Adamkiewicz動脈.

Adamkiewicz[†2]動脈は大前根動脈(arteria radicularis magna)ともよばれる最も太い前根動脈で,第8肋間動脈〜第3腰動脈のいずれかから分岐する(50%は第9または第10肋間動脈,75%は左側)[5].特徴的な頭側に凸のヘアピンカーブを経て前脊髄動脈の下部約2/3に動脈血を供給する.閉塞すると脊髄梗塞になるので,下行大動脈の手術や気管支動脈塞栓術[†3](喀血時など)において特に注意が必要となる血管である.

脚 注
†1 René Leriche(ルリシュ:1879-1955).フランスの外科医,生理学者.
†2 Albert Wojciech Adamkiewicz(アダムキューヴィッツ:1850-1921).ポーランドの病理医.
†3 気管支動脈とAdamkiewicz動脈が同じ肋間動脈から分岐することがある.

key-point

- CTは守備範囲の広い名プレーヤーである．しかし，
- 単純CTを省くと，思わぬエラーをすることがある．

文献

1) Graham R：Case of obstructed aorta. Med Chir Tr 1814；5：297.
2) Leriche R, Morel A：The syndrome of thrombotic obliteration of the aortic bifurcation. Ann Surg 1948；127：193-206.
3) Wooten C, et al：Anatomical significance in aortoiliac occlusive disease. Clin Anat 2014；27：1264-1274.
4) Akhaddar A, et al：Acute paraplegia revealing Leriche syndrome. Intern Med 2012；51：981-982.
5) Charles YP, et al：Relevance of anatomical location of the Adamkiewicz artery in spine surgery. Surg Radiol Anat 2011；33：3-9.

症例

4

90歳，女性．急激な腹痛を訴えて来院した．横隔膜の上から坐骨結節まで（図1A）単純CTを施行したが，腹部に異常はみられなかった．しかし，最も頭側の横断像（図1B）において異常所見を認めた．

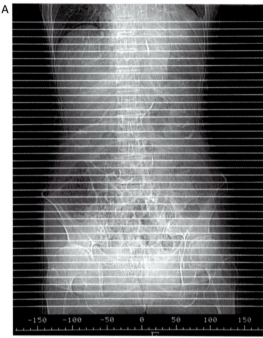
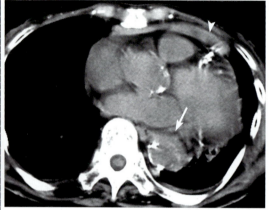

図1　症例4　A：CT用位置決め単純X線写真．横線は撮像位置．B：腹部単純CTの最頭側のスライス

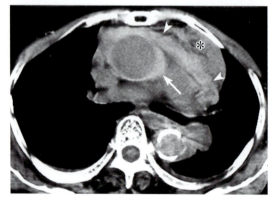

図2　症例4　改めて撮像した胸部単純CT

CT所見　図1Bには，やや高吸収の心嚢液貯留（▶）と下行大動脈解離（→）を示唆する所見が描出されている．そこで胸部の単純CT（図2）を施行した．

胸部CT所見　図2：上行大動脈に三日月状の高吸収（→）があり，解離腔に詰まった新鮮な血腫を示している．縦隔（▶）と心膜腔（＊）にも血腫を認める．

|診　断| 胸部大動脈解離（偽腔血栓閉塞型），心嚢血腫，縦隔血腫

|治療方針| 降圧剤投与と経過観察（高齢のため）．

腹部以外に原因がある「急性腹症」

　「急性腹症」の原因が腹部にあるとは限らない．「急性腹症」と臨床的に診断されたのに，実は腹部以外に原因があったという場合もあるし，逆に腹部以外の疾患（たとえば心筋梗塞）と診断されたが，実は胆嚢炎であったということもまれではない．したがって，急性腹症と間違えられやすい腹部以外の疾患を認識しておくことが必要である（表）．なかでも 1) 心筋梗塞，3) 肺炎（特に肺底部）と 7) 胸部大動脈解離に注意したい．表の 2)〜7) の疾患では，上腹部の CT に何らかの手掛かりが隠されていることが少なくない．特に**肺底部の肺炎と胸水，心膜と下行大動脈の異常は，腹部 CT を読影する医師が必ずチェックしなければならない**事項である．ただし胸水は多くの腹部疾患，特に上腹部の急性炎症（急性胆嚢炎や膵炎など）でも認められる非特異的所見であることを心得ておくべきである．

■表　急性腹症と間違いやすい腹部以外の疾患

1) 急性心筋梗塞，狭心症
2) 急性心膜炎
3) 急性肺炎（特に肺底部）
4) 急性胸膜炎
5) 気胸
6) 肺梗塞
7) 胸部大動脈解離
8) 帯状疱疹
9) ポルフィリン症
10) 糖尿病性ケトアシドーシス
11) 精神神経疾患（ヒステリー，脳炎，髄膜炎，脊髄癆など）

key-point
- 「急性腹症」の原因が腹部にあるとは限らない．
- 「腹部 CT」の腹部以外にも注意を払え．

II
ヘルニア（1）

症例

5-1 72歳,女性.腹痛,嘔気,嘔吐.

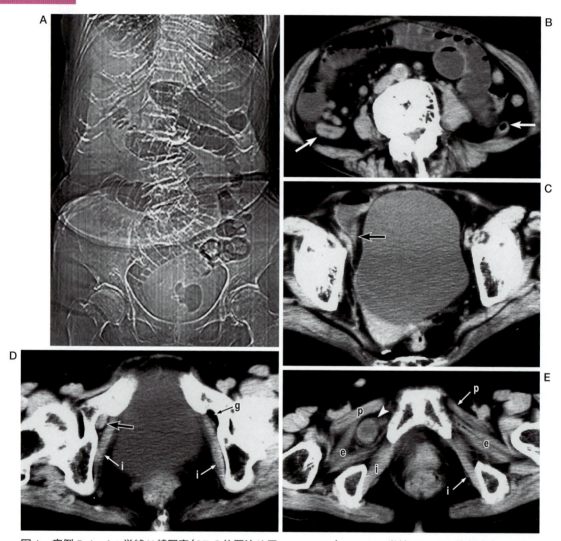

図1 症例5-1 A:単純X線写真(CTの位置決め用scanogram),B〜E:単純CT B:腹部中央,C:大腿骨頭上縁のレベル,D:Cの4cm足方,E:Dの2cm足方 e:外閉鎖筋,g:閉鎖溝,i:内閉鎖筋,p:恥骨筋.

画像所見 仰臥位単純X線写真(図1A)では小腸が拡張し,さらに腹部中央の単純CT(図1B)では拡張した小腸内にair-fluid levelがみられるが,上行および下行結腸(→)は拡張していない.小腸閉塞が考えられる.図1Cで,拡張した膀胱と外腸骨動静脈の間に先細りした小腸ループが認められる(→).図1Dでは,右閉鎖管が軟部組織(→)で埋まっている.内閉鎖筋(i)と閉鎖溝(g)で囲まれた正常な左閉鎖管(内部は脂肪濃度)と比較せよ.図1Eでは,

右恥骨筋(p)の背側にある右外閉鎖筋(e)の筋束間に球状の構造物(►)がみられる.

診　断　閉塞性イレウス，閉鎖孔ヘルニア嵌頓

　ヘルニアが急性腹症の原因となるのは，脱出した腸管が嵌頓した場合である．腹部単純X線写真やCTでイレウスの所見があった場合には，**必ず大腿上部(坐骨下端)まで撮像する必要がある**．閉鎖孔・鼠径・大腿ヘルニアなど嵌頓を起こしやすいヘルニアの多くが，下腹部，骨盤底に集中しているからである．特に**閉鎖孔ヘルニアは身体所見からはまず診断できない**から，CTの重要性が高い．

治療方針　外科的ヘルニア還納．壊死腸管(存在すれば)切除ならびに腸管吻合．ヘルニア門縫縮．

閉鎖孔ヘルニア

　1) CTの役割：閉鎖管(ノート3参照)を経て臓器が骨盤外へ逸脱するヘルニアが，**閉鎖孔ヘルニア**(obturator hernia)である(閉鎖管ヘルニアあるいは単に閉鎖ヘルニアともいう)．逸脱するのは小腸が最も多く，結腸が続き，大網，卵巣，卵管，子宮なども知られている．**閉鎖管は細く強靭なため，閉鎖孔ヘルニアの頻度は低いが，いったんヘルニアを生じると嵌頓することが多い**．腸管壁の一部だけのヘルニア(Richterヘルニア＝腸壁ヘルニア：p.39症例8-1図2参照)の陥頓も少なくない．閉鎖管を通過する閉鎖神経(p.374症例80 Q参照)が圧迫されるため，臨床的には患側の大腿内側から膝，下腿に放散する痛み，しびれ，知覚異常を示し，"Howship-Romberg[†1]sign"として知られるが，実際に診断の決め手となることは少ない．また，恥骨筋に覆われ，鼠径ヘルニアや大腿ヘルニアのように視診では見つけることができないため，発見が遅れることが多く，CTの意義はきわめて高い[1,2)]．**閉鎖管内(図1D)と恥骨筋の背側(図1E)に異常な構造物が存在する**ことを知っていれば，CTによる診断は容易である．また，陥入部に連続する腹腔側の腸管が静脈怒張のため強く造影されることがある(図2)．

　2) 閉鎖孔ヘルニアの分類：ルートによって3型に分けられる(図3)が，ほとんどは前方型である．いずれもヘルニアの入口部は閉鎖管である．
　ⓐ 前方型：閉鎖神経前枝に沿って外閉鎖筋の前面(外閉鎖筋と恥骨筋や長内転筋との間)に出る(図2B)．
　ⓑ 外側型：閉鎖管を出た後，閉鎖神経後枝に沿って後外側に向かい，外閉鎖筋の筋束間を抜けて(図1E)，外閉鎖筋の外側前面に達する．
　ⓒ 内側型：閉鎖膜と外閉鎖筋の間を下降する．

　3) 鼠径・大腿ヘルニアとの鑑別：鼠径・大腿ヘルニアは皮下に膨隆し，ほとんどは身体所見に異常がある(本人が気づいている)．ただし，皮下の膨隆がすべてヘルニアとは限らない．また，下腹部が膨満している患者などでは見逃されることも少なくないし，Richter型ヘルニアは皮下に膨隆しない．**鼠径・大腿ヘルニアは，恥骨筋より前方の皮下にヘルニアを形成し，恥骨筋より後方へ脱出する閉鎖孔ヘルニアとは対照的**である．

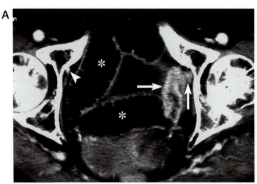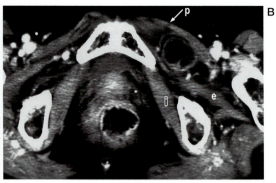

図2 76歳，女性　閉鎖孔ヘルニアの造影CT　A：拡張した回腸（＊）と閉鎖管に陥入する濃染する回腸（→）．反対側の閉鎖管には血管（▶）が認められる．B：Aの3cm足方の断面　恥骨筋（p）と外閉鎖筋（e）の間に脱出した腸管を認める．i：内閉鎖筋．

脚注
†1 John Howship（ハウシップ，1781-1841）：イギリスの外科医．Moritz Heinrich von Romberg（ロンベルク，1795-1873）：ドイツの内科医，病理医．

ノート 3　閉鎖孔と閉鎖管

　前上部を恥骨に，後下部を坐骨に囲まれた寛骨の骨欠損部が**閉鎖孔**（obturator foramen）である（p.11症例3図3＊）．閉鎖孔の上縁を形成する恥骨上枝の前内側面には窪みがあり，**閉鎖溝**（obturator sulcus）とよばれる．閉鎖孔は**閉鎖膜**とよばれる強靭な結合組織（靭帯組織）で閉じている．閉鎖膜の内面は内閉鎖筋で，外面は外閉鎖筋で覆われる（図3〜5）．閉鎖膜の上前部の，閉鎖溝に対応する部位には欠損部が存在する．この閉鎖膜の欠損部は，恥骨の閉鎖溝，内外閉鎖筋とともに，閉鎖動静脈と閉鎖神経を通す管腔（**閉鎖管** obturator canal）を形成する．閉鎖管の前外側縁は恥骨の閉鎖溝，後内側縁は閉鎖膜で，その走行は外側上方から内側下方へ斜めに向かい（といってもほとんど垂直方向，図5），外閉鎖筋の前面に開口する．径1cm以下，長さは1〜2cmである．

　内閉鎖筋は，閉鎖孔周囲の寛骨と閉鎖膜内面に起始し，閉鎖孔の内面を裏打ちして後方の小坐骨切痕を迂回して外側に向かい，大腿骨の転子窩に停止する（図3）．**外閉鎖筋**は，閉鎖孔周囲の寛骨と閉鎖膜外面に起始し，閉鎖孔の外面を覆って後外側の大腿骨転子窩に停止する．いずれも，大腿の外旋筋である．このため，閉鎖孔ヘルニア（特に嵌頓時）では，大腿を外旋，外転，伸展させたり，咳をさせると痛みが増強する．

　CTでは寛骨の内側前面を下方に追うと，骨の外側への窪み（閉鎖溝）が確認される（図1D，図5）．この窪みは脂肪組織で埋まっているが，その中に血管（**閉鎖動静脈**）が認められる．その内側には内閉鎖筋がある．さらに下方のスライスでは閉鎖孔により寛骨が前後（恥骨と坐骨）に分離するが，閉鎖動静脈を外閉鎖筋の前面（恥骨筋の後面）の脂肪組織内に確認できるはずである．これが，閉鎖孔ヘルニアのメインルートである．この関係をMPR†2冠状断像（図5）でもう一度確認してほしい．

脚注
†2 MPR(multiplanar reconstruction)：p.418症例93 ノート81参照)

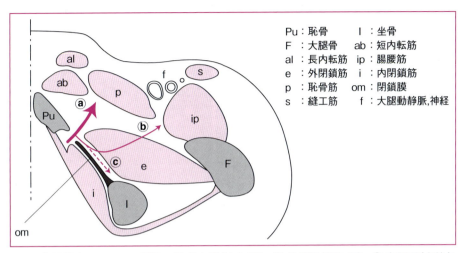

図3　左閉鎖孔ヘルニアの経路　ⓐ 前方型(太矢印)，ⓑ 外側型(細矢印)，ⓒ 内側型(点線矢印)

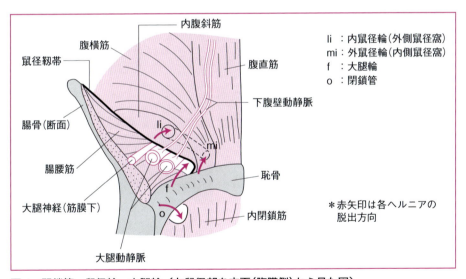

図4　閉鎖管，鼠径輪，大腿輪〔左鼠径部を内面(腹膜側)から見た図〕

図5　MPR 冠状断(動脈相)における閉鎖管　内閉鎖筋(i)と外閉鎖筋(e)の間の脂肪層(閉鎖管)を閉鎖動脈(a)が下降する．

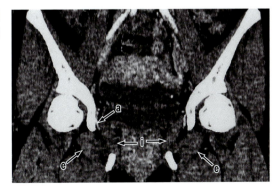

症例

5-2 82歳，女性．腹痛，嘔気，嘔吐．

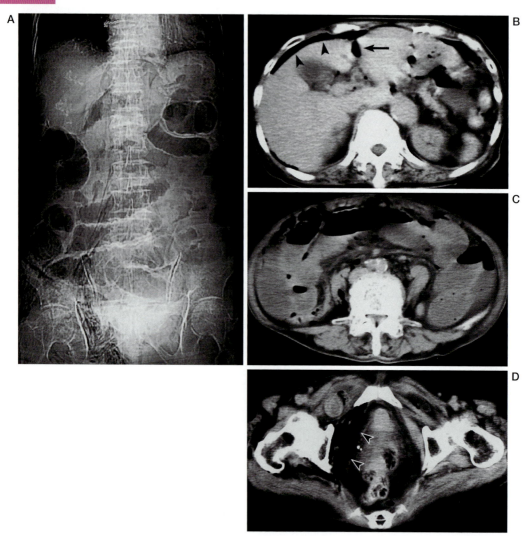

図6 症例 5-2　A：単純 X 線写真(CT の位置決め用 scanogram)，B〜D：単純 CT　B：上腹部，C：大動脈分岐レベル，D：骨盤下部

画像所見　仰臥位単純 X 線写真(図 6 A)では小腸が拡張し，右骨盤，右大腿上部から右傍脊椎部に泡状から線状の透亮像を認める．腹部単純 CT では拡張した小腸がみられ(図 6 C)，腹膜腔遊離ガス(気体)を示す透亮像が肝の前面(図 6 B▶)や肝円索裂(図 6 B→)に，腹膜外腔ガスを示す透亮像が右大腰筋，大動脈分岐部外側や腸間膜内(図 6 C)，および右骨盤底(図 6 D▶)に認められる．さらに図 6 D では，右大腿骨周囲の筋層間と，左右の恥骨筋と外閉

鎖筋との間にも気体がみられる．右の恥骨筋と外閉鎖筋との間には，球状の構造物が認められる．

診　断　右閉鎖孔ヘルニア嵌頓，嵌頓腸管穿孔，腹膜気腫，腹膜外気腫

腹膜気腫と腹膜外気腫(p.174 症例 34-1 参照)が存在するということは，嵌頓した腸管壁ならびにこれを覆う臓側腹膜だけでなく，脱出した壁側腹膜(ヘルニア囊)も穿孔していることを示している(図 7 および p.54 症例 10-1 参照)．

治療方針　壊死腸管切除ならびに腸管吻合．腹膜腔洗浄．外科的ヘルニア還納．ヘルニア門縫縮．

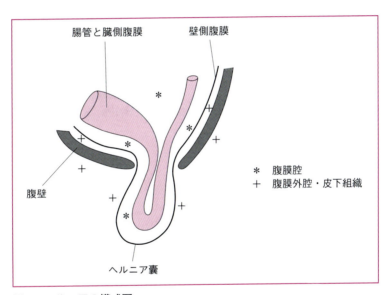

図 7　ヘルニアの模式図

症例 5-3

74歳，女性．「腹部が張ってきた」という訴えで超音波検査を施行したところ，下腹部腫瘤が認められたので，MRIを施行した．

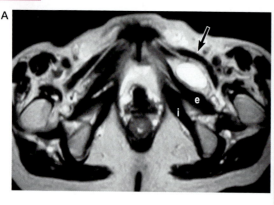
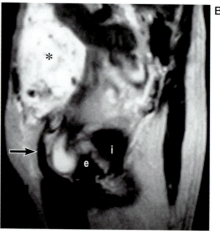

図8　症例5-3　MRI, T2強調像　A：横断像，B：矢状断像　e：外閉鎖筋，i：内閉鎖筋．

MRI所見　恥骨筋(→)と外閉鎖筋(e)の間に囊胞状病変が認められる．左下腹部に多房性囊胞性腫瘤(＊)がある．

診　断　左閉鎖孔ヘルニア(嵌頓なし)，卵巣腫瘍

閉鎖孔ヘルニアの位置，特にヘルニアの前面に恥骨筋が存在するため，**身体所見からは診断できない**ことを確かめよう(復習です)．この閉鎖孔ヘルニア自体は無症状で，別の目的(卵巣腫瘍：図8B＊)で撮像した腹部MRIで偶然に描出されたものである．

症例

5-4 75歳，女性．腹痛，嘔吐．WBC：8900/μL，CRP：10.4 mg/dL．両側大腿骨頸部骨折の既往がある．

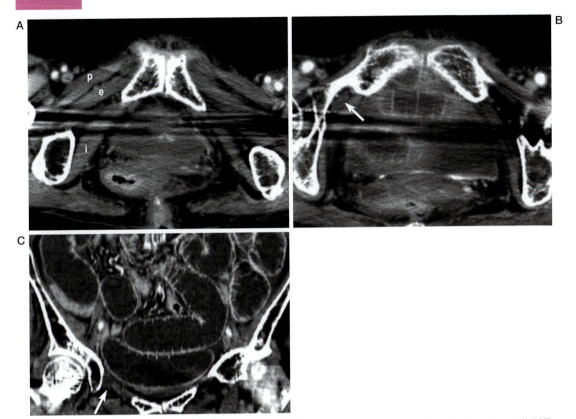

図9 症例5-4 造影CT A：恥骨結合レベルの横断像，B：Aの2 cm頭側，C：閉鎖管を通る冠状断像
p：恥骨筋，e：外閉鎖筋，i：内閉鎖筋．

CT所見 図9A：大腿骨の髄内釘からのアーチファクトがある．恥骨筋(p)と外閉鎖筋(e)の間にも，外閉鎖筋背側や筋束間にも異常はない．図9B：右閉鎖管に軟部病変(→)があり，血管が外側へ圧排されている．図9C：小腸が拡張し，右閉鎖管内に軟部病変(→)があるが，閉鎖管内に限局し，さらに下方へは脱出していない．軟部病変は拡張した小腸壁と比べて造影効果に乏しく壊死が示唆される．

診断 右閉鎖孔ヘルニア嵌頓(Richter[†3]型)

治療方針 外科的ヘルニア還納．壊死腸管切除ならびに腸管吻合．ヘルニア門縫縮．

> 脚注
> †3 Richterヘルニア：p.39症例8-1図2参照．

症例5-1で述べた,「**閉鎖管は細く強靱なため,閉鎖孔ヘルニアの頻度は低いが,いったんヘルニアを生じると嵌頓することが多い.腸管壁の一部だけのヘルニア(Richterヘルニア＝腸壁ヘルニア)の陥頓も少なくない**」ことを示す復習症例である.また,冠状断再構成画像(図9C)では,アーチファクトを避けて閉鎖管が明瞭に描出されていることに注意してほしい.

key-point
- 閉鎖孔ヘルニアは閉鎖管を通って恥骨筋の背側へ.
- 閉鎖孔ヘルニアは視診では見つからない.
- 閉鎖管内と恥骨筋の裏に注意する.
- イレウスでは坐骨下端まで撮像する.

文献
1) Terada R, et al：Obturator hernia：the usefulness of emergent computed tomography for early diagnosis. J Emerg Med 1999；17：883-886.
2) Nishina M, et al：Preoperative diagnosis of obturator hernia by computed tomography in six patients. J Emerg Med 2001；20：277-280.

症例

6-1　61歳，女性．腹痛，嘔気，嘔吐．

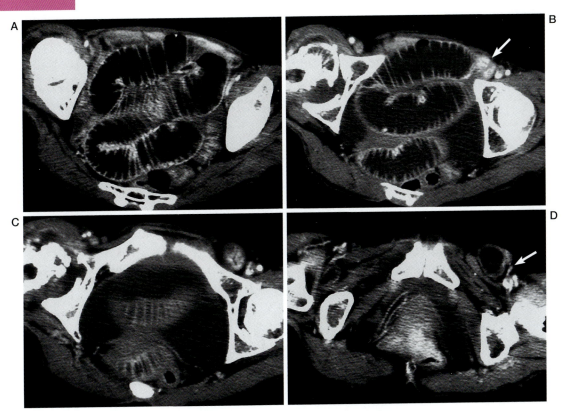

図1　症例6-1　造影CT　B，C，DはAの2cm，3cm，5cm足方の断面

CT所見　大腿骨頭上縁の断面(**図1A**)では，Kerckring皺襞(輪状ヒダ)の目立つ小腸が拡張し，液体で充満している．その2cm足方の恥骨上枝直上の断面(**図1B**)では腹水があり，拡張した小腸に続くループ(造影効果が強い，→)が左大腿動静脈の内側にみられる．さらに1cm足側の**図1C**で，このループは恥骨上枝を乗り越えて腹壁内に至り，さらに2cm足側の**図1D**では，恥骨筋の前方で大腿静脈に流入する大伏在静脈[†1](→)のすぐ内側に囊胞性腫瘤を形成している．

診　断　閉塞性イレウス，左大腿ヘルニア嵌頓

脚　注
†1 大伏在静脈：小伏在静脈をはじめとする多数の下肢静脈の血液を集めて上行し，浅腹壁静脈，浅回旋腸骨静脈，浅外陰部静脈などの腹壁や陰部の皮下静脈と合流して伏在裂孔に入り，大腿静脈に流入する．

|治療方針| 外科的ヘルニア還納．壊死腸管(存在すれば)切除ならびに腸管吻合．ヘルニア門縫縮．

大腿ヘルニア

　大腿輪→大腿管→大腿筋膜脆弱部または伏在裂孔(**ノート4**参照)を通って腹腔臓器が皮下に脱出するのが，**大腿ヘルニア**(femoral hernia)である．したがって，大腿ヘルニアではヘルニア嚢を大腿上部前面の皮下(恥骨筋より前面)に認める．中年以降の女性(特に経産婦)に多く(男：女＝1：3)，頻度は鼠径ヘルニアの1/25～1/50である．ヘルニア門が小さく周囲組織が強靭で，しかも脱出経路が屈曲しているため発生頻度は低いが，嵌頓する確率は高い．**大腿ヘルニアは，恥骨上枝直上の断面で大腿管に陥入し，大腿静脈および大伏在静脈と常に隣接している(内側に向かない)**ことが特徴で(図1)，これらの静脈を圧迫することも多い．

ノート 4　大腿輪と大腿管

　外腸骨動静脈は，腸腰筋の内側縁に沿って骨盤腔を下降し，鼠径靭帯を潜って大腿動静脈と名前を変える．内側に位置する大腿静脈の内側には腹壁の薄い部分があり，**大腿輪**(femoral ring)とよばれる(図2，3)．すなわち，大腿輪は，外側を大腿静脈，前方を鼠径靭帯〔の内面を裏打ちする結合組織である iliopubic tract(腸恥靭帯)〕，後方を恥骨筋付着部の恥骨(Cooper靭帯)，内側を裂孔靭帯(の内面にある iliopubic tract の Cooper靭帯付着部)に囲まれ，腹膜と薄い腹横筋だけを介して腹膜腔と接する．大腿輪の足方には，前面を鼠径靭帯から大腿前面を覆う大腿筋膜(fascia lata)，外側面を大腿静脈(を覆う大腿血管鞘)，そして後内側面を恥骨筋膜(恥骨筋膜が内側で大腿筋膜に癒合するため)で囲まれた潜在管腔が約2 cm続き，**大腿管**(femoral canal)とよばれる(図3)．大腿管は大腿筋膜下にあり皮下脂肪とは区別されるが，皮下の大伏在静脈が大腿静脈に合流するために大腿筋膜を貫く大腿筋膜欠損部(**伏在裂孔**)を通して，皮下と連絡する．この大腿管から伏在裂孔および大腿管前面の大腿筋膜脆弱部(篩状筋膜)へのルートが，大腿ヘルニアの脱出経路である．外側上方から内側下方へ斜走する鼠径管と直下降する大腿管とは，**鼠径靭帯の上下(前後)**[†2]**で立体交差する**ことになる(図2，3)．

脚注
†2 実際には鼠径靭帯の前と後(腹側と背側)の関係で，仰臥位(横断像)で上と下になる．

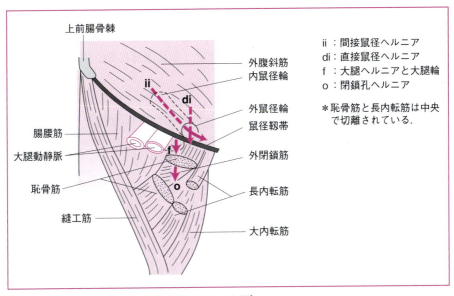

図2　ヘルニアの出口（右鼠径部を前面から見た図）

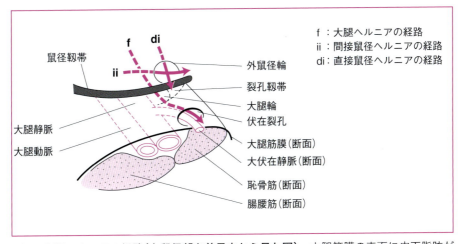

図3　大腿ヘルニアの経路（右鼠径部を前足方から見た図）　大腿筋膜の表面に皮下脂肪がある．大腿管は，大腿輪から伏在裂孔に至る潜在腔で，大腿ヘルニアの経路となる．

症例 6-2

85歳，女性．腹痛，左鼠径部腫瘤，左鼠径部疼痛．WBC：11300/μL，CRP：0.6 mg/dL．

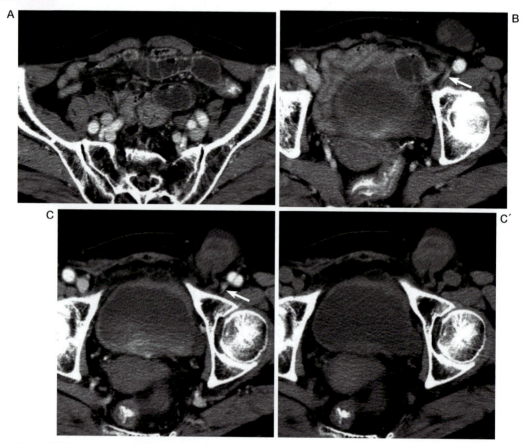

図4 症例6-2 A〜C：造影CT BとCはそれぞれAの40mm，50mm足方の横断面．C´：Cと同レベルの単純CT

CT所見 造影CT（図4A〜C）．図4A：骨盤中央の横断面で，輪状ヒダが確認される拡張した小腸が骨盤腔前部に認められる．図4B：この腸管は左大腿動脈（鼠径部）に向かって嘴状に狭窄し，狭窄部の外側にある左大腿静脈（→）も狭窄している（反対側と比較せよ）．前方の皮下には囊胞性腫瘤がある．図4C：囊胞性腫瘤（ヘルニア囊）の内部には液体（ヘルニア水[†3]）とともにやや高吸収の構造物（腸管）がある．狭窄した左大腿静脈（→）の内側には，皮下の囊胞性腫瘤と連続する狭窄した腸管と脂肪組織（腸間膜）がみられる．単純CT（図4C´）：ヘルニア囊内の腸管壁は造影前から高吸収であり，図4C（同レベルの造影CT）で，この部位がまったく造影増強効果を示していないことがわかる．左大腿静脈と回腸が同部位で狭窄していることから，ここが大腿管でヘルニアは大腿ヘルニアであること，ヘルニア水の存在と単純CTにおけるヘルニア腸管の高吸収（出血：p.133症例25-2ノート26参

照)および造影効果の欠如から，腸管の壊死が診断できる．

> 脚 注
> †3 ヘルニア水：ヘルニア嚢内に漏出した液体で，陥頓を示す所見(p.54症例10-1参照)．

診 断 左大腿ヘルニア嵌頓，ヘルニア腸管壊死

治療方針 外科的ヘルニア還納．壊死腸管切除ならびに腸管吻合．ヘルニア門縫縮．手術時にヘルニア内容である回腸の壊死(長さ9 cm)が確認された．

Q 図4Cで左大腿動脈に隔壁がみられるが解離なのか？

A 浅大腿動脈と深大腿動脈の分岐部で正常である．

key-point
- 大腿ヘルニアは大腿静脈と大伏在静脈に沿って下降する．
- 大腿ヘルニアは中年以降の女性に多い．
- 鼠径管と大腿管は，鼠径靭帯の上下で立体交差する．

症例

7

71歳，男性．腹痛，嘔気，嘔吐．

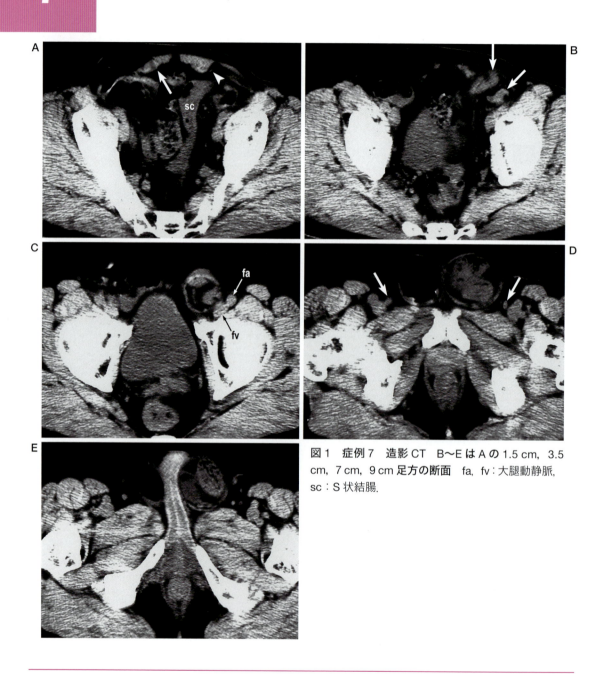

図1 症例7 造影CT B〜EはAの1.5 cm，3.5 cm，7 cm，9 cm足方の断面 fa, fv：大腿動静脈，sc：S状結腸．

CT所見 恥骨上枝直上の断面(図1C)から頭側へ3.5 cmの断面(図1A)で，腸管が右腹直筋(→)の外側から腹側に突出している．左側ではS状結腸(sc)が左前方へ突出しており，その内側前方に下腹壁動脈(▶)を認める．Aから1.5 cm足方の断面(図1B)には，左内鼠径輪に陥入するS状結腸(→)が描出されている．外腸骨動静脈はまだ骨盤内にある．図1Cでは，

32

骨盤内から鼠径部に出た左右の外腸骨動静脈(大腿動静脈と名前を変える)の内側に，右側では空気と脂肪，左側では脂肪と水分を擁する腫瘤がある．左右鼠径管内の腸管と腸間膜である．さらに3.5 cm足方の断面(図1 D)では，鼠径管内の腸管と腸間膜が，大腿静脈に流入する大伏在静脈(→)から離れて内側に，さらに陰茎を挟んで左右の陰嚢へと向かう(図1 E)．

診　断　両側(間接)鼠径ヘルニア嵌頓

治療方針　外科的ヘルニア還納．壊死腸管(存在すれば)切除ならびに腸管吻合．ヘルニア門縫縮．

鼠径ヘルニア
a. 鼠径ヘルニアの分類
鼠径ヘルニア(inguinal hernia)は以下の3つに分けられる．

1) 間接鼠径ヘルニア(図1)：外側鼠径窩，内鼠径輪，鼠径管(p. 21 症例5 図4，ノート5参照)を経て，外鼠径輪から皮下に脱出し陰嚢，大陰唇方向に向かう．外鼠径ヘルニア，斜鼠径ヘルニアともよばれ最も多い．先天性の要因が強く，精巣が降下する男子に多い(9:1)．乳児期に最も多く，活動性の高い10〜25歳が続く．ヘルニア門の内側に下腹壁動脈を触れる．

2) 直接鼠径ヘルニア：内側鼠径窩から外鼠径輪を経て皮下に脱出する．内鼠径ヘルニアともよばれる．年輩の男性に多く，小児には少ない．ヘルニア門の外側に下腹壁動脈を触れる．これはCTでも確認できる(図2)．

3) 膀胱上窩ヘルニア：膀胱上窩をヘルニア門とし，外鼠径輪を経て皮下に脱出する(ノート6)．きわめてまれ[1]．

いずれのヘルニアにおいても，皮下まで脱出せずに途中の腹壁内(腹膜と腹横筋の間，筋層間)に入り込む場合があり，**腹壁間鼠径ヘルニア**あるいは**間質鼠径ヘルニア**とよばれる．

b. 鼠径ヘルニアのCT
下腹前壁の皮下脂肪内(恥骨筋の前)にヘルニア嚢を認める．外(間接)鼠径ヘルニアは頭側に追うと外側に向かい，恥骨上枝上縁から数cm頭側の断面において外腸骨動静脈の内側前面から腹腔内に入る(内鼠径輪)．下腹壁動静脈と大腿動静脈との合流部より頭外側である(大腿ヘルニアと直接鼠径ヘルニアは下腹壁動静脈の内側に位置する)．足方に追うと，皮下を内側へ陰嚢，大陰唇方向に向かう．男性の場合には反対側の精索(p. 49 症例9-2 図4参照)，女性の場合に子宮円索(p. 440 図4, 5)との対称性を見れば診断は容易である．女性では子宮円索を確認できない場合もあるが，ヘルニア嚢の位置と腹腔内の腸管との連続性から診断可能である．直接鼠径ヘルニアと大腿ヘルニアは位置が近接しており脱出方向が同じ(足方)なので，CT横断像での区別が困難なこともある(p. 39 症例8-1 大腿・鼠径ヘルニア revisited 参照)．

Q1 正中臍ヒダ，内側臍ヒダ，外側臍ヒダの腹膜側への盛り上がりは何によるものか？

Q2 臍静脈が閉塞すると何とよばれ，何に包まれているか？

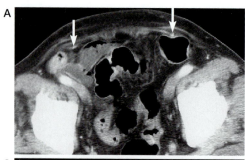
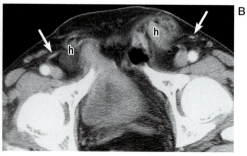
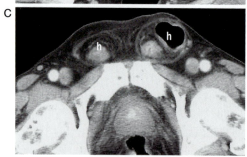

図2　直接鼠径ヘルニア（両側）　造影CT
B：鼠径部，A,C：Bの2cm頭側と足側　ヘルニア（h）が下腹壁動脈（→）の内側に認められる．

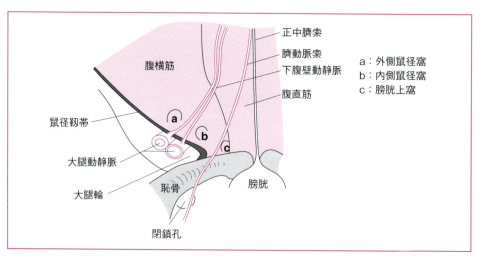

図3　鼠径窩と膀胱上窩〔左鼠径部を内面（腹膜側）から見た図〕

A1 正中臍ヒダ：臍尿管（尿膜管：urachus）が閉鎖した正中臍索が通る．内側臍ヒダ：臍動脈が閉鎖した臍動脈索が通る．外側臍ヒダ：下腹壁動静脈が通る（ノート5）．

A2 肝円索．肝鎌状間膜の下縁に包まれる．

II. ヘルニア(1)

ノート 5　鼠径管

1) **鼠径窩と膀胱上窩**：下腹前壁の内面(腹膜面)には，正中と左右に2個，合計5個の盛り上がり(ヒダ)と両側に各3個の陥凹部とがある(図3)．すなわち，正中には**正中臍ヒダ**(皺襞)，その外側には**内側臍ヒダ**，さらに外側には**外側臍ヒダ**があり，それぞれ臍尿管が閉鎖した正中臍索，臍動脈が閉鎖した臍動脈索，下腹壁動静脈を擁するため腹膜腔側に盛り上がっている．正中臍ヒダと内側臍ヒダの間に**膀胱上窩**，内側臍ヒダと外側臍ヒダの間に**内側鼠径窩**，そして外側臍ヒダの外側に**外側鼠径窩**がある．外側鼠径窩は腹膜1枚を隔てて鼠径管の入口部である内鼠径輪と接し，内側鼠径窩は鼠径鎌と窩間靱帯(外側臍ヒダ)の間の脆弱な部分に接しているため，いずれも抵抗は弱い．これらに対し，膀胱上窩は腹直筋と鼠径鎌に覆われるため抵抗が強く，ここからのヘルニア(膀胱上窩ヘルニア)はきわめてまれである．

2) **鼠径管**：腹膜に接する内(深)鼠径輪から皮下に通ずる外(浅)鼠径輪に至る管腔で，精索(男)あるいは子宮円索(女)が通る(図4，p.29症例6-1図2，p.440症例96-2図4,5参照)．内鼠径輪の上部と外側部は腹横筋と内腹斜筋，内側は窩間靱帯，下部は鼠径靱帯に囲まれている．外鼠径輪は，外腹斜筋腱膜の鼠径靱帯付着部が内側脚と外側脚に分かれた隙間である[†1]．したがって，鼠径管の前壁は外腹斜筋，後壁は腹横筋腱膜，窩間靱帯，鼠径鎌，上壁は内腹斜筋と腹横筋下縁，下壁は鼠径靱帯となる．内鼠径輪は外腸骨動静脈から分岐して間もない下腹壁動静脈の外側に，外鼠径輪はその内側下方に腹壁筋層の薄い脂肪で置換されたような部分として認められる(図4)．

3) **精索**：精管(p.441症例96-2 Q4)，精管動脈，内外精動脈，静脈叢およびリンパ管からなる索状物で，外精筋膜(外腹斜筋腱膜の延長)，精巣挙筋(内腹斜筋の延長)，内精筋膜(腹横筋筋膜の延長)からなる膜様構造に被覆されている．CTでは下腹前壁の皮下脂肪内に，「輪状の膜様構造に囲まれた索状物を擁する脂肪組織」として確認できる(p.49症例9-2図4参照)．女性では子宮円索[†2]となり，目立たないが明瞭に確認できることもある(p.439症例96-2図4,5参照)．

脚注
- [†1] 鼠径靱帯は，上前腸骨棘と恥骨結節の間に張る強靱な線維結合組織であるが，外腹斜筋腱膜下縁が肥厚したものとも考えられる．外腹斜筋腱膜の外側脚が鼠径靱帯となり，内側脚は恥骨結節と腹直筋鞘下端に付着する．
- [†2] 精索と子宮円索は鼠径管内に存在するが発生学的には異なる．子宮円索に相当するのは精巣導帯である(p.438症例96-2 Q3参照)．

復習のためのCT解剖

図4は閉鎖管，鼠径管，大腿管付近の造影CT(動脈優位相)である．脂肪組織で埋まった閉鎖管の中には閉鎖動脈が認められ，その分枝が恥骨筋と外閉鎖筋の間や外閉鎖筋の筋束間に分布している．下腹壁動静脈の外側の筋層の薄い部分が内(深)鼠径輪に，内側下方の同様の部分が外(浅)鼠径輪に相当する．鼠径靱帯下の大腿静脈の内側から足方の大伏在静脈の合流部までが大腿管に相当するが，潜在腔なのでCTで確認はできない．

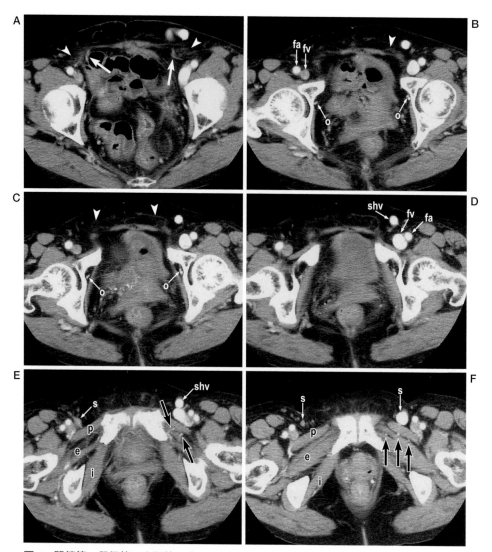

図4 閉鎖管,鼠径管,大腿管の造影CT(動脈相) A:大腿骨頭上縁のレベル 下腹壁動静脈(→)の外側に内(深)鼠径輪(▶)がある. B:Aの15 mm足方 前腹壁に鼠径管(▶)があり,骨盤内壁に沿って閉鎖動静脈(o)が通過する. C:Bの5 mm足方 腹直筋の外側に外(浅)鼠径輪がある(▶). 閉鎖動静脈(o)は閉鎖管内を通過する. D:Cの5 mm足方 門脈圧亢進症のため浅腹壁静脈(shv)が拡張している. E, F:Dの10 mm, 20 mm足方 閉鎖動脈枝(→)が恥骨筋(p)と外閉鎖筋(e)の間に分布する. 両側の大腿動脈は浅・深大腿動脈に分岐し,左の大伏在静脈(s)は浅腹壁静脈(shv)の血流を受けて拡張している. fa, fv:大腿動静脈, i:内閉鎖筋.

ノート 6　膀胱上窩ヘルニアと膀胱ヘルニア

膀胱上窩ヘルニア（supravesical hernia）は膀胱上窩（ノート 5，図 3）の臍膀胱筋膜欠損部をヘルニア門とするまれなヘルニアで，膀胱上窩から腹壁内部の，恥骨と膀胱の間〔膀胱前腔（p.458 症例 100 ノート 90）〕などに逸脱する**内膀胱上窩ヘルニア**[1]（内ヘルニアのひとつ：p.67）と，膀胱上窩から腹壁の弱い部分（通常は外鼠径輪）を貫いて皮下に達する**外膀胱上窩ヘルニア**がある．外膀胱上窩ヘルニアは鼠径部内側の膨隆（腫瘤）を主訴とし，CT では直接鼠径ヘルニア（図 2）に類似した像を呈することが多い．一方，内膀胱上窩ヘルニアのほとんどは閉塞性イレウス（腸管閉塞）を呈し，Richter 型鼠径ヘルニア（p.39 症例 8-1 Richter ヘルニア参照）に似た CT 像を示す．これらは膀胱上窩をヘルニア門とすることから命名されたものである．これに対して，**膀胱ヘルニア**（図 5）[2]は，ヘルニア内容（逸脱組織）が膀胱であることを示す命名であって，それが，鼠径ヘルニア（直接，間接）であろうが大腿ヘルニアであろうが（つまりヘルニア門がなんであっても）構わないし，膀胱だけがヘルニア内容であろうが，腸管と一緒であろうが構わない．

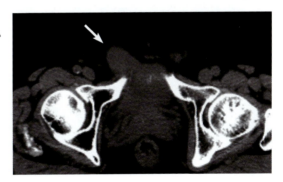

図 5　膀胱ヘルニア（直接鼠径ヘルニア）
単純 CT　膀胱の一部が，外（浅）鼠径輪から皮下へ脱出している．

key-point
- 間接鼠径ヘルニアは下腹壁動静脈の外側から，精索（子宮円索）とともに内側へ下降する．
- 直接鼠径ヘルニアは下腹壁動静脈の内側から真直ぐ下降する．

文献
1) 金住直人・他：内膀胱上窩ヘルニアの 1 例．日消外会誌 2002；35：1536-1540.
2) 白石廣照・他：膀胱ヘルニアに対して TAPP 法を施行した 2 例．北里医学 2015；45：35-39.

症 例

8-1 28歳，男性．右下腹部痛，嘔気，嘔吐．鼠径部に腫瘤を触知しない．

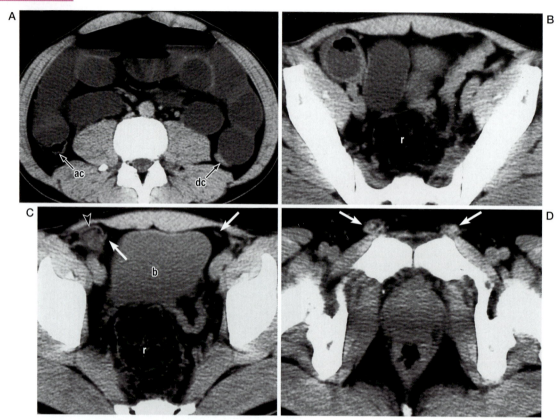

図1 症例8-1 造影CT B〜DはAの13 cm，15 cm，20 cm足方の断面 ac：上行結腸，b：膀胱，dc：下行結腸，r：直腸．

CT所見 図1A：小腸が広範囲に拡張緊満し，内部に液体が貯留して空気との水平面(air-fluid level)も認められる．上行結腸(ac)および下行結腸(dc)は拡張していない．図1B：拡張した小腸ループが右下腹部に認められる．図1C：右下腹壁動脈(→)の外側の内鼠径輪に，図1Bの小腸ループに連続する軟部組織がはまり込んでいる(▶)．図1D：鼠径管内の精索(→)は正常である．直腸(r)は拡張しているが内容は糞便である．

診　断 間接鼠径ヘルニア嵌頓(Richter型)

腸管は鼠径管の内部には認められず，内鼠径輪にほんの少しはまり込んだだけであるが，そのわりには小腸の拡張が強く広範囲である．このような場合にはRichter(型)ヘルニア嵌頓を考えるべきである．

| 治療方針 | 外科的ヘルニア還納．壊死腸管（存在すれば）切除ならびに腸管吻合．ヘルニア門縫縮．

Richter 型間接鼠径ヘルニア嵌頓が確認された．

Richter ヘルニア

　Richter[†1]ヘルニア（Richter's hernia）は，**腸管壁の一部（通常は腸間膜非付着側）のみが絞扼され嵌頓状態に陥ったヘルニア（図2）をさす**[1]．**腸壁ヘルニア**（parietal enterocele）ともよばれる．ヘルニアが浅いので，① 嵌頓していても触知しにくい，② 画像上も捉えにくい，③ 完全に閉塞しないこともある（p.54 症例 10-1 参照）ため腸管壁が壊死していてもイレウス症状が軽微なことがある，といった特徴がある．このため，**診断が遅れることが多く注意が必要である**．一般に閉鎖孔ヘルニアのような小さいヘルニア門に生じる．最近では，腹腔鏡下手術後の小さな器具挿入創での Richter ヘルニアが少なくない．

脚注
†1 August Gottlieb Richter（リヒテル，1742-1812）：ドイツの外科医．

大腿・鼠径ヘルニア revisited

　症例 5〜7 で大腿および直接・間接鼠径ヘルニアを扱った．これらの鑑別点を改めて**表（p.41）にまとめた**．間接鼠径ヘルニアは下腹壁動静脈の外側から鼠径管に入り精索（子宮円索）に沿って内側下方へ向かうので，CT 横断像だけで診断できる．これに対して，直接鼠径ヘルニアと大腿ヘルニアとの基本的な違いは鼠径靱帯の腹側（前：仰臥位で上）か背側（後：仰臥位で下）かなので，多列検出器型 CT（multidetector-row CT：MDCT）でも鼠径靱帯の同定が困難な CT 横断像[1]での鑑別が困難なことも少なくない．そこで次の2つの鑑別法が提唱されている．

1）冠状断ならびに矢状断再構成像

　Cherian らによれば，20人の MDCT を検討した結果，横断像では1人も鼠径靱帯がはっきり同定できなかったのに対し，冠状断ならびに矢状断再構成像では 95% で同定可能であった[2]（図3）．1.5 mm コリメーションで撮像して 2 mm 厚で冠状断ならびに矢状断像を再構成し，これらをモニター上で同時にスクロールしながら観察した結果，下腹壁動静脈および鼠径靱帯とヘルニア嚢との関係が明瞭になり，大腿・直接鼠径・間接鼠径ヘルニア

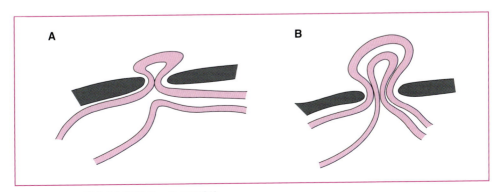

図2　Richter 型（A）と通常のヘルニア（B）

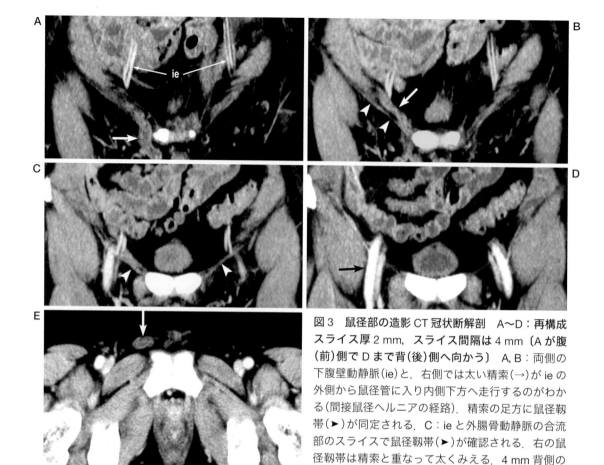

図3 鼠径部の造影CT冠状断解剖 A〜D：再構成スライス厚2mm，スライス間隔は4mm〔Aが腹（前）側でDまで背（後）側へ向かう〕 A, B：両側の下腹壁動静脈（ie）と，右側では太い精索（→）がieの外側から鼠径管に入り内側下方へ走行するのがわかる（間接鼠径ヘルニアの経路）．精索の足方に鼠径靱帯（▶）が同定される．C：ieと外腸骨動静脈の合流部のスライスで鼠径靱帯（▶）が確認される．右の鼠径靱帯は精索と重なって太くみえる．4mm背側のスライス（D）で外腸骨動静脈（→）が明瞭に描出される．E：横断像で右精索（→）が太い．

の鑑別が確実になったと報告している[3]．**最も確実な方法である**（症例8-2）が，一般病院や救急時に薄いコリメータ撮像と再構成が常に可能かという問題点が残る．

2）恥骨結節を解剖学的指標とする方法

横断像で左右の恥骨結節[†2]を結ぶ直線（X軸）と恥骨結節を通るX軸に垂直なY軸を設定する[4]（図4）．大腿および直接鼠径ヘルニアはY軸の外側に収まり，間接鼠径ヘルニアだけが内側に進行するためY軸に重なる[5]．また，鼠径靱帯の前（腹側）を通過する直接鼠径ヘルニアはX軸の前に，後ろ（背側）を通過する大腿ヘルニアはX軸の後ろに位置する（図5）．簡便な方法であるが，症例によってはこれだけでは鑑別しにくいこともある（図6）．

脚注
†2 恥骨結節（pubic tubercle）：恥骨体の外側前縁にある小突起で鼠径靱帯の付着部．これより外側の恥骨は恥骨上枝となり，後外側へ向かう．

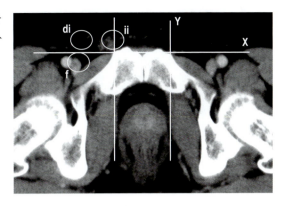

図4 恥骨結節を通るX軸とY軸 ○はそれぞれ大腿(f)・直接(di)・間接(ii)鼠径ヘルニアの代表的な位置を示す.

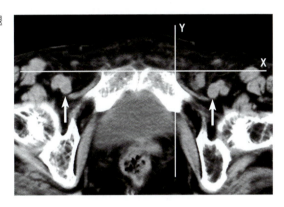

図5 左大腿ヘルニア →は両側の大腿静脈.

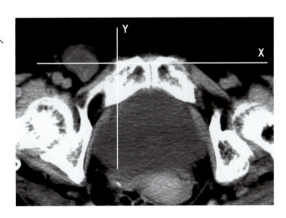

図6 X軸がヘルニア嚢の中心を通過し,これだけでは大腿ヘルニアか直接鼠径ヘルニアかはわからない.

■表 大腿・直接鼠径・間接鼠径ヘルニアの特徴と鑑別

	鼠径靱帯の	下腹壁動静脈の	関係が深いのは	脱出方向
大腿ヘルニア	背側	内側	大腿静脈,大伏在静脈	足方
直接鼠径ヘルニア	腹側	内側		足方
間接鼠径ヘルニア	腹側	外側		内側足方

ノート 7 ヘルニアに関する一般用語

1) **ヘルニア門**(hernia orifice)：ヘルニア内容が腹腔から脱出する壁側腹膜側の裂隙．大腿ヘルニアの大腿輪，外側（間接）鼠径ヘルニアの内（深）鼠径輪などである．
2) **ヘルニア囊**(hernia sac)：ヘルニア内容を包む壁側腹膜．
3) **ヘルニア被膜**(hernia cover)：ヘルニア囊と皮膚との間に介在する組織．腹膜前脂肪層，筋膜，腱膜，筋肉，皮下脂肪など．
4) **ヘルニア内容**(hernia content)：腹腔から脱出する腹腔内臓器．
5) **真性ヘルニア**(true hernia)：ヘルニア内容がヘルニア囊（壁側腹膜）に覆われているもの．覆われていない場合は**仮性ヘルニア**(pseudohernia)とよばれる．
6) **外ヘルニア**(external hernia)：腹腔臓器が腹腔外へ脱出するもの．これに対し，腹腔内の腹膜陥凹部，先天性欠損部や後天性裂隙に腹腔臓器が嵌入したものを**内ヘルニア**(internal hernia)という．
7) **還納性ヘルニア**(reducible hernia)：ヘルニア内容が容易に腹腔内に戻るもの．手術操作によらなければ戻らないものを非還納性ヘルニア(irreducible hernia)という．
8) **嵌頓ヘルニア**(incarcerated hernia)：ヘルニア門で絞扼された非還納性ヘルニアで血行障害を伴うもの．
9) **逆行性ヘルニア**(retrograde hernia)：腸管がW状にヘルニアを生じたもの(p.64 症例11図3)．腹腔内にある中央のループが絞扼されやすく，早期に腹膜炎を生じる．**W状ヘルニア**(hernia in W)あるいは**二重係蹄ヘルニア**(double loop hernia)ともよばれる．

Q リトレ[†3]ヘルニア(Littré hernia)とは何か？

A ヘルニア内容がMeckel憩室のヘルニアのことで，多い（といってもきわめてまれ）のは鼠径ヘルニア(50％)，大腿ヘルニア(20％)，臍ヘルニア(20％)[6]．また，虫垂が含まれるヘルニアをAmyand herniaという[7,8]．もともとは穿孔した虫垂をヘルニア内容とする鼠径ヘルニアの手術を1735年に初めて施行したClaudius Amyand[†4]に因んだものであるが，最近は炎症の有無にかかわらず虫垂を含むヘルニアをAmyand herniaとよぶ．また，ヘルニア内容に虫垂を含む大腿ヘルニアをde Garengeot[†5] hernia[9]とよぶ．

脚 注
[†3] Alexis de Littré（リトレ，1658-1726）：フランスの外科医．
[†4] Claudius Amyand（アミヤンド，1680-1740）：フランス人外科医でイギリス国王George IIの侍医．
[†5] Rene Jacques Croissant de Garengeot（ドゥガレンジョ，1688-1759）：フランスの外科医．

症例

8-2 78歳，男性．腹痛，嘔気，嘔吐．

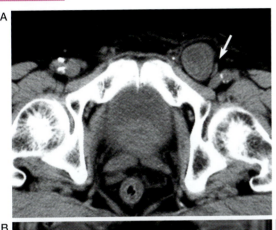
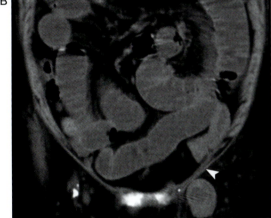
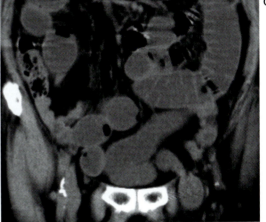

図7 症例8-2 単純CT　A：横断面，B，C：冠状断面，CはBの10mm背側

CT所見　横断像（図7A）：鼠径部の皮下に腫瘤が認められ，その外側に大腿静脈に流入する大伏在静脈（図7A→）が接している．冠状断像（図7BC）：小腸が異常に拡張している．鼠径靱帯（図7B▶）が明瞭に描出され，その足方に腫瘤がある．10mm背側の冠状断面（図7C）で腸管が腸間膜（脂肪の中に血管がみられる）とともに腹腔外へ逸脱して腫瘤に連続している．すなわち，この逸脱腸管と腸間膜は鼠径靱帯の背側（後側）を通っている．

診 断　左大腿ヘルニア嵌頓

治療方針　外科的ヘルニア還納．壊死腸管（存在すれば）切除ならびに腸管吻合．ヘルニア門縫縮．
　　図8は76歳男性に認められた左間接鼠径ヘルニア（非陥頓）の冠状断像である．右総腸骨動脈瘤（図8C▶）術前のCTA（CT血管造影）のための撮像なので，造影されているのは

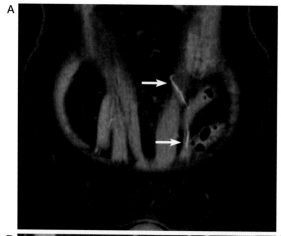

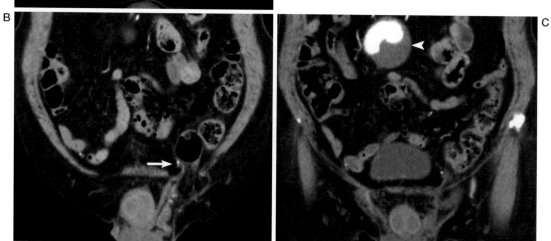

図8 間接鼠径ヘルニア(別症例)の造影CT動脈相冠状断像 B, CはそれぞれAの21 mm, 33 mm背側の冠状断面.

動脈のみである．腹腔から脱出するレベル(図8B)の12 mm背側(図8C)に鼠径靱帯が描出されている．すなわち，このヘルニアは鼠径靱帯の腹側(前方)にあるので，鼠径ヘルニアであって，大腿ヘルニアではありえない．また，頭側で腹直筋鞘に入る下腹壁動脈(図8A→)は，ヘルニアの内側を走行しているので(図8B→)，間接鼠径ヘルニアと診断される．実際の診断にあたっては，モニター上でスクロールしながら観察すれば，**ヘルニア嚢と下腹壁動静脈の内外側の関係，および鼠径靱帯との腹背(前後)関係が明瞭になり，大腿・直接鼠径・間接鼠径ヘルニアの鑑別が確実になる**(症例8-1表)．

key-point
- Richter ヘルニアには要注意.
- 大腿ヘルニアは下腹壁動静脈の内側で鼠径靱帯の背側(仰臥位で下).
- 直接鼠径ヘルニアは下腹壁動静脈の内側で鼠径靱帯の腹側(仰臥位で上).
- 間接鼠径ヘルニアは下腹壁動静脈の外側で鼠径靱帯の腹側(仰臥位で上).

文献

1) Skandalakis PN, et al：Richter hernia：surgical anatomy and technique of repair. Am Surg 2006；72：180-184.
2) Cherian PT, Parnell AP：Radiologic anatomy of the inguinofemoral region：insight from MDCT. AJR Am J Roentgenol 2007；189：W177-183.
3) Cherian PT, Parnell AP：The diagnosis and classification of inguinal and femoral hernia on multisection spiral CT. Clin Radiol 2008；63：184-192.
4) Delabrousse E, et al：Valeur de l'épine du pubis comme repére TDM des hernies de l'aine. J Radiol 2005；86：651-654.
5) Delabrousse E, et al：The pubic tubercle：a CT landmark in groin hernia. Abdom Imaging 2007；32：803-806.
6) Skandalakis PN, et al：Littr hernia：surgical anatomy, embryology, and technique of repair. Am Surg 2006；72：238-243.
7) Doyle GS, McCowan C：Amyand hernia：a case of an unusual inguinal herniace. Am J Emerg Med 2008；26：637, e5-e6.
8) Luchs JS, et al：Amyand's hernia：prospective CT diagnosis. J Comput Assist Tomogr 2000；24：884-886.
9) 野々山敬介・他：De Garengeot hernia の 2 例．日消外会誌 2014；75：2903-2908.

症例

9-1
81歳，女性．腹痛，発熱，腹部膨満感．左大腿上部腫瘤．膀胱内にカテーテルを留置．

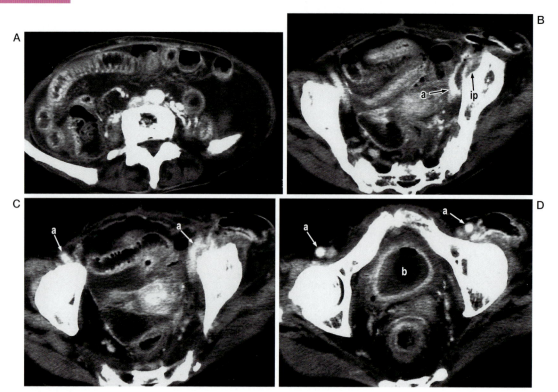

図1 症例9-1 造影CT(動脈優位相) A：骨盤上部，B：骨盤中部，C：骨盤下部，D：骨盤底部 a：外腸骨および大腿動脈，b：膀胱，ip：腸腰筋．

CT所見 小腸(Kerckring皺襞がある)の拡張と壁肥厚，腹水，腹膜濃染が認められる(図1A～C)．図1Bでは，左外腸骨動脈(a)と腸腰筋(ip)の間に低吸収(低濃度)病変があり，内部にさらに低吸収のガスを認める．その前方の皮下から左大腿皮下(図1B～D)にガスを含む腫瘤性病変(大腿動脈より外側に位置する)が描出されており，壁が濃染する．

診断 後腹膜および皮下膿瘍(腸腰筋に沿った進展)．腹膜炎

治療方針 外科的な膿瘍ドレナージ．抗菌薬投与．

　後腹膜腔は腸腰筋(iliopsoas，ノート8参照)に沿って大腿部と連絡している(図2)．この症例のように，後腹膜の病変が，腸腰筋に沿って降下し，大腿上部の病変として発見されることもあるので注意が必要である．

図2 腸腰筋の走行 ps：大腰筋，il：腸骨筋，ql：腰方形筋，d：横隔膜．

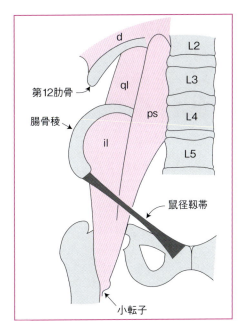

Q1 この症例では，腹腔内とともに左下側腹壁から左大腿皮下にガスを含む構造が存在するために，一見すると大腿ヘルニアや鼠径ヘルニアを考えたくなる．これらが大腿動脈より外側に脱出することはないのか？

A1 外鼠径輪は外腸骨，大腿静脈はもちろん，その支流である下腹壁静脈よりさらに内側にあり，鼠径ヘルニア嚢が大腿動脈より外側の皮下に脱出することはない．大腿ヘルニアでは，大腿動脈より外側に脱出することはありうるが，きわめてまれである（ほとんどの医師は一生お目にかからない）．

大腿ヘルニアの非典型例

大腿ヘルニアには典型例（大腿輪→大腿管→伏在裂孔の経路）のほかに，これより内側では破裂靱帯を貫くものや内側（直接）鼠径ヘルニアが鼠径靱帯の下から脱出する例，大腿動静脈の前方（血管前大腿ヘルニア），後方（血管後大腿ヘルニア）や外側（血管外側大腿ヘルニア）に脱出する例などが報告されているが，いずれもきわめてまれである．

Q2 図3において前腹壁の皮下脂肪層にある血管は何か？

A2 浅腹壁静脈（superficial epigastric vein）．前腹壁皮下から大腿上部の大伏在静脈に流入する．この症例では，（傍）臍静脈からの遠肝性門脈側副路として拡張している（p.56症例10-1図3とp.36症例7図4参照）．下腹壁動脈に沿って腹直筋鞘内から腹膜のすぐ外を下降して外腸骨静脈に合流する**下腹壁静脈（inferior epigastric vein）と皮下を走行する浅腹壁静脈の区別が必要**である．

ノート 8 腸腰筋

　大腰筋と腸骨筋が骨盤内で癒合した筋肉である．**大腰筋**(psoas major)は，第12胸椎〜第4腰椎の椎体ならびにその間の椎間板から起こる浅頭と，第1〜第5腰椎横突起を起始とする深頭をもち，後腹壁の内側を形成する．浅頭と深頭の間には腰神経叢が走っている．CTでも両者は大腰筋内の脂肪層により分離される(図3A)．**腸骨筋**(iliacus)は腸骨の内面(骨盤腔側)と仙骨前面から生じ，大腰筋の外側を下降する(図3B)．下部で両者は癒合して**腸腰筋**(iliopsoas)となり，鼠径靱帯の下(大腿動静脈の外側)を潜って(図3C)，大腿骨小転子に停止する(図2)．後腹壁と大腿前面をつなぎ，大腿を屈曲させる大筋肉である．腰神経叢から生じる最も太い神経である**大腿神経**は，腸骨筋と大腰筋の間の溝を下降し，腸腰筋の前面で腸骨筋膜に覆われて鼠径靱帯の下(背側)を通る(p.21症例5-1図4，p.371症例79図2参照)．なお，**小腰筋**(psoas minor)は第12胸椎，第1腰椎と両者の間の椎間板を起始とし，大腰筋の前面を下降する小筋で，40％では存在しない．筋自体は短く，すぐに腱に移行して腸恥隆起(腸骨と恥骨の癒合部)と恥骨櫛に停止する．

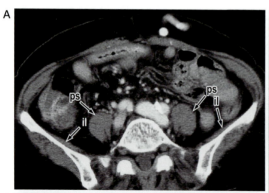

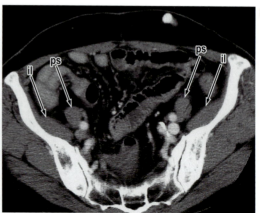

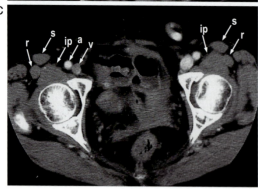

図3　腸腰筋の造影CT　A：臍下部．内部の脂肪層により大腰筋(ps)の浅頭と深頭が区別される．B：骨盤内で大腰筋(ps)と腸骨筋(il)が接近する．C：鼠径部では両者は一体化して腸腰筋(ip)となる．s：縫工筋，r：大腿直筋．a, v：外腸骨動静脈．

II．ヘルニア(1)

症 例

9-2 67歳，男性．上腹部痛，背部痛，左鼠径部痛．

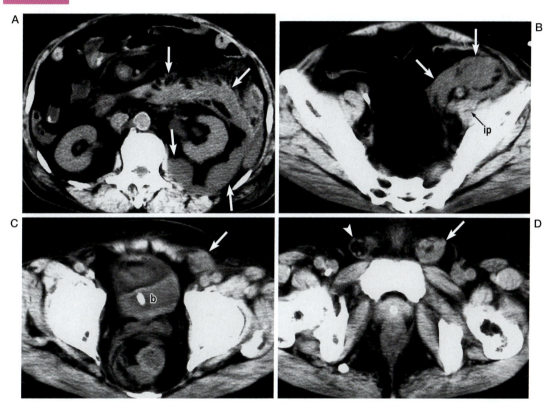

図4　症例9-2　単純CT　A：第1腰椎レベル，B：骨盤中部，C：骨盤下部，D：骨盤底部　膀胱(b)にカテーテルが挿入されている．

CT所見　図4A：後腹膜腔の前腎傍腔および後腎傍腔の脂肪組織に浸潤像と液体貯留がある(→)．図4B：液体貯留(→)は左腸腰筋(ip)の前を下降し，左外腸骨動静脈が両者に挟まれている．図4C：液体(→)は内鼠径輪に達し，左外腸骨動静脈の直前に位置する．図4D：さらに液体(→)は，大伏在静脈が合流する左外腸骨静脈と離れ，鼠径管を陰嚢に向かう．液体浸潤のない正常な右精索(▶)には脂肪と索状物がみられる．

診 断　急性膵炎

　急性膵炎(p.320 症例67-1, 2参照)による炎症(液体貯留)が鼠径管まで波及した症例である．膵は後腹膜腔の前腎傍腔(p.425 症例94 図4参照)に存在する．後腹膜腔が大腰筋ならびに腸腰筋に沿って大腿前面(症例9-1)だけでなく鼠径管にも繋がっていることに注意しよう．

治療方針　内科的保存療法(絶食，輸液，胃内容吸引，抗酵素剤投与)．

症例	
9-3	40歳，女性．右鼠径部腫瘤．

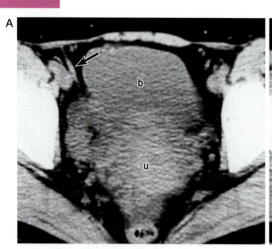
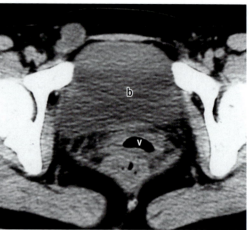

図5　症例9-3　骨盤の単純CT　BはAの3cm足方　b：膀胱，u：子宮体下部，v：腟．

CT所見　図5B：右鼠径部内側に 25×18 mm の勾玉状の腫瘤があり，内部は膀胱内（尿）と等吸収で壁が確認できるので囊胞性腫瘤と考えられる．腫瘤と大腿動静脈とは離れている．図5A：子宮円索（→）が前腹壁に達する深鼠径輪（p.35 症例7 ノート5，p.440 症例96-2 図4, 5参照）付近に腸管は存在せず，鼠径あるいは大腿ヘルニアとは考えにくい．また，腸管の拡張もイレウス症状もない．なお，図5Aで子宮円索の内側前部にあるのが下腹壁動静脈，外側にあるのが外腸骨動静脈である．

診　断　子宮円索囊胞

治療方針　経過観察あるいは穿刺吸引または外科的切除．

子宮円索囊胞と鼠径部ヘルニアの鑑別診断

　鼠径部腫瘤の鑑別診断には，頻度の高いヘルニア（直接・間接鼠径ヘルニア，大腿ヘルニア）と炎症性に腫大したリンパ節以外に，静脈瘤，子宮内膜症，ガングリオン，悪性腫瘍（悪性リンパ腫や転移），良性腫瘍（平滑筋腫など）や停留精巣（図6）などがある．基本的に超音波検査やCTで腸管を内容とするヘルニアと上記の他の腫瘤とは区別されるが，位置的に鼠径ヘルニアと同じで囊胞性である子宮円索囊胞（男性では精索水腫）との区別は困難なことがある．また，まれではあるがヘルニア内容が充実臓器（たとえば卵巣）の場合には，上記充実性腫瘤との鑑別が必要になる．

　子宮円索は男性の**精巣導帯**に相当する（p.438 症例96-2 Q3参照）．男性では，精巣が鼠径管を経て陰囊に下降するのに引きずられて，深鼠径輪から腹膜腔が鼠径管内へ突出し，

図6 左鼠径管内の停留精巣(→) 単純CT

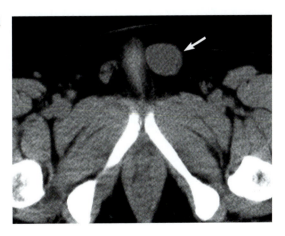

腹膜鞘状突起(processus vaginalis)とよばれる．女性では，同様に子宮円索の下降に引きずられて突出した腹膜腔は **Nuck 管**(Nuck's canal)とよばれる．通常は生後1年以内に鞘状突起(Nuck 管)は完全に閉鎖消失するが，この閉鎖が不十分で嚢胞状に遺残すると，男性では**精索水腫**(hydrocele of the spermatic cord)，女性では Nuck 管嚢胞(cyst of the Nuck's canal)あるいは**子宮円索嚢胞**とよばれる．嚢胞壁は一層の中皮細胞で覆われた線維組織なので**子宮円索中皮嚢胞**(mesothelial cyst of the round ligament)ともよばれる．超音波検査，CT，MRI で単房性あるい多房性の嚢胞性腫瘤を呈する．超音波で観察すると，子宮円索嚢胞では蠕動運動を欠くことが脱出腸管との鑑別点となる[1]．精巣が途中で下降を停止したのが**停留精巣**である(図6)．停留精巣自体が急性腹症を呈することはないが，**停留精巣および停留精巣腫瘍の捻転をきたすと激痛に襲われる**[2]．正常精巣と比較して，**停留精巣は捻転や腫瘍を発生する頻度が高い**ことが知られている．

key-point
- 腸腰筋は後腹膜と大腿・鼠径管を連絡する．
- 浅腹壁動静脈は皮下，下腹壁動静脈は腹膜のすぐ外から腹直筋鞘内を走る．

文献
1) Oh SN, et al：Sonographic diagnosis of a round ligament cyst in the inguinal area. J Clin Ultrasound 2007；35：226-228.
2) 白川 洋・他：鼠径管を逸脱した鼠蹊部停留精巣腫瘍捻転の1例．泌尿紀要 2009；55：783-785.

III
ヘルニア (2)

症例

10-1 71歳，女性．子宮頸癌(pT1N0M0)のため，子宮全摘術後8日目．嘔気，嘔吐，腹痛，腹部膨隆．

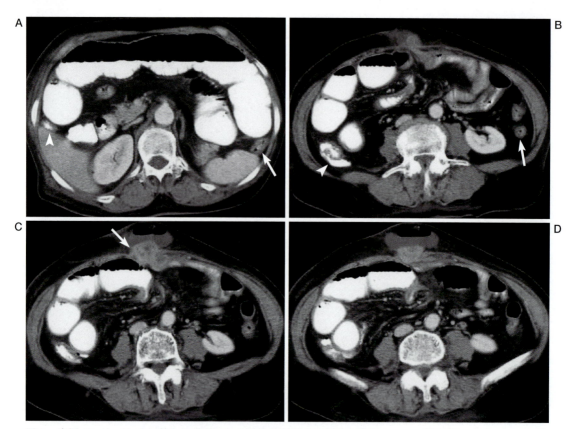

図1 症例10-1 イレウス管から希釈した水溶性造影剤を投与後の造影CT　A：膵頭部レベル，B〜D：第4腰椎レベルで5mm間隔

CT所見　小腸の拡張を認める．上行(▶)ならびに下行結腸(→)の拡張はないが(図1 AB)，上行結腸内には造影剤(p.250症例48-2ノート45参照)が認められる．腹壁正中部の皮下にair-fluid levelを伴う囊胞性腫瘤があり，その下(背側)には左右の腹直筋に挟まれた造影される腫瘤(→)がある(図1 C, C')．これから連続する左側(向かって右)の腸管は拡張しておらず，わずかに造影剤を含んでいる．右側の腸管は拡張し，多量の造影剤と空気を含んでいる．

診　断　術後腹壁ヘルニア嵌頓による小腸閉塞

治療方針　外科的ヘルニア還納，嵌頓腸管切除，腸管吻合．
　　　　　　開腹手術の結果は，前方の囊胞性腫瘤がヘルニア囊(脱出した壁側腹膜)で，後方の腫瘤

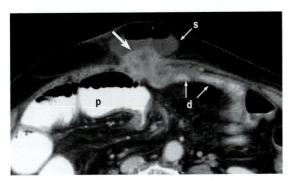

図1C′ 図1Cの拡大図 ヘルニア嚢(s)内にヘルニア水とガスがあり，その背側に絞扼された腸管(→)がみられる．近位の小腸(p)は拡張し，遠位の小腸(d)は拡張していない．

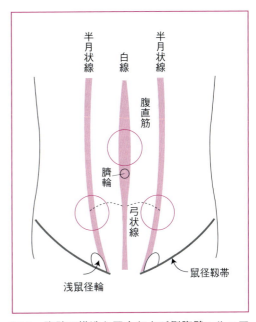

図2 腹壁の構造と正中および側腹壁ヘルニアの好発部位(○) 術後腹壁ヘルニアはすべての創部に生じる．

が嵌頓したRichter型ヘルニアであった．嵌頓部の腸管には穿孔が存在した．Richter型(p.39 症例8-1 図2参照)であったために，嵌頓していても造影剤が遠位の小腸や結腸に達していたと考えられる．嵌頓した腸管は，まず静脈閉塞のためにうっ血し，血管壁の透過性が高まり浮腫となり，腸管外への液体漏出を生じる．ヘルニア嚢に漏出貯留した液体を**ヘルニア水**という．さらに反射性攣縮や締め付けにより動脈血流が低下し，腸管壁の壊死，穿孔へと進む．**ヘルニア嚢内のガスはすでに穿孔していることを示すが，ヘルニア水は嵌頓後早期にみられ，嵌頓を示す早期所見として重要である．**

前腹壁ヘルニア

前腹壁ヘルニア(ventral abdominal hernia)には，①正中腹壁ヘルニア，②側腹壁ヘルニア，③臍ヘルニアと④腹壁瘢痕ヘルニアがある(図2)．①〜③は先天性脆弱部からのヘルニアで，小さく臨床症状(嵌頓などによる)を呈することは少なく，①②はきわめてまれである．④は術創などからのヘルニアで，症状のある前腹壁ヘルニアの大部分を占める．

1) **正中腹壁ヘルニア**(midline ventral hernia)：左右の腹直筋鞘をつなぐ白線に生じるヘルニアで，白線ヘルニア(hernia in the linea alba)ともよばれる．臍より上(頭側)の**上腹壁ヘルニア**(epigastric hernia)と下の**下腹壁ヘルニア**(hypogastric hernia)に分かれるが，臍上部の上腹壁ヘルニアのほうが多い．この場合には，肝鎌状間膜の脂肪層がヘルニアの先進部となることが多い．図3ABの，拡張した臍静脈を囲む肝鎌状間膜の脂肪層と白線との位置関係をみれば，よく理解できるはずである．

2) **側腹壁ヘルニア**(lateral ventral hernia)：半月状線(ノート9参照)に生じるヘルニアで，半月状線ヘルニアあるいはspigelian hernia[†1]ともよばれる(図4)．弓状線との交叉部

に多い．

3) 臍ヘルニア(umbilical hernia)：臍後部の臍帯輪が閉じないことが原因で生じる，いわゆる「出べそ」．新生児の1/5〜1/10にみられ，ほとんどは1年以内に自然治癒する．成人では腹部内圧上昇時(妊娠，肥満，腹水，腹部腫瘤)にみられることがある．なお，**臍帯ヘルニア**(omphalocele)は，胎生6週に腹腔から臍帯内へ脱出した中腸(p.206症例39-2ノート39参照)が腹腔へ戻り損ねた状態である．

4) 腹壁瘢痕ヘルニア(cicatrical ventral hernia)：開腹術や外傷後の創部に生じるヘルニアで，**術後腹壁ヘルニア**(postoperative hernia, incisional hernia)ともよばれる．術後数週から数か月後に生じることが多いが，この症例のように手術直後(1〜2週)の場合には，身体所見からは手術による創部の浮腫と区別しがたいことも多い．また，ヘルニア嚢や腹腔内臓器の癒着や感染，複数箇所でのヘルニアも少なくない．ヘルニア門が大きい場合には脱出する臓器が大量で還納しないことも多いが，嵌頓することは少ない．また，腹腔鏡下手術の普及に伴い，**器具挿入創(孔)からの Richter ヘルニア**(孔が10 mm前後で小さいため)が報告されるようになっており，注意が必要である[1]．

脚注
†1 Adrian van der Spieghel(スピーゲル，1578-1625)：ベルギーの解剖学者．肝尾状葉を spigelian lobe とよぶのも彼に因む．イタリアに住み，Spigelius とよばれていたために形容詞は spigelian と綴る．

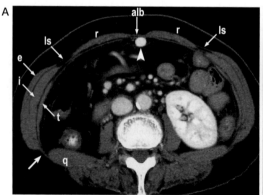

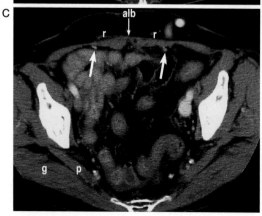

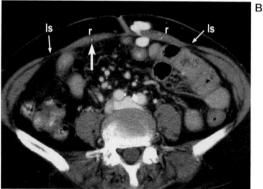

図3 腹壁の造影CT A：臍上部 拡張した臍静脈(►)を囲む肝鎌状間膜の脂肪層が認められる．B：臍部 臍静脈は皮下の浅腹壁静脈に連続し，下腹壁動脈(大矢印)は腹直筋鞘内を上行する．C：弓状線下部 下腹壁動脈(大矢印)は腹直筋と少し離れている．alb：白線，ls：半月状線，r：腹直筋，e：外腹斜筋，i：内腹斜筋，t：腹横筋，q：腰方形筋，p：梨状筋，g：大殿筋．

ノート 9　前腹壁の構造

　前腹壁の中央部には左右の腹直筋がある．**腹直筋**(rectus abdominis)は，剣状突起と第5〜第7肋軟骨を起始，恥骨上縁を停止とし，内部は横走する腱画(中間腱の一種)によりいくつかの部分に分かれる(ボディビルダーをみればよくわかる)．左右の腹直筋は，それぞれ固有の腹直筋鞘とよばれる結合組織で被覆されている．左右の腹直筋鞘を正中でつないでいるのが**白線**(linea alba)である(図2, 3)．白線は臍上部で最も薄く左右に広いため，腹壁正中ヘルニア(白線ヘルニア)の好発部位は，臍から臍上7 cmの間である．腹直筋全長の頭側3/4においては，腹直筋鞘の前葉は外腹斜筋腱膜と内腹斜筋腱膜で，腹直筋鞘の後葉は内腹斜筋腱膜と腹横筋腱膜で構成される．下部1/4においては，これらの腱膜はすべて腹直筋鞘の前葉に移行する．つまり，下腹壁においては腹直筋鞘の腱膜性後葉は存在せず，腹直筋が薄い筋膜と腹膜前脂肪層を介して腹膜と接していることになる．この腱膜性腹直筋鞘後葉の消失する部分は，上に凸の弓状なので**弓状線**(linea arcuata)とよばれる．

　腹直筋とその外側の腹横筋，内腹斜筋，外腹斜筋との間の腱膜は外側に緩やかな凸の上下に走る線状を呈し，**半月状線**(linea semilunaris)あるいは**Spieghel線**とよばれる．外腸骨動脈から分岐した下腹壁動脈は，弓状線と半月状線の交叉部付近で腹直筋鞘内に入り，上行して上腹壁動脈と連絡する．CTでも確認できる(図3)．この交叉部は解剖学的な脆弱部で，先天的な側腹壁ヘルニアの発生部位となる．

　側腹壁は，腹膜側から腹横筋，内腹斜筋，外腹斜筋の3枚で構成される．**腹横筋**は，起始を第7〜第12肋骨，腸骨稜，鼠径靭帯外側部および胸腰筋膜[†2]前葉，停止を腹直筋鞘と恥骨としてほぼ横走し，その下縁で内腹斜筋の下縁とともに鼠径管の上縁を形成する．**内腹斜筋**は，起始を腸骨稜，鼠径靭帯外側部および胸腰筋膜前葉，停止を腹直筋鞘と第10〜第12肋骨として外側下方から内側上方に斜走する．**外腹斜筋**は，起始を第5〜第12肋骨とする．内側部は腹直筋鞘と恥骨結合部に停止し，外側部は腸骨稜から鼠径靭帯に停止する．両停止部の間が浅鼠径輪(鼠径管の出口)となる．外腹斜筋は外側上方から内側下方に斜走し，内腹斜筋と直交する．これらの3枚の筋肉は，上中腹部では介在する脂肪層によりCTでよく見分けられるが，下方に行くに従って分離しにくくなる(図3)．

脚注
[†2] 胸腰筋膜(thoracolumbar fascia)：固有背筋を包む筋膜．

腹部の外ヘルニア

　腹部の外ヘルニア(**腹壁ヘルニア**)[†3]は，鼠径部，前腹壁，後腹壁，骨盤底に分けると理解しやすい(表)．**鼠径部ヘルニア**(groin hernia：鼠径，大腿ヘルニア)のほとんどは解剖上の脆弱部に生じ，前腹壁ヘルニアの大半は創部に生じる瘢痕ヘルニアである．**後腹壁ヘルニア**(dorsal abdominal hernia)も多くは瘢痕ヘルニアである[2]が，まれに腰方形筋と腹横筋腱膜境界の脆弱部(図3A，小矢印)に**腰ヘルニア**(lumbar hernia)が生じる．腰ヘルニア

は第12肋骨下の脆弱部である上腰三角(Grynfeltt-Lesshaft[†4]三角)から逸脱する**上腰ヘルニア**(superior lumbar hernia)と，腸骨稜上部の下腰三角(Petit[†5]三角)に生じる**下腰ヘルニア**(inferior lumbar hernia)に分かれる[2)]が，ヘルニア門が広くどちらともいえないこともある(図5)．**骨盤底ヘルニア**(hernia of pelvic floor)には閉鎖孔ヘルニア以外に，肛門周辺に生じる**会陰ヘルニア**(perineal hernia)で，術後瘢痕ヘルニアが多い[3)]．坐骨孔[†6](p.11症例3図3)に生じる**坐骨孔ヘルニア**(sciatic hernia)は，最もまれなヘルニアといわれ[4)]，大殿筋に覆われているため身体所見では気がつかれないことが多く，CTの役割が大きい[5)]．

脚注
†3 腹部のヘルニアは，外ヘルニア(腹壁ヘルニア)，内ヘルニア，横隔膜ヘルニアに大別される．
†4 Joseph C Grynfeltt(グランフェルト 1840-1913)：フランスの外科医．Pjotr F Lessheft(レスヘフト 1836-1909)：ロシアの医師．
†5 Jean L Petit(プティ 1674-1750)：フランスの外科医．同時代の生理学者・内科医で，プティ管(Petit canal)で知られるFrançois P du Petit(1664-1741)とは別人．
†6 p.11症例3図3では骨だけが示されているので，坐骨孔が大きくみえるが，実際の坐骨孔の頭側に仙棘靱帯(仙骨―坐骨棘)，尾側に仙結節靱帯(仙骨―坐骨結節)が張られている．仙棘靱帯より頭側が大坐骨孔，尾側(仙棘靱帯と仙結節靱帯の間)が小坐骨孔で，さらに大坐骨孔は梨状筋により，梨状筋上孔と梨状筋下孔に分かれる．梨状筋(図3C)は仙骨前面などから起始し，大坐骨孔を通って，大腿骨大転子に停止する．坐骨孔ヘルニアは梨状筋上孔をヘルニア門とすることが多い(といっても絶対数はきわめて少ない)．坐骨神経は梨状筋下孔を通過する．

■表　腹壁ヘルニア(腹部の外ヘルニア)

1) 鼠径部ヘルニア		3) 後腹壁ヘルニア	
鼠径ヘルニア	直接鼠径ヘルニア	腰ヘルニア	上腰ヘルニア
	間接鼠径ヘルニア		下腰ヘルニア
	膀胱上窩ヘルニア	4) 骨盤底ヘルニア	
大腿ヘルニア		閉鎖孔ヘルニア	
2) 前腹壁ヘルニア		会陰ヘルニア	
正中腹壁ヘルニア	上腹壁ヘルニア	坐骨孔ヘルニア	
	下腹壁ヘルニア	5) 腹壁瘢痕ヘルニア*	
側腹壁ヘルニア			
臍ヘルニア			
臍帯ヘルニア			

＊ 腹壁のどこでも創部に生じうる．

図4 側腹壁ヘルニア(60歳,女性)の単純CT　両側の腹直筋(→)は小さい．▶：ヘルニア内容は大網．

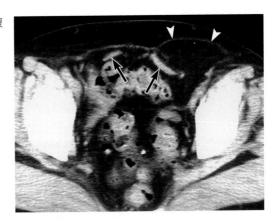

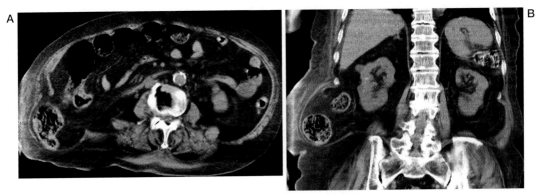

図5 右腰ヘルニア(80歳,女性)の単純CT　A：横断像，B：冠状断像　ヘルニア門は広く，肋骨から腸骨稜に達する．

症例

10-2 41歳，男性．慢性腎炎による腎不全で透析を受けている．今朝，突然，腹痛を訴えた．前腹壁に腫瘤を触れる．

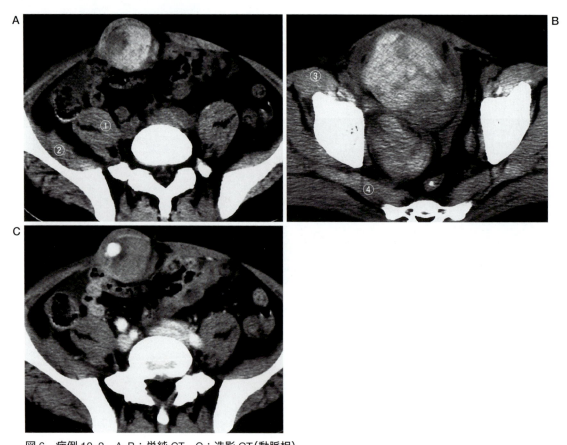

図6　症例10-2　A, B：単純CT，C：造影CT（動脈相）

CT所見　単純CT（図6 AB）では，右腹直筋から腹腔側に突出する腫瘤があり，さらに骨盤内にも同様の腫瘤がある．両方とも腹膜外腔（腹膜前腔：p.178 症例34-2 図4 参照）に存在する．内部は不規則に高吸収であり，新鮮な血腫と診断できる．造影早期の動脈相（図6 C）で血腫内に造影剤の貯留を認める．**仮性動脈瘤**（pseudoaneurysm）である．

Q1 図6 AB で示す①〜④の筋肉の名称は？

Q2 止血すべき動脈は何か？　それらはどこから分岐するのか？

Q3 腎不全患者に造影CTを施行してもよいのか？

A1 ①大腰筋，②腸骨筋，③腸腰筋，④梨状筋（復習です）．

A2 下腹壁動脈(inferior epigastric artery)と上腹壁動脈(superior epigastric artery)．上腹壁動脈は内胸動脈から分岐して下行し，下腹壁動脈は外腸骨動脈から分岐して上行し，腹直筋内で吻合する．したがって，止血に際しては上下の動脈に注意を払わなければならない．

A3 必要に応じて，透析を前提として施行する．

診　断　腹壁血腫(仮性動脈瘤)，骨盤内腹膜外血腫

治療方針　外科的止血，血腫除去．

腹壁血腫(腹直筋血腫)

　外傷がなくても症例10-2のような腹壁血腫〔腹直筋(鞘)血腫〕を突然発症することがあり，抗凝血薬投与，腎不全，動脈硬化，糖尿病などに合併することが多い．上・下腹壁動脈あるいは，その分枝からの出血が原因であるが，弓状線(p.57 ノート9)より頭側の場合には腹直筋(上・下腹壁動脈を擁する)が強固な腱膜性の腹直筋鞘と腱画によりコンパートメント化されているため大出血には至らない[6]．これに対して，腹直筋鞘後葉が薄い筋膜だけになる，弓状線より尾側の場合には，本症例のように腹腔方向(後方)へ突出する大きな腹膜前腔血腫を形成して失血性ショックに陥ることもまれではない．

key-point
- 腹壁には先天的な脆弱部がある．
- 前腹壁と後腹壁ヘルニアのほとんどは瘢痕ヘルニア．
- ヘルニア水は嵌頓の早期所見なり．
- 弓状線より下の腹壁血腫は要注意．

文献

1) Matthews BD, et al：Peritoneal Richter hernia after a laparoscopic gastric bypass. Surg Laparosc Endosc Percutan Tech 2001；11：47-49.
2) Baker ME, et al：Lumbar hernia：diagnosis by CT. AJR Am J Roentgenol 1987；148：565-567.
3) Stamatiou D, et al：Perineal hernia：surgical anatomy, embryology, and technique of repair. Am Surg 2010；76：474-479.
4) 今村直哉・他：坐骨ヘルニアの1例．日消外会誌 2006；39：90-93.
5) Weintraub JL, et al：Percutaneous reduction of ureterosciatic hernia. AJR 2000；175：181-182.
6) Alla VM, et al：Spontaneous rectus sheath hematoma. West J Emerg Med 2010；11：76-79.

症例 11

81歳，女性．腹部膨隆，嘔吐，腹痛．20年前に子宮癌のため子宮全摘術を受けた．

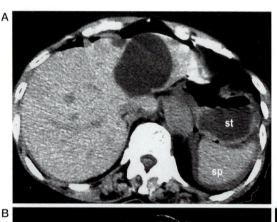
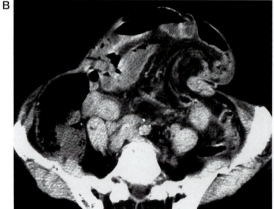
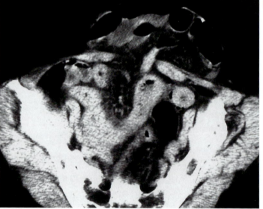

図1　症例11　単純CT　A：上腹部，B：骨盤上部，C：骨盤中部

CT所見　①脾（sp）周囲に腹水を認める（図1A）．②腹壁ヘルニアがあり，腸管と腸間膜が大量に脱出している（図1BC）が，ヘルニア門は広く，腸管拡張は軽度である．③肝と前腹壁の間や胃（st）の背側に強い低吸収域（図2→）があり，腹膜腔遊離ガスを考える．④肝嚢胞．

診　断　消化管穿孔．腹壁瘢痕ヘルニア（非嵌頓性）

治療方針　開腹による穿孔部位の確認，修復．
　腹膜腔に遊離ガスと液体が認められることから，消化管の穿孔があることは確実である．しかし，ヘルニア門は広く，嵌頓や閉塞性イレウスの所見は認められないため，腹壁ヘルニアと消化管穿孔との関連性は希薄である．結局，消化管穿孔は十二指腸潰瘍によるもので，腹壁瘢痕ヘルニアとは直接の関係はなかった．

III．ヘルニア(2)

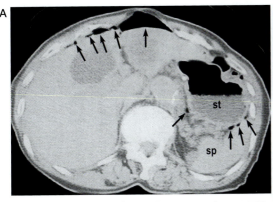
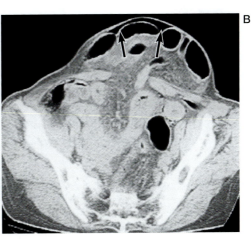

図2　A, B：図1 A, C を WW/WL：2000/－600 HU (air window)で表示したもの　腹膜腔遊離ガス(A, 小矢印)とヘルニア嚢内のガス(B, 大矢印)が明らかとなる．sp：脾，st：胃．

腹膜腔遊離ガス

　急性腹症において**腹膜腔遊離ガス**(peritoneal free gas)を検出することは，画像診断の最も重要な役割のひとつである(p.158, 159 症例 32-1, 2 参照)．腹部 CT は一般に WW/WL：300/40 HU 程度にして表示される(**ノート 10 参照**)．しかし，これでは腹膜腔遊離ガスと脂肪を区別しにくい．このような場合(のみならず急性腹症では一般に)，WW を広げ，WL を下げて表示する習慣をつける必要がある．図2 AB は，それぞれ図1 AC を WW/WL：2000/－600 HU で表示したものである．この条件で黒く表示されるのは，ガス(気体)のみである．このようなガスを際立たせる表示条件は，air window とよばれている．図1 A で疑われた肝と前腹壁の間や，胃の背側の低吸収域が脂肪ではなく，腹膜腔遊離ガスであると証明される．また，図2 B により，ヘルニア嚢内にも遊離ガスが存在することが明らかとなる．

> **ノート 10**　WW/WL，air window と fat window
>
> 　ウィンドウ幅(window width)とウィンドウレベル(window level)を WW/WL で表す．ウィンドウ内だけがグレースケールで表示され，ウィンドウより高い CT 値をもつ部分はすべて白，低い部分はすべて黒に表示される．ウィンドウの中央の値が WL である．WW/WL：300/40 HU ならば，－110〜190 HU がグレースケールで表示されるウィンドウなので，－100 HU 程度の脂肪と－1000 HU の気体(ガス)がほとんど同じ濃度(最も濃い灰色と黒)に表示されてしまい区別しにくい．また，このウィンドウでは腸管壁と気体のコントラストが低く表示されるため，図2 B で明瞭に判別された腸管内ガスとヘルニア嚢内遊離ガスを区別できない．腹部 CT 診断においては，通常の表示のほかに，WW/WL：2000/－600 HU 程度の**エアウィンドウ**(air window)と脂肪組織の異常を確認するための**脂肪ウィンドウ**(fat window, WW/WL：400/－25 HU 程度)を必要とすることが多い．

Q この症例では，腹膜腔とヘルニア嚢内の両方に遊離ガスが存在し，ガスがヘルニア門を自由に通過している．つまり，ヘルニア門での強い絞扼がないことを示唆している．それでは，外ヘルニアが嵌頓することによって腹膜腔にガスが生じることはないのか？

A ある．ひとつは，ヘルニア門での強い絞扼により壊死した腸管が腹膜腔側へ(も)穿孔した場合(p.23症例5-2)．もう一つは，腸管がW状にヘルニアを生じた**逆行性ヘルニア**(図3)である．この場合には腹膜腔側にある中央のループが絞扼されやすく，壊死穿孔して早期に腹膜腔にガスを認めることがある．**W状ヘルニア**(hernia in W)，二重係蹄ヘルニア(double loop hernia)あるいはMaydl†ヘルニアともよばれる(p.42 ノート7参照)．

脚注
† Karel Maydl(マイドル 1853-1903)：チェコの外科医(ボヘミア人)，チェコ大学教授．

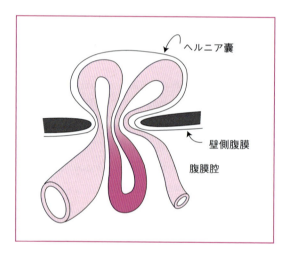

図3 逆行性(W状)ヘルニア

---

key-point
- ヘルニアが消化管穿孔の原因とは限らない．
- ヘルニア門が広い場合は嵌頓しにくい．
- 遊離ガスを air window で証明する．

症例

12
8歳，男児．腹痛，嘔吐．

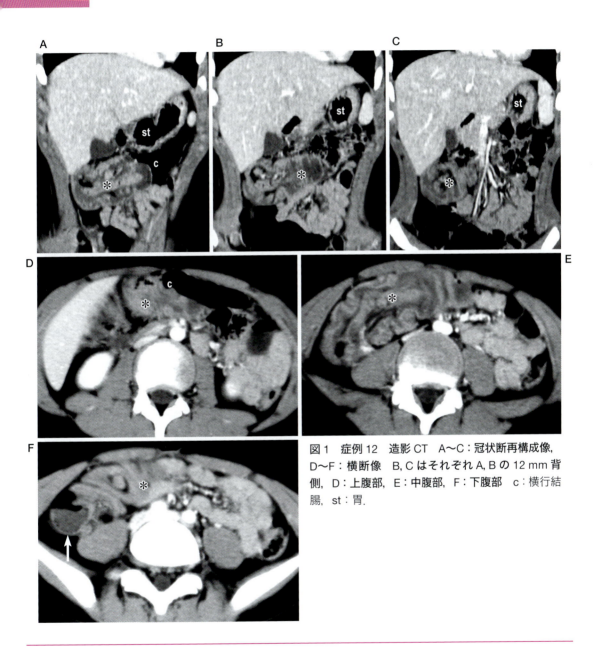

図1 症例12 造影CT A〜C：冠状断再構成像，D〜F：横断像 B, CはそれぞれA, Bの12 mm背側，D：上腹部，E：中腹部，F：下腹部 c：横行結腸，st：胃．

CT所見 蛇を袋に入れたような塊状の腸管および脂肪組織（腸間膜）が右上腹部の肝の足方に認められる（＊）．これは図1A〜CおよびD, Eからわかるように上腸間膜動静脈の腹側に存在し，横行結腸（c）を左前方へ圧排している．右下腹部には塊状腸管に繋がる小腸が拡張してair-fluid levelも認められる（図1F→）．

| 診　断 | 盲腸周囲ヘルニア |

| 治療方針 | 外科的整復.

　盲腸の下降および固定異常(中腸回転の最終段階：p.206症例39-2ノート39参照)があり，横行結腸と思われた部分の右端(図1 ADのc)が盲腸であった．なお，十二指腸水平脚が正常位置(大動脈と上腸間膜動脈の間)を通過することはCTで確認されていた．

内ヘルニア

　腹膜臓器が腹腔外に脱出する外ヘルニアに対し，腹膜臓器が腹腔内の陥凹部(腹膜窩)や腸間膜などの欠損部(異常裂孔)に入り込んだ(腹膜腔から見れば脱出した)状態を**内ヘルニア**(internal hernia)という．内ヘルニア全体でも閉塞性イレウス手術例の1%以下とまれな病態である．そのなかでは傍十二指腸ヘルニアが最多で左右合わせて過半数になると報告されている(表1)．ただし，これはMeyersによる報告[1]で，本邦では腹膜窩ヘルニアより異常裂孔ヘルニアのほうが多い．また，最近では腹部手術後の内ヘルニア(基本的には医原性腸間膜裂孔ヘルニア)が増加しており，欧米でも傍十二指腸ヘルニアより多いという報告もある[2]．いずれの場合でも細い穴(ヘルニア門)を通過する部分に腸間膜の血管と脂肪ならびに狭細化した腸管が集中して(図2)，ナプキンリングにナプキンを通したようになる．この**腸間膜血管集中像**(ヘルニア門に視点を置けば放射状に広がる腸間膜血管)は，CTでも本症を診断するうえで重要な所見となる．**内ヘルニアは腹膜窩ヘルニア，異常裂孔ヘルニアおよび正常構造をヘルニア門とする網嚢孔ヘルニアに大別される**．このうち腹膜窩ヘルニアと網嚢孔ヘルニアは，ヘルニアが特定部位に局在するために比較的診断は容易である(図3，表2)．

a. 腹膜窩ヘルニア

　腹膜窩は腹膜腔が洞穴(ほらあな)のように凹んだ部位で，基本的に**腸管が腸間膜を失い後腹膜に固定される部位と腸間膜を有する部位の境界付近に認められる**，すなわちTreitz[†1]靱帯付近，盲腸付近とS状結腸近位部および遠位部(傍直腸)である．特に前二者近辺の腹膜窩は，中腸が臍帯から反時計回りに回転しながら腹腔に戻ってきた後に固定される過程で形成されるため，バリエーションが多く**中腸回転異常との合併も多い**．腹膜窩ヘルニアは，この腹膜窩を覆う壁側腹膜を押しながら腹膜臓器(多くは腸管)が突出する(洞穴に入

■表1　内ヘルニアの種類と頻度

腹膜窩ヘルニア		異常裂孔ヘルニア	
右傍十二指腸窩	13%	腸間膜裂孔	8%*
左傍十二指腸窩	40%	大網裂孔	
盲腸周囲	13%	子宮広間膜裂孔	
S状結腸間膜窩	6%	腸管吻合後	5%
傍直腸窩		正常構造	
膀胱上窩		網嚢孔	8%

%はMeyers(文献1)による．＊術後を含む．数字のないものは特にまれ．

り込む)ので，ヘルニア嚢を有する．したがって，拡張した腸管が特定部位に，**袋の中に蛇を入れたように**(snake in a bag)**塊状に局在する**のが特徴である(図1＊)．

　1) **右傍十二指腸ヘルニア**(right paraduodenal hernia)：上行結腸間膜の後腹膜固定不良により生じた腸間膜壁側窩(Waldeyer窩[†2])に入り込むヘルニアである(図3, 4の①)．上腸間膜動静脈(SMAV)の左から背側を通り，十二指腸水平脚の尾側を右足方に向かって上行結腸間膜の背側に入り込むので，CTでは **SMAVの右側に蛇袋(ヘルニア嚢)，SMAVの背側にヘルニア門が存在する**．

　2) **左傍十二指腸ヘルニア**(left paraduodenal hernia)：下行結腸間膜の後腹膜固定不良

脚 注
†1　Wenzel Treitz(トライツ　1819-1872)：オーストリアの病理学者．
†2　十二指腸周囲には9種類の腹膜窩が解剖学的に知られている[3]が，内ヘルニアの原因となるのは，Waldeyer窩とLandzert窩である．Heinrich G von Waldeyer(ヴァルダイエル 1836-1921)はドイツの解剖，物理学者，外科医．Waldeyer輪(リンパ咽頭輪)でも知られる．Theodor Landzert(ラントツェルト？-1889)：ドイツの解剖学者．

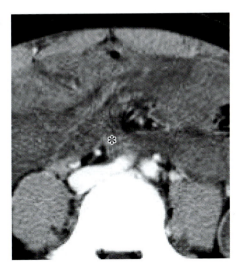

図2　ヘルニア門を通過する腸管　＊：腸間膜裂孔ヘルニア．

■表2　各内ヘルニアの特徴

内ヘルニア	特徴
右傍十二指腸	上腸間膜動静脈の右背側
左傍十二指腸	下腸間膜静脈(上腹部)の左背側
S状結腸間膜(窩・裂孔)	下腸間膜動静脈(下腹部)・S状結腸の背側
盲腸周囲	盲腸・上行結腸の背外側
傍直腸	直腸の隣り
網嚢孔	門脈と下大静脈の間から網嚢内(胃の背側)へ
子宮広間膜裂孔	子宮の隣り
腸間膜・大網裂孔	部位によって多様だが腸軸捻転を伴うことが多い

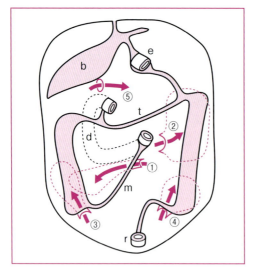

図3 特徴ある部位を占める内ヘルニアと後腹壁における腹膜反転部 ①：右傍十二指腸ヘルニア，②：左傍十二指腸ヘルニア，③：盲腸周囲ヘルニア，④：S状結腸間膜窩ヘルニア，⑤：網嚢孔ヘルニア．b：肝無漿膜野，d：十二指腸，e：食道，m：小腸間膜付着部，r：直腸，t：横行結腸間膜付着部．各ヘルニアは，これらの構造の背側に潜り込む（赤い破線）．薄いピンク色は正常なら壁側腹膜を欠く部分．

により生じた傍十二指腸窩(Landzert窩[†2])に入り込むヘルニアである(図3, 4の②)．SMAVの左から左に向かって下行結腸間膜ならびに横行結腸間膜左部の背側に入り込むので，下腸間膜静脈(IMV)と左結腸動脈上行枝の背側を通ることになり，CTでは**IMVの左背側にヘルニア嚢が存在する**．

　3) 盲腸周囲ヘルニア(pericecal hernia)：盲腸周囲には4つの腹膜窩[†3]があり，これらに入り込むヘルニアである(図3, 5の③)．いずれの場合にも盲腸ならびに上行結腸の背外側にヘルニア内容(通常は小腸)が入り込み，**盲腸・上行結腸を内側前方へ変位させるのが特徴**で，冠状断や矢状断を組み合わせて観察するとわかりやすい(図6)．位置的に急性虫垂炎と似た症状を呈する．また，絞扼性イレウスになりやすい(図6)．

　4) S状結腸間膜窩ヘルニア(intersigmoid hernia)：腹腔後面の壁側腹膜がS状結腸間膜に折れ返る部分の陥凹(S状結腸間膜窩)に嵌り込むヘルニアである(図3, 7の④)．**ヘルニア嚢はS状結腸の背側にあり，S状結腸を前方へ圧排するのが特徴**である．陥凹は浅いものが多く，比較的頻度は高いが自然還納する軽症例が多い．なお，S状結腸間膜ヘルニアには，このS状結腸間膜窩ヘルニアのほかにS状結腸間膜裂孔ヘルニア(p.72症例13参照)がある．

　5) 傍直腸ヘルニア(pararectal hernia)：直腸が腹膜下腔に潜り込む部分に直腸に沿ってできる腹膜陥凹部に入り込むヘルニアで，きわめてまれである．解剖学的に入り込む間隙が狭いのでヘルニア内容は制限され，Richterヘルニアを生じやすい．

　6) 膀胱上窩ヘルニア：p.37症例7ノート6参照．

b. 網嚢孔ヘルニア(foramen of Winslow hernia)

　網嚢孔(Winslow[†4]孔)は腹膜腔(大嚢)と網嚢(小嚢)を結ぶ直径2cm程度の隙間で，前後

脚注
[†3] 盲腸内側の上回盲窩と下回盲窩，下部の盲腸後窩，外側の傍結腸溝．盲腸後窩が最大．
[†4] Jacques B Winslow(ウィンスロー 1669-1760)：デンマーク人(フランス在住)の物理学者，外科医．

図4 傍十二指腸ヘルニア　上段は正面図，下段は横断図　①：右傍十二指腸ヘルニア，②：左傍十二指腸ヘルニア，Ao：大動脈，d：十二指腸，IMV：下腸間膜静脈，lk：左腎，rk：右腎，lc：左結腸動脈，p：門脈，SMA：上腸間膜動脈，SMV：上腸間膜静脈，sp：脾静脈，T：Treitz 靱帯，v：椎体.

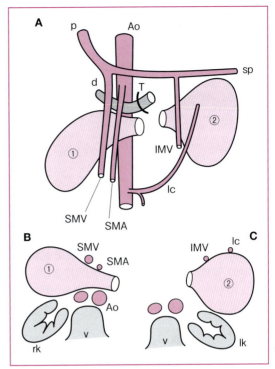

図5 盲腸周囲ヘルニア(③)　左は正面図，右は横断図　a：上行結腸，i：腸骨，p：大腰筋，v：椎体.

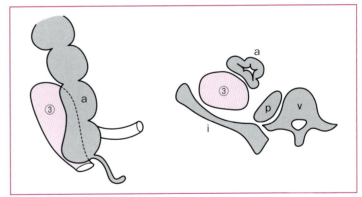

は門脈と下大静脈，上下は肝(尾状葉)と十二指腸で境される(図3, 8の⑤)．右が腹膜腔，左が網嚢につながる．この網嚢孔をヘルニア門として網嚢内に腸管などが入り込むのが網嚢孔ヘルニアである．ヘルニア嚢はないが，網嚢孔を除けば網嚢自体が閉鎖空間なので，腹膜窩ヘルニアと同様に**ヘルニア内容は局在化する**．同じく右から左へ進入する左傍十二指腸ヘルニアに似ているが，網嚢孔ヘルニアと左傍十二指腸ヘルニアのヘルニア門は，それぞれ脊椎の右と左にある．また，ヘルニア塊(蛇袋)のすぐ前面にはそれぞれ胃，下腸間膜静脈が存在する．

c. 異常裂孔ヘルニア

次項の症例13参照．

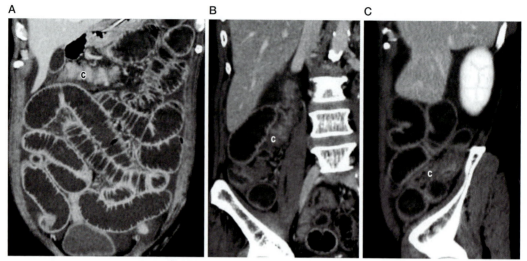

図6 盲腸周囲ヘルニア(中腸回転異常なし) A:腹部前部の冠状断で小腸すべてが著明に拡張している.右下腹部の冠状断(B)と矢状断(C)で,小腸が盲腸・上行結腸(c)の背側から外側へ潜り込み,後者を内側へ圧排しているのがよくわかる.

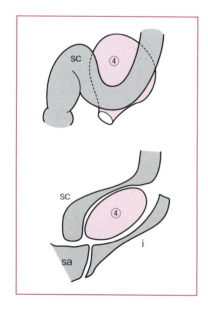

図7 S状結腸間膜窩ヘルニア(④) 上段は正面図,下段は横断図 i:腸骨,sc:S状結腸,sa:仙骨.

Q 症例12(図1)が右傍十二指腸ヘルニアとは考えられないか?

A 確かに正面像における塊状腸管(蛇袋)の位置は,盲腸周囲ヘルニアと右傍十二指腸ヘルニアで似ており,上行結腸の背側に潜り込む点も両者に共通である.右傍十二指腸ヘルニアは上腸間膜動静脈の背側を通らなければならない(図4).しかし,症例12では蛇袋が上腸間膜動静脈を背側に圧排している(図1).また,症例12では右下腹部の小腸が拡張しており,右傍十二指腸ヘルニアでは考えにくい所見である.

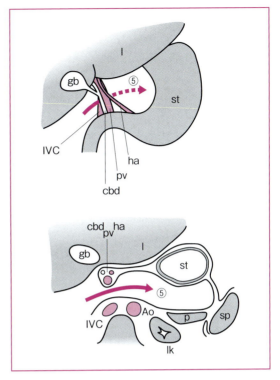

図8 網嚢孔ヘルニア(⑤) 上段は正面図，下段は横断図 Ao：大動脈，cbd：総胆管，gb：胆嚢，ha：固有肝動脈，IVC：下大静脈，l：肝，lk：左腎，p：膵尾部，pv：門脈，sp：脾，st：胃．

key-point

- 内ヘルニアは腹膜窩ヘルニア，正常孔(網嚢孔)ヘルニアと異常裂孔ヘルニアに大別される．
- 腹膜窩ヘルニアと網嚢孔ヘルニアは局在(蛇袋)化し，診断の決め手になる．

文献

1) Meyers MA：Dynamic radiology of the abdomen：normal and pathologic anatomy. 4th ed, New York：Springer-Verlag, 1994.
2) Martin LC, et al：Review of internal hernias：radiologic and clinical findings. AJR 2006；186：703-717.
3) Takeyama N, et al：CT of internal hernias. RadioGraphics 2005；25：997-1015.

症例

13

20歳，女性．腹痛，嘔吐．

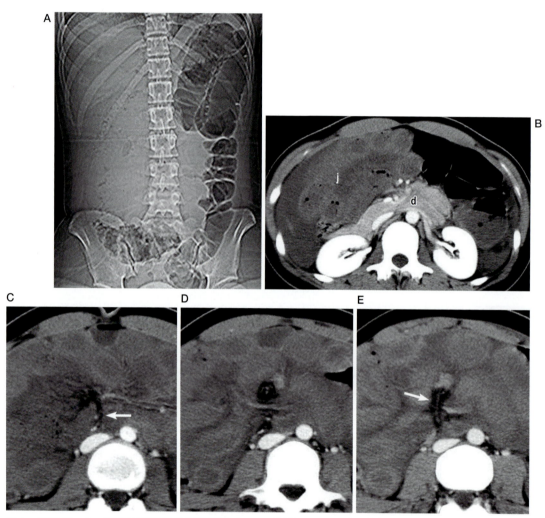

図1　症例13　A：仰臥位腹部単純X線写真　B～E：造影CT　Bは十二指腸水平脚レベル，C～Eはそれぞれ Bから90 mm，96 mm，102 mm 足方の横断像．

画像所見　仰臥位腹部単純X線写真(図1A)：左結腸が空気で少し拡張している以外に特記する所見はない．上腹部の造影CT(図1B～E)：Bでは十二指腸(d)とTreitz靱帯近くの空腸は正常に造影されているが，遠位の空腸(j)には造影効果が認められない．図1Cと1Eで小腸間膜(脂肪濃度→)が腹側へ連続的に伸びているが，図1Dでは途中に欠損がある．この欠損部(裂孔)を腸管(の血管)が左右に通過している像(腸間膜血管集中像)が確認できる．図1C～Eに描出されている小腸には造影効果が認められない．

診 断 小腸間膜異常裂孔ヘルニア嵌頓による小腸閉塞

治療方針 外科手術．
　狭い小腸間膜異常裂孔を回腸が何度も蝶ネクタイ状に往復して通過し，この部分で絞扼され小腸は 2 m にわたって壊死していた．

内ヘルニア II（「内ヘルニア」p.66 より続く）
c. 異常裂孔ヘルニア
　内ヘルニアに含まれるもう一つの大きなグループで，腸間膜，大網，子宮広間膜などにある異常な裂孔に入り込むヘルニアである（p.66 症例 12 表 1 参照）．腹膜窩ヘルニア（症例 12）と異なり，ヘルニア内容が局在化することは少ないので，図 1 のようなヘルニア門（裂孔）が確認されなければ，閉塞性イレウスから先へ診断を進めることは困難である．

　1）異常裂孔の成因：先天性と後天性の裂孔がある．後者には外傷と外科手術後とがあり，特に腸管再建術後に多い（p.75 症例 14）．したがって，異常裂孔ヘルニアは小児期（先天性）と中年以降（後天性）にピークのある 2 相性の頻度分布を示す．小児の内ヘルニアでは経間膜ヘルニア（後述）が最も多く（35％），回盲部近くと Treitz 靱帯付近の先天性小腸間膜欠損部をヘルニア門とすることが特に多い．

　2）経間膜ヘルニアと間膜内ヘルニア：一般に間膜は 2 枚の腹膜（と内部の血管や脂肪組織）で構成されている（大網は 4 枚：p.324 症例 67-2 図 4）．裂孔には間膜を完全に貫通するものと，どちらかの腹膜だけに穴が開いているものとがある．前者を通って腸管などが突き抜けるのが経間膜ヘルニア，後者を通って腸間膜内に入り込むのが間膜内ヘルニアである（図 2）．**経間膜ヘルニア**（transmesenteric hernia）はヘルニア嚢を持たないうえに入り込んだ先も広い腹膜腔なので，大量の腸管が入り込み，絞扼や軸捻転を生じやすい．**間膜内ヘルニア**（intramesenteric hernia）はきわめてまれであるが，間膜を構成する腹膜がヘルニア嚢になるので，腹膜窩ヘルニアのようにヘルニア内容が局在（蛇袋）化する．

　3）部位：間膜裂孔（ヘルニア門）の位置によって，小腸間膜裂孔・横行結腸間膜裂孔・S 状結腸間膜裂孔・大網裂孔・子宮広間膜裂孔ヘルニアなどとよばれる．ヘルニア門を通過する腸管の走行は，小腸間膜裂孔では左→右，横行結腸間膜裂孔では下→上，S 状結腸間膜裂孔では右上→左下，大網裂孔ヘルニアでは後→前，子宮広間膜裂孔では前→後になるのが原則であるが，実際には必ずしも原則が当てはまらない．また，横行結腸間膜裂孔や大網上部（胃結腸間膜）の裂孔では位置によって網嚢内に腸管が入り込み（p.324 症例 67-2 図 4），網嚢孔ヘルニアに類似することもある．ヘルニア門を確認できなければ鑑別は困難である．

Q S 状結腸間膜を舞台とするヘルニアには，どのような種類があるか？

A ①間膜窩ヘルニア（p.70 症例 12 図 7），②経間膜ヘルニア（図 2 A），③間膜内ヘルニア（図 2 B）の 3 種類で，①は腹膜窩ヘルニア，②，③は異常裂孔ヘルニアに分類される．

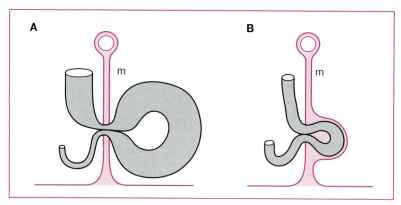

図2 経間膜ヘルニア(A)と間膜内ヘルニア(B)　m：間膜．濃いピンクの線が腹膜を表す．

key-point
- 異常裂孔（経間膜）ヘルニアの診断は困難なことが多い．
- 決め手はヘルニア門（血管集中像）を同定すること．

III. ヘルニア(2)

症例 14-1

75歳，男性．腹痛，嘔吐．2年前に胃癌のために遠位胃部分切除術(Billroth II 法＋Roux-en-Y[†1]結腸後小腸再建法)を受けた．

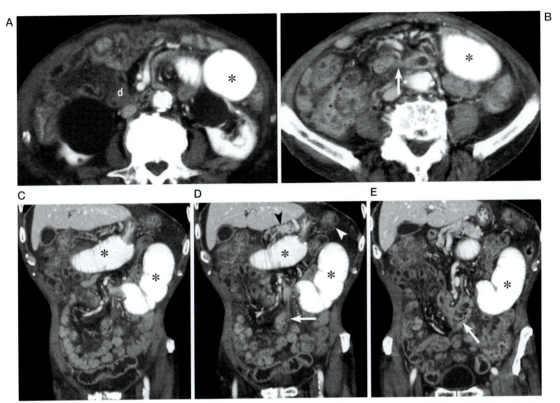

図1　症例14-1　Roux-en-Y術後　造影CT(経口造影剤少量投与後)　A, B：十二指腸(d)水平脚レベル(A)と4cm足方(B)の横断像　C～E：冠状断再構成像で，D, EはそれぞれCの9mm，18mm背側．

CT所見　図1A：造影剤の入った挙上脚(＊)は著明に拡張し，輸入脚との吻合部近く(上腸間膜動静脈と＊の間)に渦巻き徴候(whirl sign；p.203-205症例39-1, 2参照)を認める．図1B：渦巻きから出てきた小腸が，上腸間膜動静脈(SMAV，腸間膜内)の背側を左から右へ通過する(→)．図1AとBを見ると中央の小腸間膜の血管が急に花開いたようになっている(mushroom sign)．冠状断像(図1C～E)：矢頭(▶)は横行結腸で，上部中央の拡張した挙上脚(＊)を人参とすればその葉の部分が吻合した残胃である．左側腹部の拡張した挙上脚(＊)とSMAVとの間にある渦巻き(冠状断では不明瞭)から出てきた小腸(→)が，SMAVの背側を左から右へ通過する様子が描出されている．ただし，これらの小腸に閉塞や拡張はみられない．腹水がある．

診　断　結腸後Petersenヘルニア[†2]，小腸軸捻症[†3]．

治療方針　外科手術．

　腸管に壊死はなかった．ヘルニア(図2の①)を左方に戻して挙上脚間膜を後腹膜に固定した．

Roux-en-Y手術後の内ヘルニア

　腸管手術操作に伴う腸間膜欠損部は内ヘルニアの潜在的ヘルニア門になるが，なかでも施行されることの多いRoux-en-Y手術に伴う内ヘルニアの報告が多い(図2)．開腹術よりも腹腔鏡下手術後の頻度が高く[1]，Championらは肥満に対する腹腔鏡下Roux-en-Y手術501例中19例(3.8％)に内ヘルニアがみられたと報告している[1](開腹法の5〜10倍)．これは，腹腔鏡下手術では癒着が少ないため，腸管が欠損部に入り込みやすいためと考えられている．

　Roux-en-Y再建手術には，胃あるいは食道と吻合する空腸(挙上脚)を横行結腸の前を通す術式(結腸前法)と後ろを通す術式(結腸後法)があり，後者では横行結腸に穴を開けて空腸を通し胃・食道と吻合することになる．Roux-en-Y手術後の内ヘルニアの潜在的ヘルニア門には，①挙上脚と横行結腸間膜の間の間隙(図2①：**挙上脚後ヘルニア**)，②挙上脚と輸入脚[†4]との吻合部(横行結腸間膜より尾側)の背側の小腸間膜欠損部(空腸離断に伴うもの：図2②：**小腸間膜裂孔ヘルニア**)と，③挙上脚を通すための横行結腸間膜欠損部(結腸後法の場合のみ：図2③：**横行結腸間膜裂孔ヘルニア**)がある．①はペテルセン間隙(Petersen defect)とよばれ，これをヘルニア門とする内ヘルニアは**ペテルセンヘルニア**(Petersen's hernia)として知られている．結腸前法では間隙が広いのでヘルニア(結腸前ペテルセンヘルニア)の頻度が高くなる[3]が，絞扼性イレウスになることはまれで，逆に間隙の狭い結腸後法における結腸後ペテルセンヘルニアや②，③をヘルニア門とするヘルニア(小腸間膜裂孔ヘルニア，横行結腸間膜裂孔ヘルニア)の頻度は低いが絞扼性イレウスになりやすい．また，腹腔鏡下手術では手技的理由で結腸前法が選択されることも，結腸前ペテルセンヘルニアの頻度が高い原因になっている．

　Roux-en-Y手術後内ヘルニアのCT所見としては，**渦巻き徴候**(図1A)，**マッシュルーム徴候**(図1A, B)，小腸閉塞(図1)，十二指腸以外の**腸管がSMAVの背側を通る**(図1B)，小腸の**集簇**があげられる．いずれも他の内ヘルニアや閉塞性イレウス(腸管閉塞)でもみら

脚注
†1　胃幽門側切除後に残胃切離端と十二指腸を端々吻合する再建法がBillroth I法，空腸と残胃を吻合するのがBillroth II法．Roux-en-Y手術：もともとは空腸を切離して，その肛側端を胃大弯側前壁に，口側端を空腸に吻合する胃腸吻合術のひとつであったが，現在は胃部分切除，胃全摘，膵十二指腸切除後などの腸管再建術として広く利用されている．空腸空腸吻合部がY字形になるのでこのようによばれる(図2)．Christian Albert Theodor Billroth(ビルロート 1829-1894)：ドイツの外科医，ウィーン大学教授．César Roux(ルー，1859-1926)：スイスの外科医．en(アン)は英語のinに相当するフランス語の前置詞．
†2　術後の小腸軸捻症についてはp 234症例45参照．
†3　CF Petersen(ペテルセン 1845-1908)：ドイツの外科医．
†4　挙上脚はRoux脚，輸出脚，胃(食道)吻合脚，輸入脚は胆膵脚ともよばれる．

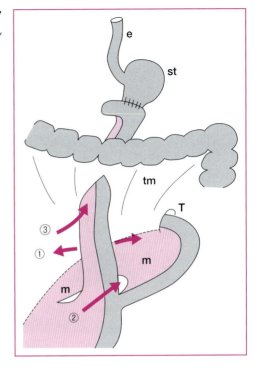

図2 Roux-en-Y（後結腸）手術後の内ヘルニア
① ペテルセンヘルニア，② 小腸間膜裂孔ヘルニア，③ 横行結腸間膜裂孔ヘルニア．e：食道，m：小腸間膜，st：残胃，T：Treitz 靱帯，tm：横行結腸間膜．

れる所見であるが，Roux-en-Y 手術後の患者に認められれば特異度の高い（80〜100％）所見とされる[2]．ただし，渦巻徴候以外の感度は低い（〜40％）と報告されている[2]．つまり，いずれも Roux-en-Y 手術後の患者に認められれば内ヘルニアといえるが，渦巻徴候以外が内ヘルニアで認められる頻度は低いということである．

ノート11　Whirl, whirlpool, radial, mushroom?

腸管の軸捻転を示す所見として"swirl sign"，"whirl sign"，"whirlpool sign"があるが，いずれも「渦巻＋徴候」という組み合わせなので，日本語では「**渦巻徴候**」と統一できる．一方，狭いヘルニア門を腸管および腸間膜が通り抜ける様子（p.72 症例13 図1D）は，**腸間膜血管集中像**（convergence of mesenteric vessels）とよばれる．集中した血管はヘルニア門を出て放射状に広がる（症例14-1 図1B）ので，**放射状徴候**（radial sign），あるいは集中部と広がった部分はキノコのようにみえるので"mushroom sign"ともよばれる．的を射た表現であれば何とよぼうと勝手であるが，ナプキンリングに通したナプキンのようになっていること（p.67 症例12 図2）を理解していることが重要である．私としては"napkin-ring sign"や"**打ち上げ花火徴候**"のほうが好きですが．

症 例

14-2　44歳，女性．急激な下腹部痛．20年前に帝王切開の経験がある．

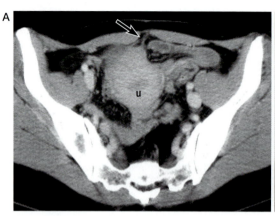
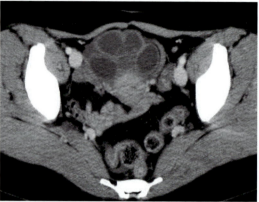

図3　症例14-2　A,B：造影CT　u：子宮体．

CT所見　子宮と前腹壁の間に索状物が認められる（図3A→）．子宮頸部と前腹壁の間に5個の「囊胞」が集簇している．これが拡張した小腸で閉鎖腸係蹄（closed loop：p.191 症例36 ノート37）だとわかるが，壁が厚いわりに造影効果は不良で，拡張した小腸の右前方に少量の腹水が認められる．他の腸管の拡張は認められない．

診　断　絞扼性イレウス（絞扼性腸管閉塞：術後索状物による）．

Q　図3 AB で下腹壁動静脈を確認しましたか？

A　p.56 症例10-1 図3 参照．

治療方針　外科手術．
　子宮と前腹壁の間に張った厚い膜性索状物の裂孔（あるいは2本の索状物の間）に，回腸が左上部から右下方へはまり込み癒着していた．回腸末端から80〜95 cm の腸管 15 cm が壊死していた．帝王切開後の癒着性膜性索状物の裂孔をヘルニア門とする内ヘルニアで，右下方の腹膜腔が狭いため，壊死した腸管が局在化した症例である．なお，術後の癒着性イレウス（癒着性腸管閉塞）については症例45（p.234）を参照してください．

key-point
- 閉塞性イレウス（腸管閉塞）を見たら，まず手術歴．
- 最近多いのは医原性ヘルニア．

文献

1) Champion JK, et al：Small bowel obstruction and internal hernia after laparoscopic Roux-en-Y gastric bypass. Obes Surg 2003；13：596-600.
2) Lockhart ME, et al：Internal hernia after gastric bypass：sensitivity and specificity of seven CT signs with surgical correlation and controls. AJR 2007；188：745-750.
3) 上原拓明・他：胃癌術後20年目にPetersenヘルニアにて小腸壊死をきたした1例．日臨外会誌 2014；75：3278-3283．

IV

虫垂炎・憩室炎

症例

15-1 43歳，女性．昨日朝から右側腹部痛と悪心があり，10回も嘔吐した．WBC：12,800/μL（好中球83％），CRP：2.0 mg/dL．

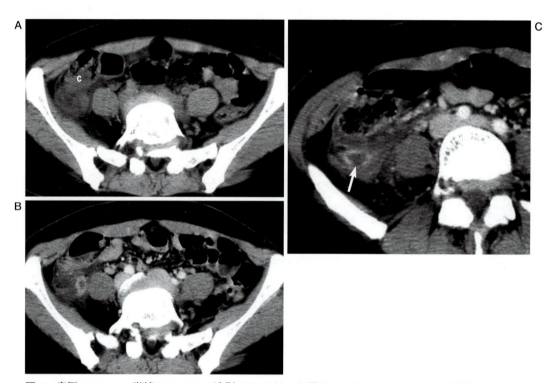

図1　症例15-1　A：単純CT，B，C：造影CT　BはAと同じレベル，CはBの3cm頭側

CT所見	単純CT（図1A）：盲腸（c）の背側に脂肪浸潤像（dirty fat：ノート13）があり，内部に盲腸から後方へ伸びる虫垂らしき構造がみられる．造影CT（図1B）：この構造が，腫大して壁が厚く，強い造影効果を示す虫垂と確認できる．3cm頭側の造影CT（図1C）：虫垂は頭側から外側へ伸び，さらに腫大している．よく見ると，環状に濃染する虫垂壁の背面に破綻が認められる（図1C，→）．

診　断	急性穿孔性虫垂炎．限局性腹膜炎

治療方針	虫垂切除術．抗菌薬投与． 　開腹虫垂切除術が施行され，壊疽性虫垂炎，虫垂先端部穿孔，および限局性腹膜炎が確認された．

IV. 虫垂炎・憩室炎

症例 15-2

58歳，女性．午前4時に臍周囲の疼痛があり，次第に右下腹部に疼痛が移り強くなった．体温 36.1℃，WBC：12,000/μL（好中球 92.8%），CRP：1.0 mg/dL．

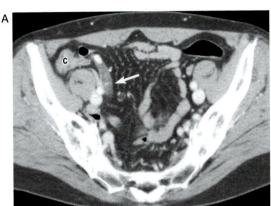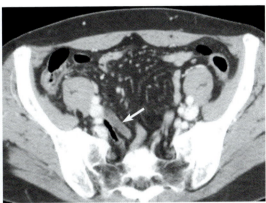

図2 症例 15-2　A, B：造影 CT

CT所見　図2A：盲腸(c)から虫垂(→)が内側後方へ伸び，盲腸近くに高吸収の糞石がみられる．図2B：さらに虫垂(→)は後下方へ伸び，先端は仙骨の前面に達している．虫垂は腫大し（径 11 mm），内腔は液体で充満しているが，壁は薄く造影効果も弱い．

診　断　急性虫垂炎

治療方針　虫垂切除術．壊疽性虫垂炎であった．

急性虫垂炎

　虫垂炎のすべてに CT が必要というわけではない．しかしながら，実際には臨床的に**急性虫垂炎**(acute appendicitis，ノート 12)として入院した患者の 50% は虫垂炎ではないし，虫垂炎として摘出された虫垂の 20〜30% は正常であると報告されており[1,2]，本症の臨床診断は意外と容易ではない．確実な診断と手術適応決定に，CT をはじめとする画像診断の果たす役割は大きい．単純 CT による急性虫垂炎の正診率は 95% 前後と高い[3]．急性虫垂炎の CT 所見としては，**壁肥厚を伴う腫大した虫垂**(図1)，**虫垂結石**(図2A)，**虫垂周囲脂肪組織浸潤像**(図1，dirty fat sign：ノート 13)，**周囲腸管壁肥厚**および**膿瘍**がある[3]．ただし，脂肪組織浸潤像と腸管壁肥厚は，その付近に炎症（あるいは腫瘍）病変が存在することを示す重要な所見であるが，虫垂炎に特異的な所見というわけではない．たとえば，憩室炎(p. 101 症例 18-2 図8)や結腸癌(p. 99 症例 18-2 図5)でも認められる．また，脂肪組織浸潤は脂肪の少ない患者や小児では描出できないことが多い．膿瘍は他の炎症性疾患（たとえば付属器炎）でもみられる．造影 CT では肥厚した**虫垂壁の強い造影効果を認める**

ことが多い(図1B, C)が，症例15-2(図2)のように**壁が薄く造影効果が低くても，すでに壊疽性虫垂炎**[†1]**になっていることがあるので**注意が必要である．

虫垂結石は腹部単純X線写真でも描出されるが，その石灰成分の多少，骨盤との重なりなどにより検出が困難なこともあり，CTのほうが検出率は高い．症例15-2の結石も，腹部単純X線写真ではまったく描出されなかった．虫垂結石の存在は，放っておくと虫垂炎が穿孔して腹膜炎を招くことを示唆する．したがって，たとえ膿瘍などがなくても虫垂結石は手術適応を示す重要な所見のひとつである．**合併症**(虫垂結石，穿孔，膿瘍，虫垂腫瘍)**がみられない虫垂炎は抗菌薬による対処が可能であり，少なくとも急いで外科手術を施行する必要はないとする報告もある**．Salminenら[4]は，CTで診断された合併症のない虫垂炎を，手術群(273人)と抗菌薬群(257人)に無作為に分けて1年間追跡調査した結果，抗菌薬治療が手術に劣ることはないと報告した．すなわち手術群では1人を除いて手術が成功し(99.6%)，抗菌薬群で1年後までに手術が必要になったのは70人(27.3%)，必要なかったのが186人(72.7%)であり，さらに手術が必要になった70人の結果は，合併症のない急性虫垂炎が58人(82.9%)，合併症を伴う急性虫垂炎が7人(10%)で，5人(7.1%)は虫垂切除術を受けたが虫垂炎は認められなかった．

ノート 12 虫垂

虫垂(appendix vermiformis)[†2]はおよそ鉛筆程度(7 mm径)の太さであるが，長さは2〜20 cm(平均8 cm)と変異が大きい．盲腸下面から出て盲腸の背部を上方に向かうこと(65%)と下方に向かうこと(30%)が多いが，盲腸の背部を外側に向かう(図1)，内側で回腸の前，内側で回腸の後ろなど多様な位置をとる(図2)．これは比較的長い腸間膜(虫垂間膜)をもつためである．また，中腸回転異常のある患者ではさらに位置の変異は大きいし，妊婦では妊娠月数とともに上昇する．このような長さと位置の変異から，疼痛や圧痛部位も必ずしもMcBurney点[†3]とは限らない．CTではまず上行結腸を逆に辿って回腸流入部ならびに盲腸を確認し，これに連続するミミズ状の構造を探せばよい．直径が10 mmを超え，壁が厚く，造影効果が強い虫垂は異常である．

脚注
†1 壊疽性虫垂炎：p. 86〜90 症例16-1〜3 虫垂炎に伴う膿瘍参照．
†2 虫垂(appendix vermiformis)：appendixは付録，付加物，vermisは虫，formisは形の意味である．小脳虫部をvermisとよぶのも同じ語源である．
†3 McBurney point：右上前腸骨稜と臍を結ぶ直線上で，前者から内側へ2インチ(5 cm)の点．急性虫垂炎の典型的圧痛点．Charles McBurney(マックバーニー 1845-1914)：アメリカの外科医．

ノート 13　dirty fat sign

　臓器周囲の脂肪組織に水濃度が混ざって，索状や霜降り状になることである．きれいな脂肪層が汚れるという意味で，うっ血，リンパ管拡張，浮腫，炎症性あるいは腫瘍性浸潤などによる．非特異的ではあるが，異常，特に虫垂炎，憩室炎，膵炎，腎盂腎炎などの**急性炎症性疾患を早期に示す CT 所見**としてきわめて重要である．いわば**急性炎症性疾患の"sentinel sign"**[†4]で，dirty fat を見逃さないためには**脂肪ウィンドウ表示**（p. 63 ノート 10 参照）が必要である．

脚注
[†4] sentinel（センチネル）：見張り，歩哨．事件をいち早く知らせる徴候が sentinel sign．局所の麻痺性イレウスにより拡張した腸管は急性膵炎や虫垂炎を知らせる徴候で sentinel loop，転移を知らせるリンパ節は sentinel node とよばれる．

key-point

- 急性虫垂炎は，腫大した虫垂（太ったミミズ），結石，dirty fat と膿瘍．

文献

1) Jess P, et al：Acute appendicitis：prospective trial concerning diagnostic accuracy and complications. Am J Surg 1981；141：232-234.
2) Simmen HP, et al：Emergency room patients with abdominal pain unrelated to trauma：prospective analysis in a surgical university hospital. Hepatogastroenterology 1991；38：279-282.
3) Lane MJ, et al：Unenhanced helical CT for suspected appendicitis. AJR Am J Roentgenol 1997 168：405-409.
4) Salminen P, et al：Antibiotic therapy vs appendectomy for treatment of uncomplicated acute appendicitis：the APPA randomized clinical trial. JAMA 2015；313：2340-2348.

症 例

16-1

25歳，女性．右下腹部痛．近くの産婦人科にて超音波検査を施行され，右卵巣腫瘤と付属器炎といわれた．体温38℃，WBC：18,600/μL，CRP：22 mg/dL．

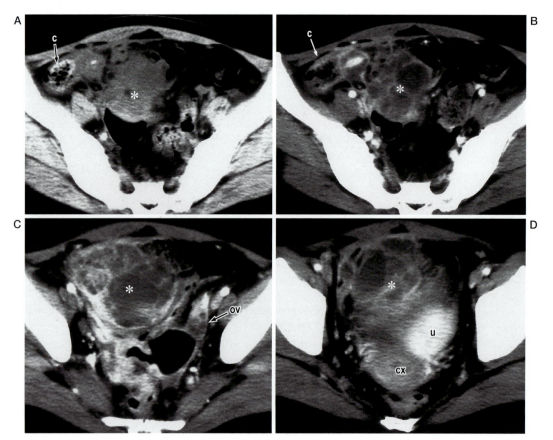

図1　症例16-1　A：単純CT，B：Aと同じレベルの造影CT，C,D：Bから2 cm，4 cm足方の造影CT

CT所見　単純CT（図1A）では，盲腸（c）の内側に低吸収腫瘤があり，内部に石灰巣，周囲の脂肪層には索状構造が認められる．さらに，内側にはより大きな低吸収腫瘤（＊）がある．造影CT（図1B〜D）では，腫瘤壁が造影効果を示し，内側下方の腫瘤（＊）は隔壁構造によって内部が分かれている．左卵巣（ov）が正常に描出されている（図1C）．また，子宮体部（u）は左側へ圧排されている．

診　断　急性虫垂炎，虫垂周囲膿瘍

腫脹した虫垂と考えられる構造の中に石灰化（虫垂結石）を認め，周囲の脂肪組織に炎症性浸潤像（索状構造）があり，さらに内側から下方に壁が不規則に濃染する多房性の囊胞性病変があることから，上記診断は容易である．ここで，生殖年齢の正常な**子宮体部が強い**

造影効果を示す(図1D, u)のに比べ, 子宮頸部や卵巣の造影効果は弱い(図1D, cx および図1C, ov))こと，および卵巣内部に複数の囊胞状構造(卵胞)がみられることを覚えておこう．

> [治療方針] 虫垂切除，膿瘍ドレナージ．抗菌薬投与．
>
> 抗菌薬としては，大腸菌(*Escherichia coli*)と嫌気性菌であるバクテロイデス(*Bacteroides fragilis*)に強い効力のあるものを選択する．

症例 16-2

18歳，男性．7月19日：腹痛，嘔気，嘔吐．20日：悪寒，発熱(39.2℃)があり近医受診．腹部単純X線写真で腸管ガスパターンに異常はなかったが，右骨盤腔に結節状の石灰化を認めた．「絶食，輸液，抗菌薬投与によりしばらく様子をみましょう」といわれた．21日：発熱は続くが，腹痛は和らいだ．22日：発熱も軽度になった(37.5℃)．30日：再び腹痛，発熱を訴え，CT施行．

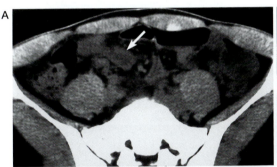
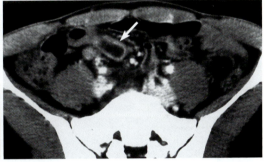
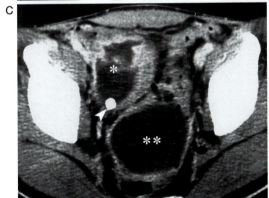

図2 症例16-2 A：単純CT，B：Aと同じレベルの造影CT，C：Bから4cm足方の造影CT

> [CT所見] 単純CT(図2A)で回腸末端付近に腫大した虫垂(→)を認め，造影CTでその壁が濃染する(図2B)．これに連続して下方に壁の厚い囊胞性腫瘤(膿瘍，＊)があり，内部に結石(虫垂結石，▶)を認める(図2C)．さらに，これと離れて骨盤底に膿瘍(＊＊)を認める．

| 診 断 | 急性虫垂炎，虫垂周囲膿瘍，骨盤底膿瘍 |

| 治療方針 | 虫垂切除，膿瘍ドレナージ，抗菌薬投与. |

症例 16-3

38歳，女性．下腹部痛，会陰部痛．4週前に急性虫垂炎にて腹腔鏡下虫垂切除術を受けた．その後は順調であったが，昨日から上記症状が出現した．

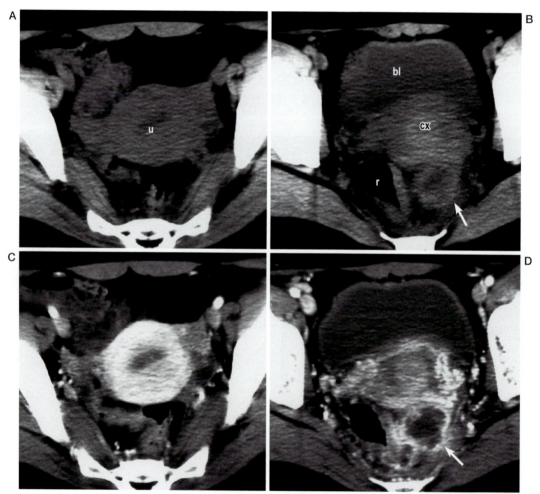

図3 症例16-3　A, B：単純CT，C, D：造影CT　bl：膀胱，cx：子宮頸部，r：直腸，u：子宮体部．

CT所見　子宮体レベルのCT（図3 A, C）では子宮，付属器に異常はない．子宮頸部レベルの単純CT（図3 B）でダグラス窩に2.5 cm径の腫瘤（→）があり，造影CT（図3 D）では腫瘤（→）の壁が不整な輪状に濃染する．

診　断　ダグラス窩膿瘍

治療方針　膿瘍ドレナージ．抗菌薬投与．

虫垂炎に伴う膿瘍

　1）**虫垂炎から膿瘍へ**：虫垂炎は病理学的に炎症が粘膜（粘膜上皮層，粘膜固有層）に限局する**カタル性**（catarrhal），粘膜下層まで波及する**蜂窩織炎性**（phlegmonous）と，さらに固有筋層および漿膜層に達する**壊疽性**（gangrenous）へと進行し，内部に膿汁が充満して，適切な治療を施行しないと虫垂壁が破綻する．破綻部が周囲の腸管や大網で被覆される（穿通）と虫垂膿瘍（appendiceal abscess）に止まる．穿孔すると周囲の蜂窩織炎になり，通常は虫垂周囲に限局化し，膿瘍化して**虫垂周囲膿瘍**（periappendiceal abscess，症例 16-1）になる．さらに虫垂から離れた腹腔内に膿瘍を形成することがあり，仰臥位で低い部位となる**ダグラス窩**（Douglas pouch：ノート 14）に多い（症例 16-2, 3）．汎発性腹膜炎になることはまれである．蜂窩織炎は辺縁不明瞭な軟部腫瘤陰影を，膿瘍は中心が低吸収の壁構造が特徴であるが，単純 CT では区別しがたいことも多い．造影すると，壁が濃染して膿瘍であることが明瞭になる（図 1, 3）．

　2）**腹腔鏡下手術 vs 開腹手術**：開腹術後と比較して**腹腔鏡下手術後には腹腔内膿瘍の発生が多い**ことが報告されている[1,2]．Krisher ら[2]は，穿孔のない虫垂炎では両手術法に差はなかったが，穿孔性虫垂炎手術後の膿瘍は開腹術後に 4.3％，腹腔鏡下手術後に 24％に認められ，後者で有意に高かったと報告し，腹腔鏡下手術における気腹による細菌汚染の拡散と細菌汚染した虫垂およびその周囲を腹腔内で処理することが原因と推察している．穿孔性虫垂炎に腹腔鏡下手術を施行する場合には注意が必要である．

　3）**ダグラス窩膿瘍**：症例 16-2 のように内科的治療でいったん症状（腹痛，発熱）が治まっても，体内では穿孔，膿瘍形成と病気が進行していることがあり，また症例 16-3 のように虫垂切除後にダグラス窩膿瘍で悩まされることもある．ダグラス窩膿瘍は他の腹腔臓器の炎症によっても生じる（p. 447 症例 98-1 図 3 参照）が，虫垂炎に伴うダグラス窩膿瘍としては次の 3 項を考えておく必要がある．

　① 虫垂炎とともに術前に発見されたダグラス窩膿瘍（症例 16-2）．

　② 虫垂炎手術前に存在したが，気がつかれなかったダグラス窩膿瘍．典型的な臨床症状と白血球増多を根拠に，あるいは不十分な画像診断で虫垂切除をしたが，術後症状（特に発熱）が治まらず，CT によってダグラス窩膿瘍が発見される場合である．

　③ 虫垂炎手術後に形成されたダグラス窩膿瘍．術前にダグラス窩膿瘍のないことが画像で確認されていなければ，②との区別は難しい（症例 16-3）．

Q1　女性のダグラス窩に貯留した液体（腹水，血液，膿汁など）を穿刺吸引するのによく利用される部位は？

Q2　悪性腫瘍のダグラス窩への播種性転移は何とよばれるか？

A1　後腟円蓋（図 4）．ダグラス窩に貯留した液体は後腟円蓋から簡単に穿刺吸引して性状を確

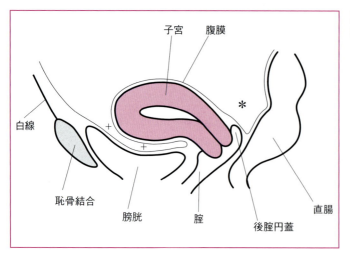

図4 女性骨盤底の正中矢状断解剖 ＋：膀胱子宮窩，＊：直腸子宮窩（ダグラス窩）．

認できる．男性や処女では直腸前壁から穿刺する．

A2 Schnitzler[†]転移．胃癌からの転移が多い．

脚注
 [†] Julius Schnitzler（シュニッツラー 1865-1939）：オーストリアの外科医．

ノート 14　ダグラス窩

　骨盤底の腹膜腔の窪みは，女性の場合は子宮と卵管によって前後2つの陥凹に分かれる（図4）．前方が**膀胱子宮窩**（vesicouterine fossa），後方が**直腸子宮窩**（rectouterine fossa）で**ダグラス窩**（Douglas pouch）ともよばれる．男性における骨盤底の腹膜腔の窪みは正確には**膀胱直腸窩**（vesicorectal fossa）で，ダグラス窩は存在しないことになるが，便宜上，男性の膀胱直腸窩もダグラス窩とよばれている．仰臥位で最も低くなるので，腹膜腔の液体（腹水，血液，膿汁）が貯留しやすい部位である．James Douglas（1675-1742）：スコットランドの産科医，解剖学者．

---

key-point

- 虫垂炎：見落とすな，術前術後のダグラス窩膿瘍．
- 腹腔鏡下虫垂切除：術後膿瘍に要注意．

文献

1) Tang E, et al：Intraabdominal abscesses following laparoscopic and open appendectomies. Surg Endosc 1996；10：327-328.
2) Krisher SL, et al：Intraabdominal abscesses after laparoscopic appendectomy for perforated appendicitis. Arch Surg 2001；136：438-441.

症例

17-1
55歳，女性．一昨日から上腹部痛と37℃台の発熱があり，本日早朝から右下腹部の疼痛が続いている．WBC：8600/μL，CRP：5.2 mg/dL．

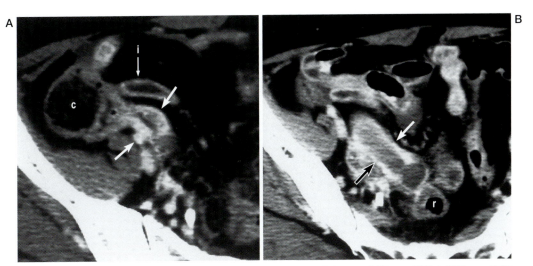

図1 症例17-1 A, B：右骨盤腔の造影CT BはAの2cm足方 c：盲腸，i：回腸末端部，r：直腸S状部．

CT所見 壁が厚く濃染する管状構造(→)が，盲腸(c)から内背側下方へ伸び，内腔には液体が貯留している(図1)．周囲の脂肪層に浸潤像(dirty fat sign)はみられない．

診断 急性虫垂炎 vs 虫垂粘液腫

治療方針 臨床症状は急性虫垂炎を示唆し，CTでも腫大した虫垂と肥厚して濃染する虫垂壁が認められる．しかしながら，CTにおける虫垂自体の異常所見が強いわりに，周囲の脂肪層に浸潤像がみられず，発熱も白血球数上昇も軽度なため，虫垂粘液腫を考慮して手術した．結果は**虫垂粘液腫**(粘液産生腺腫)で，虫垂先端に壊疽性虫垂炎を合併していた．虫垂炎は，虫垂内腔が粘液で閉塞したための二次的なものと考えられる．

Q1 虫垂粘液腫が腹膜腔に破裂すると何とよばれるか？

A1 腹膜偽粘液腫(pseudomyxoma peritonei：図2，ノート15)．

Q2 図2において，肝の後縁だけ正常なのはなぜ？

A2 腹膜に覆われない**無漿膜野**(bare area)だから(p. 163 症例 32-2 図7 および p. 178 症例 34-

2 図 4 参照).

> **ノート 15 腹膜偽粘液腫**
>
> 　腹膜腔がゼリー状の粘液で満たされた状態を**腹膜偽粘液腫**(pseudomyxoma peritonei)という．卵巣の粘液性嚢胞腺腫/腺癌や虫垂の粘液腫(粘液産生腫瘍)の腹膜腔破裂によるものと考えられていたが，組織における遺伝子発現の研究から，少数の例外を除いて虫垂粘液腫(の腹膜腔破裂)が原因とされている[1]．進行すると，腸閉塞をきたすこともある．CT では腹膜腔が通常の腹水よりも高吸収でやや不均一，造影効果も不均一で，腹膜臓器，間膜や大網に食い込むような形態(scalloping[†])が特徴的である(図2)．

脚　注
† scalloping：衣服の縁などを scallop(ホタテガイ)の貝殻の縁のように波形に仕上げること．

> **ノート 16 虫垂腫瘍**
>
> 　虫垂腫瘍は虫垂切除例の約1%に認められるまれな腫瘍である[2,3]が，その約半数が虫垂炎症状を訴える[2]ので，急性虫垂炎の診断においては常に心に留めておくべき病態である．そして，虫垂は大腸の「おまけ」のような存在であるにもかかわらず，発生する腫瘍は大腸(大半は非粘液産生腺腫/腺癌)とは大きく異なる(表)．虫垂腫瘍の過半数は**カルチノイド腫瘍**で，好発年齢は30歳台と若い．虫垂カルチノイド腫瘍の多くは小さく，虫垂の末端部(遠位1/3)に発生するので，画像で(すなわち術前に)診断されることはまれで，虫垂炎症状を呈する頻度も低く(10%)，切除虫垂に偶然発見される．**粘液産生腫瘍**(mucin-producing tumor)は粘液腫(myxoma)，粘液性腺腫/腺癌(mucinous adenoma/adenocarcinoma)などともよばれ，虫垂の腫大が軽度の場合には虫垂炎との鑑別が困難になる(**図1**)．腹膜腔に(腫瘍細胞を含む)粘液が逸脱すると**腹膜偽粘液腫**になる．まれに腸重積や軸捻転(したがって急性腹症)を生じることもある[4]．粘液産生腫瘍と大腸に高頻度にみられるものと同様の腺腫/腺癌(非粘液産生)は，大きくなって画像診断の対象になることが多い[4]．良性では虫垂切除術でよいが，悪性では右半結腸切除術が一般的である．そのほかには，悪性リンパ腫，神経性腫瘍，GIST(gastrointestinal stromal tumor：消化管間質腫瘍)，褐色細胞腫などがごくまれにみられる．なお**虫垂粘液瘤**(appendiceal mucocele)は虫垂内腔に粘液が貯留して嚢状に腫大した状態を指す用語で，多くは粘液産生腫瘍が原因であるが，非腫瘍性の貯留嚢胞のこともある．

■表　虫垂腫瘍

カルチノイド腫瘍	50〜70%
粘液産生腫瘍（粘液腫）	30〜40%
腺腫/腺癌（非粘液産生）	<10%
その他	<10%

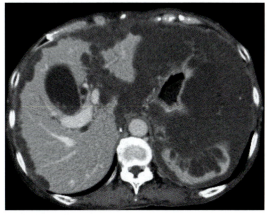

図2　腹膜偽粘液腫の造影CT　胆嚢内と比べて高吸収な組織が腹膜腔を埋め尽くし，肝，胃，脾を侵食している．肝辺縁に典型的な scalloping がみられる．

症例

17-2　74歳，男性．右下腹部痛．37℃台の発熱．WBC：7200/μL，CRP：2.2 mg/dL．

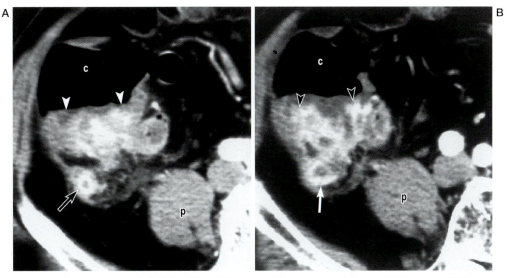

図3　症例17-2　A, B：右骨盤入口部の造影CT　BはAの2cm足方　c：盲腸，p：大腰筋．

CT所見　壁が厚く濃染する管状構造（→）が，盲腸（c）から背側上方へ伸び，内腔には液体が貯留している（図3）．周囲の脂肪層に浸潤像（dirty fat sign）がみられる．盲腸（c）には大量の空気があり，後壁には不均一に濃染する充実性腫瘤（▶）が認められる．

診　断　盲腸腫瘍および急性虫垂炎

治療方針　腫瘍ならびに盲腸，虫垂切除．回腸上行結腸吻合術．
盲腸腺癌と虫垂炎が確認された．

急性虫垂炎 revisited

　症例 15-2「急性虫垂炎」(p.83)で説明したように，CT による急性虫垂炎の正診率は高い．しかし，所見が非典型的で悩むこともある．ひとつは症例 17-1(図 1)，17-2(図 3)のように，他の疾患を合併している，あるいは他の疾患に虫垂炎が続発したと考えられる場合である．盲腸や虫垂の腫瘍によって盲腸内腔との交通が遮断され，二次的に虫垂炎を生じることがあるので，特に注意が必要である．もう一つは局所的な炎症が存在することは明らかであるが，その位置が右下腹部でなく，しかも盲腸との連続性を確認できないために炎症部位が虫垂であると断定できない場合である．特に虫垂が内側上方に位置する場合や中腸回転異常に伴い盲腸自体(したがって虫垂)が右下腹部以外に存在する場合(p.213 症例 41)には，他の腸管や腸間膜の炎症性疾患との鑑別が必要である．

key-point
- 続発性虫垂炎に注意する．
- 虫垂が右下腹部にあるとは限らない．

文献

1) O'Connel JT, et al：Pseudomyxoma peritonei is a disease of MUC2-expressing goblet cells. Am J Path 2002；161：551-564.
2) Connor SJ, et al：Appendiceal tumors：retrospective clinicopathologic analysis of appendiceal tumors from 7970 appendectomies. Dis Colon Rectum 1998；41：75-80.
3) Smeenk RM, et al：Appendiceal neoplasms and pseudomyxoma peritonei：a population based study. Eur J Surg Oncol 2008；34：196-201.
4) Pickhardt PF, et al：Primary neoplasms of the appendix：radiologic spectrum of disease with pathologic correlation. RadioGarphics 2003；23：645-662.

IV. 虫垂炎・憩室炎

症例

18-1　42歳，男性．昨夜9時頃から右側腹部・下腹部痛．今朝の体温37℃，WBC：14,000/μL，CRP：14 mg/dL．

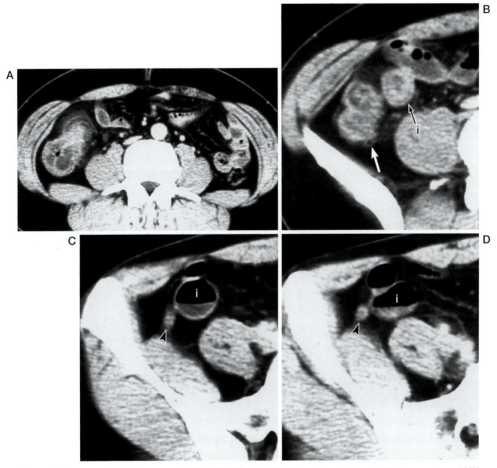

図1　症例18-1　造影CT　A：上行結腸下部，B：盲腸レベル，C, D：Bの2 cm, 4 cm足側のスライス　i：回腸末端部．

CT所見　図1A：上行結腸の壁肥厚（粘膜下浮腫）があり，内腔は狭い（対側の下行結腸と比較せよ）が，壁の3層構造（ノート17，p.99）は保たれている．上行結腸前方の脂肪組織に辺縁不明瞭な浸潤像（dirty fat sign，p.85症例15-2ノート13参照）がある．図1B：回腸末端部（i）の壁も肥厚し，盲腸には憩室（→）がある．図1CD：回腸末端部（i）の内腔には水平面を認める（局所性麻痺性イレウス）．これより下方には細い構造物（虫垂▶）が認められるが，特に壁肥厚や周囲脂肪組織の浸潤像はない．

| 診 断 | 上行結腸憩室炎 |

　症例18-1では盲腸に憩室があること(ただし，この憩室には炎症所見はない：**ノート18**参照)，粘膜下浮腫を生じた上行結腸前の脂肪組織にdirty fat signがあること，正常な虫垂が描出されていることから診断は容易である．

| 治療方針 | 抗菌薬投与，絶食，補液．膿瘍形成や穿孔，大量出血のある場合には外科手術． |

| 症　例 |
| 18-2 | 62歳，男性．昨夜7時頃から左側腹部から下腹部痛．今朝の体温37℃，WBC：12,000/μL，CRP：11 mg/dL．|

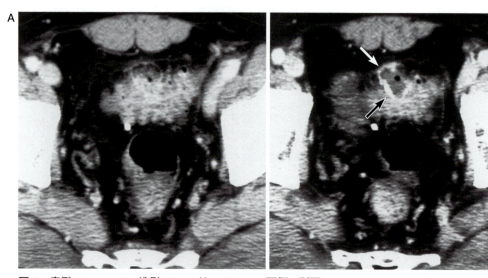

図2　症例18-2　A, B：造影CT　BはAの7mm頭側の断面

| CT所見 | 図2A：S状結腸の壁が肥厚し内腔はみえない．高吸収あるいはガス濃度の憩室様構造が認められ，わずかに腹直筋との間の脂肪層に浸潤像(dirty fat sign)がある．図2B：S状結腸の前部に壁が濃染する憩室(→)があり，液体と空気を擁する． |

| 診 断 | S状結腸憩室炎 |

　本症例では濃染する憩室壁が描出されていることから診断は容易であるが，結腸壁の3層構造は不明瞭である．

| 治療方針 | 抗菌薬投与，絶食，補液． |

結腸憩室炎

1）結腸憩室：結腸憩室のほとんどは，腸間膜の対側にある結腸ヒモ（大網ヒモと自由ヒモ：p. 241 症例 46-2，Q4 参照）の腸間膜側で血管が漿膜下から粘膜下に進入する部位に生じる**仮性憩室**（Q2 参照）である．西洋（白人）における発生頻度は 30 歳未満で 2％なのに対して，50 歳を超えると 50％，80 歳を超えると 70％と年齢とともに高くなり[1,2]，多発することが多く，80％は左結腸（70％は S 状結腸）に存在する．かつては日本やアフリカのように食物繊維を多く摂取する地域ではきわめてまれ（0.2％）と報告された[3]が，最近は食生活の欧米化とともに西洋人の頻度に近づいており，CT でも高頻度に遭遇する．ただし，日本人では右結腸に多い．貞廣ら[4]は，注腸造影検査を受けた日本人 941 人のうち 204 人（22％）に結腸憩室が認められ，右結腸型が 121 例（59％），左結腸型 41 例（20％），両側型 42 例（21％）であったと報告している．

2）憩室炎の CT 所見：① 炎症を生じている憩室〔憩室の壁が厚く，造影効果が高く（**図 2 B，3**），憩室周囲脂肪層の浸潤像（dirty fat sign）がある〕，② 壁の 3 層構造が保たれた腸管壁肥厚（**図 1 A，4 A**），③ 結腸周囲の脂肪浸潤像（dirty fat sign；**図 1 A，2 A，4**），④ 憩室の存在（炎症所見を欠く，**図 1 B，4**），⑤ 腸間膜の血管怒張，および ⑥ 腸間膜液体貯留が憩室炎の CT 所見である．このうち，①が憩室炎に特異的な所見で，④は急性憩室炎の 80％にみられ，憩室の存在を示すが必ずしも憩室炎を示唆しない．憩室炎を生じるのは大腸に憩室を有する人の 10〜25％である．②は急性憩室炎の 70％，③は 98％にみられる感度の高い所見であるが，⑤，⑥とともに他の炎症性，あるいは腫瘍性疾患でもみられる非特異的所見である．また，②壁の 3 層構造は，上行あるいは下行結腸に比べて，一般に S 状結腸では把握しにくい（**図 2**）．これは断層面と腸管の走行が平行になるためと考えられる．

3）憩室炎 vs 虫垂炎：虫垂炎（特に CT ではっきりした所見のある虫垂炎）は基本的に外科手術の適応であり，憩室炎は，膿瘍や穿孔を伴わない限り原則的に内科的治療に委ねられるため，両者の鑑別は重要である．しかし，盲腸や近位上行結腸の憩室炎と虫垂炎は臨床的に区別しがたいことも少なくない．画像診断が普及する前の憩室炎の術前の正診率は，わずかに 6％と報告されている．西洋人では憩室炎は左結腸に圧倒的に多いが，東洋人では西洋人に比べて右結腸の憩室炎が多い．また，左結腸の憩室炎が高齢者に多いのに対し，右結腸では若い患者にも少なくない．したがって，虫垂炎との区別はより重要である．最近の薄いスライス厚によるヘリカル CT では，右結腸憩室炎で虫垂切除の既往がない患者では全例に正常な虫垂が描出されるとされ，①の所見がない場合には，**正常な虫垂を描出することと，虫垂切除の有無を確認することが最も重要な憩室炎と虫垂炎の鑑別点**である．

4）憩室炎 vs 結腸癌：結腸癌が急性腹症（腹痛，腸閉塞症状）として診察されることは少なくなく，憩室炎と結腸癌との鑑別もきわめて重要である．憩室炎にみられる上記所見のうち，③，⑤，⑥は結腸癌でも認められる（**図 5**）．④の憩室の存在は癌を否定する根拠にはならない（結腸癌の約 20％は結腸憩室を有する）．腸管壁の肥厚は両者で認められるが，結腸癌では 3 層構造が破壊される（p. 247〜250 症例 48-1，2 参照）．a）"**炎症を生じている憩室**" と b）**壁の 3 層構造が保たれた腸管壁肥厚の 2 つが，結腸癌ではなく憩室炎であると診断する信頼性の高い所見**である．a）の憩室炎診断における感度，特異度，正診率は，86.8％，92.9％，90.0％，b）の所見はそれぞれ 89.5％，95.3％，92.5％である[5]．また，結腸

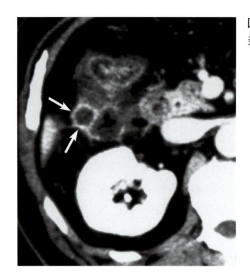

図3 上行結腸憩室炎の造影 CT　輪状に濃染する炎症のある憩室（→）．

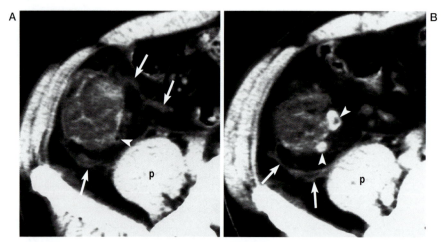

図4　造影 CT　上行結腸憩室炎　上行結腸の浮腫と周囲脂肪組織に索状構造（→）を認める．▶は憩室．p：大腰筋．

癌では腫瘤の大きさに比べ脂肪組織浸潤は軽度なことが多い．

　症例 18-1 では，a) の所見はないが，盲腸や上行結腸に憩室があること，dirty fat sign で示される脂肪組織浸潤所見があること，正常な虫垂が描出されていること，および結腸壁の3層構造が保たれていることから憩室炎と診断できる．

Q1 結腸癌では，3層構造が保たれた腸管壁肥厚像はみられないのか？

Q2 次の憩室は真性か仮性か？　①Zenker 憩室，②十二指腸憩室，③Meckel 憩室，④結腸憩室．

A1 みられる．a) 癌が粘膜に限局している場合，および b) 癌より近位の腸管壁が浮腫状になっ

IV. 虫垂炎・憩室炎

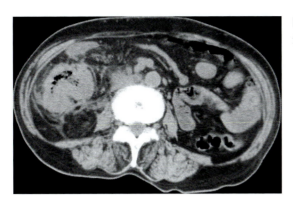

図5　単純CT　上行結腸癌周囲の索状影と dirty fat sign.

ている場合には，3層構造が保たれた腸管壁肥厚像がみられることもある．ただし，a)では急性腹症の対象となることはない．b)では3層構造が破壊された腸管壁肥厚が遠位部に存在する．

A2 真性憩室：②十二指腸憩室，③Meckel憩室(p. 201 ノート38 参照)．仮性憩室：①Zenker憩室，④結腸憩室．**真性憩室**(true diverticulum)は腸管壁の全層を有する突出部で先天性であり，**仮性憩室**(false diverticulum, pseudodiverticulum)は固有筋層の脆弱部から粘膜と粘膜下組織が突出したもので固有筋層を欠く．Zenker[†1]憩室は咽頭食道後壁の下咽頭収縮筋斜走部と輪状咽頭筋横走部の境界にある脆弱部(Killian[†2]三角)からの後方突出である．

脚注
†1 Friedlich Albert von Zenker(ツェンケル 1825-1898)：ドイツの医師，病理学者．
†2 Gustav Killian(キリアン 1860-1921)：ドイツの耳鼻咽喉科医．

ノート 17　腸管壁の3層構造

　造影CTにおいて，腸管壁は造影効果が高い内層，低い中間層，高い外層に分かれる．内層は粘膜層で，中間層が粘膜下層と筋層，外層が漿膜下層にあたる．憩室炎においては，粘膜下組織浮腫と筋層の肥厚により低吸収の中間層が厚くなり，内・外層の血管が拡張するため3層構造がより明瞭になる．3層構造が保たれたまま腸管壁が肥厚するのは，炎症性疾患や虚血性疾患に広くみられる所見で(症例21〜24参照)，腸管の長軸に垂直な断面では同心円状(target sign，図6B)にみえることが多い．また，粘膜下浮腫に押された，造影効果の高い粘膜が折れ曲がって矢頭のようにみえることがあり"arrowhead sign(図4A, 6A)"とよばれる．

ノート 18 憩室の CT 像

結腸の憩室は，結腸壁から外方へ突出する壁の薄い構造で，空気（図 2, 7），石灰化（糞石，図 2 A, 4 B），バリウム（消化管造影時の遺残），液体（図 2 B, 3）などを含み，内部の濃度はさまざまである（図 7）．憩室炎を生じると壁が肥厚し，造影効果が増強し，周囲脂肪組織に浸潤像がみられるようになる．

Q3 これまでの憩室炎の CT（図 1～4）はすべて造影 CT だが，単純 CT では不十分なのか？

A3 憩室の存在，結腸壁肥厚と周囲脂肪層浸潤像（dirty fat）は単純 CT で描出されるので，急性炎症を生じている憩室は特定できないとしても，十分診断可能である（図 8）．ただし，fat window（p. 63 ノート 10）で観察することを忘れないように．

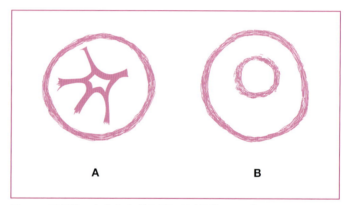

図 6　3 層構造の保たれた結腸壁肥厚（粘膜下浮腫）　A：arrowhead sign，B：target sign

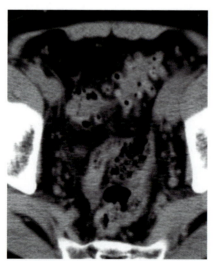

図 7　単純 CT　憩室炎のない S 状結腸憩室

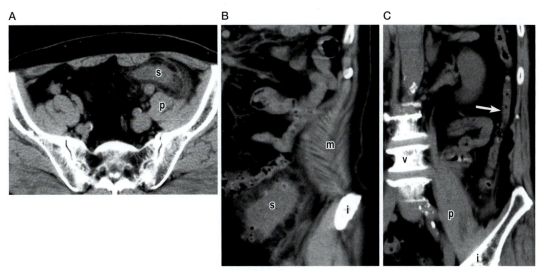

図8 急性結腸憩室炎の単純CT A：横断像，B, C：冠状断像 近位S状結腸(s)に憩室があり，壁が肥厚して内腔は認められず，周囲に著明なdirty fatがみられる(A, B)．下行結腸(C→)に憩室はあるが，炎症所見(壁肥厚，dirty fat)はない．i：左腸骨，m：左腹斜筋，p：左大腰筋，v：腰椎．

key-point

- 右下腹部痛：まず虫垂と憩室を捜せ．
- 腸管の3層構造に注意せよ．

文献

1) Painter NS, et al：Diverticular disease of the colon, a 20th century problem. Clin Gastroenterol 1975；4：3-21.
2) Parks TG：Natural history of diverticular disease of the colon. Clin Gastroenterol 1975；4：53-69.
3) Painter NS, et al：Diverticular disease of the colon：a deficiency disease of Western civilization. Br Med J 1971；2：450-454.
4) 貞廣荘太郎・他：II．結腸憩室症の成因と特徴．日本大腸肛門病会誌 2008；61：1015-1020．
5) Jang HJ, et al：Acute diverticulitis of the cecum and ascending colon：the value of thin-section helical CT findings in excluding colonic carcinoma. AJR 2000；174：1397-1402.

症例

19-1
73歳，女性．2日前から左下腹部痛．圧痛(＋)，筋性防御(＋)．WBC：11,000/μL．

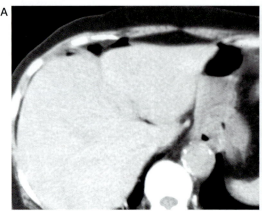
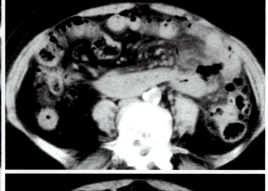
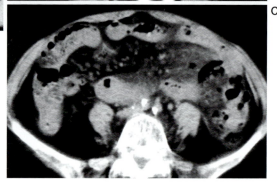

図1　症例19-1　A〜C：単純CT

CT所見　肝と前腹壁との間(腹膜腔)に気体を認める(図1A)．下腹部から骨盤上部のCT(図1BC)では，下行結腸に複数の憩室を認めるが，壁の浮腫はみられない．その腹側を走行する小腸壁が肥厚し，この小腸と下行結腸周囲の脂肪組織濃度が上昇している(dirty fat：上行結腸周囲と比較せよ)．その中に異常な気体(腸間膜気腫)が認められる．

診　断　下行結腸憩室炎ならびに憩室穿孔

治療方針　開腹手術．
　下行結腸の憩室炎が穿孔し，炎症が小腸に波及して小腸と憩室が癒着していた．前述のとおり，憩室炎の治療方針は内科的方法(抗菌薬投与)が基本であるが，本症例のように穿孔している(したがって腹膜炎になっている)場合には，外科的治療に積極的に移行する必要がある．また，この症例のように，結腸壁に肥厚(浮腫)がみられなくてもすでに重大な事態(腸管壊死/穿孔)に陥っていることがあるので，注意が必要である(p.131 症例25-2参照)．

IV. 虫垂炎・憩室炎

症 例

19-2 66歳，女性．腹痛，下血．血圧低下．

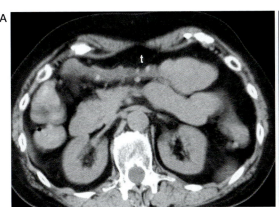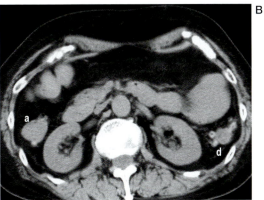

図2　症例 19-2　A, B：単純 CT

CT所見　上行(a)，横行(t)，下行結腸(d)に多数の憩室がみられる(図2)が，憩室炎を示す所見(p. 97 症例 18-2 結腸憩室炎参照)はない．結腸内に糞塊も空気も認められず，腸管内の濃度が均一かつ腎より高いのは不自然で，希釈された血液が貯留している可能性がある．下血もあるので造影CT(図3)を施行した．

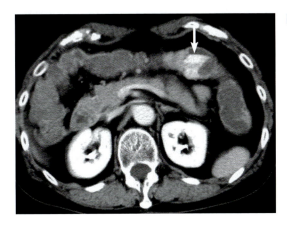

図3　症例 19-2　造影 CT

造影CT所見　横行結腸内腔に造影剤が噴出している(図3→)．

診　断　横行結腸憩室出血

| 治療方針 | 止血.

出血量が多く，血圧低下も認められたため，内視鏡で出血部をクリッピングした．

結腸憩室出血

　結腸憩室を有する人が出血する頻度は3〜5％程度と推定されるが，その90％は自然止血するとされており[1]，輸血や止血術を必要とする例はまれである．しかし，24時間以上の**輸血を必要とする下部消化管†出血の原因は，結腸憩室出血が最も多く**（35〜55％），血管異形成（angiodysplasia，20〜30％）が続き，そのほか炎症性腸疾患，腫瘍，感染性大腸炎，虚血性大腸炎などとなる[2]ので，結腸憩室出血の重要性は高い．ちなみに潜血まで含めた下部消化管出血の原因第1位は大腸癌である．憩室出血のメカニズムは明確ではないが，病理学的に粘膜下層や粘膜固有層（粘膜上皮と粘膜筋板の間）を走る動脈の粘膜上皮側が（おそらく内腔からの刺激により）破綻することが示されており[3]，原則として内腔に出血する．また憩室炎を伴うことは臨床的にも病理学的にもまれで，**憩室出血は憩室炎の合併症ではない**[3]．症例19-2にも憩室炎の所見はなかった．頻度の高い疾患である結腸憩室炎は抗菌薬で対処可能であるが，**穿孔と出血には外科的処置**（内視鏡，IVRを含めて）が必要になる．

脚　注
† ここではTreitz靱帯より肛側の消化管．

key-point
- 結腸憩室出血は憩室炎の合併症ではない．
- 結腸憩室炎はよくある疾患だが，穿孔と出血には特に注意する．

文献

1) Almy TP, et al：Medical progress：diverticular disease of the colon. N Engl J Med 1980；302：324-331.
2) Zuckerman GR, et al：Acute intestinal bleeding. PartⅡ：etiology, therapy, and outcomes. Gastrointest Endosc 1999；49：228-238.
3) Meyers MA, et al：Pathogenesis of bleeding colonic diverticulitis. Gastroenterology 1976；71：577-583.

IV. 虫垂炎・憩室炎

症例

20-1 28歳，男性．急激な右下腹部痛，圧痛（＋）．WBC：8200/μL．外科医の臨床診断は急性虫垂炎．

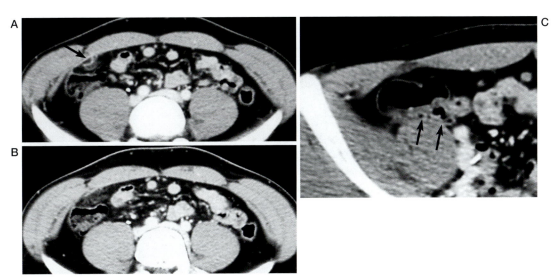

図1　症例20-1　下腹部(A, B)と右下腹部(C)の造影CT　B, CはAの1cm，4cm尾側

CT所見　図1Aでは，上行結腸の前の脂肪組織（大網，→）に索状の構造物があり，図1ABで周囲の脂肪組織濃度が上昇している（dirty fat）．図1Cでは上行結腸と大腰筋に挟まれた正常の虫垂（→）が描出され，周囲にdirty fatはない．

診　断　急性脂肪織炎（大網）

治療方針　鎮痛消炎薬投与．
　実はこの症例は外科医の判断（急性虫垂炎）で開腹手術になった．大網脂肪組織の一部が非感染性急性炎症をきたし，一部が壊死（梗塞）に陥っていた．虫垂は正常であった．

症例

20-2 69歳，女性．1か月前から腹痛を訴え，あちこちの病院を受診するが，「異状なし」「気のせいでは？」などといわれた．WBC：7700/μL．

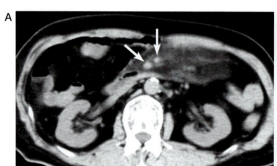 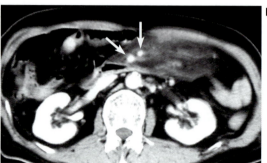

図2　症例20-2　腹部の単純CT(A)と造影CT(B)

CT所見　図2は十二指腸水平脚が大動脈と上腸間膜動静脈(→)の間を通過するレベルの単純CT(A)と造影CT(B)である．上腸間膜動静脈を中心とする小腸間膜の脂肪濃度が上昇している(misty mesentery)．横行結腸間膜や後腹膜の脂肪濃度と比較すれば一目瞭然である．

診断　腸間膜脂肪織炎

この症例での異常所見は上腸間膜動静脈を中心とする小腸間膜に限局しており，急性膵炎にみられる前腎傍腔(腎筋膜前葉の腹側)の脂肪層は正常で，腎筋膜前葉の肥厚も認められず，急性膵炎と区別される．図3は別症例の造影CTで，症例20-2と同様に上腸間膜動静脈周囲の強い脂肪濃度上昇を認め，膵に近い部分まで腸間膜脂肪織炎が波及しているが，腎筋膜の肥厚は認められない．

治療方針　鎮痛消炎薬投与．

腸間膜脂肪織炎

症例20-1や図3のような脂肪織炎は，病変部位により臨床的には急性虫垂炎，結腸憩室炎や急性膵炎などと間違えられやすい．また，症例20-2のように進行が比較的緩慢な場合には，「異状なし」で片づけられて(見落とされて)しまうことも少なくない．90％は小腸間膜にみられるので，図2，3のように上腸間膜動静脈周囲から左方向に広がることが多い．病理学的には脂肪組織の非感染性炎症，脂肪壊死，線維化が混在する．炎症，脂肪壊死，線維化がそれぞれ主所見の場合には，**脂肪織炎**(panniculitis)，**脂肪異栄養症**(lipodystrophy)，**硬化性腸間膜炎**(sclerosing/refractile mesenteritis)とよばれるが，同一病態と考えられている[1]．発生部位は小腸間膜に最も多いが，結腸間膜，大網，虫垂間膜などにもみられ，多発することもある．

脂肪織炎/脂肪異栄養症は腸間膜などの脂肪濃度(吸収値)上昇(－50 HU 程度の misty mesentery, 図2)を示し, 血管周囲がスペアされて輪状の正常脂肪組織で囲まれる"fat ring(fat halo)sign"(図4)と脂肪濃度上昇部の辺縁が被膜状により高吸収になる tumoral pseudocapsule sign(図2)を示すことが多いとされるが, いずれも軽症例にみられるもので, 濃度上昇が高度になると目立たなくなる. また本症に特異的所見というわけでもない[2]. misty mesentery は dirty fat と同じで, 腸間膜の浮腫(低蛋白症, 肝/心/腎不全, 腸間膜静脈血栓症など), リンパ浮腫, 出血, 腫瘍や炎症病変(膵炎, 胆囊炎, 虫垂炎など)の波及でも認められる非特異な所見であり, また無症状で偶然 CT で認められることもある. したがって脂肪織炎と診断するには, これらを除外する必要がある. 鎮痛消炎薬, ステロイドなどが投与されることが多いが, 一般に予後良好である.

　線維化が進行すると腸間膜は軟部組織濃度(図3)になり, さらに周囲のひきつれを伴う腫瘤を形成する**硬化性腸間膜炎**になり, 腸管を狭窄して, 外科的切除が必要となることがある. この場合には, カルチノイド腫瘍, デスモイド腫瘍や悪性腫瘍との鑑別が必要になる[2,3,4]. 本症が悪性腫瘍を合併することが多いとする報告もある[4]が, 逆の報告もあり結論は出ていない[2].

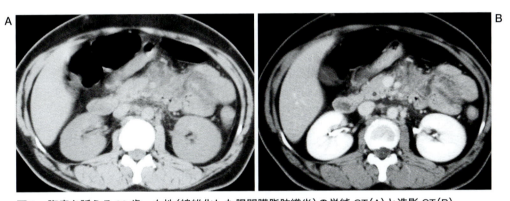

図3　腹痛を訴える 39 歳, 女性(線維化した腸間膜脂肪織炎)の単純 CT(A)と造影 CT(B)

図4　腸間膜脂肪織炎の fat halo sign(→)　造影 CT

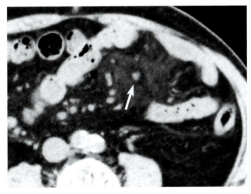

key-point

- 腸間膜(大網)脂肪織炎は見落とされやすい.

文献

1) Emory TS, et al：Sclerosing mesenteritis, mesenteric panniculitis and mesenteric lipodystrohy：a single entity? Am J Surg Path 1997；21：392-398.
2) McLaughlin PD, et al：The "misty mesentery"：mesenteric panniculitis and its mimics. AJR 2013；200：W116-W123.
3) Horton KM, et al：CT findings in sclerosing mesenteritis(panniculitis)：spectrum of disease. RadioGraphics 2003；23：1561-1567.
4) Van Putte-Katier N, et al：Mesenteric panniculitis：prevalence, clinicoradiological presentation and 5-year follow-up. Br J Radiol 2014；87：20140451.

V

腸炎・腸管虚血

症例 21-1

56歳，男性．昨夜12時頃から腹痛（特に右下腹部痛），下痢5回．

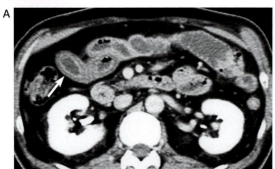
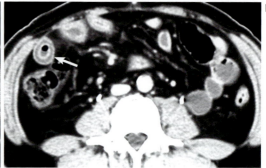

図1　症例21-1　A〜C：造影CT

CT所見　右腹部の回腸壁（→）が粘膜下浮腫を呈し，"target sign"が明瞭である（図1 B→）．左側の小腸は少し拡張して液体が充満しているが，壁の肥厚や浮腫はみられない．上行ならびに下行結腸は正常である．

診　断　急性感染性腸炎（回腸炎）

治療方針　水分補給，乳酸菌製剤投与．

急性感染性腸炎

　急激な腹痛，下痢，発熱，悪心，嘔吐を呈する患者の多くは**急性感染性腸炎**（acute infectious enterocolitis）である．病態は同じであるが，集団発生の場合には**食中毒**（food poisoning）とよばれることが多い．病原体の多くは細菌とウイルスでアニサキスも増加している（表）．件数のトップ3は，**ノロウイルス，カンピロバクター，アニサキス**（ノート21）であるが，患者数では3位にウェルシュ菌が入ってくる．**ウェルシュ菌**（*Clostridium perfringens*：表，p.119 ノート22参照）は偏性嫌気性菌で高温でも死滅しない芽胞を形成するため，一度に大量調理する給食施設で発生し，"**給食病**"ともよばれ，1件当たりの患者数が多い．食中毒（急性感染性腸炎）の多くは原因に心当たりがあり（現病歴聴取が重要），症状

も特徴的で，補液だけで自然寛解するのでCTを施行する必要はない．しかし，腹痛が局所的で下痢が目立たず，潜伏期が比較的長い場合には，虫垂炎や憩室炎など他の急性腹症との鑑別が困難で，超音波検査やCTを必要とすることも少なくない．急性感染性腸炎にみられる**腸管壁肥厚(粘膜下浮腫)**，**内腔狭窄**，**周囲脂肪層浸潤像**(dirty fat)，**近位腸管の拡張**などは，さまざまな炎症や虚血性疾患で認められる非特異的な所見であるが，CTは急性虫垂炎や憩室炎をはじめ多くの急性腹症を呈する疾患との鑑別に有用である．なお出血性大腸炎は症例27-3(p.138)を参照していただきたい．

Q 便培養により原因菌を特定して，感受性の高い抗菌薬を投与するべきではないのか？

A 基本的にはそのとおりで，便からの細菌培養(便培養)による原因菌を特定して抗菌薬を選択するのが原則である．しかし，実際には便培養の有用性はそれほど高くはない．それは，①多くの急性感染性腸炎は抗菌薬を投与しなくても脱水に対する対処(補液)だけで寛解する，②ウイルス性の場合には抗菌薬の有効性はない，そして③便培養から原因菌が検出される割合は1～6%ときわめて低いからである．③は，急性感染性腸炎の多くがウイルスや細菌からの毒素が原因であって，細菌そのものが直接の原因ではないからである．ただし，重症例と血便や高熱を伴う場合(サルモネラ，カンピロバクター，赤痢菌などに多い)や免疫能が低下しているような場合には便培養により原因菌を特定して抗菌薬を投与する必要がある．それなら，起因病原体が不明の段階でもニューキノロン系のような広域抗菌薬を投与しておけばよいという治療方針もある．しかし，このような抗菌薬の濫用が，抗菌薬関連腸炎(p.117症例22参照)を増加させ，抗菌薬抵抗性細菌を次々と生み出している

■表　食中毒の原因[*1]

	件数(%)	患者数(%)	患者数/件数	潜伏期	特徴
ノロウイルス	426(35.3)	9941(55.3)	23.3	24～48時間	冬に多い
カンピロバクター	349(28.9)	2944(16.4)	8.4	1～7日	家畜，ペット
アニサキス	111(9.1)	268(1.5)	2.4	2時間～数日	下痢(－)，魚介類
サルモネラ菌	57(4.7)	714(4.0)	12.5	6～72時間	高熱
腸管出血性大腸菌	51(4.2)	667(3.7)	13.1	4～8日	HUS[*5]
黄色ブドウ球菌	39(3.2)	336(1.9)	8.6	1～5時間	毒素は耐熱性
ウェルシュ菌[*2]	29(2.4)	1239(6.9)	42.7	6～18時間	嫌気性，給食病
腸炎ビブリオ	16(1.3)	400(2.2)	25.0	8～24時間	好塩性，魚介類
セレウス菌	12(1.0)	57(0.3)	4.8	1～16時間	耐熱性
病原性大腸菌[*3]	6(0.5)	174(1.0)	29.0	0.5～5日	熱に弱い
エルシニア[*4]	1(0.1)	52(0.3)	52.0	0.5～6日	冷蔵庫でも増殖
	1208(100)	17959(100)	14.9		

[*1] 東京都福祉保健局"食品衛生の窓"過去10年間の病因物質別食中毒発生状況(平成19年から平成28年)[1]を参考に作成
[*2] かつての学名が *Clostridium welchii* だったのでウェルシュ菌とよばれることが多いが，現在の正式学名は *Clostridium perfringens*．
[*3] 腸管出血性大腸菌以外の病原性大腸菌
[*4] エルシニア・エンテロコリチカ菌(ノート20参照)
[*5] 溶血性尿毒症症候群(p.138症例27-3参照)

ことを認識するべきである．

> ### ノート 19　腸管の構造
>
> 　腸管壁は，内腔側から粘膜層(粘膜上皮，粘膜固有層，粘膜筋板)，粘膜下層(粘膜下組織)，筋層(輪状筋，縦走筋)，外膜〔漿膜下層(漿膜下組織)，漿膜〕で構成される(図2)．腸管への動脈は，腸間膜内(あるいは後腹膜腔)の腸管近くで係蹄(ループ)を形成し，そこから直線状に腸管に向かう(直動脈，p.165 症例 32-2 図 10 参照)．腸管に達すると漿膜下を這い，反対側(反腸間膜側)まで半周する．その途中で筋層を貫く分枝を内腔側に次々に送る．これらは粘膜下層を通って粘膜固有層で密な血管網を形成する．空腸では，粘膜層と粘膜下層が内腔に突出して Kerckring[†]皺襞(輪状ヒダ circular fold)を形成するが，遠位になるほど低くなり，回腸では目立たなくなる．正常な小腸壁の厚さは 3 mm 以下であって，CT で個々の層を区別するのは困難である．しかし，粘膜下層は粗な結合組織なので，早期の腸管虚血や炎症性疾患(腸炎)において最も敏感に反応して浮腫状態になる．そして粘膜下層が浮腫に陥る(図3)と単純CT では，浮腫によって低吸収になった粘膜下層を挟んで，相対的に高吸収の粘膜層と外周の筋層が 3 層構造を形成し，腸管の横断像が**標的徴候**(target sign)を示す(症例 21-2 図 5)．さらに造影 CT では造影効果の乏しい粘膜下層と，造影効果を示す筋層ならびに拡張した血管の集まる漿膜下層，および造影効果の強い粘膜固有層とのコントラストが強くなって 3 層構造がより明瞭になる(図1→)．

脚注
[†] Theodorus Kerckring(ケルクリング，1640-1693)：ドイツ生まれでオランダの解剖学者．

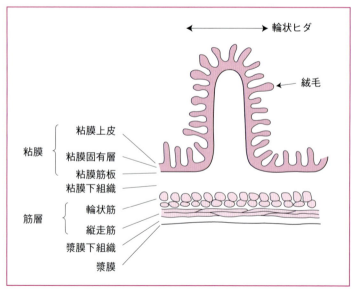

図2　腸管(空腸)の構造　回腸では輪状ヒダは低くなる．

Ⅴ．腸炎・腸管虚血

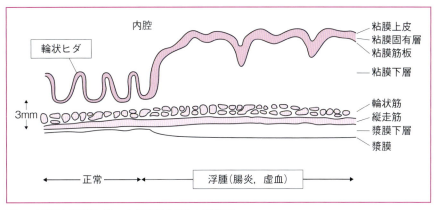

図3 正常と浮腫に陥った腸管(小腸)の縦断面

症例

21-2 56歳，男性．昨夜12時頃から右下腹部痛．発熱．WBC：11,800/μL．臨床診断は急性虫垂炎．

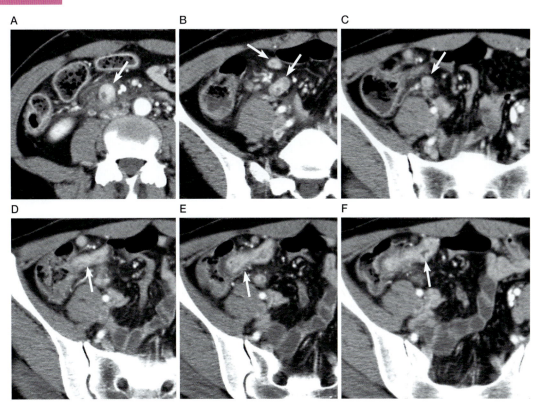

図4 症例21-2 A～F：造影CT

CT所見 回腸末端部の粘膜層の肥厚濃染と粘膜下浮腫(図4 D～F→)，近傍の腸間膜リンパ節腫大(図4 A～C→)，および周囲脂肪組織の濃度上昇(dirty fat)を認める．

113

| 診 断 | 急性回腸末端炎 |

血中エンテロコリチカ菌O3抗体陽性でエルシニアによる急性回腸末端炎と診断された．

| 治療方針 | 抗菌薬投与(ニューキノロン/テトラサイクリン/アミノ配糖体系)．|

急性終末回腸炎

　回腸末端に限局した急性腸炎を**急性終末回腸炎**あるいは**急性回腸末端炎**(acute terminal ileitis)とよぶ．白血球増多，発熱，右下腹部痛を認め，臨床的には急性虫垂炎，急性憩室炎，Crohn病の急性増悪期などと区別しにくい．エンテロコリチカ菌(*Yersinia enterocolitica*)などのエルシニア(*Yersinia*)属が原因の約半数を占め(**ノート20**)，アニサキス，カンピロバクター，サルモネラが続く[2]．CTでは回腸末端に限局した腸管壁の浮腫や近傍腸管の拡張を認め，リンパ節腫大が描出されることもある．特に**リンパ節腫大が顕著な場合にはエルシニアによる感染を考えるべき**である．Puylaertは，臨床的に急性虫垂炎が示唆された170人を超音波で検査した結果，14人が回腸末端の壁肥厚とリンパ節腫大だけを示し，このなかの8人がエンテロコリチカ菌による終末回腸炎であったと報告している[3]．

ノート 20　エルシニア属

　グラム陰性通性嫌気性桿菌．ヒトの病原体になるのはペスト菌(*Y. pestis*)，エンテロコリチカ菌(*Y. enterocolitica*)と偽結核菌(*Y. pseudotuberculosis*)で，腸炎(食中毒)の原因菌は後二者でありエンテロコリチカ菌が多い．腸炎を起こすエンテロコリチカ菌にはO3，O5，O8，O9型があり，95％はO3型である．糞便に汚染された食肉(豚，牛，鳥など)やペットから感染する．**0～4℃(冷蔵庫内)でも増殖する低温細菌**で，潜伏期が0.5～6日あるため，食中毒と気づかずに急性虫垂炎などと間違われることがある．また，急性虫垂炎の原因菌にもなる．ペニシリン，第1世代セフェム系抗菌薬の感受性は低い．

ノート 21 アニサキス症

アニサキス(*Anisakis*)は線虫の一種で,成虫はクジラ,イルカなどの海生哺乳動物の胃に,幼虫(体長2～3cm)がサバ,イカなどの魚介類の体内に寄生している.これらの魚介類を生食したヒトの消化管壁に幼虫が刺入して発症する.**激痛を呈するが下痢はみられない**.加熱(60℃,1分以上)あるいは冷凍処理(−20℃,24時間以上)で予防できる.

1) 胃アニサキス症:劇症型は経口摂取後2～8時間後に発症.内視鏡で除去する.健康診断の内視鏡検査で偶然幼虫が検出される無症状の緩和型もある.

2) 腸アニサキス症:数時間から数日後に発症(図5).幼虫は人体内で生育できず,5日以内に便とともに排出されるので,その間は対症療法のみ.

3) 消化管外アニサキス症:まれに腸壁を破って腸間膜などに肉芽腫を形成する.

4) アニサキスアレルギー:蕁麻疹が主症状.まれにアナフィラキシー症状を呈することもある.アニサキス症は基本的にアレルギー反応で,初感染時の多くは無症状の緩和型で,感作された個体が再感染時に生じるArthus型アレルギー反応が激痛の原因とする説もある.

虫体の刺入部周囲に主として**粘膜下浮腫(好酸球性蜂窩織炎)**による**腸管壁肥厚**を生じる.内腔狭窄により単純性閉塞性イレウスを招き(図5),まれに腸重積や腹膜炎の原因となることがある.超音波検査で長さ数cmから20cm程度にわたる腸管壁の局所的な粘膜下浮腫像を示す[4].CTでも粘膜下浮腫は必発で,さらに周囲脂肪組織浸潤像(dirty fat),腹水が高頻度にみられる所見である[5].

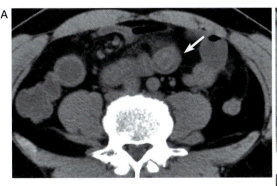
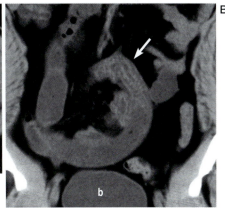

図5 小腸アニサキス症(40歳,男性) 単純CT 横断像(A)では大動脈の前にある回腸ループに粘膜下浮腫があり,target signがみられ(→),その前方の腸間膜にdirty fatが認められる.冠状断像(B)では粘膜下浮腫で内腔が閉塞した回腸(→)と近位の拡張した腸管〔膀胱(b)の頭側〕が明らかである.ダグラス窩に少量の腹水も認められた(非表示).

key-point

- 急性腸炎は腸管壁浮腫を示す．
- 急性回腸末端炎とリンパ節腫大を見たら，まずエルシニアを考える．
- 強い局所性粘膜下浮腫を見たらアニサキスを想定する．

文献

1) 東京都福祉保健局："食品衛生の窓" 過去10年間の病因物質別食中毒発生状況（平成19年から平成28年）．http://fukushihoken.metro.tokyo.jp/shokuhin/tyuudoku/h17_byouin.html
2) Guerrant RL, et al：Practice guidelines for the management of infectious diarrhea. Clin Infec Dis 2001；32：331-351.
3) Puylaert JB：Mesenteric adenitis and acute terminal ileitis：US evaluation using graded compression. Radiology 1986；161：691-695.
4) Shirahama M, et al：Intestinal anisakiasis：US in diagnosis. Radiology 1992；185：789-793.
5) Shibata E, et al：CT findings of gastric and intestinal anisakiasis. Abdom Imaging 2014；39：257-261.

V. 腸炎・腸管虚血

症例 22

89歳，男性．腹痛，下痢．20日前に腹痛を訴え，某医の超音波検査で胆石，胆嚢炎と診断され（WBC：7800/μL，CRP：1.1 mg/dL，体温：37℃），抗菌薬を投与された．7日前に症状は消えた（WBC：4500/μL，CRP：0.5 mg/dL，体温：36.6℃）．2日前に発熱（WBC：8200/μL，CRP：7.8 mg/dL，体温：38.2℃），昨日から下痢と腹痛が続いている．

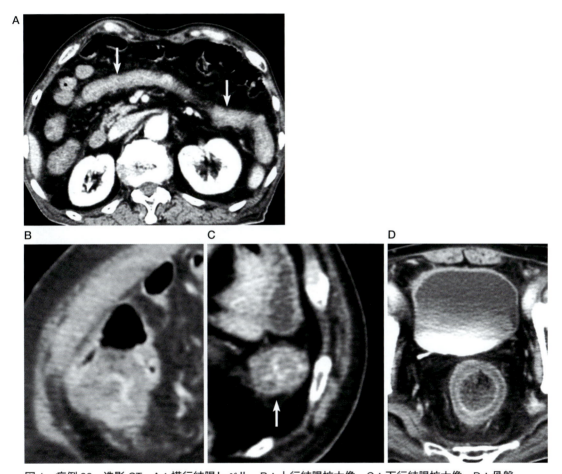

図1　症例22　造影CT　A：横行結腸レベル，B：上行結腸拡大像，C：下行結腸拡大像，D：骨盤．

CT所見　造影CT（図1A〜D）：上行，横行（図1A→）ならびに下行結腸壁（図1C→）が肥厚し，内腔は認められない．直腸壁の肥厚も認められる（図1D）．それぞれ粘膜が濃染し，粘膜下浮腫を示す"arrowhead sign"（図1BC），"target sign"（図1D）を呈している（p.100 症例18-2 図6参照）．

診　断　偽膜性腸炎

　CT像（粘膜下浮腫）は多くの感染性ならびに虚血性腸炎で認められる非特異的所見であ

るが，病歴ならびに下痢を伴うことから偽膜性腸炎が強く示唆され，糞便から*Clostridium difficile*が分離された．

> **治療方針** 抗菌薬抵抗性乳酸菌製剤およびバンコマイシン塩酸塩経口投与．

偽膜性腸炎と抗菌薬関連腸炎

　抗菌薬に起因する腸炎を**抗菌薬関連腸炎**（antibiotics-related enterocolitis），あるいは**抗菌薬起因性腸炎**とよび，偽膜性腸炎，MRSA腸炎と出血性大腸炎が知られている．

　偽膜性腸炎（pseudomembranous enterocolitis）は，粘膜表面に滲出物（たとえば白血球，壊死上皮，フィブリン，粘液）などによる偽膜を形成する腸炎（小腸炎，大腸炎）の総称である．一般に広域スペクトル抗菌薬投与後の菌交代現象により***Clostridium difficile***が腸管内で増殖することにより生じるが，菌自体ではなく菌が産生する毒素（A毒素，B毒素）の腸粘膜上皮細胞傷害が原因である[1]．抗菌薬の濫用とともに近年増え続け，入院を要する腸感染症の最多の原因菌が*Clostridium difficile*であるという報告もある[2]．また，従来株と比べてA毒素，B毒素をそれぞれ16倍，23倍産生する*Clostridium difficile*強毒素株が現れて流行し始めているので特に注意が必要である[3,4]．AIDSによる中毒性巨大結腸症も*Clostridium difficile*が原因菌であることが多い．下痢，発熱，悪心，嘔吐，発作性腹痛，白血球増多を伴うことが多く，「急性腹症」と診断されることも少なくない．抗菌薬投与後に下痢，腹痛を見たら，まず偽膜性腸炎を考えるべきである．本症例のように，**直腸から連続的に大腸に病変が及ぶのが特徴的**で，さらに小腸に病変が及ぶのは大腸が広範に侵された後，あるいは大腸切除後のことが多い．乳酸菌製剤と*Clostridium difficile*が高い感受性を示すバンコマイシンの経口投与が有効である．CTでは腸管虚血や多くの腸炎と同じく，腸管壁の粘膜下浮腫[5]を示す．経口造影剤を使用すれば，造影剤が肥厚した皺襞にトラップされた"accordion sign"がみられる[6]．確定診断は，内視鏡所見（偽膜），便からの*Clostridium difficile*の分離あるいは毒素の同定による．

　MRSA腸炎はMRSA（methicillin resistant *Staphylococcus aureus* メチシリン耐性黄色ブドウ球菌）による腸炎で，消化管外科手術後でセフェム系抗菌薬投与後に多い．典型的な院内感染症で激しい水様性下痢が特徴である．**薬剤性出血性大腸炎**はおもに経口ペニシリン内服後にみられる上行・横行結腸炎で，*Klebsiella oxytoca*が原因菌となることが多い[7,8]．また，膠原線維性大腸炎も薬剤性腸炎と考えられている（p.146 脚注参照）．

> **key-point**
> ● 抗菌薬投与後に下痢，腹痛を見たら，まず偽膜性腸炎を考える．

ノート 22　クロストリジウム属とクレブシエラ属

クロストリジウム(*Clostridium*)属はグラム陽性偏性嫌気性桿菌[†]でヒトや動物の粘膜上に生息し，土壌中には芽胞として存在する．破傷風菌(*C. tetani*)，ボツリヌス菌(*C. botulinum*)，ガス壊疽菌〔*C. perfringens*(*welchii*)，*C. septicum* など〕などが含まれ，いずれも強い毒素を産生する．腸炎の原因となるのは，激烈な食中毒を起こす *C. perfringens* と偽膜性腸炎をきたす *C. difficile* である．*C. perfringens* はヒト下部消化管の常在菌で，*C. difficile* は 2〜15％で腸内に確認される．**クレブシエラ**(*Klebsiella*)属はグラム陰性通性嫌気性桿菌[†]で，肺炎を起こす肺炎桿菌(*K. pneumonia*＝*Friedländer*桿菌)と *K. oxytoca*，それぞれ鼻硬化症と臭鼻症の原因菌である *K. rhinoscleromatis* と *K. ozaenae* などがある．

脚注
[†] 偏性嫌気性桿菌，通性嫌気性桿菌：p. 410 症例 90-2 ノート 80：嫌気性菌参照．

文献

1) Rupnik M, et al：Revised nomenclature of *Clostridium difficile* toxins and associated genes. J Med Microbiol 2005；54：113-117.
2) Issa M, et al：Impact of *Clostridium difficile* on inflammatory bowel disease. Clin Gastroenterol Hepatol 2007；5：345-351.
3) Warny M, et al：Toxin production by an emerging strain of *Clostridium difficile* associated with outbreaks of severe disease in North America and Europe. Lancet 2005；366：1079-1084.
4) Loo VG, et al：A predominantly clonal multi-institutional outbreaks of *Clostridium difficile* associated diarrhea with high morbidity and mortality. N Engl J Med 2005；353：2442-2449.
5) Fishman EK, et al：Pseudomembranous colitis：CT evaluation of 26 cases. Radiology 1991；180：57-60.
6) Letourneau JG, et al：CT appearance of antibiotics induced colitis. Gastrointest Radiol 1987；12：257-261.
7) Beaugerie L, et al：*Klebsiella oxytoca* as an agent of antibiotic-associated hemorrhagic colitis. Clin Gastroenterol Hepatol 2003；1：370-376.
8) Högenauer C, et al：*Klebsiella oxytoca* as a causative organism of antibiotic-associated hemorrhagic colitis. N Engl J Med 2006；355：2418-2426.

症例

23 34歳，女性．腹痛，嘔吐，腹部膨満，下痢，頻尿，残尿感．体温36.8℃，WBC：6700/μL．5年前からSLEのため通院していた．

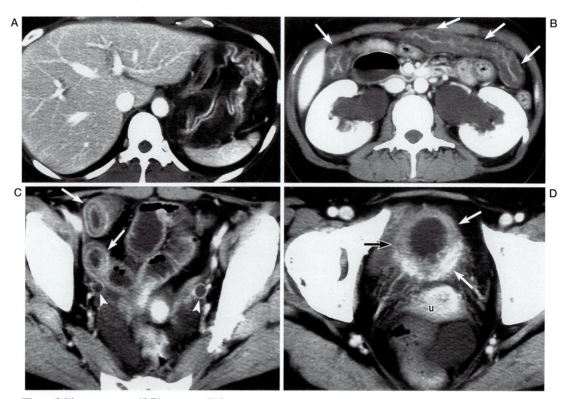

図1　症例23　A〜D：造影CT　u：子宮．

CT所見　図1A：胃粘膜層が濃染し，粘膜下層は著しく肥厚しているが低吸収である．図1B：小腸粘膜層が濃染し，粘膜下層は著しく肥厚しているが低吸収である（→）．両側の水腎症がある．図1C：小腸にtarget sign（→）がみられ，両側の尿管は拡張している（▶）．図1D：膀胱壁（→）が不整に厚く，不均一に濃染する．腹水もある．

診　断　ループス胃腸炎・膀胱炎

治療方針　ステロイド薬パルス療法．シクロホスファミド（cyclophosphamide）パルス療法．

ループス腸炎・膀胱炎

　SLE(systemic lupus erythematosus:全身性エリテマトーデス)は，全身の小血管に自己免疫性の炎症を生じることが知られている．この血管炎により小腸，大腸に虚血性腸炎，膀胱に虚血性膀胱炎を生じ，ループス腸炎・膀胱炎(lupus enteritis and cystitis)とよばれる．同様に本症例のように虚血性胃炎もみられる．ループス腸炎の10%にループス膀胱炎がみられ，ループス膀胱炎にはループス腸炎が必発であり，腸の感受性がより高い．ループス腸炎に起因すると考えられる腹痛は，SLE患者の19〜40%にみられる頻度の高い症状である[1]．小血管炎が広い範囲に生じるため，特定の血管領域に限局することはない．CT所見としては，虚血性腸炎に広くみられる**腸管壁の肥厚と明瞭な3層構造，血管拡張，腹水**がある[1,2]．また，膀胱炎により膀胱壁が不整に厚く，不均一に濃染する．水腎症の原因としては尿管膀胱移行部の攣縮，線維化による狭窄や筋弛緩による逆流などが考えられている．同様の血管炎による腸炎と膀胱炎は**結節性多発性動脈炎**(polyarteritis nodosa:PN)やHenoch-Schönlein紫斑病†(IgA血管炎)[3]でもみられ，急性腹症の鑑別疾患として重要である．実際に急性虫垂炎と診断され，虫垂を切除されたループス腸炎の症例も報告されている[4]．

脚 注
† Henoch-Schönlein紫斑病：血管炎が本態で，血管拡張による皮疹と血液漏出による紫斑を呈する．消化管に生じると腹痛，血便を生じる．Eduard Heinrich Henoch(ヘノホ：1820-1910)はドイツの小児科医，Johann Lukas Schönlein(シェーンライン：1793-1864)はドイツの医師，医学史家，古生物学者．

Q 虚血性腸炎なのに，なぜ腸間膜や腸壁の血管が拡張するのか？

A ノート23参照．

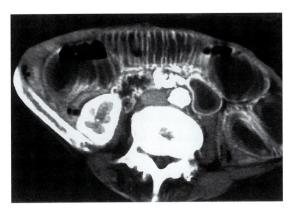

図2　造影CT　小腸閉塞により拡張した近位小腸　直動脈(p.165症例32図10参照)が拡張してcomb signを示す．

ノート 23 腸管虚血(intestinal ischemia)

　腸管の循環血流量が低下すること(血行障害)による低酸素障害を，腸管虚血あるいは**虚血性腸炎**(ischemic enterocolitis)という．血行動態から，流入血低下(狭義の虚血＝流入障害)と血流うっ滞(還流障害)がある(**表**)．流入障害は動脈血減少(動脈閉塞など)による．還流障害では流出経路が断たれ(たとえば静脈閉塞)，血液がうっ滞する．この場合には血液量は多いが酸素濃度は低く，血流量も少ないため低酸素障害を招く．

　流入障害としては，全身の血圧低下・循環不全のほか，動脈壁病変として動脈硬化，動脈炎，糖尿病性血管症，アミロイド沈着症などが，内腔閉塞機転として血栓，塞栓などがある．**還流障害**をきたす静脈疾患としては，血栓，血栓性静脈炎，腫瘍栓などがある．外部からの腸管圧迫や絞扼も腸管虚血の原因として重要である．この場合にはまず還流障害，続いて流入障害が生じる．また，単に腸管内圧が上昇するだけ(たとえば単純性閉塞性イレウス)でも，腸管壁の静脈が圧迫されて還流障害をきたす(**図2**)．

　急激に強い流入障害が生じると，流域は(貧血性)梗塞，壊死となる．この場合には腸管壁の浮腫は目立たず，造影CTで腸管壁の著しい造影不良を呈する(p.188症例36参照)．しかし，多くの場合，最初の急変(梗塞，壊死)を免れると，血管は弛緩拡張し，周辺部から血液が流入してくるため，**血管は太くなる**．局所では，血管内圧上昇と低酸素による血管壁透過性の亢進により組織浮腫が生じ，時には出血もみられる．このような浮腫はおもに疎な組織である粘膜固有層や粘膜下層にみられ，後者で最も著しい(その厚さは正常時の10倍にも達する)．かくして腸管壁および腸管皺襞(ヒダ)は肥厚し，弛緩拡張した血管の出入りする漿膜下層と毛細血管や血管網の多い粘膜層(粘膜固有層)が強い造影効果を示し，その間の**粘膜下層が浮腫により厚く低吸収という明瞭な3層構造**を示すことになる．腸間膜ならびに漿膜下の拡張した血管が並んだ姿は櫛のようなので"comb sign"(**図2，3A**)，輪切りにした腸管の3層構造は標的に似ているところからtarget sign(**図3B**)とよばれている．ただし，これらは**腸管虚血だけでなく腸炎一般にもみられる**非特異的な所見である．

key-point
- 腸管虚血は粘膜下浮腫と血管拡張；マト(的 target)とクシ(櫛 comb)．

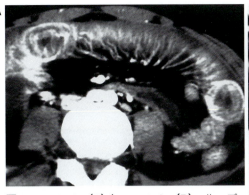
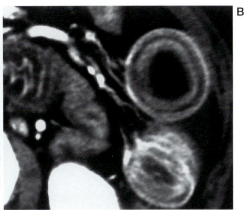

図3　comb sign(A) と target sign(B)　ループス腸炎(症例23とは別症例)

■表　腸管虚血の原因

障害原因	代表的疾患
1) 流入障害	
a) 循環血流量低下 　　（心不全，ショック，失血など）	非閉塞性腸間膜虚血(NOMI)，虚血性大腸炎？
b) 血管内腔閉塞 　　（血栓，塞栓など）	上腸間膜動脈塞栓血栓症
c) 血管病変 　　（動脈硬化，動脈炎，糖尿病性血管症，アミロイド沈着症など）	ループス腸炎，Henoch-Schönlein 紫斑病
d) 動脈の外部からの圧迫や絞扼	絞扼性イレウス
2) 還流障害	
a) 静脈血栓，血栓性静脈炎，腫瘍栓	上腸間膜静脈血栓症
b) 血管病変	静脈硬化性大腸炎
c) 静脈の外部からの圧迫や絞扼	絞扼性イレウス
d) 腸管伸展拡張	単純性閉塞性イレウス

文献

1) Si-Hoe CK, et al：Abdominal computed tomography in systemic lupus erythematosus. Clin Radiol 1997；52：284-289.
2) Byun JY, et al：CT features of systemic lupus erythematosus in patients with acute abdominal pain：emphasis on ischemic bowel disease. Radiology 1999；211：203-209.
3) Siskind BN, et al：CT demonstration of gastrointestinal involvement in Henoch-Schönlein syndrome. Gastrointest Radiology 1985；10：352-354.
4) Cellini C, et al：Lupus-associated vasculitis manifesting as acute appendicitis in a 16 year old girl. Pediatr Rheumatol Online J 2008；6：10.

症例 24-1

78歳,僧帽弁置換術を受けたことがある男性.急激な腹痛を訴え来院.単純CTを施行したが,回腸壁の肥厚以外に異常はみられなかった.図1は続いて施行されたダイナミックCTである.

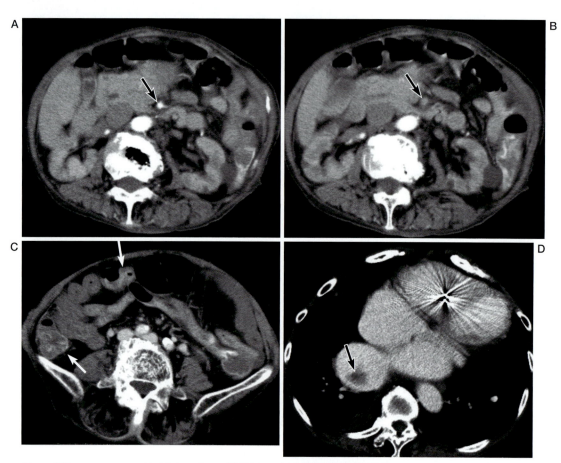

図1 症例24-1 A, B:ダイナミックCT動脈相 Aは上腸間膜動脈起始部から60 mm,Bは65 mm足方の横断面.C, D:同平衡相.Cは骨盤入口部,Dは左心房レベルの横断像.

ダイナミックCT所見
動脈相(図1A):最初の空腸動脈を分岐する上腸間膜動脈(SMA→)は正常に造影される.動脈相(図1B):5 mm足方でSMA(→)は完全閉塞している.平衡相(図1C):造影される結腸(→)の間にある回腸には造影効果がみられず,壁浮腫が認められる.平衡相(図1D):左心房内に造影欠損が認められる(→).

診断 上腸間膜動脈塞栓症,左心房血栓症,回腸虚血.

左心房内の血栓が上腸間膜動脈を塞栓し,回腸の虚血を呈した症例である.図2に動脈相から作成した上腹部のCTA[†](3D表示)を示す.SMA(→)が最初の空腸動脈を分岐した直後に完全閉塞していることがよくわかる.下腸間膜動脈から分岐する左結腸動脈(lc),

S状結腸動脈(sc)および上直腸動脈(sr)は正常に描出されている．

治療方針 壊死腸管切除，上腸間膜動脈塞栓除去．

脚 注
† CTA：CT angiography(CT血管造影)．造影CTから動脈内腔のみを抽出した画像で，内腔が強く造影されるダイナミックCT動脈相から抽出して3D表示するのが一般的である．

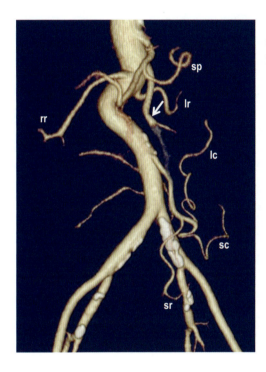

図2 症例24-1 上腹部CTA(3D表示：右前斜位像) sp：脾動脈，lr：左腎動脈，rr：右腎動脈，lc：左結腸動脈，sc：S状結腸動脈，sr：上直腸動脈．

症例 24-2

77歳，男性．今朝，急激な腹痛を訴え，何度も嘔吐，下血したため入院した．

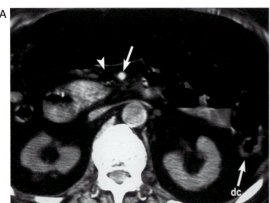
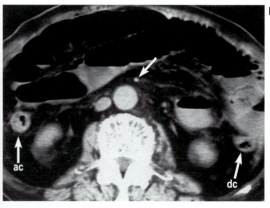
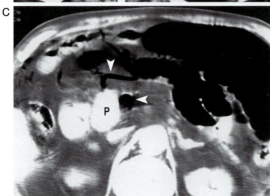

図3　症例24-2　単純CT　A：左腎静脈レベル，B：腎下縁レベル，C：膵頭(p)レベル(air window)
ac：上行結腸，dc：下行結腸．

CT所見　図3：腸管が拡張しているが，下行結腸(dc)は拡張していない．上行結腸(ac)も拡張していないがやや浮腫状である．単純CTにもかかわらず，上腸間膜動脈(SMA)内腔(→)は大動脈と比較してはるかに高吸収である．すぐ隣の上腸間膜静脈(SMV)ならびにその支流(►)にはガスが認められる．

診　断　上腸間膜動脈血栓症

　単純CTで高吸収を示し，まだ新しい血栓であると診断できる(ノート24参照)．これだけならSMAにカテーテルを挿入して血栓溶解術を試みる適応がある．しかしすでに，SMVにガスが認められ腸管壊死の可能性が極めて高いから，開腹して処置するべきであるが，一般に予後不良である．

治療方針　壊死腸管切除．血栓除去．

V. 腸炎・腸管虚血

> **ノート 24　血栓の濃度（CT 値）**
>
> 　新しい血栓の場合には，単純 CT で高吸収（高濃度）に描出されるから，造影することなく血栓であると診断可能である（図 3）．しかし，ある程度時間を経過した血栓や塞栓の場合には，血栓と血液を単純 CT で区別することは一般にできない（図 4 A）．したがって，閉塞の有無や狭窄の程度，さらに灌流領域の血行の程度を把握するには造影 CT が必要である（図 4 B）．逆に造影 CT のみだと，新しい血栓を見落としたり，血栓は検出できても新しい血栓であると診断できないことになる．

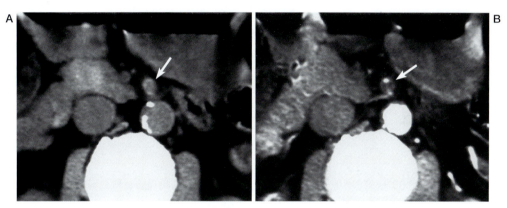

図 4　上腸間膜動脈（SMA）血栓による高度狭窄　A：単純 CT　SMA（→）内と大動脈や下大静脈内腔の濃度は同じである．B：造影 CT（動脈相）　SMA（→）の一部だけが造影され，高度狭窄が示される．

症例

24-3 77歳，女性．右下腹部痛，嘔気．門脈圧亢進症に対し食道離断術ならびに脾摘除術を受けたことがある．

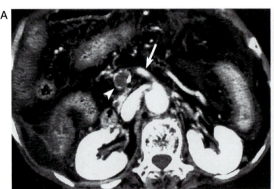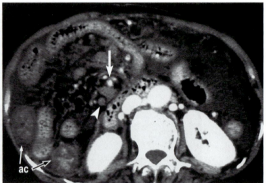

図5 症例24-3　A, B：造影CT　ac：上行結腸．

CT所見　図5：腸管壁が肥厚し浮腫状で，これは上行結腸(ac)で特に目立つ．腹水も認められる．SMA(→)は正常に造影されているが，SMV(▶)は造影されない．下大静脈や腎実質が一様に造影されている時相(平衡相)であり，これは明らかに異常である．

診　断　上腸間膜静脈血栓症

治療方針　血栓除去．壊死腸管があれば切除．

閉塞性腸管虚血

　急性の腸管/腸間膜血行不全には，主要血管の閉塞が認められる**閉塞性腸管虚血**(obstructive intestinal ischemia)と灌流領域の支配血管に閉塞のみられない**非閉塞性腸間膜虚血**(non-occlusive mesenteric ischemia：NOMI，p.130〜134 症例25-1, 2)があり(p.134 症例25-2 表3参照)，そのほかに血管炎による疾患群(p.120 症例23)がある．

　閉塞性腸管虚血のほとんどが急性上腸間膜動静脈の閉塞で，下腸間膜動静脈の閉塞は極めてまれである．上腸間膜動脈閉塞には塞栓症と血栓症とがあり，塞栓の頻度が高い．**上腸間膜動脈塞栓症**(SMA embolism：症例24-1)の大半は心疾患(心房細動，弁膜症，心筋梗塞)に起因し，上腸間膜動脈起始部から3〜8 cm離れた中結腸動脈(あるいは最初の空腸動脈)分岐後に閉塞することが多く，横行結腸や空腸は比較的侵されない．急激な腹痛で発症することが多い．**上腸間膜動脈血栓症**(SMA thrombosis：症例24-2)は粥状動脈硬化症などの血管病変に基づき，起始部に血栓性閉塞を見ることが多く，より広範な(小腸，上行ならびに横行結腸)領域が侵されやすく，予後も塞栓症より不良である．発症初期症状は比

較的緩やかであるが，進行性で持続的腹痛になることが多い．**大動脈解離**が原因となることもある(p.360 症例75 参照)．いずれも腹痛，嘔気，嘔吐，腹部膨満，下血などの急性腹症症状を呈することが多い．

　上腸間膜静脈血栓症(SMV thrombosis：症例24-3)も腹痛，嘔気，嘔吐，腹部膨満などを呈するが，動脈閉塞に比べて一般に進行は緩徐，症状も軽度で，急性腹症として来院することは動脈閉塞に比べて少ない．欧米の統計では上腸間膜静脈血栓症は急性腸間膜血管閉塞症全体の10％以下であるが，肝硬変や肝細胞癌が多い日本での発生頻度は，慢性あるいは亜急性例も含めれば，これよりはるかに高い．**腸間膜静脈閉塞症の90％は何らかの基礎疾患(条件)をもっている**[1]．すなわち，脾摘，凝固亢進(真性多血症，アンチトロンビンIII欠乏症，プロテインC・S欠乏症)，門脈圧亢進症，腹腔内炎症病変(憩室炎，膿瘍，胆嚢炎，腸炎など)，悪性腫瘍(本邦では肝細胞癌によるものが多い)，静脈瘤硬化療法などである．

　これらの閉塞性腸管虚血では，非特異的な腸管虚血所見(p.122 症例23 **ノート23** 参照)に加えて，**原因そのもの(血栓，塞栓)を描出することができるという点で特にCTの有用性が高い**．血栓除去法としては，外科的方法のほか経カテーテル的血栓溶解剤投与も施行される．

key-point

- 単純CTで血管内腔の高吸収を見落とすな(急性血栓症)．
- 単純CTで等吸収でも血管閉塞は否定できない(造影CTが必要)．
- 閉塞性腸管虚血は，SMA血栓/塞栓症とSMV血栓症．

文献

1) Bradburry AW, et al：Mesenteric ischemia：a multidisciplinary approach. Br J Surg 1995；82：1446-1459.

症 例

25-1   80歳，男性．腹痛．1年前に上行結腸癌切除術を受けた．

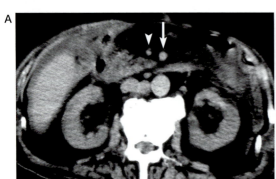
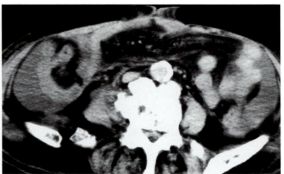

図1　症例25-1　単純CT　A：上腸間膜動脈起始部から3cm尾側，B：臍レベル

CT所見　腹水がある．腸管の拡張も腸管壁の異常(肥厚や浮腫)もみられないが，上腸間膜動脈(図1A→)に比べて上腸間膜静脈(図1A▶)が異常に細い(smaller SMV sign，ノート25)．

診　断　非閉塞性腸間膜虚血(NOMI)

ノート25　smaller SMV sign

　この症例における診断の決め手となった唯一の手掛かりが，近位部の上腸間膜動脈(SMA)と比較して同レベルを並走する上腸間膜静脈(SMV)が細い(SMV/SMA＜1)という"smaller SMV sign"である[1,2]．図2はこの症例の1年前(上行結腸癌切除前)の単純CTで，SMVは明らかにSMAよりも太い．これが正常像である．血流がより速いSMAと同量の循環血液量を確保するためには，流速が小さいSMVの断面積が大きくなければならないからである．SMA領域の循環血液量が減少すると，壁の薄いSMVはこれに応じて断面積が減少する(細くなる)が，壁の厚いSMA近位部は簡単には潰れない．これがsmaller SMV signのメカニズムである．したがって，**smaller SMV signはSMA領域の循環血液量が減少していることを示す徴候**なので，SMA塞栓/血栓症(閉塞症)や腸管を広汎に巻き込んだ絞扼性イレウスでもみられることがあり，必ずしも**非閉塞性腸間膜虚血**(NOMI, non-occlusive mesenteric ischemia)に特異的ということではない．また，腸管虚血が局所的であればNOMIあるいは絞扼性イレウスであってもSMV全体の血流量低下は軽度なので，この徴候はみられない．しかし，NOMIではほかに診断価値の高い異常所見を認めない場合が多いので，この徴候の意義は高い．

V. 腸炎・腸管虚血

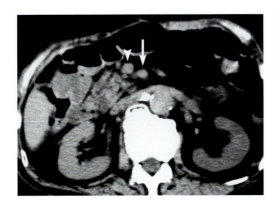

図2　症例25-1　1年前の上行結腸癌切除術施行前の図1Aと同レベルの単純CT　上腸間膜静脈(▶)は上腸間膜動脈(→)よりも明らかに太い．

治療方針　全身管理，血管拡張薬投与．

症例 25-2

72歳，男性．腎不全のため透析を受けている．腸骨動脈バイパス術後3日目，腹痛，発熱．昨日に比べ急に全身状態が悪化したため(表1)，CTを施行した．

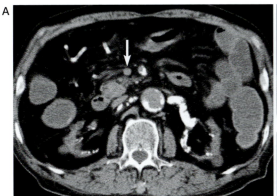

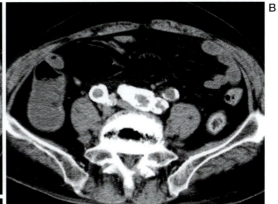

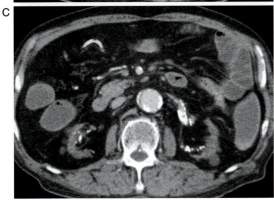

図3　症例25-2　A：上腸間膜動脈起始部から3cm尾側の単純CT，B：臍レベル(B)の単純CT，C：Aと同じレベルの造影CT

CT所見 単純CT（図3AB）：腸管（小腸，上行結腸）が拡張して液体が貯留しているが，腸管壁の肥厚や浮腫は認められない．動脈の石灰化が著明である．近位部上腸間膜動脈に比べて併走する上腸間膜静脈がやや細い（→）．造影CT（図3C）：腎不全があり全身状態がよくないため，経静脈性造影剤は少量に控えたので大動脈の造影効果は低い．腸管壁はまったく造影効果を示さない．

診　断 非閉塞性腸間膜虚血（NOMI）

治療方針 全身管理，抗菌薬投与，壊死腸管切除．

　開腹時には上行結腸，盲腸と回腸の広い範囲が壊死していた．このように腸管壁に浮腫がみられなくても，虚血によってすでに腸管が壊死に陥っていることがあるので，特に全身状態や血液検査値が急に悪化した場合には注意が必要である（p.122 症例23 ノート23参照）．

非閉塞性腸間膜虚血

　腸間膜動静脈の閉塞および血管病変が認められない腸管虚血を**非閉塞性腸間膜虚血**（NOMI：non-occlusive mesenteric ischemia）とよぶ（p.123 症例23 表）．全身の循環血液量低下（ショック，心不全，脱水，血圧低下，利尿剤など）が生じたときに，脳や心臓など重要臓器への血流を維持するために腸間膜動脈末梢が攣縮するのが原因と考えられている．高リスクグループとして50歳以上，透析患者，心大血管手術後，心疾患（心筋梗塞，不整脈，ジギタリス剤服用など），肝腎疾患などがあげられる．急性腸管虚血の約20％を占め，致死率は70％台と高い．診断のgold standardは血管造影で腸間膜動脈末梢（特に辺縁動脈およびその末梢動脈）が攣縮状に狭小化して描出されない所見とされる．最近ではCTA（CT angiography）や造影MRA（MR angiography）でも同様の所見が得られ，非侵襲的に診断可能な場合もある．特に造影MDCT（多列検出器型CT）による3D（3次元）像やMPR（多断面再構成法）により，上腸間膜動脈の攣縮・狭窄が描出され，プロスタグランジンE_1の早期投与により高い救命率が得られると報告されている[3,4]．

■表1　症例25-2の血液検査値

	昨日	本日
BUN（mg/dL）	33	57
CRE（mg/dL）	9.2	11.5
Amy（IU/L）	73	423
AST（IU/L）	37	1724
ALT（IU/L）	94	5711
WBC（/μL）	3800	16,300
RBC（×10^4/μL）	320	332
CRP（mg/dL）	7.8	15.4
LDH（IU/L）	478	2330

ノート 26 　腸管壊死のCT診断

　腸管壊死の有無は外科的治療の適応を決めるうえできわめて重要である．腸管壊死を示唆するCT所見(表2)として，単純CTでは**腸管壁高吸収**(壁内出血による)と**腸管壁内・腸間膜静脈内・門脈内ガス**がある(p.166〜170 症例33-1,2参照)．また，**腸管壁が紙のように薄くなっている**場合も壊死を強く示唆する．ただし，例外もあることに注意するべきである．壁内高吸収は石灰化でも生じるし，また出血していたとしても必ずしも壊死(出血性梗塞)とは限らないからであり，腸管壊死を伴わない良性の腸管壁や門脈内のガスもありうるからである．造影CTでは**腸管壁の造影欠如**があげられる．ただし，腸管の造影は造影剤量と撮像タイミング(時相)によって変わるので注意が必要である．動脈優位相〜毛細管相を含めて平衡相まで造影効果がないことが腸管壊死を最も強く示唆する．**平衡相以降に造影効果を認めても腸管壊死がないとはいえない**．強いうっ血状態に陥った壊死もあるし，遅い相では壊死部の間質が染まることがあるためである．したがって，これらの**単純ならびに造影CTの所見を臨床症状ならびに検査データとつき合わせて判断することが重要**である．

急性腸間膜虚血

　閉塞性腸管虚血に属する上腸間膜動脈塞栓症(症例24-1)，上腸間膜動脈血栓症(症例24-2)，上腸間膜静脈血栓症(症例24-3)と非閉塞性腸間膜虚血症(NOMI：症例25-1,2)の4疾患は，① 小腸の虚血である，② 急な腹痛，嘔気，嘔吐を主訴とする，③ 強い腹痛のわりに身体所見が軽微で，発症時に腹膜刺激徴候(筋性防御，反跳痛)を欠く，④ 致死率が高い[5,6](50〜60%)という共通点があり，**急性腸間膜虚血**(acute mesenteric ischemia)と総称される．これら4疾患の特徴を表3にまとめた．症例24-1〜25-2を表3とともに見直してほしい．**虚血性大腸炎**(症例27-1,2)は臨床所見が異なり，予後が比較的良い[7](致死率4〜12%)ので，一般に急性腸間膜虚血には含めない．

■表2　腸管壊死を示唆する所見

腸管壁高吸収(壁内出血)
腸管壁内・腸間膜静脈内・門脈内ガス
腸管壁菲薄化
腸管壁造影欠如

■表3 急性腸間膜虚血

	閉塞性腸管虚血			非閉塞性腸管膜虚血
	SMA 塞栓症	SMA 血栓症	SMV 血栓症	NOMI
相対頻度	50%	25%	5%	20%
発症/腹痛	急激	漸増性	亜急性	急性/亜急性
原因/素因	心疾患, 大動脈瘤	粥状動脈硬化	血液凝固亢進など	循環血液量低下
致死率*	54%	77%	32%	73%
類似病態	脳塞栓	心筋梗塞	深部静脈血栓	虚血性大腸炎

＊ 致死率は文献5)による.

key-point

- 腸管壁に浮腫像がないのに, すでに壊死していることがある.
- 全身状態, 検査データの急変に注意.
- NOMI を疑ったら SMV＜SMA を探せ(smaller SMV sign).

文献

1) 鈴木敏文：急性上腸間膜動脈閉塞症のCT診断. 日本医放会誌 1996；56：83-86.
2) 田島廣之・他：腹部救急における診断. 画像診断-急性腹症(血管). 日腹部救急医会誌 2001；21：69-72.
3) Mitsuyoshi A, et al：Survival in nonocclusive mesenteric ischemia：early diagnosis by multidetector row computed tomography and early treatment with continuous intravenous high-dose prostaglandin E_1. Ann Surg 2007；246：229-235.
4) Kamimura K, et al：Survival of three nonocclusive mesenteric ischemia patients following early diagnosis by multidetector row copmputed tomography and prostaglandin E_1 treatment. Intern Med 2008；47：2001-2006.
5) Schoots IG, et al：Systemic review of survival after acute mesenteric ischemia according to disease aetiology. Br J Surg 2004；91：17-27.
6) Sise MJ, et al：Acute mesenteric ischemia. Surg Clin North Am 2014；94：165-181.
7) Brandt LJ, et al：ACG clinical guideline：epidemiology, risk factors, pattern of presentation, diagnosis, and management of colon ischemia(CI). Am J Gastroenterol 2015；110：18-44.

V. 腸炎・腸管虚血

症例 26

61歳，男性．未明に突然急激な上腹部痛に襲われ，今も続いている．6年前に胃癌のために胃全摘術を受けた．

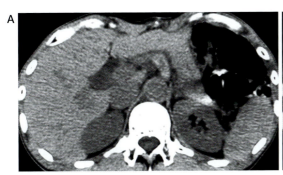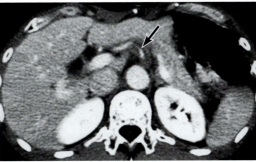

図1 症例26　A：腹腔動脈起始部レベルの単純CT，B：造影CT

CT所見　腹腔動脈起始部レベルの単純CT（図1A）：腹腔動脈がやや高吸収であるが，その中央部はやや低吸収で大動脈内腔と同じ濃度である．同レベルの造影CT（図1B）：単純CTで低吸収の腹腔動脈中央部だけが細く造影されている（→）．

診　断　急性腹腔動脈血栓症による高度狭窄

治療方針　経過観察あるいは経カテーテル血管形成術．

腹腔動脈狭窄・閉塞

　本症例は，腹腔動脈灌流域に造影不良域が認められなかったので経過観察とした．数日で腹痛はなくなり，1年後のCTでは狭窄部分はかなり広く再開通していた．一般に腹腔動脈灌流域は上腸間膜動脈（SMA）との間に，上/下膵十二指腸動脈や膵臓周囲の動脈を介した吻合が発達しているので，腹腔動脈自体が閉塞しても臓器が梗塞になることはきわめて少ない．また，肝は門脈との二重支配なので，門脈閉塞や強い門脈圧亢進症でもない限り，肝動脈が閉塞しても肝梗塞にはならない．急性の血栓や塞栓と異なり，動脈硬化による慢性的な狭窄（SMAも含めて）では，側副路が発達するので一般に急性症状や腸管壊死，臓器梗塞を呈することは少ない．

key-point
- 単純CTで血管内腔の高吸収を見落とすな（急性血栓症：再登場）．
- 腹腔動脈狭窄/閉塞はSMA狭窄/閉塞より予後良好．

症例

27-1 85歳，男性．腹痛，下血．気管支喘息と糖尿病で加療中．

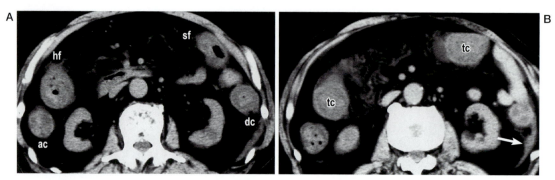

図1　症例27-1　A, B：単純CT，BはAの10 mm足方　ac：上行結腸，dc：下行結腸，tc：横行結腸，hf：右結腸曲，sf：左結腸曲．

CT所見　図1：上行結腸(ac)，横行結腸(tc)，下行結腸(dc)壁が肥厚し浮腫状で，腹水(→)も認められる．横行結腸間膜の脂肪組織に浸潤像(dirty fat sign)を認める(図1 B)．

診　断　虚血性大腸炎

　造影 CT を施行しなかった(気管支喘息のため)ので，コントラストは低いが，腸管壁の粘膜下浮腫，周囲の dirty fat sign と腹水は読みとれる．また，腸間膜動静脈の閉塞(閉塞性腸管虚血)を完全に否定はできないが，上行から下行結腸まで侵されていることから，1つの血管(たとえばSMA)の閉塞では説明できない．しかし，これらの所見は非特異的で，感染性腸炎(たとえば病原性大腸菌による出血性大腸炎：図3)や偽膜性腸炎(p.117 症例22)との区別は画像だけからは困難である．糞便培養，最近の抗菌薬投与の有無や臨床症状が鑑別に有用である．

治療方針　内視鏡により壊死腸管があれば開腹切除．それ以外は，経口栄養を断じて対症療法と経過観察．

　結腸切除ならびに人工肛門造設が施行された．病理学的には腸管粘膜の剥離，粘膜下層の浮腫と出血ならびに固有筋層の壊死を伴う虚血性大腸炎で，血管の閉塞は認められなかった．

V．腸炎・腸管虚血

症例 27-2　53歳，女性．腹痛と血便．

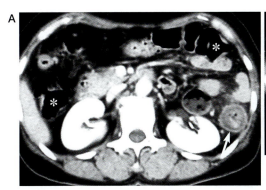
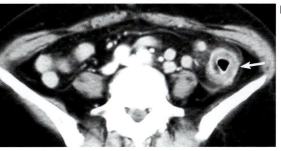

図2　症例27-2　A, B：造影CT

CT所見　下行結腸壁（図2 AB→）が浮腫になって，周囲の脂肪組織濃度が上昇している．上行ならびに横行結腸（図2 A＊）は正常である．

診断　下行結腸に限局した虚血性大腸炎

治療方針　症例27-1と同じ．

虚血性大腸炎

　広義には，さまざまな原因（p.123 症例23の表参照）により大腸の虚血をきたす疾患をさすが，狭義には主幹動静脈に明らかな閉塞がない結腸の虚血を**虚血性大腸炎**（ischemic colitis）という．**消化管の虚血性疾患としては最も頻度が高い**．高齢，高血圧，動脈硬化，心疾患，糖尿病，慢性腎不全，膠原病などの基礎疾患のある患者に多く，また女性に多い（70％）．**腹痛，下痢，血便が三主徴**である．重症度により，急性期に腸管壊死にまで進む**壊疽型**（gangrenous form）と**非壊疽型**（non-gangrenous form）に大別される．後者には，一過性で正常に復帰する**一過型**（transient form）と**慢性型**（chronic form）があり，慢性型には瘢痕狭窄を残して治癒する症例と局所性な慢性腸炎が残る症例がある．腸管全層に壊死が及ぶと壊疽型になり，粘膜虚血に留まれば可逆的で一過型に，筋層に虚血が及ぶと瘢痕化，慢性化するためで，壊疽型が15～20％，非壊疽型が80～85％（一過型：50％，慢性腸炎型：20～25％，瘢痕狭窄型：10～15％）[1,2]と壊疽型は少ない．虚血性大腸炎はNOMI（p.130～134 症例25-1, 2）の大腸版とも考えられるが，急性腸間膜虚血（NOMIおよび閉塞性腸管虚血：p.134 症例25-2 表3参照）と比較して，致死率は4～12％と低い[3,4]．

　大腸が部分的に侵され，**特に左結腸に多い**．Paternoら[3]による253例の分析では，脾曲を含む左結腸型が64.4％，肝曲を含む右結腸型が22.6％，横行結腸が3.6％，全結腸型が

9.4％である．ただし，死亡率は全結腸型が最も高く，右結腸型が続く，左結腸型は非壊疽型が多い．最初に内視鏡やCTで，腸管壊死の所見(p.133 症例25-2 表2)が認められれば壊疽型であり，壊死腸管切除を含む外科的処置が必須である．その他の場合には内科的対症療法になるが，その後病態が悪化して外科的処置が必要となるリスク要因として，心疾患などの基礎疾患を有することのほかに，**CTでの腹水の存在と直腸からの出血がないこと**があげられており[3]，注意が必要である．

症例

27-3 80歳，男性．3日前から下痢があり，食欲がない．昨日から発熱(37.8℃)があり，腹痛と血便を訴え来院した．WBC：14,500/μL，CRP：0.6 mg/dL，Hb：4.5 g/dL(基準値13.5〜17.5)，BUN：128.7 mg/dL(10〜20)，CRE：3.17 mg/dL(0.8〜1.2)．

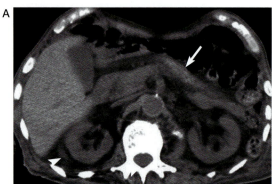
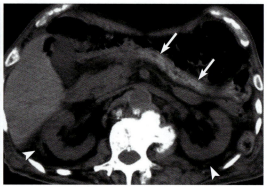
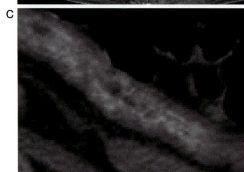

図3 症例27-3 単純CT BはAの10 mm尾側．CはB(→)の拡大図．

CT所見 横行結腸壁(図3 AB→)が高吸収で内腔は狭細化している．よく見ると(図3 C)，結腸壁の内腔側が高吸収，外周側が低吸収(浮腫)になっている．腎筋膜(図3 AB▶)が肥厚している．

診 断 出血性大腸炎，溶血性尿毒症症候群(HUS)
糞便から腸管出血性大腸菌O157のベロ毒素が検出された．

|治療方針| 輸血，血液透析．

病原性大腸菌による出血性大腸炎

　牛，羊などの反芻動物の腸内に生息する病原性**腸管出血性大腸菌 O157** は，排泄物を介して人間に経口感染する．3〜9 日の潜伏期を経て腹痛と下痢で発症し，数日で血性下痢となる．組織毒性は菌が産生する**ベロ毒素**(verotoxin)によるもので，これにより血管内皮細胞が損傷を受けて腸管虚血をきたす．したがって，広義の虚血性大腸炎ともいえるし，組織病理学的にも虚血性大腸炎との鑑別は困難である[5]．さらに全身の毛細血管内皮細胞が傷害され，血小板が活性化して全身性**血栓性微小血管症**(TMA：thrombotic microangiopathy)となり，赤血球が破壊される(微小血管症性溶血 microangiopathic hemolysis)．なかでも腎の感受性が高く，約 10％(多くは小児や高齢者)が**溶血性尿毒症症候群**(HUS：hemolytic uremic syndrome)に進む．腸管出血性大腸菌に対する抗菌薬投与は，菌を破壊して毒素を放出させ，HUS 発生を助長するとの報告[6]と，逆に発症 3 日以内の投与により HUS への進展率を低下させるという報告[7]，またはっきりした関係はないとの報告[8]もあり，結論には至っていない．

　出血性大腸炎(hemorrhagic colitis)の CT 所見(図 3, 4)は，3 層構造を示す大腸壁肥厚(**粘膜下浮腫**)，腸間膜の dirty fat sign，腹水が主で，虚血性大腸炎をはじめとする腸管虚血性疾患や他の大腸炎との鑑別が困難なことも多いが，腸管壁出血(**単純 CT での高吸収**[†]：図 3, 4)が目立つ場合には出血性大腸炎，さらに腎機能不全がみられる場合は HUS を考慮する必要がある．HUS になると，超音波検査で**腎実質のびまん性高エコー**を認める．CT での腎筋膜の肥厚(図 3)は非特異的所見であるが，腎実質の浮腫に起因すると考えられる．造影 CT では腎皮質の造影欠損(**腎皮質壊死**)を認めるが，腎機能低下時の造影 CT は控えるべきである．

脚 注
† 造影 CT では認識できないことに注意！

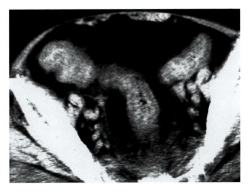

図 4　**病原性大腸菌 O157 による出血性大腸炎の単純 CT(症例 27-3 とは別症例)**　S 状結腸の粘膜下浮腫と粘膜層の高吸収(出血)が認められる．他の断面で腹水もみられた．

key-point
- 虚血性大腸炎は左結腸に多く，急性腸間膜虚血と比較して致死率は低い．
- 虚血性大腸炎と病原性大腸菌による出血性大腸炎は，病理学的にも類似している．

文献

1) Baixauli J, et al：Investigation and management of ischemic colitis. Cleve Clin J Med 2003；70：920-930.
2) Brandt LJ, et al：Colonic ischemia. Surg Clin North Am 1992；72：203-229.
3) Paterno F, et al：Ischemic colitis：risk factors for eventual surgery. Am J Surg 2010；200：646-650.
4) Brandt LJ, et al：ACG clinical guideline：epidemiology, risk factors, pattern of presentation, diagnosis, and management of colon ischemia(CI). Am J Gastroenterol 2015；110：18-44.
5) 立神史稔・他：CTが診断に有効であった腸管出血性大腸菌O157による腸管出血性大腸炎の1例．臨床放射線 2001；46：821-824．
6) Wong CS, et al：The risk of hemolytic-uremic syndrome after antibiotic treatment of *Escherichia coli* O157：H7 infection. N Engl J Med 2000；342：1930-1936.
7) Ikeda K, et al：Effect of early fosfomycin treatment on prevention of hemolytic uremic syndrome accompanying *Escherichia coli* O157：H7 infection. Clin Nephr 1999；52：357-362.
8) Safdar N, et al：Risk of hemolytic uremic syndrome after antibiotic treatment of *Escherichia coli* O157：H7 enteritis. a meta-analysis. JAMA 2002；288：996-1001.

Ⅴ．腸炎・腸管虚血

症例 28

75歳，女性．右下腹〜側腹部痛．

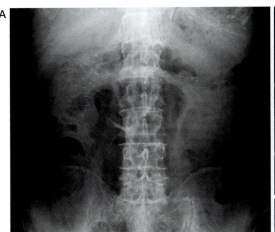
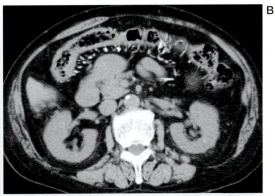
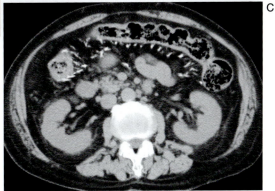

図1　症例28　A：腹部単純X線写真，B, C：単純CT

画像所見　単純X線写真(図1A)：上行結腸の内側に多数の蛇行した線状石灰化を認める．単純CT(図1BC)：上行ならびに横行結腸壁と間膜内に多数の線状の石灰化を認める．上行結腸壁が軽度肥厚しているが，粘膜下浮腫の所見はない．

診　断　静脈硬化性大腸炎

治療方針　全身管理．経過観察．
　この症例では粘膜下浮腫の所見に乏しく，全身状態がよかったので経過観察としたが，症状によっては造影CTや血管造影が必要となり，腸管壊死の徴候があれば患部結腸切除が施行される．

静脈硬化性大腸炎

静脈硬化性大腸炎(phlebosclerotic colitis)は**腸間膜静脈硬化症**(mesenteric phlebosclerosis)ともよばれ，特異なX線所見から診断される静脈還流障害による虚血性大腸炎である[1~3]．すなわち，病理組織学的には腸管壁ならびに腸間膜の細静脈に石灰化を伴う膠原線維の増殖があり，細静脈内腔が狭窄する．腸粘膜は線維化により肥厚し，急性期には虚血により浮腫状易出血性である．**右(特に上行)結腸が侵されることが多く**(図2)，左結腸に多い(動脈性の)虚血性大腸炎と対照的に分布する．

腹部単純X線写真で結腸壁ならびに結腸間膜に血管壁の石灰化を示唆する蛇行する線状高吸収を多数認め(図1A)，本症に特異的であるが，早期には石灰化がみられないこともあり，CTあるいは血管造影がなければ診断できないこともある[2]．CTでは静脈壁石灰化(図1BC)とともに，虚血が進行すれば症例27-2(p.137)と同様の粘膜下浮腫および壁内出血により肥厚した結腸壁と周囲にdirty fatがみられる．血管造影あるいはダイナミックCTの静脈相で，患部からの還流静脈の描出が不良となり，時に反腸間膜側の結腸壁に静脈濃染を認める．後者は正常部腸間膜静脈あるいは後腹膜の静脈につながる側副路である．

一般に慢性的に進行する疾患で無症状に進行するが，腹痛，下痢，下血を繰り返し，急性腹症として来院することもある．慢性肝疾患合併例が少なくない．また，日本以外からの報告はまれである[3]．近年，**本症が漢方薬長期服用者に認められる**ことが報告され[4,5]，本症の多くは漢方薬に含まれる山梔子(**サンシシ**)†が原因と考えられている．サンシシに含まれるゲニポシドが腸内細菌によって加水分解されてゲニピンとなり，これが大腸から吸収されてアミノ酸や蛋白質と反応して静脈壁の線維化や石灰化を生じると考えられている．サンシシには消炎，解熱，利胆，鎮静作用などがあるとされ，これを含む代表的な漢方薬に加味逍遙散，黄連解毒湯，辛夷清肺湯などがある．

脚 注
† 山梔子(サンシシ)：常緑低木であるクチナシ(山梔)の乾燥果実．

---

key-point
- 静脈硬化性大腸炎の石灰化は特徴的．
- 静脈硬化性大腸炎は右結腸に多い．
- 静脈硬化性大腸炎の陰に漢方薬あり．

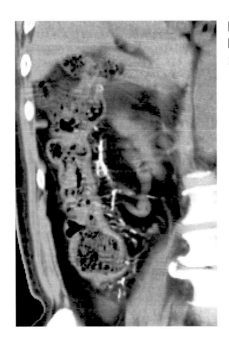

図2 腹痛と下血で来院した70歳男性の単純CT冠状断像　加味逍遥散を常用していた．上行結腸に限局した腸間膜静脈硬化症を認める．

文献

1) Yao T, et al：Phlebosclerotic colitis：value of radiography in diagnosis-report of three cases. Radiology 2000；214：188-192.
2) Kusanagi M, et al：Phlebosclerotic colitis：imaging-pathologic correlation. AJR Am J Roentgenol 2005；185：441-447.
3) Markos V, et al：Phlebosclerotic colitis：imaging findings of a rare entity. AJR 2005；184：1584-1586.
4) 吉井新二・他．漢方薬の長期服用歴を認めた腸間膜静脈硬化症の4例．日大腸肛門誌 2010；63：389-395.
5) 金井俊和・他．漢方薬服用中止により内視鏡所見が改善した腸間膜静脈硬化症の2症例．日消誌 2010；107：834.

症例 29

57歳，女性．突然の腹痛，腹部膨満，下血．以前から頻繁に下痢をしていた．

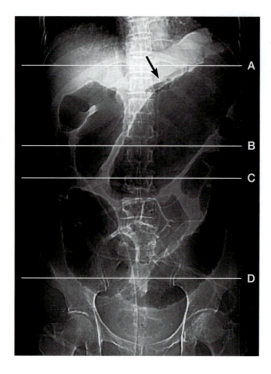

図1 症例29 腹部単純X線写真（仰臥位）
A〜Dは図2のスライス位置を示す．

腹部単純X線所見　実はCTの位置決めのためのscout film（図1）である（仰臥位）．著しく拡大した腸管ループが多数認められる．

Q1　左上腹部の矢印（→）で示す透亮像は何か？

Q2　異常に拡張しているのはどこか？

A1　胃内腔の空気．

A2　盲腸，横行結腸，S状結腸．

CT所見　図2A：左側に胸水がある．胃(1)は虚脱しており，その前方に拡張した左結腸曲(2)がみえるが，壁は薄く壁内ガスはない．図2B：横行結腸(3)が拡張し壁は薄い．図2C：横行結腸の途中に拡張していない部分(4)がある．上行(5)および下行結腸(6)は拡張していない．図2D：盲腸(7)とS状結腸(8)が拡張し壁は薄い．直腸から下部S状結腸(9)の壁肥厚

V. 腸炎・腸管虚血

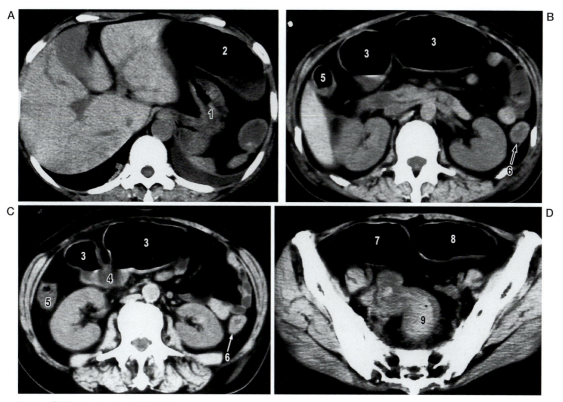

図2　症例29　A〜D：単純CT

(浮腫)がみられ，拡張してはいないが正常ではない．

診　断　中毒性巨大結腸症．潰瘍性大腸炎

　拡張した腸管の壁は薄く，内部には空気が充満しており，糞塊が充満する便秘による拡張とは明らかに異なる．なお，直腸壁の浮腫は，特異的ではないが，潰瘍性大腸炎のほとんどにみられる所見である．

治療方針　結腸切除，回腸瘻設置．

　全身状態が比較的良好な場合には，ステロイド薬静注/動注や免疫薬投与の選択肢もある[1]．

中毒性巨大結腸症

　原因不明の腸炎や感染性腸炎，虚血により結腸粘膜が脱落，筋層壊死により結腸が拡張し，全身的な中毒症状を呈する状態が**中毒性巨大結腸症**(toxic megacolon)で，臨床的に発熱，白血球増多，赤沈亢進，頻脈，貧血などを示す．多くは① 特発性腸炎，すなわち**潰瘍性大腸炎**(UC：ulcerative colitis，図3)の6〜14％(最多)，**Crohn(クローン)病**の2〜5％にみられる[2]と報告されてきたが，近年は両疾患の治療/管理が進歩したため，これらに起因する中毒性巨大結腸症は減少している．頻度が高くなっているのが，② **感染性腸炎**で，特

145

に抗菌薬の乱用による**偽膜性腸炎**[3]による中毒性巨大結腸症の報告が多い．また病原性大腸菌 O157[4] や AIDS（acquired immunodeficiency syndrome：後天性免疫不全症候群）でも報告され，③**虚血性大腸炎**などにも発生する（表1）．多くは原疾患（UC など）が判明していて，そのフォロー中に発症するが，突然，腹痛，腹部膨満，下痢，下血などを訴えて救急部に運ばれる例があるから注意が必要である．中毒性巨大結腸症の約 40％が穿孔，破裂する．中毒性巨大結腸症の死亡率は，内科的治療で約 30％，外科的治療で 6〜20％，穿孔後は 50〜80％と高いため，**穿孔前に発見して内科的に全身状態を改善し，外科的に処置するのが原則である**（ノート 27 参照）．

内科的治療としては，消化管チューブによる吸引と減圧，ステロイド薬投与，絶食，輸液，輸血および抗菌薬投与がある．**発症後 48〜72 時間以内に改善がみられない場合には，外科手術を施行すべき**である．また，消化管穿孔や出血が続く場合には直接外科的に治療するべきである．外科的治療としては，大腸全摘＋回腸瘻や結腸切除＋回腸直腸吻合などがあり，侵されている程度により異なってくる．

中毒性巨大結腸症そのものの診断は，一般に臨床症状と腹部単純 X 線写真で十分で，**ハウストラ**（p.237 症例 45 の脚注参照）の消失した結腸の拡張（>6 cm 径）が決め手となり，1969 年の **Jalan の診断基準**[5]が今でも生きている（表2）．しかし，全身状態がよくないこともあり仰臥位で撮影することが多いので，腹部単純 X 線写真では高い位置にあって空気が集まる横行結腸の所見のみが目立ち，上行ならびに下行結腸の状態を把握できないことが多い．また，内部に多量の液体を擁している場合（図4）には，単純 X 線写真では拡張の程度や範囲を過小評価することになるので注意が必要である．CT は正確にこれらを評価するとともに，穿孔の有無（腹膜腔遊離ガス，壁内ガス）や壁の厚さ，壁内出血の有無と程度，および侵されている腸管の同定といった治療方針の決定に重要な情報を与える．

■表1　中毒性巨大結腸症の原疾患

① 特発性腸炎		潰瘍性大腸炎，Crohn 病
② 感染性腸炎	a）細菌：	*Clostridium difficile*（偽膜性腸炎）
		サルモネラ，カンピロバクター，エルシニアなど
	b）寄生虫：	アメーバ，クリプトスポリジウム
	c）ウイルス：	サイトメガロウイルス，HIV など
③ 虚血性大腸炎		
④ 膠原線維性大腸炎[†1]		
⑤ 薬剤性腸炎	メトトレキサートなど	

脚注
[†1] 膠原線維性大腸炎（collagenous colitis）[6]：水溶性下痢，腹痛を訴え，粘膜下に線維束（collagen band）が層状に認められ，縦走潰瘍を生じる．プロトンポンプ阻害薬，非ステロイド性抗炎症薬（NSAID）や抗菌薬による薬剤性腸炎と考えられており，薬剤服用停止後数日から数週で大半は治癒する．CT では虚血性腸炎や感染性腸炎と同様の粘膜下浮腫を認める．

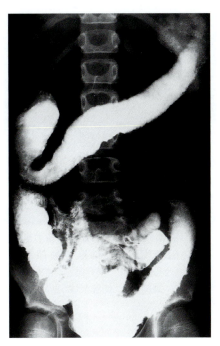

図3　潰瘍性大腸炎の注腸造影（症例29とは別症例）
結腸全体がハウストラを失い鉛管状，粘膜は不整で潰瘍を認める．

■表2　中毒性巨大結腸症の診断基準（Jalan[5]）

1）X線写真での結腸拡張
2）次の4項目のうち，3項目以上に該当する．
　・38℃以上の発熱
　・脈拍120/分以上
　・白血球増多（＞10,500/μL）
　・貧血
3）さらに次の項目のうち，1項目以上に該当する．
　・脱水
　・意識障害
　・電解質異常
　・低血圧

Q3 中毒性巨大結腸症以外に，腸管閉塞がないのに結腸が急性拡張を呈する疾患は？

A3 **急性結腸偽性閉塞症**（acute colonic pseudo-obstruction）．最初の報告[7]に因んで**Ogilvie**[†2]**症候群**（図5）として知られる．腸管の**機械的閉塞も大腸炎もないのに急性の結腸拡張を呈するのが特徴**である．自律神経の不調和が根底にあるとされるが詳細は不明である．ほとんどは全身疾患〔心不全，肝不全，腎不全，感染症（肺炎，敗血症など），悪性腫瘍〕や術後ならびに外傷後に発症する．中毒性巨大結腸症のような原因疾患としての腸炎はないにもかかわらず，高度の結腸拡張を呈し，減圧しないと穿孔（右結腸に多い）して致命的となる[8]．ネオスチグミン投与や内視鏡的減圧術が有効である．

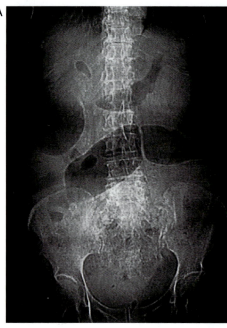
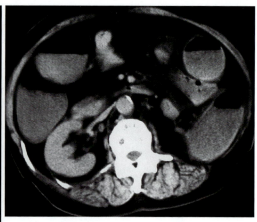

図4　大量の液体を擁する中毒性巨大結腸症（原因不明）　A：仰臥位腹部単純X線写真（CT scanogram）　横行結腸の拡張以外はわからない．B：単純CT　結腸全体が拡張していることが明らかになる．

> **ノート 27　中毒性巨大結腸症の注意事項**
>
> 　腹痛や下痢に対する抗コリン薬や阿片薬は，中毒性巨大結腸症を生じやすくするとともに，悪化させるとされる．**大腸内視鏡と注腸造影も，中毒性巨大結腸症を悪化させることがあるとともに，穿孔の危険性が高いため通常は禁忌である**．大腸内視鏡や経直腸管により減圧し，内腔にステロイドを投与する治療法もあるが，拡張部は穿孔しやすいので特に慎重な操作が要求される．

巨大結腸症

　急性巨大結腸症（acute megacolon）[†3]，したがって急性腹症の対象となる巨大結腸症は，上記の中毒性巨大結腸症と急性結腸偽性閉塞症（Ogilvie症候群）である．これら以外に**慢性巨大結腸症**（chronic megacolon）があり[9]，**成人型Hirschsprung病**[†4]，原因不明の**特発性慢性巨大結腸症**と**続発性慢性巨大結腸症**（全身性硬化症，ミトコンドリア脳筋症，Chagas病[†5]，薬剤性，糖尿病性，長期臥床，脊髄疾患など）が含まれる（表3）．いずれも慢性の結腸拡張と慢性便秘が特徴であるが，腹痛を訴えることもある．

脚　注
[†2] Sir William Heneage Ogilvie（オギルヴィー，1887-1971）：英国の外科医．
[†3] 欧米では急性結腸偽性閉塞症（Ogilvie症候群）を単に急性巨大結腸症とよび，巨大結腸症を中毒性巨大結腸症（toxic megacolon），急性巨大結腸症（acute m.），慢性巨大結腸症（chronic m.）の3つに大別することが多い[7]．

V. 腸炎・腸管虚血

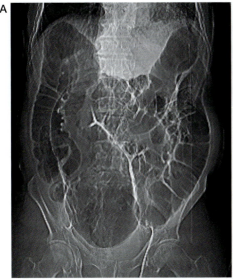
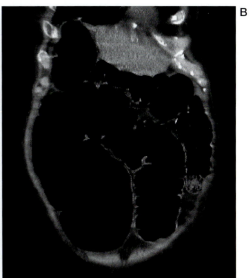
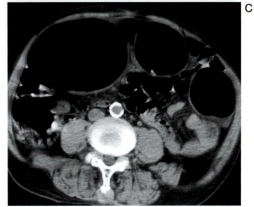

図5 急性結腸偽性閉塞症（Ogilvie 症候群）
A：仰臥位腹部 X 線写真（CT scanogram），
B, C：単純 CT（冠状断像，横断像）　急性肺炎で入院した86歳男性．上行結腸径は85 mm，S 状結腸径は115 mm で直腸下部まで閉塞は認められなかった．

■ 表3　巨大結腸症の分類

急性巨大結腸症
　　中毒性巨大結腸症
　　急性結腸偽性閉塞症（Ogilvie 症候群）

慢性巨大結腸症
　　成人型 Hirschsprung 病
　　特発性慢性巨大結腸症
　　続発性慢性巨大結腸症

脚 注
†4 腸管壁の神経節細胞欠損により蠕動運動が生じず，近位部が拡張する先天性疾患．成人型は欠損部が短く直腸下部に限局しているため，診断が遅れたもの．Harold Hirschsprung（1830-1916, ヒルシュスプルング）：デンマークの小児科医．
†5 中南米に分布する *Trypanosoma Crus*（原虫）感染症．Carlos Chagas（シャガス，1879-1934）：ブラジルの医師，疫学者．

key-point

- 中毒性巨大結腸症：UC，Crohn，感染性ならびに虚血性大腸炎に発症する．
- 中毒性巨大結腸症：注腸造影/内視鏡は原則禁忌．
- 急性結腸偽性閉塞症（Ogilvie 症候群）：全身疾患に合併する．

文献

1) 「難治性炎症性腸管障害に関する調査研究」（鈴木班）平成 28 年度分担研究報告書別冊．潰瘍性大腸炎・クローン病診断基準・治療指針．
2) Halpert RD：Toxic dilatation of the colon. Radiol Clin North Am 1987；25：147-155.
3) Trudel JL, et al：Toxic megacolon complicating pseudomembranous enterocolitis. Dis Colon Rectum 1995；38：1033-1038.
4) Nayar DM, et al：Toxic megacolon complicating *Escherichia coli* O157 infection. J Infect 2006；52：103-106.
5) Jalan KN, et al：An experience with ulcerative colitis：toxic dilatation in 55 cases. Gastroenterology 1969；57：68-82.
6) Lindström CG：'Collagenous colitis' with watery diarrhea—a new entity? Pathol Eur 1976；11：87-89,.
7) Ogilvie H：Large intestine colic due to sympathetic deprivation：a new clinical syndrome. Br Med J 1948；2：671-673.
8) De Giorgio R, et al：Acute colonic pseudo-obstruction. Br J Surg 2009；96：229-239.
9) Hanauer SB, et al：Acute and chronic megacolon. Curr Treat Options Gastroenterol 2007；10：237-247.

VI

消化管穿孔

症例 30

67歳，男性．昨日EST（内視鏡的乳頭括約筋切開術）を受けた．その直後から腹痛を訴えている．

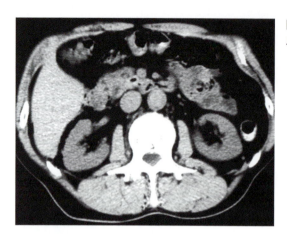

図1　症例30
単純CT（WW/WL：250/40 HU）

CT所見　図1には特に異常は認められない．

Q　本当に「異常なし」でよいのか？　それを確認するには何をするべきか？

A　エアウィンドウ（air window）で表示する（図2）．air windowについてはノート10（p.63）参照．

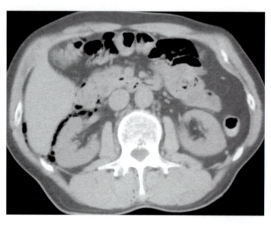

図2　症例30
単純CT（WW/WL：1000/−50 HU）

CT所見（air window）　図2：図1と同じ画像のair window表示である．脂肪と空気（ガス）が明瞭に区別され，十二指腸下行脚周囲，肝と右腎ならびに肝と腹壁の間に気泡を認める．

診断　十二指腸穿孔（医原性）．後腹膜気腫（一部は腹膜気腫）

|治療方針| 抗菌薬投与.

　腹部においては腸管内腔以外のガスは例外なく異常である．したがって，これを見逃すことは即誤診であり，患者の生命を危険に晒すことになる．この**異常ガス像をCTで見逃さないためには air window で観察すればよいわけで**，これについてはノート10で述べたが，図3を見てその重要性を再認識していただきたい．図3Aでは，脂肪と空気を区別できず，消化管内外の空気も区別できないのに対し，図3Bではこれらを容易に区別することができる．

ESTの合併症

　EST（endoscopic sphincterotomy 内視鏡的乳頭括約筋切開術）はもともと胆管内結石除去のために開発された技術であるが，閉塞性胆管炎，胆管腫瘍，胆管十二指腸内瘻ステント挿入などに広く利用され重要な治療法になっている．しかし，症例30のような十二指腸穿孔のほかに，急性膵炎，出血，急性胆管炎，敗血症などの重篤な急性合併症が7〜8％にみられる[1,2]．また，長期の合併症として胆管結石再発，胆管炎，胆囊炎などが11〜12％に認められる．さらに，後腹膜への穿孔は796人中9人にみられ，そのうち2人が敗血症で死亡したという報告もある[3]．**術者が穿孔に気がつかないことも多いので，CT（air window）の役割は大きい．**

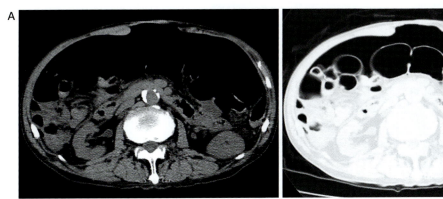

図3　腹膜気腫（別症例）の単純CT　A：通常の腹部の表示（soft tissue window, WW/WL：250/40 HU）　B：air window（WW/WL：1000/−50 HU）

key-point

- 気体（ガス）は air window で観察．
- EST による十二指腸穿孔：術者は意外と気づいていない．

文献

1) Barthet M, et al：Complications of endoscopic sphincterotomy：results from single tertiary referral center. Endoscopy 2002；34：991-997.
2) Costamagna G, et al：Long-term follow-up of patients after endoscopic sphincterotomy for choledocholithiasis, and risk factors for recurrence. Endoscopy 2002；34：273-279.
3) Zissin R, et al：Retroperitoneal perforation during endoscopic sphincterotomy：imaging findings. Abdom Imaging 2000；25：279-282.

症例

31-1 69歳，男性．昨夜12時頃から上腹部痛．

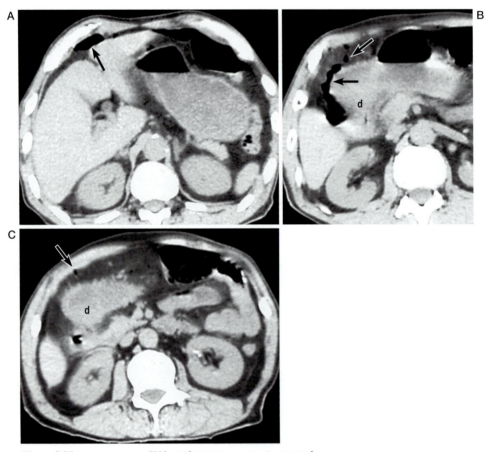

図1　症例31-1　A～C：単純CT（WW/WL：420/−20 HU）

CT所見　上腹部単純CTのfat window表示（図1 A～C）：腹膜気腫（→）と十二指腸球部（d）の毛羽立ち，ならびに周囲の脂肪組織の濃度上昇（dirty fat）を認める．

診断　十二指腸潰瘍穿孔．腹膜気腫

治療方針　外科手術．

Ⅵ．消化管穿孔

症例 31-2

53歳，男性．友人と会話中，突然腹痛を訴え，意識が朦朧としてきた．

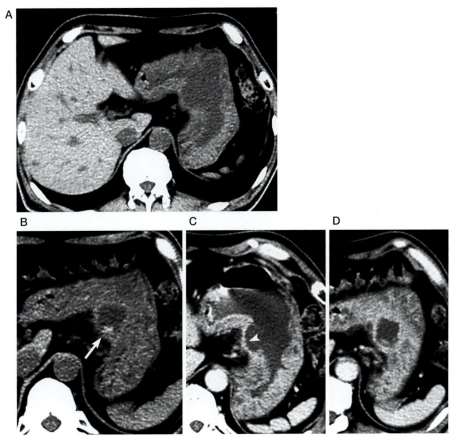

図2 症例31-2　A：単純CT（WW/WL：300/40 HU）　B：単純CT（WW/WL：220/60 HU）　C, D：造影CT（WW/WL：300/40 HU）

CT所見　図2 A, Cでは胃小弯にある潰瘍のprofile（側面）像，B, Dではen face（正面）像が描出され，WWを狭めてWLを上げて表示したBでは潰瘍内に高吸収の凝血塊（→）が確認される．profile（側面）像では潰瘍部胃粘膜の途絶欠損（C▶）と周囲胃壁の粘膜下浮腫が描出されている．

診　断　出血性胃潰瘍

治療方針　外科手術あるいは内視鏡的治療．

> **症 例**
>
> **31**-3 　52歳，男性．今朝，急激な上腹部痛に襲われ来院した．

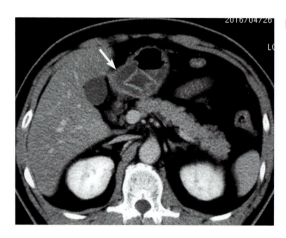

図3　症例31-3　造影CT

CT所見　十二指腸球部に強い粘膜下浮腫があり(図3→)，前壁に内腔の空気で縁取られた菲薄化した部位(潰瘍)が認められる．

診　断　急性十二指腸潰瘍

治療方針　内視鏡的治療

胃・十二指腸潰瘍のCT

　胃・十二指腸潰瘍の多くは粘膜層の表層的な欠損で，CTでは描出されず[1,2)]，合併症のない胃・十二指腸潰瘍の検出にCTは有用ではない[3)]．したがって基本的にはCTで診断される疾患ではない．身体所見や現病歴(吐血，下血など)から本症が示唆されれば，内視鏡により確定診断が得られ，そのまま治療に移行できることも多い．しかしながら，症例31-1〜3のように「急性腹症」として，最初にCT検査を施行することも少なくないこと，および深い潰瘍や穿孔性/穿通性潰瘍では重要な所見が得られることから，胃・十二指腸潰瘍のCT所見を知っておく必要がある．CT所見をまとめると，間接所見として潰瘍近傍の**粘膜下浮腫**(図3,4)，漿膜側の**毛羽立ちと脂肪浸潤像**(dirty fat：**図1C**)，直接所見としての**潰瘍の描出**(図2,3)と穿孔時の**腹膜気腫**(図1)である．もちろん間接所見は胃・十二指腸潰瘍に特異的なものではなく，他の急性炎症/虚血/浮腫(急性胃炎，十二指腸炎，アニサキス症など)でもみられる"sentinel sign"(p.85症例15-2ノート13脚注)のひとつである．

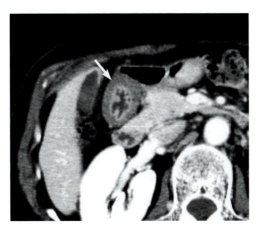

図4 造影CT 急性十二指腸潰瘍(症例31-3とは別症例)による球部の粘膜下浮腫(→)

key-point

- 異常ガス(消化管内腔外ガス)の検出にはair windowが不可欠．
- 脂肪組織の異常にはfat windowが不可欠．
- 血塊(血腫)の検出にはWWを狭めることも必要．
- WW，WLを自由に使いこなせ．

文献

1) Horton KM, et al：Current role of CT in imaging of the stomach. RadioGraphics 2003；23：75-87.
2) Guniganti P, et al：CT of gastric emergencies. RadioGraphics 2015；35：1909-1921.
3) Jacobs JM, et al：Peptic ulcer disease：CT evaluation. Radiology 1991；178：745-748.

症例

32-1

80歳，男性．2週間前から上腹部痛があり，H_2-blocker[†]を内服していたが，改善しないので某院を受診し，胃の内視鏡検査を受けたところ"潰瘍"があるといわれた．その直後から具合が悪くなり，救急車で搬送されてきた．

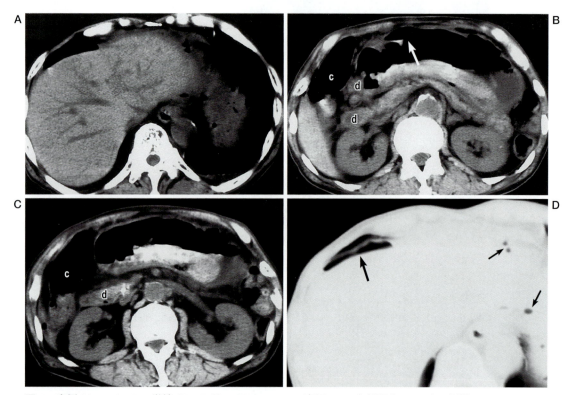

図1 症例32-1 A～D：単純CT DはAのair window表示 c：右結腸曲，d：十二指腸．

CT所見 図1BCの中央に横に長い膵のような高吸収腫瘤があるが，膵はその背側に認められる．腫瘤は胃の内腔にあり，血腫と思われる（胃内視鏡検査直後で食物があるとは考えられない）．図1Bでは胃前庭部の腹側に異常なガス貯留（大矢印）があるが，これだけでは腸管のガスと区別しがたい．決定的なのは図1Dで，横隔膜の前後にガス像が認められる．もちろん前（腹側）は肺の空気で，後（背側）が腹膜腔遊離ガス（大矢印）である．肝外側区の周辺にも異常なガス（小矢印）がみられる．

診 断 胃潰瘍穿孔．胃内血腫．

治療方針 胃部分切除．

　　　胃前庭部前壁に5cm径の潰瘍があり，その中心が穿孔していた．病理診断は胃癌であった．

> 脚注
> † H_2受容体拮抗薬．消化性潰瘍の第1選択薬．

症例 32-2

32歳，男性．昨日夜から右下腹部痛があり，来院した．嘔気，嘔吐，腹膜刺激症状もみられたため緊急入院となった．21歳のとき，痔瘻，肛門周囲膿瘍で手術を受けた．その後も，腹痛，粘血便，イレウス症状を繰り返し，病院を転々としていた．

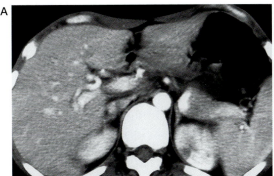
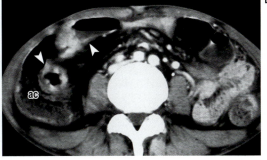

図2　症例32-2　A〜C：造影CT　ac：上行結腸，i：回腸，sc：S状結腸．

CT所見　図2A：肝鎌状間膜の背側（肝円索裂）に10 mm径のガス濃度を認める．これは，air window表示（図3）で明らかである（→）．図2B：上行結腸（ac）の内側に壁が肥厚して全体が濃染する小腸ループ（▶）を認め，内部に水平面もみられる．図2C：骨盤内の回腸壁（i）が異常に厚い．S状結腸壁（sc）も肥厚しているが粘膜の濃染は保たれている．腹水がある．図2BおよびCの小腸壁肥厚は粘膜下浮腫の像（p.110症例21-1参照）とは異なり，全体が造影増強効果を示し，層構造は認められない．

診断　消化管穿孔．Crohn[†1]病

この症例では図2Aの肝円索裂のガスが唯一の腹膜腔遊離ガスであった．また，小腸の浮腫性ではない壁肥厚と病歴から，Crohn病をまず考える必要がある（p.164 ノート30参照）．

脚注
†1 Burrill Bernard Crohn（クローン，1884-1983）：米国の医師．

|治療方針| 回腸の穿孔および狭窄部切除．回腸皮膚瘻造設．

末端から約 30 cm の回腸に穿孔があり，腹膜腔と交通していた．さらに，近位の回腸には多数の狭窄があり，S 状結腸も狭窄していた．

消化管穿孔と腹膜気腫

腹部においては**消化管内腔以外にガス**[†2]**像を認めたら異常**である．これには，**腹膜気腫**（気腹：pneumoperitoneum[†3]），**腹膜外気腫**（extraperitoneal emphysema[†3]），**腸管壁気腫**（pneumatosis intestinalis, intramural gas），**門脈内ガス**（portal venous gas），**胆管(道)内ガス**［胆管(道)気腫 pneumobilia］がある．**後腹膜気腫**（pneumoretroperitoneum）は広い意味で腹膜外気腫に含まれる．後腹膜腔は腹膜外腔の一部であることから当然である．

腹膜臓器である消化管が穿孔すると，腹膜腔に空気（ガス）と液体が流出する（p. 162 ノート 28 参照）．腹膜気腫は無症状な場合もある（表）が，通常は消化管穿孔の徴候として最も重要で，腹部単純 X 線写真でもさまざまなサインが知られている．しかし，コントラストが低いこと，さまざまな構造が重なることなどから，腹部における異常ガス像の正診率は必ずしも満足できるものではない．

CT では少量でもガスが鮮明に描出され，さらに腹膜腔に液体があれば水平面（gas-fluid level）も認められるため，腹膜気腫の正診率は極めて高い．しかし，そのためには **WW/WL を適切に設定する**こと（図 1 D, 3；p. 153 症例 30 図 3，p. 63 症例 11 図 2 参照）と，**腹膜腔の解剖を熟知している**必要がある．また，腹部前面の横隔膜近くでは肺の空気と紛らわしいことがあるから注意が必要である．横隔膜が確認できれば問題はない（図 1 D, 4）．ガスは基本的に仰臥位で最も高い位置である前腹壁直下に集まるが，癒着があればその限りではない．さらに，癒着がなくても腹膜腔ガスが途中でトラップされる部位として，肝鎌状間膜の背側の**肝円索裂**（図 3, 5），**網嚢内側上陥凹**（図 4，p. 162 ノート 29 参照），**胆嚢周囲**（図 6）などがある．トラップされた少量のガスが唯一の決め手となることもあるので注意が必要である．ただし，肝鎌状間膜や胆嚢近傍では異常ガスと腸管内ガスを正確に区別しておく必要がある．

脚注
†2 ガスと空気．空気はガス（気体）に含まれるが，ガスが空気とは限らない．肺内や消化管内腔あるいは消化管穿孔による腹膜気腫などは空気であることが明らかであるが，膿瘍や組織壊死あるいはガス産生菌に伴うガスは空気ではない（通常は炭酸ガス）．
†3 pneumo は "息や風" を意味するギリシャ語に由来し，気体や肺という意味で使われる．emphysema もギリシャ語の息を吹いて（physe）膨らませる（em-）こと（-ma）という意味で，異常な気体貯留（気腫）を表す．たとえば後腹膜腔の気体貯留（後腹膜気腫）は retroperitoneal emphysema あるいは pneumoretroperitoneum とよばれる．

VI. 消化管穿孔

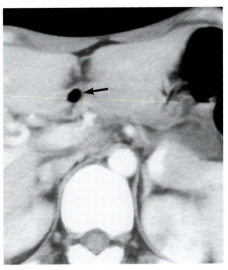

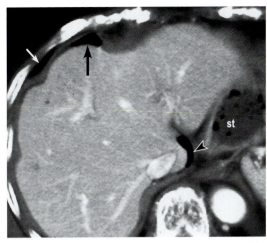

図3　症例32-2　図2Aのair window表示によるに腹膜腔遊離ガスの描出（→）.

図4　消化管穿孔　造影CT　網嚢内側上陥凹の遊離ガス（▶）. 肝前面の遊離ガス（大矢印）と肺（小矢印）の間に横隔膜を確認できる. st：胃.

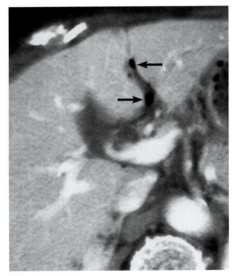

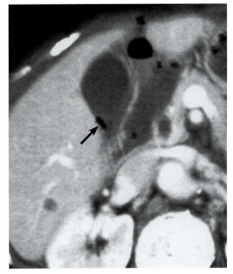

図5　消化管穿孔　造影CT　肝円索裂にトラップされた遊離ガス（→）.

図6　消化管穿孔　造影CT　胆嚢と肝の間にトラップされた遊離ガス（→）.

表　腹膜気腫の原因

1）消化管穿孔
2）術後（開腹術, 腹腔鏡下手術）
3）外傷
4）経腟性〔Rubin（卵管通気）試験など〕
5）縦隔気腫, 肺気腫
6）腸管壁嚢状気腫
7）特発性

Q 開腹手術後は，何日くらい腹膜腔に空気がみられるのか？

A 術後3日までは44%にCTで腹膜気腫が認められるが，18日以後はまったく認められないと報告されている[1]．一般的には術後2週を経ても腹膜気腫がかなり残っていたり，経時的にその量が増加しているような場合には，再穿孔や縫合不全などを考慮する必要がある．

ノート 28　腹腔，腹膜腔，腹膜臓器

臨床医学では**腹腔**(abdominal cavity)と**腹膜腔**(peritoneal space)を混同していることも少なくないが，本来は異なった解剖区域である．腹腔は腹部の筋層(の筋膜，腱膜)に囲まれた腔である．この筋層には腹筋群，背筋群，横隔膜と骨盤底の筋群がある．一方，**腹膜腔は腹膜に覆われた腔**で，内部には少量の液体以外には何も存在しない閉鎖腔である．ただし，女性の場合には卵管腹膜口で外界と連絡がある．この腹膜腔と，腹腔を形成する筋層との間が**腹膜外腔**(extraperitoneal space)で，さまざまな臓器を擁し，間隙は脂肪組織で埋まっている(p.177 症例34-2 ノート33参照)．腹膜腔には何も存在しないが，腹膜外腔から腹膜を被って腹膜腔側へ突出した臓器が**腹膜臓器**(peritoneal organ)とよばれる．しかし，決して腹膜腔に存在するわけではない．すなわち，**腹膜臓器は腹膜外腔と直接つながっているが，腹膜の破綻がない限り腹膜腔との連絡はない**．

ノート 29　網嚢内側上陥凹

腹膜腔(peritoneal space)のうち，胃と**小網**(肝胃間膜と肝十二指腸間膜)の背側に閉じこめられた部分が**網嚢**(omental bursa)で，腹膜腔本体とは狭い**網嚢孔**(epiploic foramen, foramen of Winslow[†4])で連絡している(図7)．網嚢は胃膵ヒダ(総肝動脈と左胃動脈による盛り上がり)により，大きな**外側部**と小さな**内側部**に分かれる．**網嚢の概容は，母指を頭側に向けて右手掌を上腹部に当てると把握しやすい**．すなわち，母指が網嚢内側上陥凹，その他の4本指が外側部，手首がWinslow孔に相当する(ただし，実際のWinslow孔は指2本がやっと入る程度に狭い)．

外側部は胃ならびに大網の背側で，頭側を胃横隔膜間膜，左を胃脾間膜と脾腎間膜，尾側を横行結腸間膜で囲まれ，背側は壁側腹膜を介して膵に接する．左側(脾腎間膜側)を**脾陥凹**(splenic recess)，尾側(大網側)を**大網陥凹**(omental recess)とよぶこともある．内側部の右は下大静脈と肝尾状葉，左は食道・胃噴門，頭側は肝冠状間膜，腹側は小網で境される．この内側部の上部を**上陥凹**(superior recess)という．腹膜腔の背頭側の盲端にあたるため，腹水，血液，膿，ガスなどが貯留残存しやすいわりに見逃されやすい部位である．CTでは，この部分に液体やガスが貯留すると肝尾状葉を囲んで数字の7に似た形になるため，"7 sign"として知られる(図4, 8)．

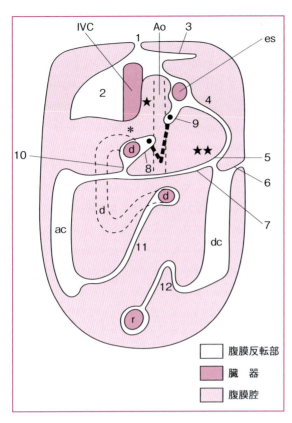

図7 腹膜腔の構造
★：網嚢内側上陥凹,
★★：網嚢外側部,
＊：Winslow 孔,
Ao：大動脈, ac：上行結腸, d：十二指腸, dc：下行結腸, es：食道, IVC：下大静脈, r：直腸, 1：肝鎌状間膜, 2：肝無漿膜野, 3：左三角間膜, 4：胃横隔膜間膜, 5：脾腎間膜, 6：結腸横隔膜間膜, 7：横行結腸間膜, 8：下胃膵ヒダ（総肝動脈）, 9：上胃膵ヒダ（左胃動脈）, 10：十二指腸横行結腸間膜, 11：小腸間膜, 12：S状結腸間膜.
太い破線は総肝動脈と左胃動脈を示す.

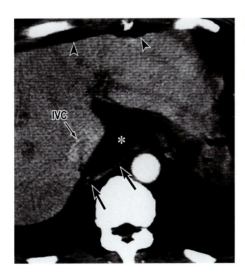

図8 網嚢内側上陥凹に貯留した液体（＊）による7 sign：消化管穿孔による腹膜炎 造影CT 肝の前に腹膜腔遊離ガス（▶）を認める. →：横隔膜, IVC：下大静脈.

脚 注
†4 Jacob Benignus Winslow（ウィンズロー：1669-1760）：デンマーク生まれでフランスの解剖学者.

ノート 30 Crohn病

原因不明で，比較的若年者に多い全層性肉芽腫性炎症性疾患で，消化管のどこにも生じるが，回腸末端部を中心とする小腸大腸型が多い．1/3では小腸のみに病変を認める．① 非連続性・区域性病変，② 敷石状所見(cobblestone appearance)・縦走潰瘍，③ 全層性炎症性病変，④ 乾酪壊死のない類上皮細胞性肉芽腫，⑤ 裂溝・瘻孔，⑥ 肛門部病変(非典型的痔瘻，膿瘍など)を特徴とする．

CT所見としては，腸管壁の肥厚と内腔の狭窄がまずあげられる．初期や急性期には，非特異的な粘膜下浮腫像を示すが，慢性化すると全層にわたる肉芽や線維化により，比較的均一な造影効果を示す(図2)．反応性に腸間膜の脂肪層が増殖線維化(fibrofatty proliferation)する(図9)．このため，腸管がお互いに離れ，脂肪層が腸間膜から腸管の漿膜下に入り込み(creeping fat sign)，腸間膜付着反対側にまで達することがある．また，回腸でも直動脈が長くなり空腸のようになる(vascular jejunization)[†5]．直動脈が拡張して並んだ姿は櫛徴候(comb sign)とよばれる[2]．このような血管拡張は急性増悪を示唆する所見である．ただし，comb signは腸管虚血でもみられる(p.121 症例23図2参照)．CTはCrohn病に合併することの多い腸管近傍の瘻孔や膿瘍の検出にも敏感である．

脚注
†5 小腸への動脈枝は腸間膜内で互いにアーケードを形成し，ここから腸管への直動脈が分岐する(図10)が，空腸では分岐点が腸管から離れ(つまり直動脈が長く)，回腸では腸管の近くにある(直動脈が短い)．Crohn病では，腸間膜脂肪の増殖により直動脈が長く，空腸化する．

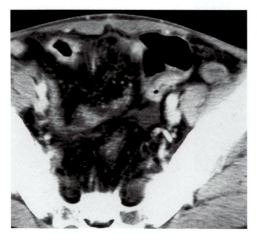

図9 Crohn病 造影CT 腸間膜脂肪が増殖し血管が目立ち，腸管が離れている．

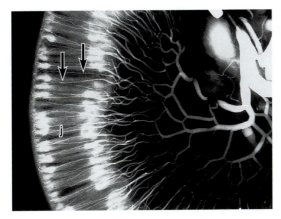

図10　腸間膜動脈の構造（手術標本の上腸間膜動脈枝に造影剤を注入したX線写真）　j：空腸，→：直動脈．

key-point

- 途中でトラップされるガス（腹膜気腫）もある．
- 腹腔＝腹膜腔＋腹膜外腔

文献

1) Gayer G, et al：Postoperative pneumoperitoneum as detected by CT：prevalence, duration and relevant factors affecting its possible significance. Abdom Imaging 2000；25：301-305.
2) Meyers MA, et al：Spiral CT demonstration of hypervascularity in Crohn disease："vascular jejunization of the ileum" or "comb sign". Abdom Imaging 1995；20：327-332.

症例

33-1

78歳，男性．化膿性脊椎炎から敗血症になっていた．腹痛，腹部膨満，嘔気を訴え，嘔吐もみられた．WBC：15,600/μL．

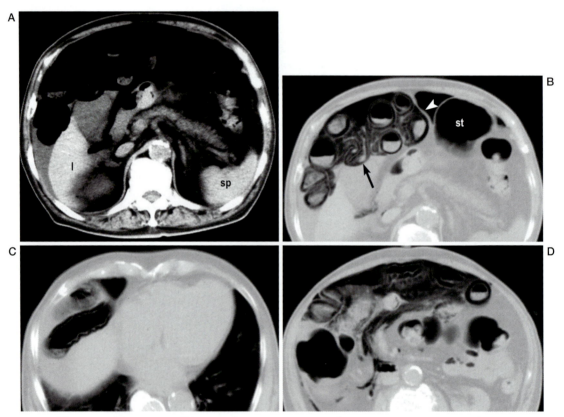

図1 症例33-1 単純CT A：膵体レベル（WL/WW：0/250 HU），B：Aの air window 表示（WL/WW：－500/1500 HU），C：Bの80 mm 頭側，D：Bの90 mm 尾側

CT所見 図1A：肝（l）の外側に腹水がある．腹腔前部にガスが多いが詳細は不明である．図1B：胃（st）の右前方に腹膜腔遊離ガス（腹膜気腫），さらにその右に前後に走る索状構造（肝鎌状間膜▶）がある．肝鎌状間膜の右には環状の壁内ガス（腸管壁気腫）を擁する小腸ループ，腸間膜気腫（→）と腹膜気腫がみられる．図1C：小腸の長軸に平行な壁内ガスがみられる．図1D：腸管壁気腫と腸間膜気腫が認められる．腸間膜気腫では，内部に認められる軟部組織濃度の曲線（血管）が特徴的である（図1B）．

診　断 壊死性腸炎．消化管穿孔，腹膜炎

治療方針 抗菌薬投与，壊死腸管切除．腹膜腔洗浄．

腸管壁気腫

　腸管壁気腫(pneumatosis intestinalis：PI)は腸管壁内(多くは粘膜下層)に気体(ガス)が貯留した状態で，病因別に**表**のようにまとめられる．1) 一次性(特発性)の**腸管壁囊状気腫**(pneumatosis cystoides intestinalis，**図2**)はPIの15％を占め，粘膜下や漿膜下および腸間膜に局所的な囊胞(気瘤)が集簇する特徴的な画像を示す．ほとんどは結腸にみられ，臨床的にも無症状で特に問題にはならない．2) 二次性は何らかの基礎疾患に伴うもので，内腔の空気と離れた直線，曲線状(**図1**)，またはこれが不連続になった破線状・小胞状のガス像(**図3**)として描出されるのが特徴である．腸管に垂直な断面では環状ガス像(**図1B**)が描出されることもある．①は腸管虚血(症例23, 24, 25など)，壊死性腸炎，絞扼性イレウス，中毒性巨大結腸症，腐食性胃炎などで消化管壊死をきたしたもので，**直ちに外科的処置を必要とする緊急病態である**[1]．この場合の壁内ガスには内腔の空気と細菌の発生するガスとがある．②は粘膜が局所的に破綻して内腔の空気が壁内へ侵入した状態で，消化管病変(消化性潰瘍，潰瘍性大腸炎，Crohn病など)，医原性を含む外傷と内圧上昇(閉塞性イレウス，幽門狭窄症など)が原因になる．③は腸管のリンパ組織萎縮により粘膜組織が乱れて透過性が亢進するために，内腔の空気が侵入するとされる．④は**特別な治療を必要としない一過性の良性病態**である(ノート31)．②と③は原疾患の治療が基本となる．いずれにしても，①を他と区別することが必須である．しかし，腸管壁囊状気腫を除けば，PIの形態だけでは区別できないので，他の腸管壊死を示す所見(p.133 症例25-2 表2)の有無を確認することと，病歴，臨床症状ならびに検査所見が重要な鑑別点になる[2]．腹膜気腫の有無も鑑別には役立たない．Greensteinらは，年齢>60歳，白血球数>12,000/cm^3 and/or 嘔吐が外科的処置の適応で，敗血症があることが死に至る最大のリスクであるとしている[3]．

■表　腸管壁気腫の原因とおもな疾患

1) 一次性
　　腸管壁囊状気腫

2) 二次性
　　① 腸管壊死：腸管虚血，壊死性腸炎，絞扼性イレウス，敗血症，中毒性巨大結腸
　　② 粘膜破綻
　　　　消化管病変：消化性潰瘍，潰瘍性大腸炎，Crohn病，膠原病[*1]
　　　　外傷性：医原性(内視鏡，注腸造影，生検など)，外傷
　　　　内圧上昇：閉塞性イレウス，幽門狭窄症
　　③ 免疫能低下：ステロイド，化学療法，放射線治療，AIDS[*2]，臓器移植
　　④ 肺疾患：COPD[*3]，喘息，囊胞性線維症，PEEP[*4]

[*1] 強皮症など．血管病変が強い膠原病は①の腸管虚血をきたすこともある(症例23)．
[*2] 後天性免疫不全症候群(acquired immunodeficiency syndrome)
[*3] 慢性閉塞性肺疾患(chronic obstructive pulmonary disease)
[*4] 終末呼気陽圧(positive end-expiratory pressure)

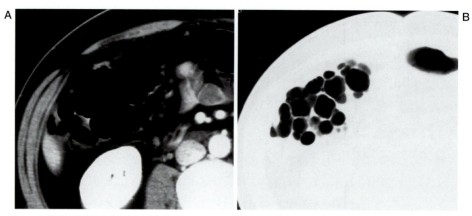

図2 腸管壁嚢状気腫　A：造影 CT，B：air window 表示

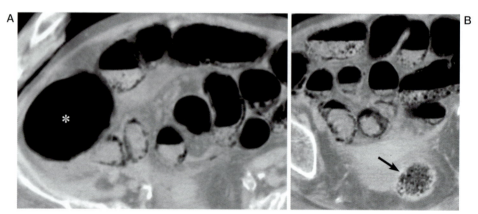

図3　非閉塞性腸間膜虚血（NOMI）による壊死性腸炎にみられた広範な小腸壁気腫　A, B：air window 表示　空気で拡張した上行結腸（A＊）と気泡を含む糞塊の充満した直腸（B→）には壁気腫が認められないことに注意.

> **ノート 31　肺疾患と腸管壁気腫**
>
> 　腸管壁気腫の原因に肺疾患がある［表の2）-④］．これらはすべて肺胞内圧が上昇する疾患（状態）で，これに嘔吐，咳嗽などによりさらに急激に胸腔内圧が上昇して，肺胞の空気が間質に移行する．すなわち，肺胞内圧上昇→（肺間質→縦隔→後腹膜）→腸管壁と空気が移動すると考えられる．消化管内腔のような体組織外との交通がないので無菌的であり，虚血もないので一過性の良性病態である．しかし，（　）内の過程は画像では確認できないことが多く，詳細なメカニズムは明らかではない．

症例 33-2

72歳，男性．腹痛，腹部膨満，嘔気，嘔吐．WBC：12,000/μL．

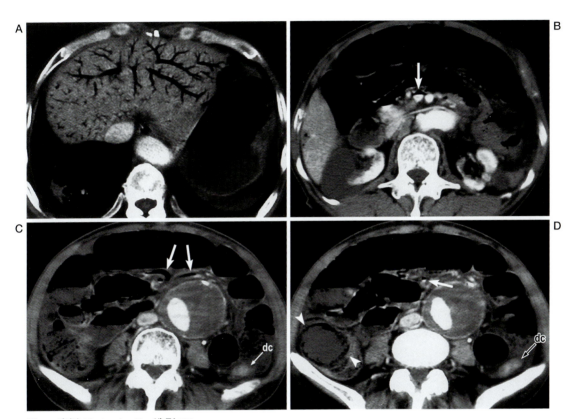

図4　症例33-2　A～D：造影CT

CT所見　肝内に樹枝状のガス像(門脈内ガス)を認め(図4A)，上腸間膜静脈内腔(図4B→)および上腸間膜静脈分枝内腔(図4CD→)にもガスがある．上腸間膜動脈は正常に造影されているが，拡張し空気が充満した腸管壁の造影効果はほとんどみられない．下行結腸(dc)は造影されている(図4CD)．拡張した上行結腸壁にガス(▶)を認める(図4D)．腹部大動脈瘤があり，壁在血栓が厚い．

診　断　虚血性壊死性腸炎

治療方針　抗菌薬投与，壊死腸管切除．

門脈内ガス

門脈内ガス(portal venous gas：PVG)は，肝の表面から2cm以内の辺縁部にまで達する肝内の樹枝状ガス濃度像である．同様に樹枝状ガス濃度を示す**胆管内ガス(胆管気腫 pneumobilia)**は，肝辺縁部まで達しないことで鑑別される．これは門脈血が肝門から辺縁部へ流れるのに対し，胆管内の胆汁は辺縁部から肝門方向へ流れているからである．

腸管壁気腫(PI)およびPVGの原因(p.167 症例33-1 **表**)で最も頻度が高くかつ重篤なもの，すなわち最も重要な原因は急性腸管膜虚血(p.124〜134 症例24-1〜25-2, p.133 急性腸管膜虚血参照)などによる**壊死性腸炎**[4]で，壊死して破綻した腸管粘膜を通して内腔の空気が腸管壁内に入り込んでPIになり，さらに腸管壁の小静脈から門脈に流入するとPVGになる〔症例33-2(**図4**)と**図3**は別症例であるが，ともに急性腸管膜虚血による**壊死性腸炎**であった〕．腸管壊死が広範なほど(PIが広範囲に認められるほど)予後不良で，またPIとPVGがともに認められる症例は，どちらか一方だけが認められる症例と比較して予後不良になりやすい[5,6]．

PIとPVGを認めた場合に壊死性腸炎が最も重要な緊急病態であることは，単純X線写真のみで診断していた時代から変わらないが，PIとPVGの検出率がはるかに高いCT[4]が広く利用されるようになって，2つの変化が明らかになった．まず，早期にこれらが検出されるために，**壊死性腸炎患者の救命率が上昇した**ことである．たとえば，PVGを単純X線写真で検出していたときと比較して，CTで検出するようになって虚血性壊死性腸炎患者の救命率は25%から44%に上昇したと報告されている[5]．第二は壊死性腸炎以外にも，**比較的良性のさまざまな疾患でPIやPVGを認める機会が増えた**ことである．また，PVGはこれらPIを生じる疾患以外に腸間膜膿瘍，門脈炎，敗血症，外傷，腹部手術，肝移植などでも認められることがある[5]．

VI. 消化管穿孔

症例 33-3

76歳，男性．上腹部痛，嘔気，嘔吐．4日前に胃部分切除・胃十二指腸吻合術（Billroth I）を受けた．

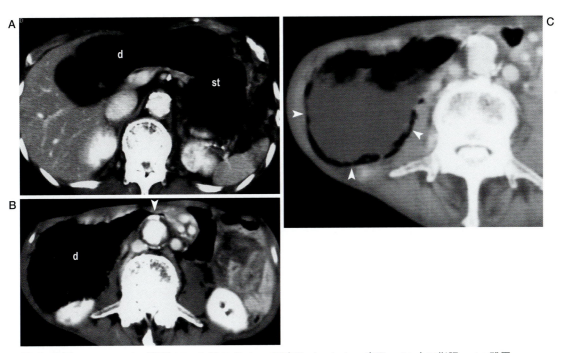

図5 症例33-3　A〜C：造影CT，CはBの4cm足方のair window表示．d：十二指腸，st：残胃．

CT所見 胃（st）と十二指腸（d）が拡張し，壁は薄くて造影効果もみられず確認できない．十二指腸水平脚が大動脈の前で嘴状に狭窄している（図5B▶）．液体が貯留した十二指腸下部をair window（図5C）で見ると，十二指腸壁内ガス（▶）が明らかである．

診　断 虚血性壊死性十二指腸炎．上腸間膜動脈症候群（ノート32参照）

治療方針 十二指腸部分切除ならびに十二指腸空腸吻合，抗菌薬投与．

Q 消化管が拡張するだけで虚血に陥ることがあるのか？

A ある．消化管内圧が上昇すると壁張力が上昇して，壁内の静脈を圧迫し還流障害（p.123 症例23表）による腸管虚血に陥る．消化管を半径Rの球と仮定して，内圧と外圧の差をΔP，壁張力をT，壁の厚さをtとすれば，Young-Laplace†の法則から，$T=\Delta P \cdot R/(2t)$となる．一般に内圧が増えるとΔPが大きくなり，Rが増えて（つまり拡張して）tが減少する（壁が薄くなる）ので，内圧の上昇によって壁張力（T）が急激に上昇することがわかる．これに

より壁内の血管が伸展圧排される．なお，消化管を半径 R の円柱と仮定した場合には T＝ΔP・R/t となる．**急性胃(十二指腸)拡張や急性巨大結腸症**(p.147Q3)**では，腸管虚血→壊死→破裂が最も重篤な合併症**である．

脚注
† Thomas Young(ヤング：1773-1829)：イギリスの物理学者，医師．弾性率(ヤング率)に名を残す．
Pierre-Simon Laplace(ラプラス：1749-1827)：フランスの数学者，物理学者，天文学者．ラプラス変換，ラプラシアン(ラプラス演算子)，ラプラスの悪魔に名を残す．

ノート 32　上腸間膜動脈症候群

十二指腸水平脚が，大動脈(Ao)と上腸間膜動脈(SMA)に挟まれて狭窄あるいは閉塞し，腹痛や嘔吐を生じることを**上腸間膜動脈症候群**(SMA syndrome)とよぶ．Ao と SMA の形成する角度が小さい(10〜20°；正常 45〜60°)ことが直接の原因である．通常は，上部消化管造影における拡張した近位十二指腸と水平脚での突然の狭窄所見から診断される(図6)．本症候群を生じやすい要因としては，① **先天的**に Ao と SMA の形成する角度が小さい，② **体重減少**(神経性食思不振症 anorexia nervosa など)，③ 筋緊張低下による**内臓弛緩・下垂**(妊娠，脳障害，強皮症など)，④ 仰臥位での**長期臥床**〔手術後，全身ギブス固定(body cast syndrome)，全身火傷など〕，⑤ 高度の**腰椎前弯**があげられる．症例 33-3 は胃切除後で，③と④の要因が重なり，さらに大量の胃内容物が急に十二指腸に流入したために急性症状をきたしたと考えられる．通常は，体位変換や狭窄部を通過させたカテーテルから栄養することにより治癒するが，何回も繰り返す場合や本例のように器質的な変化が明らかな場合には，十二指腸をいったん切離して SMA の前で吻合する十二指腸前置術や狭窄部バイパス術などの外科的処置が必要である．症例 33-3 では強い拡張と壊死(腸管壁内ガス)は十二指腸下部に限られていたが，**急性胃拡張を呈して胃壁虚血→胃壁壊死→胃破裂と進行して死に至る症例もある**[7,8]ことに注意が必要である．

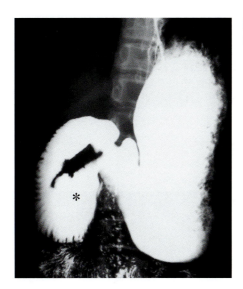

図6 上腸間膜動脈症候群 上部消化管造影 拡張した水平脚（＊）の遠位部が急に細くなる．

key-point

- 門脈ガスや腸管壁気腫を見たら腸管壊死を想定する．
- 消化管は拡張するだけで虚血に陥ることがある．

文献

1) Pear BL：Pneumatosis intestinalis：a review. Radiology 1998；207：13-19.
2) Ho LM, et al：Pneumatosis intestinalis in the adults：benign to life-threatening causes. AJR Am J Roentgenol 2007；188：1604-1613.
3) Greenstein AJ, et al：Pneumatosis intestinalis in adults：management, surgical indications, and risk factors for mortality. J Gastrointest Surg 2007；11：1268-1274.
4) Schindera ST, et al：Detection of hepatic portal venous gas：its clinical impact and outcome. Emerg Radiol 2006；12：164-170.
5) Wiesner W, et al：Pneumatosis intestinalis and portomesenteric venous gas in intestinal ischemia：correlation of CT findings with severity of ischemia and clinical outcome. AJR 2001；177：1319-1323.
6) Morris MS, et al：Management and outcome of pneumatosis intestinalis. Am J Surg 2008；195：679-682.
7) Sato H, et al：Acute gastric dilatation due to a superior mesenteric artery syndrome：an autopsy case. BMC Gastroenterol 2014；14：37. http://biomedcentral.com/1471-230x/14/37
8) 繁光 薫・他：上腸間膜動脈症候群に基づく急性胃拡張による広範胃壊死・胃破裂の1例．日腹救医誌 2014；34：157-160.

症例

34-1 52歳,男性.腹痛.直前に直腸鏡が施行された.

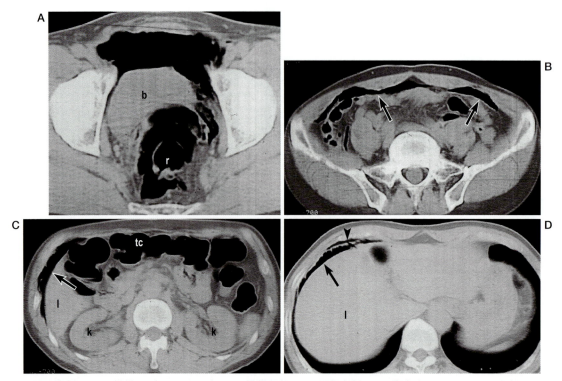

図1 症例34-1 単純CT(air window) A:骨盤下部,B:骨盤上部,C:腎中央レベル,D:肝上部レベル b:膀胱,k:腎,l:肝,r:直腸,tc:横行結腸.

CT所見 図1A:直腸(r)周囲ならびに膀胱(b)前面にガスを認める.図1B:腹壁直下にガス(→)を認める.図1C:右側腹壁と肝(l)との間にガス(→)を認める.図1D:肝(l)と横隔膜との間にガス(→)を認める.これらのガスの辺縁は不規則で内部に索状物を擁する.横行結腸(tc)内に空気が多いのは直腸鏡施行時に送気しためである.なお,図1Dの矢頭(▶)で示すのは右肺で,腹膜外ガス(→)との間の不整な索状構造物が横隔膜である.

Q1 これらのガスは腹膜腔にある,すなわち腹膜気腫ではないのか?

Q2 図1Dにおいて横隔膜が不整に毛羽立ってみえるのはなぜか?

A1 ガスが貯留している部位は腹膜腔ではなく，腹膜外腔である．

A2 腹膜腔と異なり，腹膜外ガスと横隔膜の間には円滑な腹膜が介在しないからである．症例32-1 図1 D(p.158)と比較せよ．

診　断 直腸穿孔による腹膜外気腫(p.179 ノート34参照)

治療方針 直腸穿孔部縫縮．抗菌薬投与．

腹膜外気腫

　内部に何も存在せず，円滑な腹膜に覆われた閉鎖空間である**腹膜腔**(peritoneal space：p.162 ノート28)と異なり，**腹膜外腔**(extraperitoneal space：p.177 **ノート33**)には，多くの血管，神経，結合組織(筋膜，靱帯)などが走行しており，通常は脂肪組織がこれらの間隙を埋めている．したがって，この中に迷入した空気などは，これらの組織をかき分けて広がることになる．このため，**腹膜外気腫**(extraperitoneal emphysema)**の辺縁は不整で内部に細かい構造**(脂肪，結合組織など)**が認められる**．この形態的特徴と解剖学的位置から腹膜腔内の遊離ガス(腹膜気腫)と鑑別される．別症例のMPR(multiplanar reconstruction：多断面再構成法)による矢状断像(**図2**)で，腹膜外腔の前部(腹膜前腔)である**腹膜前脂肪層**を確認しよう(症例34-2 ノート33)．直腸周囲から膀胱の前を経て腹膜前脂肪層を上行し，肝の前面を通って横隔膜下に達する，症例34-1(**図1**)における空気の移動経路がわかるであろう(p.178 **図4**参照)．症例34-1の異常なガスはすべて腹膜外である(**腹膜気腫ではない！**)．患者がずっと仰臥位をとっていたため，空気が直腸周囲の腹膜下腔から前方(腹側)に移動し，後腹膜に至らなかったと考えられる．体位によっては後腹膜気腫になることもある．

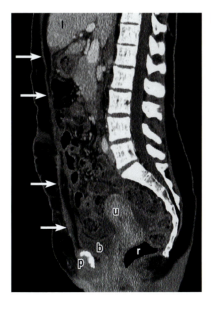

図2　MPRによる矢状断面(女性)　腹直筋白線(→)のすぐ背側の縦に走る脂肪濃度が腹膜前脂肪層．腹部の脂肪濃度は皮下脂肪．b：膀胱，l：肝，p：恥骨，r：直腸，u：子宮．

> 症例

34-2 68歳，女性．1か月前に他院で注腸造影を受けたとき，強い下腹部痛と背部痛があり入院していた．その後，両側の水腎症となり，腎機能が悪化したため転院して腎瘻(nephrostomy)を造設した．

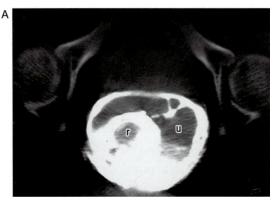
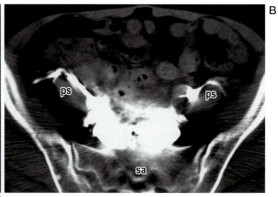

図3 症例34-2 単純CT A：骨盤下部，B：骨盤上部，C：臍レベル

CT所見 図3A：直腸(r)ならびに子宮(u：左へ後屈している)周囲にアーチファクトを引く高吸収物質(硫酸バリウム)が認められる．図3B：高吸収物質は仙骨(sa)の前から両側の大腰筋(ps)の前面にみられる．図3C：さらに腹部大動脈および下大静脈の前面に達している．やや拡張した右尿管壁は高吸収に描出され(→)，左尿管内にはガス(▶)が認められる．

診 断 直腸穿孔．硫酸バリウムによる肉芽腫性尿管狭窄

消化管の造影剤としてよく使われる硫酸バリウム($BaSO_4$)は，比重が高いため仰臥位で臥床する患者の直腸周囲から仙骨の前を通り，大腰筋に沿って後腹膜腔に達している．大腰筋の前面には尿管が走っており，炎症性異物反応により形成された肉芽組織により尿管閉塞を生じた．

治療方針 尿管形成術あるいは尿管回腸瘻(回腸導管形成)．

Q 図3Cで，脊椎内部にガス濃度が認められるが，これは何か？

A 椎間板の変性によるガス貯留でphantom discあるいはvacuum phenomenonとよばれる．ガスの主成分は窒素とされている．直腸穿孔とは関係ない(が，ガス濃度にsensitiveなことは大切である)．

ノート 33 腹膜外腔

　腹膜腔(peritoneal space)に対する用語で，腹膜の外面に接し，腹膜と腹腔(腹膜腔ではない！ p.162ノート28参照)を囲む筋層(腹壁，骨盤底，横隔膜など)(の筋膜)との間の部分を**腹膜外腔**(extraperitoneal space)と総称する．腹膜外腔には，腹膜の背側に位置して膵，腎などを擁する**後腹膜腔**(retroperitoneal space)，下方に位置して膀胱，直腸下部，子宮などを擁する**腹膜下腔**(subperitoneal space)，腹膜の前方で腹壁の筋肉(筋膜)との間に**腹膜前脂肪層**(preperitoneal fat pad＝腹部単純写真正面像の側腹線条flank stripe)を擁する**腹膜前腔**(preperitoneal space)などが含まれる(図4)．腹膜外腔は臓器を擁するとともに，多くの血管，筋膜，靱帯，神経などが走行しており，通常は脂肪組織が間隙を埋めている．すべてがお互いに連絡しており，後腹膜腔，腹膜前腔，腹膜下腔といった区別は便宜的なものにすぎない．病変はこれらを区別して進展するわけではない．後腹膜腔から大腰筋・腸腰筋の前面を下降し大腿や鼠径管に進展するし(p.46症例9-1, p.49症例9-2参照)，直腸周囲の腹膜下腔から前上方の腹膜前腔(症例34-1)や後上方の後腹膜腔(症例34-2)にも進展する．後腹膜腔から縦隔にも腹膜前腔にも進展する．小腸や横行結腸のような腹膜臓器をつなぐ腸間膜も後腹膜腔と直接連続するため，急性膵炎は腸間膜に波及しやすい(p.324症例67-2 図4～6参照)．また，腸管壁気腫が腸間膜気腫に進展する(p.166症例33-1)．

　肝と横隔膜の間には，**腹膜腔**が肝の前から頭側へ入り込んだ部分と，前から腹膜前腔が，後ろから後腹膜腔が入り込んだ**腹膜外腔**〔**無漿膜野**(bare area)で肝と接する〕とがあることに注意する必要がある(図4, 5)．横隔膜下膿瘍を形成するのは一般に腹膜腔が入り込んだ部分である．

医原性大腸穿孔

　大腸ファイバースコピー(内視鏡検査)や注腸造影に伴う大腸の穿孔(症例34-1, 2；図3)には，内視鏡あるいは注腸管が大腸壁を直接突き破る場合と急激に注入した空気や造影剤による内圧上昇が原因となる場合とがあり，また内視鏡ではポリープ切除術に伴う場合もある．Mayo医療センターからの報告[1]では13,000回の注腸造影で5人(0.04％)に大腸(直腸，結腸)の穿孔が生じており，また米国では注腸造影によって年間500人が大腸の穿孔を生じていると推定されている[2]．大腸ファイバースコピーによる穿孔は，180/258,248 (0.07％)[3]，66/11,243(0.084％)[4]，35/30,366(0.12％)[5]などと報告されており，およそ0.1％程度，ポリープ切除術に伴う穿孔は0.5～3％程度[6]と考えられる．

　腹膜腔に破れた場合には外科的処置(開腹手術，腹腔鏡下手術)による穿孔部位修復と腹

膜洗浄が必須であるが，直腸から腹膜外腔への穿孔は，進展範囲によっては内科的(抗菌薬投与など)に対応可能である[1]．Chu らは，大腸内視鏡による直腸穿孔の非外科的処置を選択する基準として，① 穿孔部位が腹膜反転部以下である(つまり，腹膜腔への穿孔はない)，② 検査前に十分な腸洗浄が施行されている，③ 穿孔後に腹膜炎症状や血行動態の異常がない，④ 患者さんが経口摂取をしておらず抗菌薬投与を開始していること，の 4 点をあげている[7]．このような対処法の向上により急性期の合併症や死亡率は低下してきたが，腹膜穿孔では腸管狭窄，後腹膜穿孔では症例 34-2 のような後腹膜線維症による尿管狭窄などの慢性期障害にも気をつけなければならない．特に**腹膜外穿孔の場合には臨床症状に乏しいことが多いので，CT をはじめとする画像診断の役割は大きい**[8,9]．

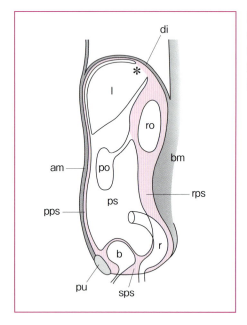

図 4　腹膜外腔の概念図
am：腹筋群，b：膀胱，bm：背筋群・脊椎，di：横隔膜，l：肝，pu：恥骨，po：腹膜臓器，ps：腹膜腔，pps：腹膜前腔，r：直腸，ro：後腹膜臓器，rps：後腹膜腔，sps：腹膜下腔．
＊：肝無漿膜野．

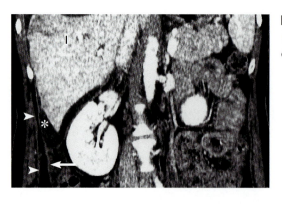

図 5　MPR による冠状断面　壁側腹膜(→)を隔てて外の腹膜前腔(脂肪▶)と内の腹膜腔(腹水＊)がみられる．l：肝．

VI. 消化管穿孔

> **ノート 34　直腸と腹膜反転部**
>
> 「大腸癌取扱い規約」では，直腸を，①直腸S状部(Rs)：仙骨岬角(promontorium)から第2仙骨下縁まで(Rectosigmoid portion)，②直腸上部(Ra)：第2仙骨下縁から腹膜反転部まで(Rectum above the peritoneal reflection)，③直腸下部(Rb)：腹膜反転部の下で肛門まで(Rectum below the peritoneal reflection)に分けている．Rsは，短い腸間膜をもっている完全な腹膜器官で，S状結腸と直腸との移行部である．RaとRbが本来の直腸にあたる．直腸前面の腹膜反転部(Douglas窩最下部)は通常，恥骨上縁と第5仙椎下縁を結ぶ線のレベルにあるが，後面は第3仙椎レベルにまで持ち上がっている．したがって，Rsで穿孔すると腹膜腔へ，Rbで穿孔すると腹膜下腔(腹膜外腔)へ，そしてRaの場合にはそのレベルと向き(前壁，側壁，後壁)によってどちらへも空気やバリウムや内容物が流れることになる．

症例

34-3　78歳，女性．下腹部痛，臀部違和感．

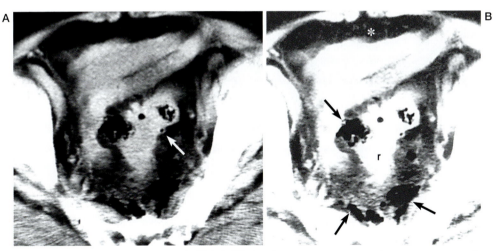

図6　症例34-3　単純CT　A：通常(軟部組織)表示(WW/WL：300/40 HU)，B：fat window 表示(WW/WL：400/－30 HU)

CT所見　S状結腸に憩室がある(図6A→)．通常の表示ではわかりにくいが，fat window 表示(図6B)では直腸上部(r)からS状結腸下部周囲の腹膜外腔(腹膜下腔)の脂肪層に気体貯留を認める(→)．また，周囲の脂肪層の濃度上昇もみられる〔前腹壁直下にある大網の脂肪(＊)と比較せよ〕．図6Aでは，大網の脂肪層は腹膜気腫(free air)と紛らわしい．

| 診　断 | S状結腸憩室炎ならびに憩室後腹膜穿孔 |

| 治療方針 | 外科的手術 |

　　手術時にS状結腸憩室の後腹膜穿孔が確認された．S状結腸と直腸S状部(Rs)は完全な腹膜臓器なので(**ノート34**)，穿孔すると一般には腹膜気腫/腹膜炎になるが，腸間膜内に穿孔すると，この例のように腹膜外気腫を呈する．腸間膜は腹膜外腔と直接つながっているからである．**すべての腹膜臓器は腹膜外腔(後腹膜腔を含む)に連絡している**ことを再確認せよ．

key-point
- 腹膜腔と腹膜外腔を区別する．
- 腹膜腔は空虚な閉鎖腔で，腹膜外腔はさまざまな組織を擁し広くつながっている．

文献

1) Hakim NS, et al：Management of barium enema-induced colorectal perforation. Am Surg 1992；58：673-676.
2) Cordone RP, et al：Rectal perforation during barium enema. Report of a case. Dis Colon Rectum 1988；31：563-569.
3) Iqbal CW, et al：Surgical management and outcomes of 165 colonoscopic perforations from a single institution. Arch Surg 2008；143：701-706.
4) Iqbal CW, et al：Colonoscopic perforations：a retrospective review. J Gastrointest Surg 2005；9：1229-1235.
5) Lüning TH, et al：Colonoscopic perforations：a review of 30,366 patients. Surg Endosc 2007；21：994-997.
6) Vernava AMⅢ, Longo WE：Complications of endoscopic polypectomy. Surg Oncol Clin N Am 1996；5：663-673.
7) Chu Q, et al：Extraperitoneal rectal perforation due to retroflexion fiberoptic proctoscopy. Am Surg 1999；65：81-85.
8) Peterson N, et al：Diagnosis and treatment of retroperitoneal perforation complicating the double-contrast barium-enema examination. Radiology 1982；144：249-252.
9) Gardner DJ, et al：Computed tomography of retroperitoneal perforation after barium enema. Clin Imaging 1990；14：208-210.

VI. 消化管穿孔

症例

35-1 23歳，男性．右下腹部痛，嘔吐．臨床診断は急性虫垂炎．

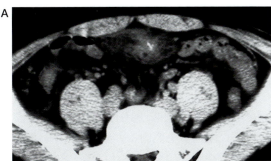
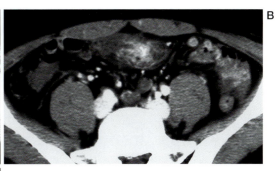
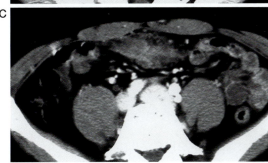

図1 症例35-1　A：単純CT，B，C：造影CT　Cは横行結腸中央部を含む断面，A，BはCの20 mm足方

CT所見 図1 AB：横行結腸中央部の下壁に細長い石灰化があり，周囲の脂肪層に浸潤像（dirty fat sign）と造影効果がみられる．図1 C：左右の空気を含む部分と比べて，横行結腸中央部が不自然に直線状で，壁は厚く内腔はみえない．

診断 異物による局所的な横行結腸炎，大網肉芽腫

治療方針 異物除去．

魚骨が横行結腸を突き破り，大網が付着して肉芽性炎症を生じていた．図2は別症例で，鯛の骨がS状結腸壁を穿通していた．

魚骨による消化管穿孔・穿通

魚骨や鶏骨による消化管穿孔・穿通は，咽頭・食道から直腸まで，さらにはMeckel憩室[1]など，どこにも生じうる．CTでの**細長い高吸収異物と周囲の腫瘤像あるいは脂肪浸潤像は本症に特徴的**である（図2）．日本をはじめとして魚類を食することの多い国々では魚骨，フライドチキンなどを食すことの多い米国などでは鶏骨によることが多く，食習慣を反映している．消化管壁に刺さった骨は，消化管の蠕動運動によって次第に消化管壁を貫

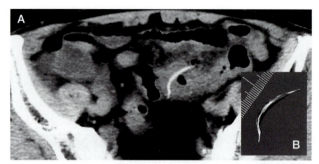

図2 A：単純CT S状結腸を穿通する魚骨．腹側に脂肪濃度の上昇と小さい気泡を認める．B：摘出された鯛の骨

通していく．症例35-1のように消化管壁で炎症(腸炎)，膿瘍，肉芽腫などを形成することもあるが，貫通時は症状が軽微で，消化管壁外に出てから腸間膜や大網[2]あるいは離れた肝などの実質臓器や体壁に刺さり，そこで新たな病変を形成して症状(腹痛，発熱，腫瘤など)を呈することがあるので注意が必要である[3]．貫通された消化管壁自体はきれいに修復され内視鏡や外科手術時にも穿孔部位を発見できない(したがってCTでもわからない)こともある．また，胸部食道の穿孔では重篤な縦隔炎や大動脈破裂をきたすことがある．

ノート 35　異物による腹膜腔肉芽腫

異物による腹膜腔肉芽腫はまれな病態であるが，消化管穿孔によるもの以外は医原性のことが多い．すなわち開腹手術時の手袋に付着している滑石パウダー，術衣の線維片，止血用酸化セルロース，癒着防止用の鉱物油やパラフィン[2]，そして置き忘れたガーゼなどである(p.264 症例53-1参照)．

VI. 消化管穿孔

症例 35-2

45歳，男性．右下腹部痛にて来院（WBC：10,100/μL，CRP：0.14 mg/dL，体温36.6℃）．超音波検査で急性虫垂炎は否定的ということで，とりあえず抗菌薬を投与して経過観察になった．1週後に右下腹部痛が再燃し，再来院した（WBC：10,400/μL，CRP：8.64 mg/dL，体温37.9℃）．

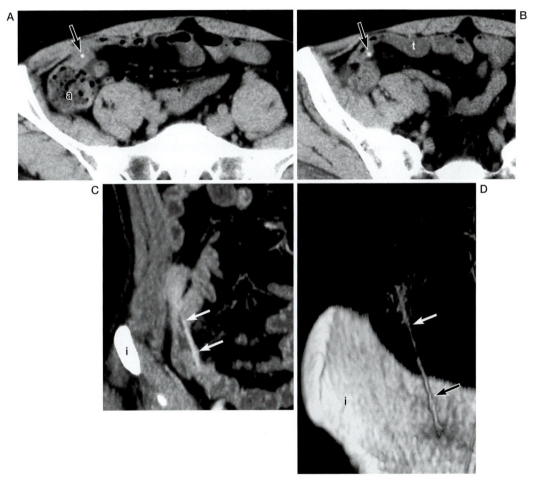

図3 症例35-2 単純CT AはBの30 mm頭側，C：斜冠状断MPR像，D：3D表示 t：終末回腸，a：上行結腸，i：腸骨．

CT所見 図3Bでは終末回腸内に，図3Aでは頭側の回腸ループ内に点状の高吸収（→）が認められる．図3Aでは点状高吸収を擁する回腸ループと隣のループの間に少量の液体（腹水）がみられる．図3CDではこの高吸収は細い棒状の構造物（→）であることがわかる．

診 断 棒状異物の回腸穿通

|治療方針| 外科手術（異物除去，腸管修復）

終末回腸内の楊枝（木製）が腸壁を貫き，さらに頭側の回腸ループを貫いた先端は腹壁に刺さっていた．

異物による消化管穿孔

突起のない消化管内異物は，やがて糞便とともに排泄されるので問題ないが，先端が尖った異物は消化管壁を突き破って膿瘍，肉芽腫を消化管壁，腸間膜，肝，腹壁，後腹膜などに形成し，また急性腹症の原因にもなる．金属性異物であれば単純X線写真で確認できるが，魚骨，鶏骨，楊枝，プラスチック製品のようなX線減弱度が高くない物質を検出することはできないので，これらの存在と存在部位を確認できるCTの役割は大きい[4]．特にMPRや3D表示により異物の形態と存在部位ならびに合併症（膿瘍など）を正確に診断することが可能である[5]．逆に金属性異物ではアーチファクトのためにCTの有効性は低下する（図4）．

Q 木製の楊枝は水に浮くはずです．水より比重（密度）の小さい楊枝が図3のように腸管や筋肉より高吸収に描出されるのはなぜか？

A 確かにCTにおける濃度（吸収値）は密度にほぼ比例するはずである．そもそも濃度も密度も英語にすれば同じdensityだから当たり前である．魚骨が高吸収（濃度）になるのは納得できるが，木製の楊枝が高吸収なのは奇妙である．そこで楊枝を水に浮かべてみた．やはり48時間経過しても浮いたままであった．そこで今度は生理食塩水に浮かべてみた．約6時間で水槽の底に沈んだ．つまり，生体内では水とともにさまざまな金属イオンや高分子が楊枝に浸透して比重が大きくなるために，CTで腸管や筋肉より高吸収になるというわけである．

ノート 36　穿孔と穿通

消化管のような管腔臓器の壁に全層性に穴が開くことを**穿孔**（perforation）という．この穴が近くの組織（脂肪組織，大網，線維組織，腸管，肝など）によって被覆された状態を**穿通**（penetration）という．穿孔では腸内細菌や消化酵素などが漏出するため，腹膜炎や膿瘍を形成する可能性が高い．

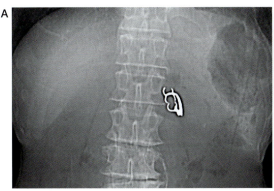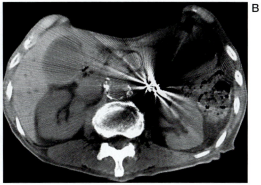

図4　小腸(十二指腸・空腸境界部)壁を穿通した義歯用ブリッジ(金属製)　A：CTの位置決め用X線写真(scanogram)，B：単純CT

key-point
- 尖った異物(魚骨，楊枝など)は腸管壁を貫く．
- 単純X線写真でみえない異物もCTなら検出できる．

文献
1) Webb RC：Meckel's diverticulum perforation by a fishbone. Ann Surg 1998；1：159-160.
2) Yamamoto T, et al：Pseudotumor of the omentum with a fishbone nucleus. J Gastroenterol Hepatol 2007；22：597-600.
3) Gonzales JG, et al：CT findings in gastrointestinal perforation by ingested fishbones. J Comput Assist Tomogr 1988；12：88-90.
4) Strauss JE, et al：Jejunal perforation by toothpick：CT demonstration. J Comput Assist Tomogr 1985；9：812-814,．
5) Takada M, et al：3D-CT diagnosis for ingested foreign bodies. Am J Emerg Med 2000；18：192-193.

VII
腸管閉塞・イレウス(1)

症例 36

25歳，女性．昨日，右下腹部痛を訴え，何度も嘔吐したため入院した．WBC：11,000/μL，CRP：0 mg/dL であった．今朝になって腹痛がさらに増強し，筋性防御が著明となり，WBC：35,000/μL，CRP：15 mg/dL となったため CT を施行した．

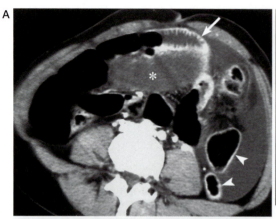
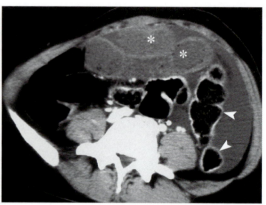

図1 症例36 A～C：造影 CT

CT所見 肥厚した輪状ヒダが強く造影される空腸ループ（図1A→）に続くループ（＊）は拡張し，液体が充満しているが，造影効果を示さない．結腸（▶）は拡張しておらず正常に造影されている．右下腹部に異常な索状構造（図1C→）が認められる．大量の腹水も認められる．

診 断 絞扼性腸管閉塞．腸管壊死

治療方針 壊死小腸切除，端々吻合．

　腹膜索状物が係蹄（ループ）を形成し，これに回腸がはまり込み絞扼され，closed loop（ノート37, 図2A参照）を形成して 90 cm にわたり壊死していた．輪状ヒダが強く造影された小腸ループは内圧上昇による虚血を（p.122 ノート23, p.171 症例 33-3Q 参照），造影効果を示さない拡張した腸管は壊死を示唆し，右下腹部の索状構造が腹膜索状物を表している．

腸管閉塞・イレウス

　日常的に遭遇する最も頻度の高い腸管閉塞(機械的イレウス)はヘルニアの陥頓である．ヘルニアは2,3章にまとめたので，本章とともに復習していただきたい．

　1) 機械的 vs 機能的イレウス：腸内容の通過が障害され，腸内容が充満した状態をイレウスあるいは腸閉塞とよび，物理的に腸管が閉塞する**機械的イレウス**(mechanical ileus)と，閉塞はないが腸の運動が障害される**機能的イレウス**(functional ileus)に分類されてきたが，近年，特に欧米では機械的イレウスを**腸管閉塞**(intestinal obstruction)，機能的イレウスを**イレウス**(ileus)と定義することが多い(表)．ただし，胎便イレウス(meconium ileus)や胆石イレウス(gallstone ileus：p.238 症例 46-1)などの用語はそのまま使われている(いずれも腸管閉塞であるが)．機械的イレウス(腸管閉塞)は，腸間膜および腸管の血流障害を伴わない**単純性閉塞性イレウス**(simple obstructive ileus＝**単純性腸管閉塞**)と，血流障害を伴う**複雑性閉塞性イレウス**(complex obstructive ileus＝**複雑性腸管閉塞**)とに分かれ，後者は**絞扼性イレウス**(**絞扼性腸管閉塞**)とよばれることが多い．単純性腸管閉塞は，腸管壁病変(p.251 症例 48-3)や内腔の異物(p.238 症例 46-1)あるいは外部からの圧迫(p.264 症例 53-1)などにより腸管の狭窄や閉塞をきたすものである．

　2) 絞扼性腸管閉塞：単純性腸管閉塞に比べて，血流障害を伴う絞扼性イレウス(strangulation ileus＝絞扼性腸管閉塞)はより重篤な状態で，適切な処置をしないと腸管壊死，穿孔，腹膜炎，敗血症へと進行する．strangulate はもともと窒息させるという意味で，その重要性をこの用語が物語っている．絞扼性腸管閉塞は，腸重積(p.192〜202 症例 37, 38)，中腸軸捻症(p.203 症例 39)，盲腸・S状結腸軸捻症(p.209 症例 40，p.216 症例 42)，外ヘルニア(閉鎖孔・鼠径・大腿ヘルニア)嵌頓(p.18〜45 症例 5〜8)などCTで特徴的な所見を呈するものが多い．また**絞扼性腸管閉塞では，腸管の2か所以上が狭窄閉塞して closed loop(閉鎖腸管ループ)を形成する**ことが多い．癒着などによる単純性イレウスでも，進行とともに腸管の軸捻転を生じて絞扼性腸管閉塞となることは珍しくない(p.234 症例 45)．逆に絞扼性腸管閉塞に分類される病態(表)でも初期(あるいは軽度の場合)には血流障害を伴っているわけではない．

　CTで腸管閉塞があった場合に，それが絞扼性であることを示す特異性の高い所見として，①**腸管壁内ガスおよび門脈内ガス**(p.166 症例 33)，②**造影CTで腸管が造影効果を示さないか，きわめて弱いこと**(図1)，③**腸管の不整な嘴状化**(serrated beak)があげられる．機械的イレウスで，このうち一つでも認められれば，絞扼性としてよい．このほかに絞扼性であることを示唆する所見として，④**大量腹水**(図1)，⑤**腸間膜血管の異常走行**〔SMA(上腸間膜動脈)と SMV(上腸間膜静脈)の位置逆転(p.204 症例 39-2 図2)，渦巻き徴候(whirl sign；p.218 症例 42-2 図4)，1か所への血管集中(p.72 症例 13 図1)〕，⑥**腸間膜血管のびまん性拡張**，⑦**局所的な腸管の造影効果持続**，⑧**腸間膜脂肪浸潤像**(dirty fat sign)，⑨**単純CTで高吸収の腸管壁**(p.30 症例 6-2 図4)，⑩**ヘルニア水**(症例 6-2 図4)があげられる．ただし，①②⑥⑦⑨は腸管壁の虚血，壊死，出血やうっ血を示す所見で，④⑧とともに虚血性疾患や炎症性疾患でもみられることに注意が必要である．

　3) 機能的イレウス(イレウス)：腸管の蠕動運動が低下する**麻痺性イレウス**(paralytic ileus)には，開腹手術後，腹膜炎，ならびに薬剤性(鼻炎薬，鎮咳剤，鎮痛剤，抗精神病薬，抗癌剤など)がある．**痙攣性イレウス**(spastic ileus)は，何らかの自律神経反射により腸管

の一部が痙攣固縮するもので，間欠性のことが多く，鉛中毒，ヒステリーや胆石，尿路結石，急性虫垂炎などに伴うことが知られている．**腸管虚血**(p. 120～134 症例 23～25)や**巨大結腸症**(p. 144 症例 29)でも腸管内容の通過が障害され，しかも物理的な閉塞はないから，これらを機能的イレウスに分類する考えもある(**表**)．

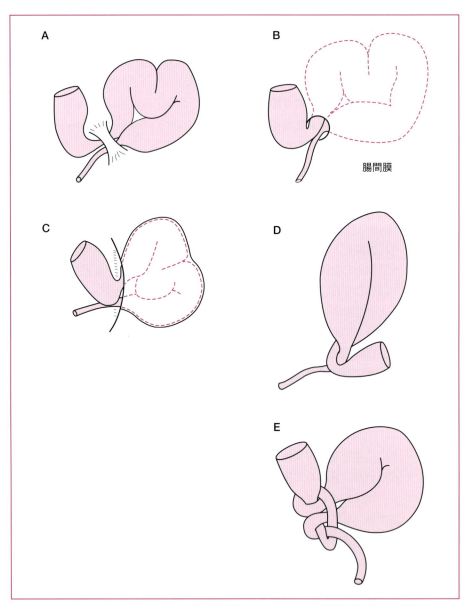

図 2　closed loop　A：索状物，B：腸間膜裂孔ヘルニア，C：腹腔窩(左傍十二指腸窩)ヘルニアでヘルニア嚢に包まれる，D：軸捻転，E：結節形成

ノート 37 Closed loop

　盲腸・S状結腸軸捻症，外ヘルニア(閉鎖孔・鼠径・大腿ヘルニアなど)嵌頓，内ヘルニア(p.65症例12，p.72症例13)嵌頓，結節形成や索状物によって腸管が閉塞する場合(症例36，p.78症例14-2)には，腸管の2か所(以上)が同一部位(原因：ヘルニア門など)で狭窄閉塞してclosed loop(閉鎖腸管ループ)を形成する(図2)．ヘルニア門，索状物，捻転部，結節部などで，灌流する血管が絞扼されるため，closed loopは壊死に陥りやすい．CTでは，液体で充満し一塊となった，造影効果の低い腸管ループ群(図1＊)として描出される．

■表　腸管閉塞・イレウスの分類

Ⅰ．腸管閉塞(機械的イレウス)
　1) 単純性腸管閉塞(単純性閉塞性イレウス)
　　a) 腸管壁の器質的変化…奇形(膜など)，腫瘍，瘢痕
　　b) 腸管壁外からの圧迫，牽引…腫瘍，腹膜癒着
　　c) 内腔の狭窄閉塞…結石，寄生虫，誤飲した異物
　2) 複雑性腸管閉塞(複雑性閉塞性イレウス)＊
　　a) 索状物…先天性あるいは術後癒着性
　　b) 軸捻転…中腸・結腸軸捻症，癒着性軸捻症
　　c) 腸重積
　　d) ヘルニア嵌頓…内・外ヘルニア
　　e) 結節形成…ileosigmoid knotなど

Ⅱ．イレウス(機能的イレウス)
　1) 麻痺性イレウス
　2) 痙攣性イレウス
　(3) 腸管虚血，巨大結腸症)

Ⅰ-1)に分類される疾患は絞扼性(血行障害)になりにくく，Ⅰ-2)に分類される疾患は血行障害になりやすいという意味である．Ⅰ-1)でも長期化すると血行障害になり，Ⅰ-2)でも初期には血行障害はない．
＊絞扼性腸管閉塞，絞扼性イレウスともよばれる．

key-point
- 絞扼性腸管閉塞には特異な所見を呈するものが多い．
- 特異な所見とclosed loopを探せ．

症例

37-1 45歳，女性．上腹部痛，嘔気，嘔吐．

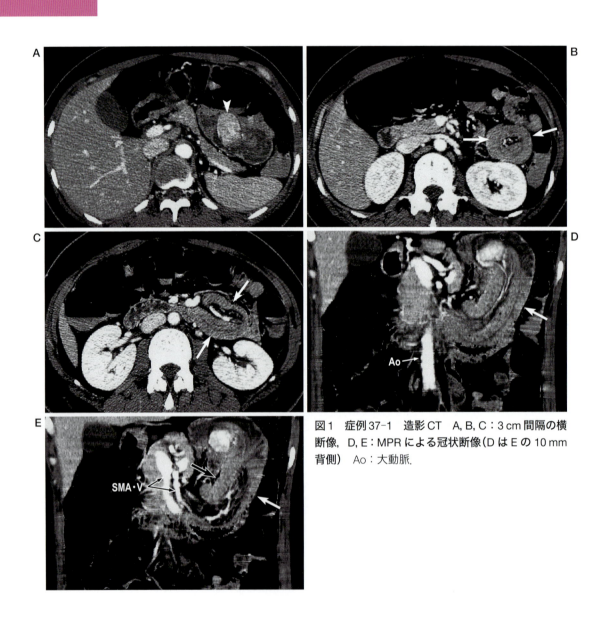

図1　症例37-1　造影CT　A, B, C：3 cm間隔の横断像，D, E：MPRによる冠状断像（DはEの10 mm背側）　Ao：大動脈．

CT所見　十二指腸から続く空腸内腔に造影効果の強い腫瘤（図1 A▶）があり，これに向かって上腸間膜動静脈（SMA・V）の分枝が脂肪組織とともに陥入している（図1 BC）．この血管と脂肪を腸管壁が二重に取り囲んでいる（図1 BC→）．この例では，重積が下（尾側）から上（頭側）に向かっているため，これらの関係がMPR（multiplanar reconstruction）による冠状断像でわかりやすい（図1 DE→）．

| 診　断 | 小腸（空腸空腸）重積．空腸腫瘍 |

| 治療方針 | 開腹による腸重積整復，腫瘍摘出．腫瘍は GIST[†1]であった． |

腸重積

　腸管が遠位の腸管内腔に望遠鏡を折りたたむように陥入することを腸重積（intussusception）[†2]という（図2）．陥入する腸管を**陥入部**（intussusceptum），陥入される遠位の腸管を**陥入鞘**（intussuscipience）とよぶ．二重のみならず三重に陥入することもある．図3に示すように，陥入部とともに引きずり込まれた**腸間膜の脂肪と血管と重なった腸管が取り囲む構造**になるので，CTでは重積部の長軸が断層面に垂直であれば同心円状（図1B，図2B）に，平行であれば層状（図1C〜E）に描出される．腸重積は生じる部位によって，小腸が小腸に陥入する**小腸重積**（enteric intussusception），回腸が上行結腸に陥入する**回腸結腸重積**（ileocolic i.），回盲弁が先進部になる**回腸盲腸重積**（ileocecal i.）と結腸が結腸に陥入する**結腸重積**（colonic i.）に分類されるが，回腸結腸重積と回腸盲腸重積の術前判別は困難である[1]．また，空腸空腸重積，S状結腸直腸重積のように陥入部と陥入鞘を明確にするために両者を並べて記載することも多い．

　腸重積といえば乳幼児の疾患というイメージがあり，確かにその95％は小児期にみられる．成人の腸重積はまれなこと，および小児のように典型的な急性の臨床症状（腹痛，嘔吐，粘血便，腹部腫瘤触知）を呈することはまれで，重積と自然整復を繰り返す一過性の小腸重積もある[2]ことから見落とされやすく，小児の腸重積とはさまざまな点で異なることに注意したい（表）．なかでも重要なのは，小児例の90％は原因となる先進部病変が欠如する特発性なのに対して，**成人では80％に先進部病変が認められる**ことである．成人では小腸重積が最も多く，その60％に良性病変，30％に悪性病変が認められ，特発性は10％であり，結腸重積症の60％は悪性腫瘍が原因である[3]．Zubaidiら[4]は，12年間に22例の成人腸重積（＞18歳，平均57.1歳）を経験し，その内訳は小腸重積14例，回腸結腸重積2例，結腸重積6例で，19/22例（86％）に原因となる先進部病変を認め，小腸重積の4/14例（29％），回腸結腸重積の2/2例，結腸重積の2/6例（33％）が悪性腫瘍で，1例を除き外科手術を必要としたと報告している．したがって，**成人腸重積の治療は外科手術が原則**となる．これに対して，乳幼児の腸重積のほとんどは特発性の回腸結腸重積で，腸管壊死が想定される場合以外は注腸による整復が基本になる．ただし，3歳以上の小児では悪性リンパ腫，Meckel憩室，腸管重複囊腫などが先進部病変となっていることがあり，原因検索が必要である．

脚　注
[†1] GIST（gastrointestinal stromal tumor）：消化管間質腫瘍．分化度の低い消化管の間葉系腫瘍で，従来の平滑筋（肉）腫〔leiomyo（sarco）ma〕，平滑筋芽腫（leiomyoblastoma）や神経鞘腫（neurinoma）などの一部も含まれる．
[†2] intussusception：腸重積を invagination あるいはインバギなどとよぶ輩もいるが，これは一般用語として陥入，鞘入を意味する言葉にすぎない．医学用語としての腸重積は intussusception である．

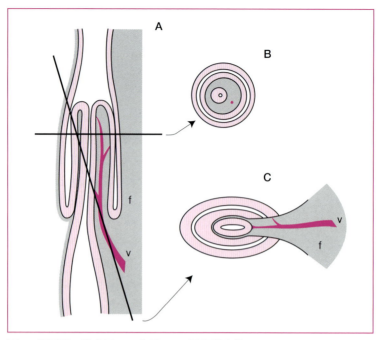

図2　腸重積の模式図　f：脂肪，v：腸間膜血管．

■表　小児と成人の腸重積

	小児	成人
相対頻度*	95％	5％
男女比	3：1	1：1
好発年齢	5か月〜2歳	特になし
好発部位	回腸結腸	小腸
先進部病変	90％は特発性**	80〜90％に病変（＋）
典型的臨床症状	ほとんど（＋）	15〜20％に（＋）
治療法	水圧/空気圧注腸整復	外科手術

＊腸重積全例に占める割合　＊＊約50％にパイエル板[†3]の増殖がある．

脚注
†3 パイエル板（Peyer's patch）：小腸の腸間膜付着側の反対側にある絨毛の未発達部位で，粘膜固有層にリンパ組織が平板状に集合している．回腸に多く，免疫に関与し主としてIgAを産生する．Johann Conrad Peyer（パイエル：1653-1712）はスイスの解剖学者．

症例 37-2

35歳, 女性. 上腹部痛, 嘔気.

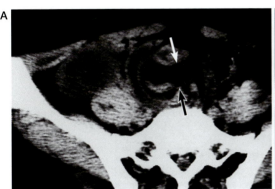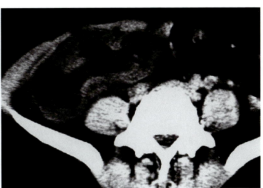

図3 症例37-2 単純CT　BはAの2cm足方

CT所見　回盲部に浮腫の強い腸管があり, 内部に脂肪が層状に認められる. 典型的な腸重積の縦断面(腸管の長軸に平行な断面)で, 図3A→が陥入部である. 図3Bでは, 全体として腎のようにみえる(pseudokidney sign). 腸管の浮腫が強く, 壁の明瞭な二重像が消失している.

診断　回腸結腸重積(特発性)

治療方針　開腹による腸重積整復. 腸管部分切除と腸管吻合.
　成人であるから, たとえ腫瘍などの引き金となる病変が画像で描出されていなくても, 開腹による腸重積整復が原則である. 腸管壁の浮腫が強く, **壁の明瞭な二重像が消失していることから腸管の不可逆的変化を考慮**して腸管部分切除と腸管吻合を前提として開腹に臨む. 腸重積が強くなって静脈が絞扼されると腸管壁の浮腫が進行して, 壁の二重構造(同心円)が不明瞭になり(図2), さらに動脈が絞扼されると壊死を反映して不均一な濃度で無構造になり, 造影増強効果を欠き, 腹水が明らかになる[5].

症 例

37-3 48歳，女性．右下腹部痛，嘔吐，腹部膨満．

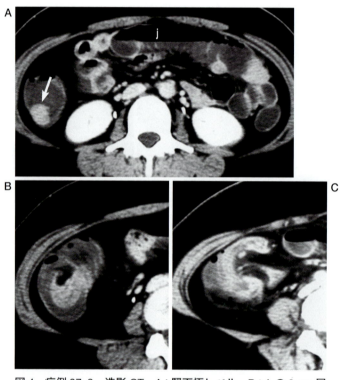

図4 症例37-3 造影CT A：腎下極レベル，B：Aの3cm尾側，C：Bの3cm尾側の横断像

CT所見 図4Bは図2B，図4Cは図2Cに相当する典型的な回腸結腸重積の所見である．図4Aには拡張した小腸が描出され，Kerckring皺襞の目立つ空腸(j)には水平面もみられる．また，腸重積先進部に辺縁円滑な球状の均一に造影される充実性腫瘤(→)を認める．

診 断 回腸腫瘍，回腸結腸重積

治療方針 外科的手術．
腸管壊死は認められず，回腸腫瘍は腺腫であった．

VII. 腸管閉塞・イレウス(1)

症例 37-4

79歳，女性．下腹部痛．

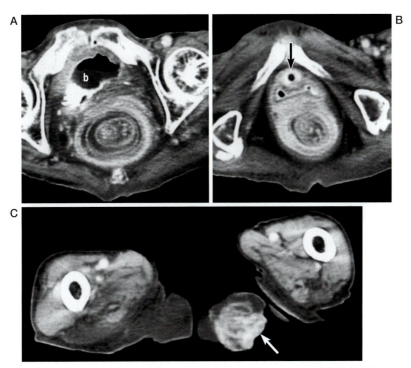

図5 症例37-4 骨盤の造影CT A：大腿骨頭レベル，B：恥骨結合下部レベル(Aの3cm足方)，C：大腿上部(Bの6cm足方)の横断像

CT所見 直腸壁が円滑に肥厚，直腸内に脂肪と軟部組織濃度の同心円が認められる(図5AB)．図5Aにみられる膀胱(b)内の空気は膀胱カテーテル留置時のもので，図5Bにカテーテル(→)が描出されている．図5Cには肛門から脱出した腸管(S状結腸)およびその先端にやや扁平な充実性腫瘤(→)を認める．

診断 S状結腸癌，S状結腸直腸重積

治療方針 外科的手術．

これは，まれな状態で**結腸直腸肛門重積**(colorectoanal intussusception)ともよばれ，開腹手術以外に会陰式手術による治療も選択肢に入る[6]．

Q 図5Bにおいてカテーテル(→)はどこに存在するのか？
また，カテーテルの背側にある気泡はどこに存在するのか？

A カテーテルは尿道内，気泡は腟内に存在する．尿道，腟と直腸（壁が浮腫状で厚い）の位置関係および腟が前後方向に圧縮された扁平な形態（正常像）になっていることがよくわかる．なお，腟内の空気は異常ではない．

key-point
- 腸重積：脂肪を含む同心円．
- 重積先進部の腫瘤を捜せ．
- 成人の腸重積は開腹が原則．

文献
1) Yalamarthi S, et al：Adult intussusception：case reports and review of literature. Postgrad Med J 2005；81：174-177.
2) Potts J, et al：Small bowel intussusception in adults. Ann R Coll Surg Engl 2014；96：11-14.
3) Aref H, et al：Transient small bowel intussusception in an adult：case report with intraoperative video and literature review. BMC Surg 2015；15：36.
4) Zubaidi A, et al：Adult intussusception：a retrospective review. Dis Colon Rectum 2006；49：1546-1551.
5) Iko BO, et al：Computed tomography of adult intussusception：clinical and experimental studies. AJR Am J Roentgenol 1984；143：769-772.
6) Zainea GG, et al：Perineal repair of colorectoanal intussusceptions：report of a case and review of the literature. Dis Colon Rectum 1996；39：1434-1437.

VII. 腸管閉塞・イレウス(1)

症例 38

10歳，女児．上腹部痛，嘔気．

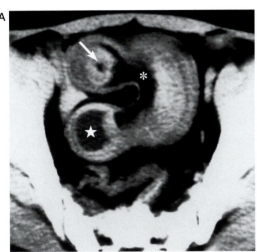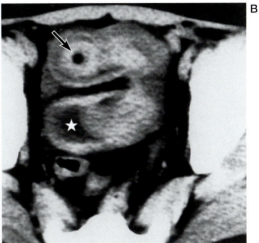

図1 症例38 単純CT BはAの1cm足方

CT所見 骨盤内に逆C型の回腸ループがある．壁が2重になり，外壁(陥入鞘)と内部の腸管(陥入部)との間に脂肪(腸間膜，図1A＊)が進入している．この脂肪組織は陥入部を半周取り巻いている．さらに陥入部の中央に丸い脂肪塊(図1AB→)を認める．近位の回腸は囊状に拡張している(図1AB☆)．

診 断 Meckel憩室内反転(内翻)，回腸回腸重積

治療方針 外科手術．
　用手的に重積と憩室内反転が整復されればMeckel[†]憩室切除になり，整復されなければ憩室を含む患部回腸切除＋端々吻合となる．

> **脚 注**
> † Johann Friedrich Meckel(junior)(メッケル，1781-1833)：ドイツの解剖学者．トルコ鞍近傍のMeckel's cave(Meckel洞)やMeckel's ganglion(蝶形口蓋神経節)に名を残す解剖学者Johann Friedrich Meckel(senior)(1714-1774)は祖父である．

Meckel憩室内反転と腸重積

　Meckel憩室の表面(臓側腹膜下＝漿膜下)には，これを灌流する上腸間膜動静脈の分枝が伸び，この血管に沿って腸間膜の脂肪組織も存在する．一般にMeckel憩室先端の漿膜下には脂肪が多いとされる(図2A)．Meckel憩室が内反転(内翻)すると風船(回腸)に指を突っ込んだようになり，回腸内腔から見れば，指が棍棒状に突出することになる(図2B)．この「棍棒」あるいは「指」の表面は憩室粘膜であり，内容は臓側腹膜および憩室壁に囲まれた脂肪組織(憩室を灌流する上腸間膜動静脈の分枝を含む)になる．このため**内翻した憩室の中心部に脂肪塊を認める**ことになる(図1AB→，図2B)．さらに，憩室の内翻を引き金として回腸回腸重積を生じると，腸間膜の脂肪が陥入部と陥入鞘の間に(偏在性に)認められるようになる(図1A＊，図2C＊)．すなわち，標的の中央の黒点(脂肪→)がMeckel憩室の内翻を，その外を回る黒い欠けた円(腸間膜脂肪＊)が腸重積を示している．

　Pantongrag-Brownらによれば，Meckel憩室内翻を伴う回腸重積でCTを施行した4例中3例で中心部の脂肪塊を，超音波検査を施行した2例中2例に脂肪を示す中心高エコー像を認めている[1]．また，手術標本が得られたMeckel憩室内翻13例すべての内翻部先端が脂肪塊を擁していた．したがって，CTで中心部脂肪塊が認められない症例は，脂肪塊が少ないか断層面の関係で明瞭に描出されないためと考えられる．同様の先進部脂肪塊は脂肪腫を先進部とする腸重積にも認められることに注意する必要がある．脂肪腫の場合には内視鏡的切除が可能であるが，Meckel憩室内翻では禁忌となるからである(回腸穿孔を招く)．ただし，脂肪腫は結腸に多く，小腸にはまれである．また，内翻したMeckel憩室では腸管内腔において先端の脂肪塊が厚い軟部組織(憩室壁)で覆われているのに対し，脂肪腫は「裸」である．また，Meckel憩室内翻がすべて腸重積を招くわけではない．Pantongrag-Brownらの報告[1]ではMeckel憩室内翻18例のうち腸重積を伴ったのは13例(72％)であった．

Q 胎生期に臍腸管以外に臍帯(umbilical cord)を通るのは何か？

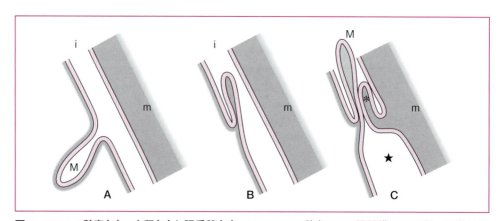

図2　Meckel憩室(A)，内翻(B)と腸重積(C)　M：Meckel憩室，m：腸間膜，i：回腸．灰色は脂肪を示す．＊と★は図1と同じ．

A 尿膜管(urachus)，臍静脈，臍動脈(2本)．

尿膜管は膀胱頂部につながる．膀胱側が遺残すると尿膜管憩室となる．出生後に臍静脈は閉塞して肝円索，臍動脈は臍動脈索(p.34 症例7 図3 参照)になる．また，胎生6〜10週には中腸が出入りする(p.206 ノート39)．

ノート 38　Meckel 憩室

　胎生期に卵黄と中腸を連絡する**臍腸管**(卵黄腸管 omphalomesenteric duct)の中腸側が開存したまま遺残したのが Meckel 憩室(Meckel's diverticulum)で，小腸〔回腸末端から口側へ平均60 cm(小児では30 cm)〕の反腸間膜側に付着している．剖検においては最も頻度の高い(1〜2%)消化管の奇形であるが，ほとんどは臨床的意義をもたない[2]．しかしまれに**出血，腸管閉塞，憩室炎，穿孔**などの原因となり急性腹症として取り扱われる．小児期に多いが，成人でも発症する[3]．Meckel 憩室内に異所性胃粘膜や膵粘膜を有する例があり，これが近くの正常腸粘膜に潰瘍を生じ出血や腹痛の原因となる．また，腸管閉塞は Meckel 憩室の内翻に起因する**腸重積**，遺残索状物(臍と Meckel 憩室盲端を結ぶ)や憩室炎後の癒着による．まれに盲係蹄症候群(p.259 ノート48参照)を呈することもある．偶然描出される(図3)こともあるが，症状のある場合には造影剤は入りにくく，消化管造影による診断は困難である．

　消化管出血例に対する Meckel 憩室の検出には，^{99m}Tc-pertechnetate(^{99m}TcO$_4^-$)シンチグラフィ(図4)が一般的である．これは胃粘膜に本剤が集積することを利用したものである．Meckel 憩室が胃粘膜を有するのは15〜34%にすぎないが，症状を呈する Meckel 憩室の60%，消化管出血を呈する Meckel 憩室の95%以上が胃粘膜を含んでいるため，本シンチグラフィの意義は大きい．ただし，胃粘膜のない Meckel 憩室には集積しないし，胃粘膜を有する部位(胃，重複消化管，Barrett 食道)には集積する．また，憩室炎，虫垂炎，Crohn 病，潰瘍性大腸炎などの炎症性疾患や血管奇形，血管腫などの血管病変や富血性腫瘍，腸重積，軸捻症などの腸管閉塞部位にも**非特異的に集積する**から注意が必要である．また，尿路に排泄されるため，膀胱憩室，異所性腎や腎盂嚢胞などが偽陽性となりやすい．

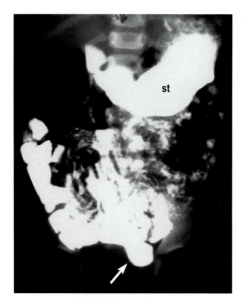

図3 消化管造影による Meckel 憩室(→)の描出　st：胃.

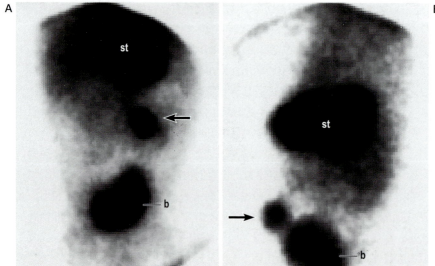

図4 ^{99m}Tc-pertechnetate シンチグラフィによる Meckel 憩室(→)の描出　A：正面像，B：側面像　st：胃，b：膀胱.

key-point

- 回腸内の中心黒点は内翻した Meckel 憩室の脂肪.
- Meckel 憩室は腸重積がなくても急性腹症の原因になる.

文献

1) Pantongrag-Brown L, et al：Inverted Meckel diverticulum：clinical, radiologic, and pathologic findings. Radiology 1996；199：693-696.
2) Konstantakos AK：Meckel's diverticulum-induced ileocolic intussusceptions. Am J Surg 2004；187：557-558.
3) Elsayes KM, et al：Imaging manifestations of Meckel's diverticulum. AJR 2007；189：81-88.

症例

39-1

32歳,男性.差し込むような腹痛,嘔気.これまでに同様の発作が何回かあり,そのたびに入院したが,翌日には軽快していた.

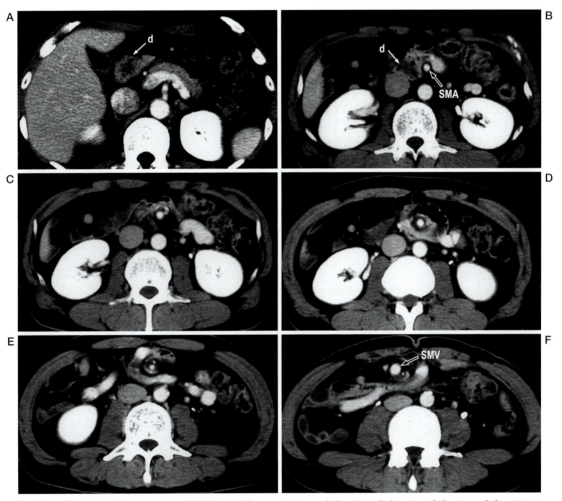

図1 症例39-1 造影CT A:左腎静脈レベル,Aから4 cm(B),5 cm(C),6 cm(D),8 cm(E),11 cm(F)足方の横断面 d:十二指腸,SMA:上腸間膜動脈,SMV:上腸間膜静脈.

CT所見 図1A:上腸間膜動脈(SMA),上腸間膜静脈(SMV),これと合流する脾静脈に異常はない.図1B:十二指腸水平脚(d)がSMAの腹側を通って左へ走行している.SMVは確認されない.図1C〜E:十二指腸遠位部と空腸がSMAの周りを時計方向に回転している(whirl sign:症例39-2参照).SMVは確認されない.図1F:太いSMVが認められる.右背側部に液体が充満した小腸を認めるが,上行結腸がない.

| 診 断 | 中腸軸捻症，中腸回転異常

SMV が図 1 C〜E で確認できないのは，軸捻転に巻き込まれて狭窄しているためと考えられる．

| 治療方針 | Ladd 手術[†]．

Q 中腸回転異常に伴う腸管閉塞（機械的イレウス）の原因を 2 つあげなさい．

A 中腸軸捻症，Ladd 靱帯(Ladd's band)．

> 脚 注
> [†] Ladd 手術(Ladd's procedure)：腹膜靱帯を切離し，盲腸・上行結腸を受動して左側腹部へ反転する．すなわち，中腸全体を 90° 回転の位置に戻す．William E Ladd（ラッド，1880-1967）：アメリカの小児外科医．

| 症 例 |

39-2 60 歳，男性．腹痛，上腹部膨満感，嘔吐．

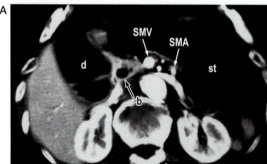
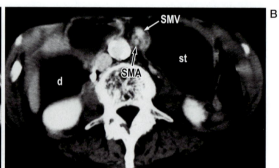
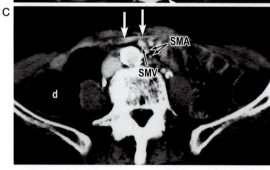

図 2　症例 39-2　造影 CT　A：左腎静脈レベル，A から 4 cm(B)，7 cm(C)足方の横断面　d：十二指腸，st：胃，SMA：上腸間膜動脈，SMV：上腸間膜静脈．

CT所見 図2A：胃(st)，十二指腸(d)の著明な拡張があり，総胆管(b)も拡張している．図2B：SMAとSMVの位置関係が図2Aと左右逆になっている．図2C：十二指腸の前壁から左方で空腸につながる帯状の構造物(→)が大動脈およびSMA，SMVの腹側に認められる．SMAと大動脈との間に十二指腸水平脚が認められない．

診　断 中腸回転異常．Ladd靱帯による十二指腸閉塞

　近位部のSMAとSMVの位置が途中で左右逆転していることと，十二指腸水平部がSMAと腹部大動脈との間を通過していないことから，中腸回転異常が存在することは間違いない．問題は，胃と十二指腸の拡張の原因である．中腸回転異常に伴うイレウスの原因としては，まず中腸軸捻症と異常腹膜靱帯(Ladd靱帯)を考えなければならない(**ノート39参照**)．"whirl(pool) sign"(後述)がみられないから，中腸軸捻症は考えにくい．図2Cの帯状の構造物は，Ladd靱帯による十二指腸遠位部閉塞を示唆する．

治療方針 Ladd手術．

中腸軸捻症

　近位部上腸間膜動静脈(SMA，SMV)の位置が途中で左右逆転し，SMAがSMVの右に位置する所見は，すべての中腸回転異常にみられるわけではないが，中腸回転異常を強く示唆する[1]．**中腸軸捻症**(midgut volvulus)では，SMAとSMVの位置関係が(通常下から見て時計回りに)回転すると同時に，腸管や腸間膜がこれらの血管周囲を渦巻く特徴的な所見を呈し，"whirl(pool) sign"(**渦徴候**；図1 DE)とよばれている[2]．ただし，whirl sign自体は閉塞部位より近位の腸管(p.247症例48-1)，癒着＋軸捻症(p.234症例45)や横行結腸切除術後，右半結腸切除術後などでも認められる[3]ので，腸管手術の既往のある患者においては臨床症状との関連が特に重要である．中腸軸捻症と同じく緊急外科処置を必要とする ileosigmoid knot† でも whirl sign が認められる[4]．また，反時計回りの whirl sign は正常でもみられることがあるとされる[5]．中腸軸捻症を含めて絞扼性腸管閉塞では，腸管の虚血および壊死が最大の課題である[6](p.188症例36, p.133症例25-2表2参照)．

脚注
† ileosigmoid knot：回腸ループがS状結腸間膜およびS状結腸を取り囲み，絡まって結び目(knot)のようになり腸管閉塞を生じる状態．回腸の運動過多とS状結腸間膜付着部が短いことが要因と考えられている．

ノート 39　中腸回転異常と Ladd 靱帯

　胎児の腸管は，1本の頭尾方向に走る原腸から発達する．発生上，腹腔動脈，上腸間膜動脈(SMA)，下腸間膜動脈によって支配(血液供給)されている腸管を，それぞれ**前腸**(foregut)，**中腸**(midgut)，**後腸**(hindgut)という．これらの境界は十二指腸下行脚と横行結腸にある．したがって，中腸とは，十二指腸下行脚の途中から横行結腸の途中までをさす．胎生初期には中腸，SMAと腸間膜は矢状面の構造である．その後，いったん中腸は胎児の腹腔から臍帯内に脱出して(胎生第6週)，再び腹腔に戻る(10週)．中腸は，この脱出時にSMAを中心に反時計回りに90°，帰還時に180°，合計270°回転し，さらに盲腸は右下腹部へ下降する．これによって小腸間膜は左上部(Treitz靱帯)から右下部(回盲部)に至る長い付着部を有し，上行結腸は腸間膜を失い後腹膜に固定される．この過程の異常が中腸回転異常(malrotation of midgut)である．

　中腸回転異常は，回転(−90°〜270°)と固定の程度(過多，不足)により多様である．最も多いのがほぼ90°回転しただけで停止したもので，通常"**無回転型** non-rotation"とよばれる(図3)．十二指腸がSMAと腹部大動脈との間を通過せず，中腸近位部(小腸)が腹腔の右，結腸が左に位置する．無回転の多くは無症状で消化管造影検査などにより偶然発見される．中腸軸捻症の外科的整復(Ladd手術)の最終形もこの"無回転"である．180°回転で停止すると**不完全回転型**(incomplete rotation)とよばれ，盲腸が幽門の上に乗ったようになる．この場合，盲腸あるいは近くの小腸，上行結腸と右側腹壁との間に異常な**腹膜靱帯**(Ladd 靱帯)が形成され，十二指腸が圧迫閉塞することがある(図4)．このような異常な腹膜靱帯による圧迫固定が**固定過多**(hyperfixation)で，この部分と空腸起始部(本来のTreitz靱帯付近)に多い．この2箇所をチェックするのは小児外科医の基本である．また，不完全回転型では回転とともに盲腸/上行結腸の下降と固定が不十分(**固定不足** hypofixation)なため，Treitz靱帯から右下腹部の回盲部に至るべき小腸間膜付着部が短くなり中腸軸捻症を生じやすくなる．さらに中腸回転の最終段階である盲腸/上行結腸の固定不足が**盲腸軸捻症**(p.209症例40)，**盲腸周囲ヘルニア**(p.65症例12)や**移動盲腸症候群**(p.213症例41)の原因になる．これら中腸の回転/固定異常に伴う疾患は，小児(特に新生児，乳児)の疾患(図5)と思われがちである．確かに中腸軸捻症やLadd靱帯による腸管閉塞は成人にはまれであるが，盲腸軸捻症や移動盲腸症候群は基本的に成人の疾患である．

　CTで中腸回転異常の有無を知るには次の2点に注目する．①**十二指腸が大動脈と上腸間膜動静脈の間を通過して左側で空腸に連続しているか？** ②**盲腸が右下腹部に存在するか？**　ここで盲腸は，回腸が結腸に入口する部位，あるいは虫垂を確認することにより同定される．ただし，盲腸は移動することがあるので要注意である．

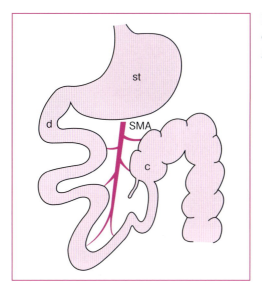

図3　中腸回転異常の"無回転型(90°回転)"
c：盲腸，d：十二指腸，st：胃，SMA：上腸間膜動脈．

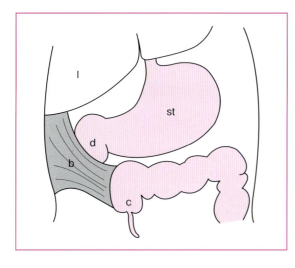

図4　中腸回転異常の"不完全回転型(180°回転)"にみられるLadd靭帯(b)
c：盲腸，d：十二指腸，l：肝，st：胃．

ノート 40　中腸軸捻症の単純X線写真と消化管造影

　1）**腹部単純X線写真**：胃・十二指腸の拡張，gasless abdomen，正常など所見がさまざまで信頼性に乏しい．これは嘔吐により胃・十二指腸の拡張がなかったり，症例39-1のように軸捻が自発的にきつくなったり，緩解することが少なくないためである．**正常な単純X線写真は中腸軸捻症を除外できない**ことに注意が必要である．

　2）**注腸造影**：盲腸の位置から回転異常は示されるが，盲腸や結腸が巻き込まれていなければ軸捻の有無を判断できない．

　3）**上部消化管造影**：最も直接的に軸捻と消化管の狭窄の程度を描出する(図5)．ただし，造影剤の嘔吐，誤嚥性肺炎を避けるため，カテーテルを閉塞部位まで挿入し少量の造影剤で撮影した後，造影剤を吸引しておく配慮が必要である．

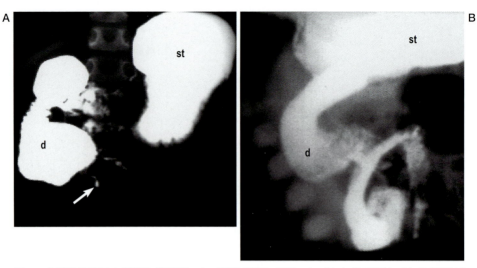

図5　中腸軸捻症の上部消化管造影　A：閉塞が強い症例　わずかに狭窄部（→）に造影剤が入るのみ．B：緩やかな症例　十二指腸に続く空腸がらせんを描いている．いずれも乳児．d：十二指腸，st：胃．

> **key-point**
> - 中腸回転異常：SMA・V，十二指腸と盲腸の位置確認．
> - 閉塞原因は軸捻症と Ladd 靱帯．

文献

1) Dufour D, et al：Midgut malrotation：the reliability of sonographic diagnosis. Pediatr Radiol 1992；22：21-23.
2) Fisher JK：Computed tomographic diagnosis of volvulus in intestinal malrotation. Radiology 1981；140：145-146.
3) Blake MP, et al：The whirl sign：a non-specific finding of mesenteric rotation. Australas Radiol 1996；40：136-139.
4) Lee SH, et al：The ileosigmoid knot：CT findings. AJR 2000；174：685-687.
5) Shimanuki Y, et al：Clockwise whirlpool sign at color Doppler US：an objective and definite sign of midgut volvulus. Radiology 1996；199：261-264.
6) Makita O, et al：CT differentiation between necrotic and nonnecrotic small bowel in closed loop and strangulating obstruction. Abdom Imaging 1999；24：120-124.

VII. 腸管閉塞・イレウス(1)

症例

40-1 32歳，男性．腹痛，嘔吐，腹部膨満．

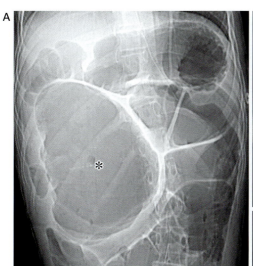
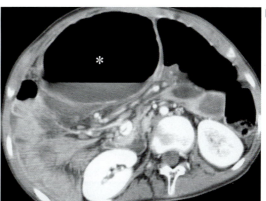
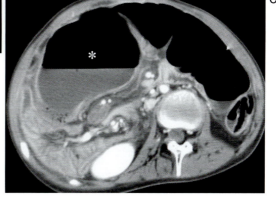

図1　症例40-1　A：仰臥位腹部単純X線正面像(scanogram)　B, C：造影CT　第2腰椎(L2)レベル(B)とL3レベル(C)の横断像

画像所見　腹部単純X線写真（図1A）：腹部のほぼ全体が拡張した腸管に占拠されている．特に右側腹部から正中に達する空気で満たされた巨大な拡張腸管（＊）が目立つ．造影CT（図1BC）：Aで認められた拡張腸管（＊）は腹側に位置することがわかり，内部に水平面を認める．その背側で右腎の腹側に，腸管と上腸間膜動静脈枝（回腸結腸動静脈）を反時計回りに巻き込む像（whirl sign）が認められる．拡張腸管（＊）の背側から右外側に小腸がみられる．また他の腸管と比べて，拡張腸管（＊）と渦巻（whirl）の間にある腸管の造影効果が弱い．

診　断　盲腸軸捻症（Ⅱ型，loop type）

渦巻（whirl）に巻き込まれているのが回盲部で，水平面を擁する拡張した腸管が前上方へ反転した盲腸下部である（図3C参照）．

治療方針　外科的手術．

終末回腸と盲腸の一部に壊死があり，壊死腸管切除＋回腸上行結腸吻合となった．

症例

40-2　42歳，男性．下腹部激痛．

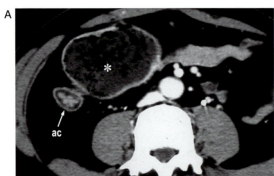
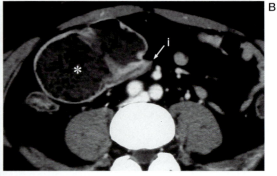
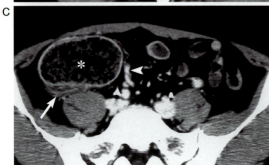

図2　症例40-2　造影CT　B, CはAの14 mm, 54 mm足方の断面　ac：上行結腸，i：回腸末端．

CT所見　図2A：上行結腸(ac)は虚脱しているが，粘膜下浮腫が認められる．その左〜腹側に異常に拡張した腸管(＊)があり，糞便と空気を擁する．上行結腸，拡張した腸管ともに造影効果は良好である．図2B：拡張腸管(＊)を足方に追うと回腸(i)が合流しているが，回腸の拡張はない．図2C：さらに足方に追うと，上行結腸と拡張腸管(＊)との移行部(→)があり，後者が前上方へ折れ曲がっていることがわかる．移行部の造影効果はやや不良である．拡張腸管(＊)に向かう上腸間膜動静脈の分枝(回腸結腸動静脈)が捻転している(▶)がwhirl signは認められない．

診　断　盲腸軸捻症(Ⅲ型，bascule)

　　CT所見から，図2A〜Cの拡張腸管(＊)が，前上方へ反転した上行結腸近位部だとわかる(図3D参照)．回腸末端(i)の入口部より内側前方の拡張した腸管(図2B＊)が盲腸，上行結腸近位部(＊)と遠位部(ac)の移行部(図2C→)が反転部である．

治療方針　盲腸および近位上行結腸切除．回腸上行結腸吻合．
　　上行結腸の一部に壊死が認められた．

盲腸軸捻症

盲腸軸捻症(cecal volvulus)は盲腸および上行結腸近位部の先天的な後腹膜への固定不全(つまり比較的長い腸間膜を持っている)，あるいは手術による固定解除が発症の前提となる．たとえば盲腸の固定不全を伴う Cornelia de Lange 症候群[†1]は盲腸軸捻症を高率に発症する[1]．とはいえ，通常みられるのはこの症候群とは無関係の患者である．盲腸軸捻症は，S状結腸軸捻症と比較して好発年齢がやや若く，30〜60歳に多い．結腸軸捻症の10〜30%を占め，S状結腸に次いで多い．といっても，腸管閉塞の1〜3%と比較的まれな疾患である．

本症はⅠ〜Ⅲ型に分類される[2](図3)．Ⅰ型(図3B)は盲腸あるいは上行結腸近位部がその長軸を中心として時計回りないし反時計回りに捩れる**臓器軸性軸捻症**(p.221 症例42-2 ノート42参照)で axial type とよばれる．Ⅱ型(図3C)はⅠ型に前上方への反転(折れ曲がり)が加わったもので loop type とよばれる．Ⅰ，Ⅱ型ともにCTで whirl sign を認める[3]が，axial type(Ⅰ型)では拡張した盲腸が右下腹部に存在するのに対し，loop type(Ⅱ型，図1)では拡張し頭側(上方)へ反転した腸管が腹部中央から時には左上腹部まで及び，腸間膜と回腸を巻き込んで強い腸管狭窄を形成し，**腸管壊死の頻度も高く症状も強い**(表)．興味深いことに，文献3)によればⅠ型の whirl sign(渦徴候)は4例中4例が時計回りであったのに対し，Ⅱ型では4例中3例が反時計回り(図1)で1例は判定不能であった．また，回腸が巻き込まれたのはⅡ型だけで，Ⅰ型(2例)とⅢ型(4例)では1例も巻き込まれていなかった．

Ⅲ型(図3D)は盲腸ないし上行結腸近位部が前上方へ折れ曲がっただけで cecal bascule[†2]とよばれる(図2)．捻転はないので whirl sign はみられず，beak sign(嘴徴候)もない．一般に症状は軽く腸管壊死の頻度も低いとされるが，時間が経つ(症状が軽いとCT施行，したがって診断が遅れることが多い)と症例40-2のように腸管壊死をきたすので注意が必要である．Ⅰ型，Ⅱ型，Ⅲ型の頻度はおおよそ40%，40%，20%である[3]．

腹部単純X線写真の本症診断能は，S状結腸軸捻症より低く，文献によれば17%に過ぎず[4]，診断のみならず3型を鑑別できるCTの有用性は高い[3,5]．CTでは虚脱した遠位上行結腸に連続し，その内側から左上腹部に至る拡張した腸管(盲腸・近位上行結腸：付随する虫垂や回腸末端を確認できることもある)，whirl sign，beak sign が描出され(Ⅰ，Ⅱ型)，造影によって虚血の程度が推定される．

脚注
†1 Cornelia de Lange 症候群：精神運動発達遅延，特異顔貌，多毛，四肢奇形，腸回転異常などの多彩な消化管奇形を呈する症候群．Cornelia Catharina de Lange(デランゲ 1871-1950)：オランダの小児科医．
†2 bascule：踏切遮断機や跳ね上げ橋のような跳ね上げ構造物．盲腸が前上方へ跳ね上がっている状態を表している．

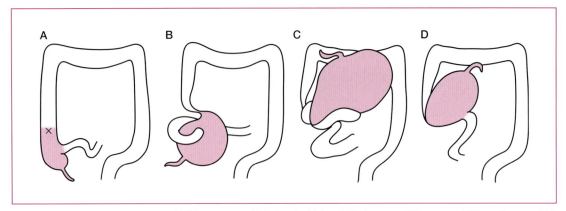

図3　盲腸軸捻症　AのX地点で軸捻転あるいは前上方反転が生じた場合．A：正常，B：Ⅰ型(axial)，C：Ⅱ型(loop)，D：Ⅲ型(bascule)

■表　盲腸軸捻症の3型

	Ⅰ型 (axial type)	Ⅱ型 (loop type)	Ⅲ型 (bascule)
軸捻	臓器軸性捻転	臓器軸性捻転	－
前上方反転	－	＋	＋
盲腸の位置	下腹部	中・上腹部	中・上腹部
回腸巻き込み	－	＋	－
whirl sign	＋(時計回り？)	＋(反時計回り？)	－
腸管壊死率	中	高	低

key-point

- 盲腸軸捻症は3型に分かれ，CTで診断できる．
- Ⅱ型(loop type)は回腸を巻き込み，壊死率も高い．

文献

1) Husain K, et al：Cecal volvulus in the Cornelia de Lange syndrome. J Pediatr Surg 1994；29：1245-1247.
2) Perret RS, et al：Cecal volvulus. AJR 1998；171：860.
3) Delabrousse E, et al：Cecal volvulus：CT findings and correlation with pathophysiology. Emerg Radiol 2007；14：411-415.
4) Robinovici R, et al：Cecal volvulus. Dis Colon Rectum 1990；33：765-769.
5) Moor CJ, et al：CT of cecal volvulus：unraveling the image. AJR 2001；177：95-98.

VII. 腸管閉塞・イレウス(1)

症例 41

24歳，男性．昨夜夕食後に右下腹部の急激な痙攣性疼痛に襲われたが，便通後に疼痛は解消した．4年前から年に数回右下腹部が痛いことがあったが，安静にしていたり，トイレに行くと何ともなくなるので病院に行かなかった．今回は特に痛みが激しかったので心配になり来院した．血液検査で異常はみられなかった．

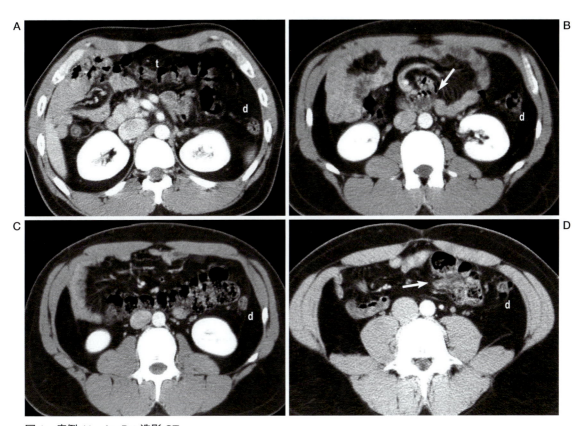

図1 症例41 A～D：造影CT

CT所見 腸管閉塞を示唆する腸管の拡張は認められず，十二指腸空腸移行部（Treitz靱帯部）（図1B→），横行結腸（図1A，t）と下行結腸（図1A～D，d）は正常な位置にある．しかし，さらに尾側のスライス（図1C）では，大動脈と上腸間膜動静脈の間を太い腸管が左右に走行している．ハウストラがあり，内部に空気と糞塊が認められるので結腸である．これが左側腹部で下行し，そこに内側から小腸が流入している（図1D→）．この尾側で，この結腸は盲端となっていた．左側腹部に回腸結腸移行部（Bauhin弁†）があり，図1Cで横行する結腸は上行結腸ということになる．

その後の経過 3日後に再び右下腹部痛があり，翌日来院した．来院時に腹痛はない．念のため撮像したCTが図2である．

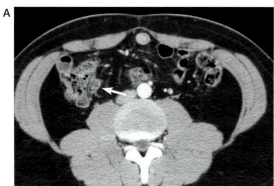 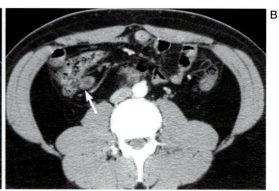

図2 症例41 A, B：4日後の造影CT

4日後の CT所見 終末回腸（図2AB→）が右側腹部に確認され，回盲結腸移行部，盲腸および上行結腸が左側腹部から右に移動したことがわかる．

診 断 移動盲腸症候群

治療方針 様子を見ていたが，その後も腹痛を繰り返すため，腹腔鏡的盲腸上行結腸固定術を施行した．結腸肝彎曲から盲腸まで後腹膜への固定はみられず，盲腸と上行結腸は肝彎曲から延びる腸間膜を有していた．異常な腹膜靭帯は認められなかった．術後から腹痛はなくなった．

> **脚 注**
> † 回盲弁（ileocecal valve）のこと．Gaspard Bauhin（ボアン 1560-1624）：スイスの医師，解剖学者，植物学者．日本ではドイツ語読みのバウヒンといわれることが多いが，本国はもちろん英語でも（フランス語読みで）ボアンという．

移動盲腸症候群

　移動盲腸症候群（mobile cecum syndrome）[1]は上行結腸の固定異常を伴うことが多く，**移動盲腸上行結腸症候群**（mobile cecum and ascending colon s.）[2]，**移動右結腸症候群**（mobile right colon s.）[3]ともよばれる．上行結腸と盲腸は胎児期の正常な中腸回転の最終段階として，腸間膜を失って右側腹部の後腹膜に固定される（p.206 ノート39）．この段階での異常が本症候群の原因で，上行結腸と盲腸が（結腸）間膜を有し，間膜の後腹膜への付着部が短いため，盲腸軸捻症を生じやすい．また異常な腹膜靭帯（ノート39）を伴うこともある．本症候群は軽度の盲腸軸捻症と自然緩解の繰り返しと考えられる．固定異常の範囲は盲腸だけから上行結腸すべてを含む例まで多様であり，その頻度も10〜30％と高い[2,3]．そのわりには症状を呈する例（移動盲腸症候群や盲腸軸捻症）は比較的まれであり，症例40-1,2のように固定異常の範囲が比較的軽度でも盲腸軸捻症および腸管壊死をきたす例がある一方，症例41のように異常が広範囲だからといって高度の軸捻症に陥るというわけでもなく，悪化させる要因が何なのか断定できない[3]．しかし，本症例の**現病歴は移動盲腸症候群に特徴的**で，比較的若い人にみられる繰り返す右下腹部痛は本症を強く示唆する

といえる.

key-point
- 繰り返す右下腹部痛を見たら移動盲腸を考える.

文献
1) Rogers RL, et al：Mobile cecum syndrome. Dis Colon Rectum 1984；27：399-402.
2) Makama JG, et al：Mobile cecum and ascending colon syndrome in a Nigerian adult. Ann Afr Med 2009；8：133-135.
3) Bains L, et al：Mobile right colon syndrome：obscure cause of lower right abdominal pain. Ann Colorectal Res 2016；4(2)：e35527.

症例

42-1　80歳，女性．下腹部激痛，腹部膨満，嘔吐．

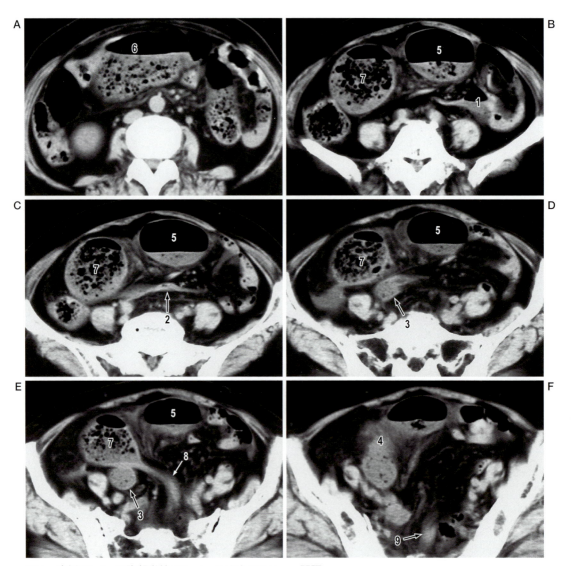

図1　症例42-1　下腹部単純CT　A〜Fはすべて5mm間隔

CT所見　下行結腸とS状結腸境界部(1)から直腸(9)まで，S状結腸ループを追ってみよう（図1）．まずループは嘴状に細くなり右に向かう(2)．骨盤腔右側でほぼ正常の太さとなり(3)，前方に向かい(4)，左頭側に向かって拡張していく(5)．右頭側に向かい最も頭側に位置した(6)後，右側を下降する(7)．ここまでは異常に拡張している．左背側に向かうと急に細く

なり(8),(2)のすぐ足側で(2)と交差し直腸(9)につながる．すなわち，下から見て反時計回りに360°回転している．拡張したループの腸間膜〔(5)と(7)の間の脂肪層〕に索状構造と浸潤像(dirty fat sign)があり，軽度の静脈の怒張と浮腫を示している．

診 断 S状結腸軸捻症(間膜軸性)

Q1 図1の連続する6枚の写真を見て，S状結腸を正面から見た模式図を書きなさい．

A1 図2．立体構造を把握するのは慣れないと結構難しい．腹部単純X線写真(図3)を見たほうが全体像は把握しやすい(p.220 **ノート 41** 参照)．

その後の経過 大腸内視鏡により，S状結腸の軸捻は解除され，症状も消失し，翌日退院となった．

Q2 この治療方針は正しいか？

A2 内視鏡によるS状結腸軸捻解除は正しい．しかし，再発率(後述)が高いため根治的な処置が必要である．この症例も2か月後に再発し，S状結腸切除術が施行された．

治療方針 開腹あるいは内視鏡による軸捻整復，ならびにS状結腸間膜固定，あるいはS状結腸切除．

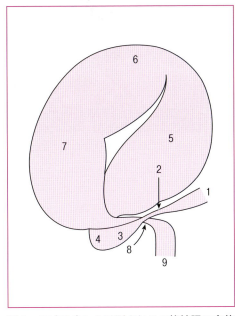

図2　CT(図1)から予測されるS状結腸の全体像

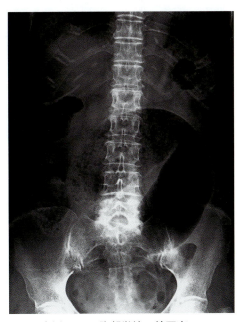

図3　症例42-1　腹部単純X線写真

症例

42-2 70歳，女性．差し込むような腹痛，嘔気．3か月前に同様の症状で他院を救急受診し，「腸捻転」といわれて「大腸ファイバー」にて緩解したことがある．

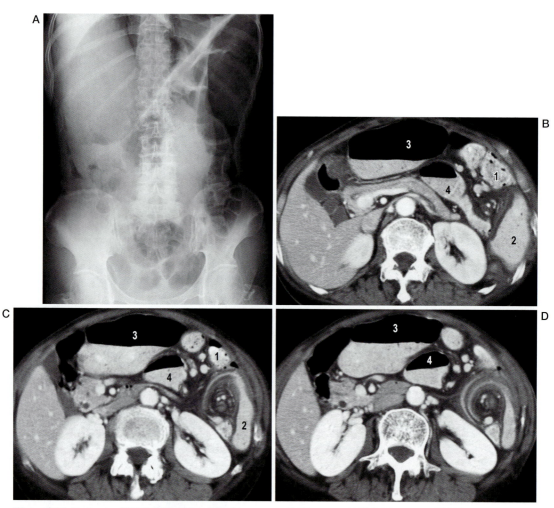

図4 症例42-2 A：仰臥位腹部単純X線写真，B〜D：造影CT，Bは膵体部レベルの横断像，C,Dはそれぞれ Bの3 cm，4 cm尾側の横断像

画像所見 仰臥位腹部単純X線写真(図4A)：上腹部に高度に拡張した腸管が認められるが，特定疾患に特異的な像ではない．造影CT(図4B〜D)：左下腹部に典型的な"whirl sign（渦巻徴候）"が描出されている．さらに上下のスライスで腸管を追跡すると，図中の腸管ループ1が下行結腸で2が近位S状結腸と確認された．2の口側部が「渦巻き」に巻き込まれて，肛側（頭側のスライス）は次第に拡張して食物残渣で内容は高吸収である(図4BCの2)．ループ2は頭側でループ3とつながり，さらに3は尾側でループ4とつながり，4の遠位部が再び

渦巻きに巻き込まれている．つまり，ループ2-3-4が図2のループ5-6-7に相当する拡張部分(closed loop)である．ただし，捻転は720°以上で，本症例のほうが強い．「渦巻き」内の腸管は薄く(CT画像では線状に)押しつぶされ造影効果も弱く(図4 CD)，壊死の可能性が高い．

診　断　S状結腸軸捻症

治療方針　外科的手術．捻転に巻き込まれたS状結腸は壊死しており，S状結腸切除ならびに端々吻合術が施行された．

　図3のような"coffee bean sign(コーヒー豆徴候)"はS状結腸軸捻症を強く示唆する所見ではあるが，本症例のようにみられないことも多い(実際にはみられないことのほうが多い)ことに注意が必要である．coffee bean signはいつでも認められるわけではないが，whirl signはMPRを使えば必ず描出できる(図5)．

S状結腸軸捻症

　結腸の軸捻(転)症(volvulus)は，S状結腸のほかに，盲腸や横行結腸に生じるが，横行結腸軸捻症はきわめてまれである．結腸軸捻症の60〜80％がS状結腸に，10〜30％が盲腸に生じる．S状結腸軸捻症にも**間膜軸性**(mesenteroaxial)と**臓器軸性**(organoaxial)とがある(ノート42参照)が，一般に臨床的に問題になるのは前者(症例42-1，42-2)である．**間膜軸性S状結腸軸捻症**は，S状結腸間膜が長く，後腹膜付着部が短いという先天性要因があり，これに後天性要因(便秘，長期臥床，向精神薬服用，高齢)が加わって生じると考えられており，一般に高齢者に多い．このような要因を有する患者に，突然の疝痛発作と腹部膨満で発症する．軽度の場合は自然に緩解することもあるが，進行すると糞臭を帯びた嘔吐をみる．早期には注腸造影や大腸内視鏡を慎重に挿入することにより，軸捻が解除されることが多いが，再発率も高く，全身状態の改善を待ってS状結腸固定術を含む外科的処置が推奨される．絞扼により血行障害を伴う場合には，はじめから外科的処置の適応で

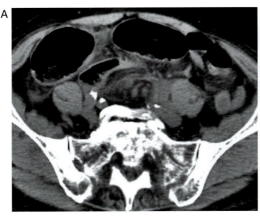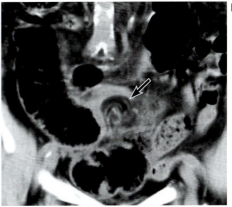

図5　S状結腸軸捻症　A：単純CT像，B：MPR冠状断像　Aでは不明瞭な渦巻がBの中央に明瞭に描出されている(→)．

あることは言うまでもない．**臓器軸性S状結腸軸捻症**(図6)でも下腹部痛を訴えるが軽症で，一般に一過性で自然緩解するか，注腸造影や内視鏡により整復される．

> **ノート 41　S状結腸軸捻症の画像診断**
>
> 　拡張したループに空気が入っていればS状結腸軸捻症の全体像は腹部単純X線写真で把握しやすい(図3)．これは"coffee bean sign(コーヒー豆徴候)"としてよく知られている．しかし，このような典型像を示すのは，S状結腸軸捻症の30～40％にすぎない．肝心の狭窄部位がどのようになっていてどの程度回転しているのかや腸管壊死の程度はわからないし，盲腸軸捻症や他のclosed loop obstructionでも似た像を呈する．注腸造影では，本症に特徴的な嘴状に狭窄するS状結腸ループ(bird's beak sign, bird of prey sign[†])や急に狭窄する "ace of spade sign"，さらに狭窄が比較的緩ければ全体像が描出される(図7)．CTでは，同様にbird's beak signやace of spade signなどにより流入部の近位腸管と流出部の遠位腸管の狭窄が示される(図1)．さらに全体的な位置関係，腸間膜の浮腫の状態，また造影によって腸管の虚血状態を直接描出することができるし，腸管壁内ガスや腸管穿孔(遊離ガス検出)にも最も敏感である．中腸軸捻症(p.203 症例39-1)の場合と同様にwhirl sign(症例42-2)が認められれば診断は確定的となる[1])．間膜軸性軸捻症が存在するのにCTでwhirl signが認められないのは，スライス面が捻転軸に垂直でないからである．**垂直なMPR像を作成すればwhirl signが必ず描出される**(図5およびp.75 症例14-1参照)

脚注
† bird of prey：猛禽(肉食鳥)．

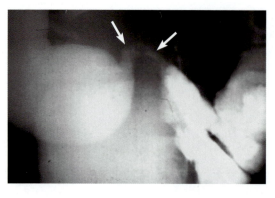

図6　臓器軸性S状結腸軸捻症の注腸造影像　捻転部が狭窄している(→)．

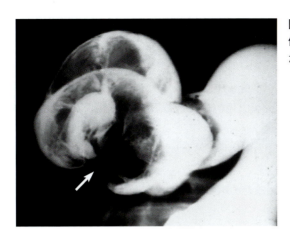

図7 間膜軸性S状結腸軸捻症の注腸造影像 捻転部(→)に向かって嘴状のループが集中する.

> **ノート 42　軸捻症における腸間膜軸性と臓器軸性**
>
> 　消化管の軸捻症は，腸(胃)間膜およびその中を通って臓器に出入りする血管を軸に捻転する**間膜軸性**(mesenteroaxial, 図7)と，細長い風船をねじる(ウィンナソーセージ状態)ように臓器の長軸を中心に捻転する**臓器軸性**(organoaxial, 図6)に大別される(p.226 症例43 図4参照).間膜軸性軸捻症は，臓器軸性に比べて血管が絞扼されやすいため，腸管壊死，穿孔など，より重篤になることが多いとされる.**中腸軸捻症**(症例39-1)は上腸間膜動脈を軸とする間膜軸性軸捻症である.**S状結腸軸捻症**には間膜軸性と臓器軸性があり，一般に急性腹症として臨床的に重要なのは前者である.ただし，**盲腸軸捻症**(症例40-1)は基本的に臓器軸性であり，**胃軸捻症**(症例43)には臓器軸性と間膜軸性があり，臓器軸性のほうが腸管壊死をきたしやすい.すなわち，**間膜軸性と臓器軸性軸捻症の重篤度は臓器により異なる**.

大腸ファイバー vs 外科手術

　まず，身体所見，検査所見ならびに画像所見から**腸管壊死あるいは腹膜炎が示唆されない状態では，大腸ファイバーによる整復，減圧が試みられる**.成功率は60～90%程度と報告されている[2〜4].ただし，大腸ファイバーによる整復が成功したとしても，再発率が40〜85%と高い[2,3](特に巨大結腸になっている場合は高い[3])ため，二次的な**選択的外科手術**(S状結腸切除術，固定術)が推奨されている[2〜5].大腸ファイバーによる整復不成功例，および腸管壊死あるいは腹膜炎が示唆される状態では緊急手術の適応となる.ここでは状態によって，S状結腸切除ないし全結腸切除および端々吻合術，あるいはHartmann手術(S状結腸切除＋人工肛門)の選択肢がある.Chung YFらの追跡調査は以下のとおりである[4].35人のS状結腸軸捻症のうち6人が腹膜炎のため緊急手術を，29人が大腸ファイバーによる整復を受けた.後者のうち28人が成功したが，そのうち15人は入院中に選択的な外科手術を受けた.外科手術を拒否した残り14人のうち12人がS状結腸軸捻症を平均2.8か月後に再発し，8人は外科手術に同意した.合計で29人が手術(S状結腸切除27，結腸亜全摘2)を受けたことになるが，S状結腸切除を受けた27人のうち6人に再発がみられ

た．大腸ファイバーによる整復後はもちろん，単純 S 状結腸切除後にも再発に十分注意する必要があるといえる．

key-point
- S 状結腸軸捻症：coffee bean sign（単純 X 線写真）と whirl sign（CT）の特異性は高い．
- coffee bean sign はいつでも認められるわけではないが，whirl sign は MPR を使えば必ず描出できる．
- 内視鏡整復後の S 状結腸軸捻症の再発率は高い．

文献

1) Catalano O：Computed tomographic appearance of sigmoid volvulus. Abdom Imaging 1996；21：314-317.
2) Renzulli P, et al：Preoperative colonoscopic derotation is beneficial in acute colonic volvulus. Dig Surg 2002；19：223-229.
3) Safioleas M, et al：Clinical considerations and therapeutic strategy for sigmoid volvulus in the elderly：a study of 33 cases. World J Gastroenterol 2007；13：921-924.
4) Chung YF, et al：Minimizing recurrence after sigmoid volvulus. Br J Surg 1999；86：231-233.
5) Dülger M, et al：Management of sigmoid colon volvulus. Hepatogastroenterology 2000；47：1280-1283.

VII. 腸管閉塞・イレウス(1)

症例 43

62歳，男性．上腹部痛，腹部膨満．

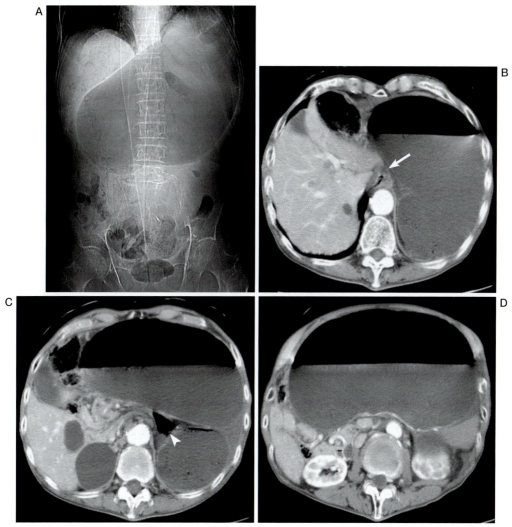

図1 症例43 A：初診時の仰臥位腹部単純X線写真正面像（CT scanogram） 縦の線はアーチファクト．B～D：同，上腹部造影CT

画像所見 初診時の仰臥位腹部単純X線写真正面像（図1A）：上腹部に拡張した胃と思われる透亮像を認める．同造影CT（図1B～D）：拡張した胃の中に水平面（air-fluid level）が描出されている．内腔の空気によって腹部食道（図1B→）が確認される．その2 cm尾側の横断面（図1C）では折れ曲がった胃後部に，先端が内側前方を向く嘴状の空気像を認める（▶）．しかし，この嘴状の部分と噴門との位置関係が把握できない．とりあえず胃内減圧のために経

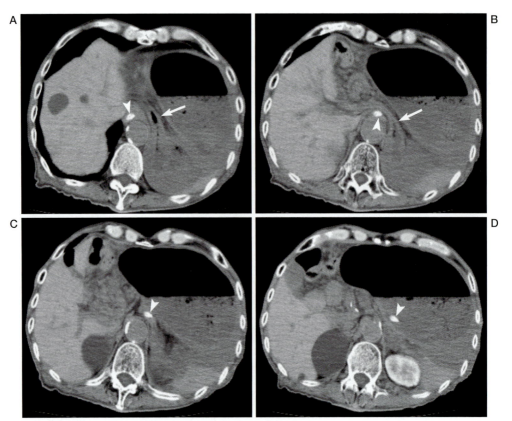

図2　症例43　A〜D：経鼻胃カテーテル挿入後の単純CT

鼻胃カテーテルを挿入して様子を見ることとした．

翌日の CT所見　症状が改善したので，翌日CTを撮像した．翌日の単純CT（図2A〜D）：腹部食道から胃内腔へ進む高吸収の経鼻胃カテーテルによって噴門の位置が確認できる（図2▶）．この直上（頭側）に細長い漏斗状構造（図2AB→，前日のCTでみられた嘴状の空気像）があり，左側で胃内腔に連続している（図2A）．すなわち，この漏斗状構造は胃前庭部であり，噴門と胃前庭部が交差し，後者は尾側の腹部食道に押され後方の大動脈と拡張した胃内腔に挟まれて狭窄している．

診　断　間膜軸性胃軸捻症

図3に間膜軸性胃軸捻症の模式図を示す．

治療方針　外科的あるいは腹腔鏡による捻転解除と胃固定術（gastropexy）．

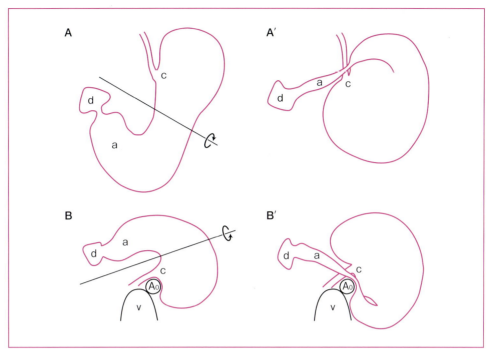

図3 間膜軸性胃軸捻症の模式図　正常胃(A)と軸捻胃(A′)の正面像，および正常胃(B)と軸捻胃(B′)の平面像(上から見た図)　a：前庭部，c：噴門部，d：十二指腸，Ao：大動脈，v：：脊椎．

胃軸捻症

　中腸，S状結腸，盲腸と並んで軸捻症を起こす重要な臓器が胃である．急性胃軸捻症の死亡率は30〜50％と高く[1]，早期診断が重要である．胃軸捻症(gastric volvulus)の好発年齢は1歳以下の乳幼児(約20％)と40歳台以降の2相性で，男女差はない．典型的な症状である，①吐瀉物のない嘔吐，②持続性上腹部痛と腹部膨隆，③胃管挿入困難を Borchardt(ボルカルト)三徴とよぶ．胃軸捻症を生じやすい先天性要因として，胃を固定している間膜(胃脾間膜，胃結腸間膜，胃横隔膜間膜：p.163症例32-2図7，p.324症例67-2図4)の弛緩があげられる．

　胃軸捻転症は180°を超える胃の捻転でclosed loop(p.190症例36図2およびp.191ノート37参照)を形成する．捻転軸によって**臓器軸性**(organoaxial)と**間膜軸性**(mesenteroaxial)に分けられる(表, p.228)．臓器軸性胃軸捻症は，噴門と幽門を結ぶ胃の長軸を中心として大弯側が腹側から上方へ回転するのに対し，間膜軸性胃軸捻症は，大弯中央部と肝門を結ぶ線を軸として回転し噴門(腹部食道)と前庭部が交差する(図4)．両者の特徴を表にまとめた．

　間膜軸性胃軸捻症は基本的に横隔膜下に認められ，腹部単純X線写真で横隔膜下に拡張した胃のガス像を認める(図1A, 5A)．拡張した胃の頭側に，前庭部の空気が帽子のように認められること(**空気帽徴候** air cap sign，図6A, 7)があり，本症の特徴的所見とされる．立位では胃の水平面が2か所に認められることもある．上部消化管造影により，前庭部が噴門の前上方に反転し，前庭部と腹部食道が交差する特徴的な像が描出される(図5B, 6B)．これはCTでも確認される(図2)．臓器軸性と比べると食道裂孔ヘルニアを伴う

ことはまれであるが，小児では先天性横隔膜ヘルニアや弛緩症に合併することはまれではない(図5)．また，絞扼性腸管閉塞(絞扼性イレウス)が比較的少ないのは，解剖学的に捻転角が360°を超えることが極めてまれなためと考えられる．

臓器軸性胃軸捻症は，横隔膜の異常(特に傍食道型の食道裂孔ヘルニアが多い)を伴うことが多く，基本的に横隔膜上に異常所見を認める．すなわち，大弯側が前方に回転しながら裂孔を通って胸郭内(縦隔)に位置する[2]．このために，捻転軸が複雑になり間膜軸性の要素をも持つ混合型が10%強にみられる．単純X線写真で胸郭中央下部に拡張した腸管(胃)の空気像を認め，合致する臨床像があれば本症を強く示唆する．上部消化管造影あるいはCTで確認される[3,4]．本症では，捻転部とともに裂孔部で嵌頓することがあるので，**絞扼性腸管閉塞となることが多い**(図8)．また，実際には横隔膜下の軽度の臓器軸性胃捻転症(図9)は診断されないままでいることも少なくない．

ところで，図1Aにおいて第12胸椎と第1腰椎の左にある強い透亮像(黒い陰影)が，図1Cの嘴状の空気像(▶)であることに気がつきましたか？　胃体部が拡張しすぎてair capが落ちてしまった格好になっているわけです．

Q 臓器軸性と比べて，間膜軸性軸捻症の発生頻度が高く，壊死率も高いのはどこか？
　1) 胃，2) 小腸，3) 盲腸，4) S状結腸

A 2), 4)．
　2) 小腸と4) S状結腸で臨床的に問題となるのはほぼすべて間膜軸性軸捻症である．1) 胃では，発生頻度も壊死率も臓器軸性のほうが高い．3) 盲腸軸捻症は臓器軸性と反転の組み合わせである．

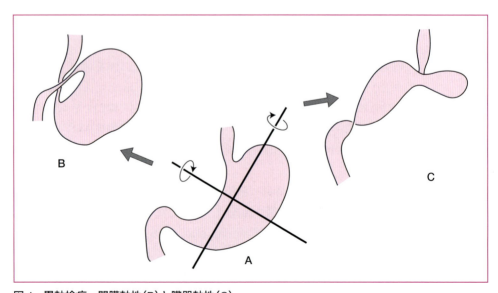

図4　胃軸捻症　間膜軸性(B)と臓器軸性(C)

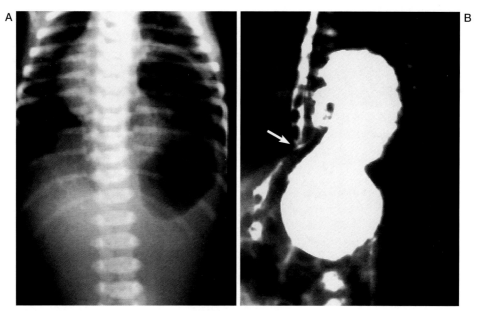

図5 左横隔膜挙上を伴う間膜軸性胃軸捻症（新生児）　A：仰臥位単純X線写真，B：上部消化管造影左前斜位像　腹部食道と前庭部が交差している（→）．

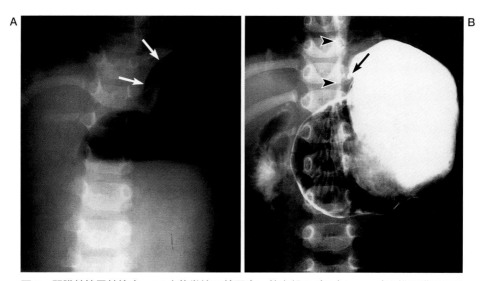

図6　間膜軸性胃軸捻症　A：立位単純X線写真　前庭部のガス（air cap→）を横隔膜下に認める．B：上部消化管造影　前庭部（→）と食道内のカテーテル（▶）．

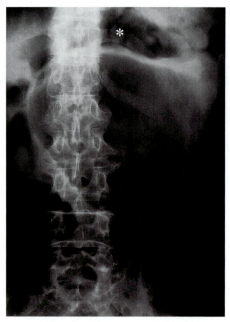

図7　間膜軸性胃軸捻症　仰臥位腹部単純X線写真　拡張した胃とair cap（＊）が明瞭に認められる．

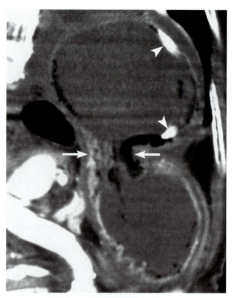

図8　食道裂孔ヘルニアに伴う臓器軸性胃軸捻症　造影CT冠状断再構成像（動脈優位相）食道裂孔（→）で捻転し絞扼されているため，腹腔内の胃壁（粘膜）はよく造影されているが，胸腔内の胃壁はまったく造影効果を示さず，壁内気腫を認める．▶：鼻胃管．

■表　臓器軸性と間膜軸性胃軸捻症

	臓器軸性	間膜軸性
頻度	多い（約2/3）	少ない（約1/3）
横隔膜異常の合併	多い（約80％） （食道裂孔ヘルニア）	少ない （左横隔膜挙上）
位置	横隔膜上に多い	横隔膜下に多い
症状	急性が多い	亜急性，慢性が多い
絞扼	比較的多い	比較的少ない

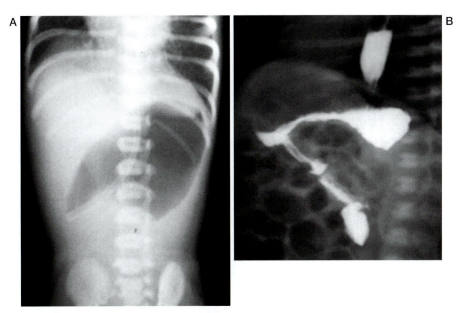

図9 臓器軸性胃軸捻症(横隔膜下)，新生児　A：仰臥位腹部単純X線写真正面像，B：上部消化管造影側面像

key-point
- 臓器軸性胃軸捻症は横隔膜上に，間膜軸性は横隔膜下に多い．
- 急性腹症で横隔膜上に拡張した胃を見たら，臓器軸性胃軸捻症を考える．

文献
1) Smith RJ：Volvulus of the stomach. JAMA 1988；75：393-396.
2) Godshall D, et al：Gastric volvulus：case report and review of the literature. J Emerg Med 1999；17：837-840.
3) Lee TC, et al：Unusual cause of emesis in an octogenarian：organoaxial gastric volvulus associated with paraesophageal diaphragmatic hernia. J Am Geriatr Soc 2006；54：555-557.
4) Cherukupalli C, et al：CT diagnosis of acute gastric volvulus. Dig Surg 2003；20：497-499.

症 例

44

40歳,男性.急激な差し込むような腹痛と吐き気を訴えて緊急入院した.腹部単純X線写真では特に異常は認められなかった.

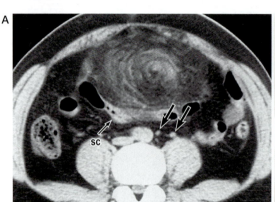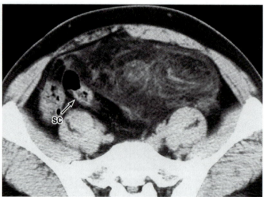

図1 症例44 単純CT A:下腹部,B:骨盤上部 sc:S状結腸.

CT所見 特に腸管閉塞を示唆する腸管の拡張はないが,下腹部中央の腹腔の脂肪層に渦巻き状の軟部濃度陰影を認める(図1A).中腸軸捻症にみられるwhirl signに類似しているが,腸管は巻き込まれていない.この渦巻き構造の背側にはS状結腸が接しているが,特に異常な拡張や壁肥厚は認められない.さらに,これより8cm足方の骨盤腔のスライス(図1B)でも脂肪層の異常(dirty fat sign)が認められる.

診 断 大網軸捻症

治療方針 開腹整復.軸捻部を切除することが多い.

Q 軸捻転がS状結腸ではなく,大網にあるという証拠はどこにあるのか?

A S状結腸(間膜)を支配する下腸間膜動静脈(図1A→)は背側に圧排されているが,患部に巻き込まれていない.また,腸管自体の異常も認められない.図2A〜D:患部に巻き込まれている血管(▶)を追っていくと,横行結腸(tc)の腹側を通って胃(st)と胆嚢(gb)の間から腹腔動脈に連絡している.すなわち,この血管は右胃大網動脈(巻き込まれている部分は大網動脈)である.このように血管を追跡することによって病変の存在部位(臓器)が特定されることは少なくない.

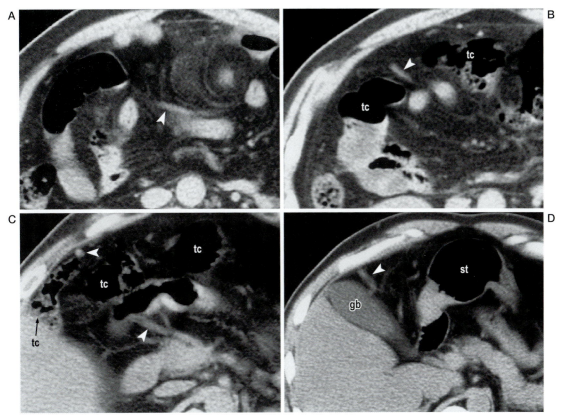

図2 症例44 単純CT(図1と同時撮像) A〜D：図1Aから3, 6, 9, 12 cm頭側のスライス gb：胆嚢, st：胃, tc：横行結腸.

大網軸捻症

　CT以前は**大網軸捻症**(omental volvulus, omental torsion)の診断は極めて困難で，Mainzerらのレビューによれば術前に診断できたのは169例中わずかに1例のみであった[1]．この疾患を知ってさえいれば，CT所見が特異的なので診断は容易である．特に誘因疾患のない一次性大網軸捻症とヘルニア，腸間膜嚢腫や腫瘍による二次性大網軸捻症とがある[2,3]．肥満や大網の奇形(二分大網，舌状大網など)が一次性大網軸捻症を生じやすい因子とされる．症例44に認められたのは肥満のみであった．突然の腹痛で発症し，持続性で放散痛を伴わない．

key-point

- 大網軸捻症は脂肪の渦巻き．

文献

1) Mainzer RA, Simoes A：Primary idiopathic torsion of the omentum：review of the literature and report of six cases. Arch Surg 1964；88：974-978.
2) Ceuterick L, et al：CT diagnosis of primary torsion of greater omentum. J Comput Assist Tomogr 1987；11：1083-1084.
3) Moatassim Billah N, et al：Volvulus of greater omentum in a right inguinal hernia：answer to the e-quid "Unusual cause of acute abdominal pain". Diagn Interv Imaging 2013；94：346-349.

VIII
腸管閉塞・イレウス(2)

症例

45

70歳，女性．下腹部激痛，嘔吐．胆嚢摘除術および膀胱部分切除術の既往がある．

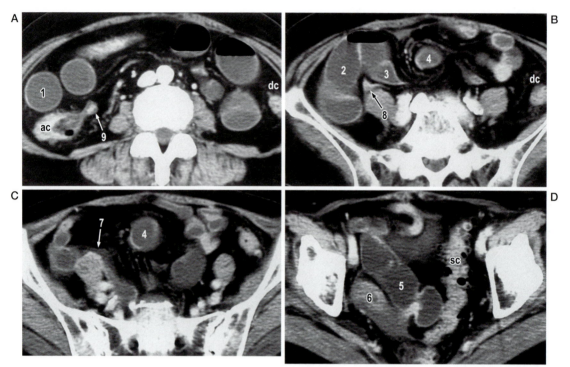

図1 症例45 造影CT B, C, DはAの6, 9, 15 cm足方の断面 近位回腸 1→2…8→回腸末端 9→上行結腸(ac)へ腸管は連続する．十二指腸水平部は大動脈と上腸間膜動脈の間を通過していた（非提示）．dc：下行結腸，sc：S状結腸．

CT所見 近位回腸(1, 2)が拡張し，液体が充満している．その先の腸管(3)が嘴状に狭窄している（図1 B）．その遠位の腸管(4)の周囲には血管が渦状に走行している．さらに，これに続く骨盤内の遠位回腸(5, 6)は拡張し，右大腰筋の前で急に狭窄している(7)．これより遠位の終末回腸(8, 9)は虚脱して上行結腸(ac)に合流する．特に造影不良の腸管ループはない．S状結腸(sc)に複数の憩室を認めるが炎症所見はない（dirty fat signはない；p.101 症例18-2 図8参照）．

Q 嘴状狭窄部(3)より遠位の回腸も拡張しているのはなぜか？

A (3)と(7)の2か所で狭窄しているので，その間のclosed loopとなった遠位腸管(4)～(6)が拡張している．2度目の狭窄部以遠の回腸は虚脱しており，これより先に閉塞はないと考えられる．

診　断　術後癒着性腸管閉塞，二次性回腸軸捻症

(7)に癒着性狭窄があり，その上流(近位)の小腸が二次的に軸捻転を生じたと考えられる．

治療方針　開腹による癒着剥離，壊死腸管(があれば)切除，回腸吻合．

手術所見は術前診断どおりで，用手的に回腸軸捻を解除し，癒着が強いため回腸の一部を切除したが，壊死はなかった．

成人小腸軸捻症

小腸軸捻症(volvulus of the small bowel)は，一次性(primary)と二次性(secondary)に大別される．**一次性小腸軸捻症**は明確な器質的原因がない軸捻症である．欧米や本邦では成人小腸軸捻症の10〜20%を占める(表)．しかし，中近東，北アフリカおよびインド亜大陸圏(おもにイスラム圏)では，一次性が30〜100%と圧倒的に多い．これはラマダン(イスラム暦9月)に行われる断食(日の出から日没まで)の後に消化のよくない食物を多量に摂取する習慣と関係が深いとされている[1]．すなわち，一気に小腸内圧が上昇し蠕動が高まるためと考えられている．**二次性小腸軸捻症**のほとんどは術後あるいは腹膜炎後の小腸の癒着や索状物(図2)によるもので，まれにMeckel憩室や中腸回転異常に伴う(p.203 症例39-1)．MGH(Massachusetts General Hospital)外科からの報告[1]では，10年間に成人の手術時に小腸軸捻症が認められたのは35例で，その内訳は一次性が5例(14%)，二次性が30例(86%：癒着あるいは索状物29例，Meckel憩室1例)であった．また，二次性30例のうち23例に開腹術の既往歴があった．小児では小腸軸捻症の最も多い原因は中腸回転異常(p.206 症例39-2 ノート39)であるが，成人にみられること(症例39-1)はまれなことがわかる．腹部単純X線写真は正常か小腸閉塞のパターンを示すが非特異的で，CTの有用性が高い[2]．小腸軸捻症の死亡率は10〜30%であるが，腸管壊死が存在すると30〜100%に跳ね上がる[1,2]．CTによる早期診断が不可欠である．

■表　成人小腸軸捻症の分類と頻度

一次性	10〜20%
二次性	80〜90%
癒着・索状物	(>90%)
Meckel憩室	(まれ)
中腸回転異常	(まれ)

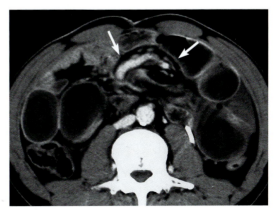

図2　術後の癒着ならびに索状物による小腸軸捻症(別症例)　whirl sign(→)と小腸の拡張を認める．

> **ノート　43　癒着性腸管閉塞**
>
> 　癒着性腸管閉塞（癒着性イレウス adhesive ileus）は，腸管と腸管や壁側腹膜あるいは他臓器との癒着による腸管の狭窄によって生じる腸管閉塞で，開腹手術，腹膜炎，腹部外傷，炎症性腸疾患などが原因であるが，**90%は開腹手術後の癒着**による．癒着性腸管閉塞の約80%が単純性，20%が複雑性（絞扼性）である．単純性腸管閉塞の原因としては最も多く約55%を占める．最初は単純な閉塞であっても，口側腸管内圧が上昇して拡張するにしたがって腸管の血流障害をきたす．また，二次的な腸管の軸捻転（症例45），結節形成や索状物により絞扼性イレウスとなることがある．2か所以上で閉塞することも珍しくない．拡張した腸管を追跡して，**狭窄部以遠の腸管がまだ拡張している場合には複数の狭窄・閉塞による closed loop も考慮する必要がある**（特に既往歴，手術歴から癒着性イレウスが考えられる場合には）．

腸管閉塞の CT

　これまで，「II章　ヘルニア(1)」および「III章　ヘルニア(2)」（症例5〜14）と「VII章　腸管閉塞・イレウス(1)」（症例36〜44）で，主として**複雑性（絞扼性）腸管閉塞**〔p.191 症例36 表のI-2)〕の症例を提示し説明してきた．本章(VIII章)では主として**単純性腸管閉塞**〔症例36 表のI-1)〕を扱うが，症例45のように**単純性腸管閉塞に分類される病態でも二次的に絞扼性腸管閉塞に分類される軸捻症を生じることがあること**，高度に**腸管が拡張するだけでも血流障害を生じること**(p.171 症例33-3Q)，**逆に絞扼性腸管閉塞に分類される病態でも初期には血流障害は軽微であること**に注意したい．ここで腸管閉塞（閉塞性イレウス）症状の患者に CT を施行した場合の読影の基本をまとめてみよう．

　1) **腸管内腔外ガスの有無を確認する**(p.161〜170 症例33-1, 2)．すなわち，腹膜腔遊離ガス（腹膜気腫），腸管壁内ガス（腸管壁気腫），腹膜外腔ガス，門脈内ガスで，これらは通常，消化管穿孔や壊死を示す．同時に**腹水，出血**の有無を確認する．

　2) **腹腔外に逸脱した腸管（外ヘルニア）の有無を確認する**．特に鼠径部，骨盤底が十分に描出されていることが前提となる．

　3) **後腹膜に固定されているべき腸管の位置を確認する**．すなわち，十二指腸下行脚，水平脚，上行結腸，下行結腸，直腸である．特に十二指腸水平脚は，大動脈と上腸間膜動静脈の間を通過し，上行結腸と下行結腸は腹腔の最も外側かつ背側に認められるはずである．これが確認できない場合には，腸管の回転固定異常を考え，軸捻症と異常な索状物，移動盲腸症候群に注意する(p.203〜215 症例39〜41)．ただし，軸捻症と異常な索状物は癒着性腸管閉塞でも認められることがある．

　4) **拡張している腸管を同定する**．通常，直径 3 cm 以上の小腸は異常であると判断する．胃，十二指腸，上行結腸，下行結腸，直腸は定位置にあるからこれらを確認し，これらとの連続性から腸管を同定する．結腸にはハウストラ[*1]があり，小腸では近位ほど Kerckring 皺襞が目立つことが参考になる．確実に拡張している部位と拡張していない部位を確認できれば，閉塞部位は狭い範囲に特定される．ただし，**閉塞部位が1か所とは限らないことに注意する**．**腸管全体が拡張している場合には麻痺性イレウスを考える**．

5) 腸管の造影効果を確認する．血管が拡張し(comb sign)，3層構造の著明な腸管(target sign)は虚血腸管で(p.120症例23)，造影効果を示さない場合は壊死していると考える(p.188症例36)．また，他の腸管壊死を示唆する所見(p.133症例25-2表2)に注意する．

6) 閉塞部位を示す局所所見を探す．腫瘤(p.247〜252症例48-1〜3)，軸捻症のwhirl sign(p.75症例14-1, p.203症例39-1, p.218症例42-2)，腸重積の脂肪を含む同心円(p.192〜195症例37-1, 2)，嘴状狭小化(beak sign, ace of spade sign；p.216症例42-1, 症例45)，異物(p.243〜246症例47-1, 2およびp.264症例53-1)，結石(p.238症例46-1)，索状物(p.188症例36, p.204症例39-2)など．

7) 腸管近くの脂肪組織浸潤像(dirty fat sign)に気をつける．近くの異常を知らせるsentinel sign[†2]で，腸管の急性炎症や虚血を示唆する(症例46-1)．

このような多彩なCT所見に注意すれば，閉塞原因は85〜90%で[3,4]，絞扼の有無は85〜92%で[5,6]診断可能である．

脚注
†1 ハウストラ(haustra)：結腸膨起．輪状溝と結腸ひもの間の外方への結腸壁の膨隆で，結腸に特徴的な形態．haustraはhaustrumの複数形．
†2 sentinel：p.85症例15-2ノート13脚注参照

---

key-point

- 腸管閉塞が1か所とは限らない．
- 成人の小腸軸捻症は術後に多い．
- 「単純性腸管閉塞に分類される疾患は血流障害に陥らない」ということではない．

文献

1) Roggo A, Ottinger LW：Acute small bowel volvulus in adults：a sporadic form of strangulating intestinal obstruction. Ann Surg 1992；216：135-141.
2) Katis PG, Dias SM：Volvulus：a rare twist on small-bowel obstruction. CMAJ 2004；171：728-729.
3) Maglinte DD, et al：Reliability and role of plain film radiography and CT in the diagnosis of small bowel obstruction. AJR Am J Roentgenol 1996；167：1451-1455.
4) Taourel PG, et al：Value of CT in the diagnosis and management of patients with suspected acute small-bowel obstruction. AJR 1995；165：1187-1192.
5) Ha HK, et al：Differentiation of simple and strangulated small-bowel obstructions：usefulness of known CT criteria. Radiology 1997；204：507-514.
6) Makita O, et al：CT differentiation between necrotic and nonnecrotic small bowel in closed loop and strangulation. Abdom Imaging 1999；24：120-124.

症例

46-1

82歳，女性．昨日昼から左側腹部痛があり嘔吐した．A診療所を受診し，心電図で狭心症と診断され，B病院を紹介された．そこでの心電図ではST上昇と異常Q波があり，急性心筋梗塞として緊急冠動脈造影が施行されたが異常はなかった．疼痛は上腹部に移り増強したため，CTを施行した．体温37℃，WBC：12,800/μL．

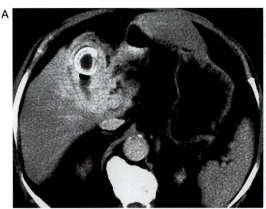
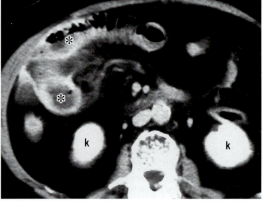

図1 症例46-1 A, B：造影CT，C：Bの2cm足方の単純CT k：腎．

CT所見 図1A：胆嚢壁が肥厚し，濃染して肝実質との境界が不明瞭である．内部に結石とガスを認める．図1B：右上腹部の空腸（＊）が拡張し，壁が厚く強い造影効果を示す．内側の腸間膜に"dirty fat sign"がみえる．図1C：図1B（＊）に続く空腸に，胆嚢内と同様の結石がある．

診 断 急性胆嚢炎，胆石イレウス

治療方針 胆嚢摘出，腸管内胆石除去，十二指腸瘻孔閉鎖．

Q1 症例46-1の胆嚢内および空腸内の結石の種類は？

Q2 胆嚢壁と肝実質との境界が不明瞭なのはなぜか？

Q3 Bouveret† syndrome とは何か？

A1 混成石．中心部がコレステリンのため低吸収で，周辺部が石灰化した結石（p. 287 症例 58-2 ノート 55 参照）．

A2 胆囊壁と同様に近傍の肝実質が強い造影効果を示すためである．この原因として次の2つが考えられる．① 炎症が肝実質に及んでいる，② 胆囊炎のため胆囊壁の血液灌流量が増加したため〔胆囊を灌流した血液の一部は胆囊床近くの肝内（の門脈）に直接流入する〕(p. 280 症例 56 図 2)．つまり，胆囊床周囲の肝実質が強い造影効果を示したからといって，必ずしも胆囊炎や胆囊癌が直接波及しているとはいえない．

A3 胆石イレウスのひとつで，十二指腸あるいは幽門に胆石が引っかかって胃出口閉塞を生じ，腹痛，嘔気，嘔吐，まれに下血をきたす．胆石イレウスの 2% にみられる．

> 脚注
> † Leon Bouveret（ブヴェレー，1850-1929）：フランスの医師．

胆石イレウス

　急性胆囊炎（多くは再発性胆囊炎）が周囲に波及して消化管（通常は十二指腸，まれに結腸肝曲と胃）との間に瘻孔を形成，この瘻孔を通って胆囊結石が腸管に入り，腸管を閉塞するのが**胆石イレウス**（gallstone ileus）である．腸管を閉塞する結石は通常直径 2〜2.5 cm 以上[1]で，腸管で最も細い回腸末端部を単純閉塞することが多いが，腸管に狭窄部があったり，結石が炎症組織や病原性細菌を伴っているとこの限りではない．すなわち，これより小さい結石でも狭窄部に詰まることがあり，また近位の腸管に炎症を生じて腸管閉塞の原因となることもある．胆石を持つ割合が高い女性に多い．また，高齢者に多いので致死率も比較的高い（15〜18%）[2]．

　腹部単純 X 線写真における，胆道外（腸管内）結石，腸管閉塞および胆道内ガス（pneumobilia）を**胆石イレウスの三主徴**（Rigler's triad）という．Lessandro ら[3]によれば，この三主徴が認められるのは単純 X 線写真で 14.8%，超音波検査で 11.1% に過ぎないが，CT では 77.8% に認められており，CT の有用性は群を抜いている．さらに，CT では腸管壁や胆囊さらに周囲組織への炎症の波及[4]，瘻孔そのもの，そして閉塞部以外にある腸管内胆石をも描出することが可能である[5]．後者は再発予防の面からも重要である．

症 例

46-2 78歳,男性.1週前に右上腹部痛と嘔吐があり,近医に入院した.立位腹部単純X線写真で,右上腹部に石灰巣があり,小腸に水平面が複数認められた.イレウス管が挿入され小康状態を保っていたが,昨日から再びイレウス症状となったため転院し,CTを撮像した.

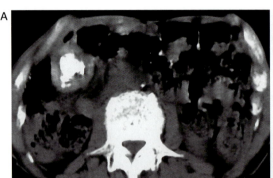
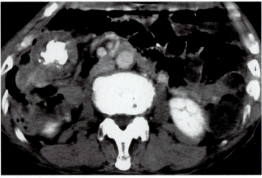
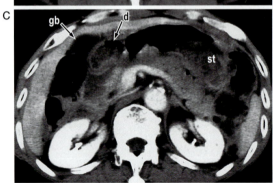

図2 症例46-2 A:単純CT,B:Aと同じレベルの造影CT,C:4 cm頭側の造影CT d:十二指腸,gb:胆囊,st:胃.

CT所見 図2C:胆囊(gb)は正常であるが,隣接する十二指腸(d)の粘膜下浮腫を認める.小腸は拡張し水平面(air-fluid level)もあるが,大半は空気が充満しているのみである.中心に不整形の石灰化を擁する軟部腫瘤が腹腔の右前部にあり,造影効果を示さない(図2AB).この腫瘤は造影前後で回転している.

診 断 腹膜鼠,腸管閉塞

これだけ大きな胆石が腸管内に逸脱したのならば,胆囊に異常があるはずである.腫瘍だとしたら造影効果がない点が矛盾する.腹膜鼠(腹腔鼠)は通常,腸管閉塞の原因とはならない.腸管閉塞の原因は不明である.

治療方針 開腹(腹膜鼠摘出,腸管閉塞原因検索).

腹膜鼠は摘出されたが腸管閉塞の原因ではなかった.癒着性腸管閉塞であったが,開腹術の既往はなく,陳旧性腹膜炎によるものと考えられた.

腹膜鼠

腹膜鼠(peritoneal mouse)は腹膜石(peritoneal stone),腹膜遊離体(peritoneal loose body)ともよばれる.腹膜腔に遊離した**腹膜垂**(appendix epiploicae)が核となって形成されたリン酸カルシウムと蛋白質からなる結石で,通常は無症状である.腹膜垂は結腸ヒモから腹膜腔に突出する(つまり,臓側腹膜に覆われた漿膜下組織に連続する)葉状の脂肪組織である.まれに血行障害や憩室炎などからの波及により急性脂肪織炎(**急性腹膜垂炎** acute epiploic appendagitis)を生じ,急性虫垂炎や憩室炎類似の症状を呈する.大網や腸間膜の脂肪織炎(p.105〜108 症例 20-1, 2)と同じで,CT で局所的な脂肪組織浸潤像(dirty fat sign)を示す.ただし,腹膜鼠の患者には一般にこのような急性腹膜垂炎と思われる既往がないため,極めて緩徐な血行障害により遊離した腹膜垂が腹膜鼠に変身すると考えられている[6].遊離当初は当然脂肪塊なので腹腔内脂肪と区別できない.脂肪成分が多いうちに肝と腹壁や横隔膜の間に移動して肝表面に埋め込まれると「**肝偽脂肪腫** hepatic pseudolipoma」とよばれる[7].次第に脂肪成分は変性壊死し,石灰ならびに蛋白成分が「成長」して,典型的には中心に石灰化を持つ軟部組織濃度の腫瘤(腹膜鼠)になるが,造影効果は認められない.時に内部に脂肪成分を認めることがあり(**図3**),この「成長」過程を示している.腹部で移動する(だから鼠とよばれる)石灰化を見た場合には考えておくべき病変であるが,まれに偽脂肪腫のように臓器に埋め込まれたり,癒着して移動しないこともあること,腹膜鼠はまず悪戯をしないが,ごくまれに腸管を圧迫して腸管閉塞の原因になることもある[8]ことに注意する必要がある

Q4 3本の結腸ヒモの名称は?

Q5 図4を見てください.左側腹部にある同心円状の構造物は何か?

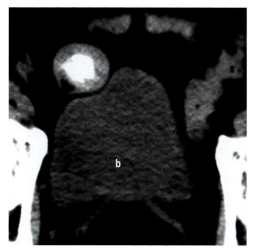

図3 **石灰巣と脂肪を含む腹膜鼠** 中心部に石灰巣,右後部に脂肪を含み,膀胱(b)を圧迫している.

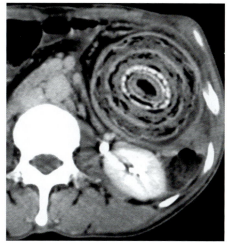

図4 What is this?

A4 結腸ヒモは結腸の表面を縦走する3本の帯で縦走筋が束になったものである．これ以外の部分には縦走筋がほとんどないので，膨らんだ結腸の断面はクローバー状になる．3本の結腸ヒモは**大網ヒモ**(tenia omentalis)，**自由ヒモ**(tenia libera)，**間膜ヒモ**(tenia mesocolica)とよばれ，腹膜垂が付着するのは大網ヒモと自由ヒモである．

A5 近位回腸を閉塞(胆石イレウス)したソフトボール大(直径95 mm)の最大かつ最も美しい胆石(腸石)．

key・point
- 胆石が腸管を閉塞することもある．
- ほとんどの腹膜鼠は悪戯をしない．

文献
1) Rodriguez Hermosa JI, et al：Gallstone ileus：results of analysis of a series of 40 patients. Gastroenterol Hepatol 2001；24：489-494.
2) Reisner RM, Cohen JR：Gallstone ileus：a review of 1001 reported cases. Am Surg 1996；60：441-446.
3) Lessandro F, et al：Gallstone ileus analysis of radiological findings in 27 patients. Eur J Radiol 2004；50：23-29.
4) Delabrousse E, et al：Gallstone ileus：CT findings. Eur Radiol 2000；10：938-940.
5) Lessandro F, et al：Role of helical CT in diagnosis of gallstone ileus and related conditions. AJR 2005；185：1159-1165.
6) 小林　仁・他：腹膜垂炎．別冊日本臨牀領域別症候群 1996；11：72-75.
7) Karhunen PJ：Hepatic pseudolipoma. J Clin Pathol 1985；38：877-879.
8) Ghosh P, et al：Peritoneal mice implicated in intestinal obstruction：report of a case and review of the literature. J Clin Gastroenterol 2006；40：423-430.

症例

47-1

56歳，女性．腹痛，嘔吐．検査データには特に異常なく，既往歴にも特記するものはない．

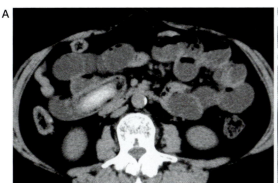
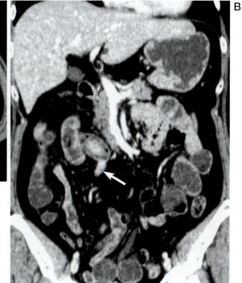

図1　症例47-1　A：腎下極レベルの単純CT，B：造影CT冠状断MPR像

CT所見　単純CT（図1A）：小腸が拡張し，大動脈の右側にある小腸内腔に，やや高吸収の細長い腫瘤がある．この腫瘤を擁する腸管壁は肥厚している．上行ならびに下行結腸は正常である．造影CT冠状断MPR像（図1B）：高吸収腫瘤を擁する腸管の遠位は細く拡張はみられない（→）．

診断　干し柿による小腸閉塞

治療方針　外科的摘出．

　もちろん，図1からわかるのは，高吸収腫瘤による小腸閉塞というところまでで，この高吸収腫瘤が干し柿から成るphytobezoar（植物腸石）と診断はできない．この診断は本人から数時間前に干し柿をほとんど噛まずに食べてしまったという証言に基づいている．図1から考えられるのは内腔に突出した壁内血腫と，餅，団子，干し柿，蒲鉾などの半固形状練り物状の食物をよく噛まずに飲み込んだ場合である．これらは**CTで均一な高吸収に描出される**ことを記憶していてほしい．図2は気管分岐部に詰まった餅で，やはり高吸収である（内部の低吸収は気泡）．

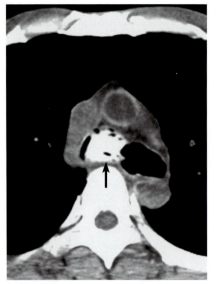

図 2 気管分岐部に詰まった餅

症例 47-2

81歳，女性．腹痛．検査データに異常なく，既往歴にも特記するものはない．

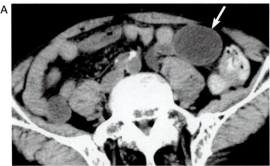

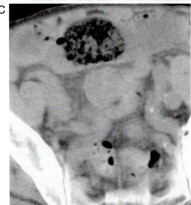

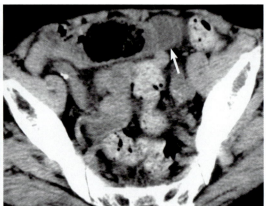

図 3 症例 47-2 単純 CT A：骨盤上部，B：A の 45 mm 足方，C：A の 40 mm 足方の air window 表示

| CT所見 | 単純CT：骨盤上部に拡張した小腸ループ(図3A→)がみられ，これに連続する輪状襞が目立つ腸管(図3B→)の遠位内腔に極めて低吸収の腫瘤がある．air window(図3C)で観察すると，この腫瘤が空気と軟部組織の混合したものだとわかる．この腫瘤より遠位の腸管は拡張していない．

| 診　断 | bezoar(生の柿)による小腸閉塞

| 治療方針 | 外科的摘出．

胃石

　経口摂取したものが胃内で固形化したものを**胃石**(bezoar)といい，小腸を閉塞すると急性腹症として来院することになる．植物性食物の場合は**植物胃石**(phytobezoar[†1])，毛髪の場合には**毛髪胃石**(trichobezoar[†2])とよばれる．植物胃石としては線維成分の多い果物，果物の種などが原因となるが，本邦で最も多い(70〜75％)のが**柿胃石**(dysopyrobezoar[†3])である．これは柿(特に渋柿)に含まれるタンニン酸が胃酸によって重合し，柿の線維質と結合して硬いタンニン-セルロース-タンパク複合体を形成するためである[1]．bezoarは一般に胃で形成されるので，本邦では胃石とよばれるが，腸管の異常(狭窄，腫瘍，憩室)によって食物が停滞して腸管内で形成されることもまれにあり，この場合には**腸石**とよばれる．胃石を形成しやすい状態として，胃の消化活動の低減(胃摘出術，迷走神経遮断術)，咀嚼不良，自律神経異常，大量摂食などがあり，腸管を閉塞しやすい状態として狭窄や腫瘍があるが，多くの場合，これといった異常はみられない．

　CTで胃(腸)石は，**気泡を含む糞塊状**(図3BC，p.168症例33-1図3B→)，あるいは**気泡を含まない比較的均一な軟部腫瘤**(図1)して描出される．前者は，ある程度咀嚼したあとで固形化された場合，後者はほとんど咀嚼しなかった場合である．ほぼ9：1で前者(糞塊状)が多い．小腸に糞塊状所見を見た場合には，小腸閉塞に伴う**小腸糞便徴候**(small bowel feces sign)と鑑別する必要がある．これは機能的イレウス時(p.168症例33-1図3B)や閉塞部より近位の拡張した小腸に貯留した食物残渣によるもので，長い範囲に認められることが胃(腸)石との鑑別点である．Kimら[2]によれば糞塊型の胃(腸)石と小腸糞便徴候の長さは，それぞれ30〜42 mm(平均33 mm)，80〜192 mm(平均130 mm)と有意な差がある．また，糞塊型胃(腸)石にはまれであるが被膜が認められることがあり，鑑別点となる．なお，小腸糞便徴候は腸管閉塞(閉塞性イレウス)151例中6例(4％)程度に認められるまれな所見である[2]．もうひとつ気泡を含む糞塊状腫瘤を示すものに**ガゼオーマ**(gauzeoma)がある．これは一般に腸管内ではないが，胃(腸)石と紛らわしいこともあるので注意したい(p.264症例53-1)．

脚注
[†1] phyto-：植物を表す連結詞．phytocide(除草剤)，phytoplankton(植物プランクトン)．
[†2] tricho-：毛髪を表す連結詞．hypertrichosis(多毛症)．毛髪胃石のうち，胃の中に大きな塊を形成し，さらに腸内に尾のように連なる場合を，Grimm童話に登場する髪の長い少女に因んで**Rapunzel**(ラプンツェル)症候群[3]という．
[†3] dysopyro-：柿を表す連結詞．dysopyrosはカキノキ(柿木)属のことである．

気泡を含まない軟部腫瘤として描出される場合には，さまざまな腫瘍と鑑別する必要があるが，胃(腸)石は造影効果を示さないことが鑑別点となる．血腫との鑑別は現病歴(経口摂取物，外傷)が決め手となる．なおCTでは，ほか(特に胃内)に胃石が存在しないことと，腸石のすぐ遠位部腸管に腫瘍などの狭窄/閉塞原因がないことを確かめておく必要がある．

key-point
- 晩秋に柿食いすぎて腸閉塞．
- 正月に餅詰まらせて救急車．

文献
1) Escamilla C, et al：Intestinal obstruction and bezoars. J Am Coll Surg 1994；178：285-288.
2) Kim JH, et al：CT findings of phytobezoar associated with small bowel obstruction. Eur Radiol 2003；13：299-304.
3) Mohite PN, et al：Rapunzel syndrome complicated with gastric perforation diagnosed on operation table. J Gastrointest Surg 2008；12：2240-2242.

VIII. 腸管閉塞・イレウス(2)

症例

48-1

73歳，女性．1週間前から間欠性下腹部痛と腹部膨満があった．我慢していたが，本日耐えられなくなって来院した．WBC：7400/μL，CRP：1.4 mg/dL，Hb：11.7 g/dL．

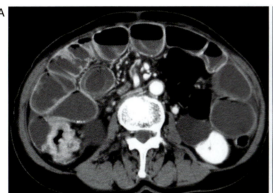
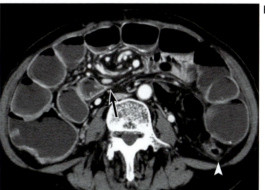
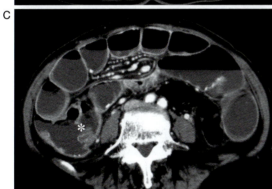

図1　症例48-1　造影CT　A：第2腰椎，B：第3腰椎，C：第4腰椎レベル

CT所見　造影CT横断像．図1B：小腸が拡張し，中央部には渦徴候(whirl sign)，その右(向かって左)背側に小腸の嘴状狭窄(→)が認められるが，造影効果の不良な腸管はみられない．下行結腸(▶)は拡張していない．図1C：さらに遠位の小腸および回盲弁(図1C＊)を越えて近位上行結腸も拡張している．図1A：上行結腸に全周性の壁肥厚があり，内腔が狭窄している．肝腫瘍ならびに腹部リンパ節腫大は認められなかった．図2は症例48-1のMPR冠状断像である．拡張した小腸(図2A)，回盲弁(＊)と拡張した近位上行結腸(図2B)ならびに上行結腸癌(図2BC→)の関係が，わかりやすく描出されている．また結腸癌によって内腔がapple core(ノート44)状に浸食されていることも明らかである．

診　断　上行結腸癌，二次性小腸軸捻症(p.234 症例45参照)

治療方針　腫瘍切除，リンパ節郭清．
　　　　　　二次性小腸軸捻症は比較的軽度で，腸管虚血はみられなかった．

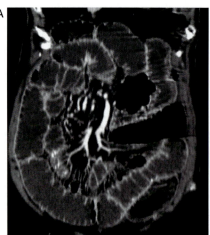
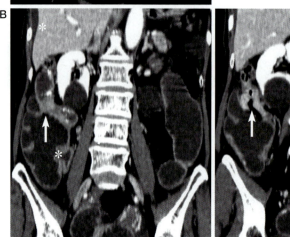
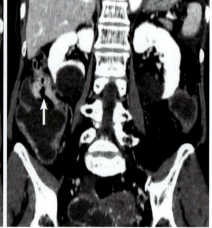

図2　症例48-1　造影CT冠状断像
A：腹部前部，B：椎体レベル，C：Bの2cm背側

腫瘍と急性腹症

　腫瘍は腸管閉塞の最も多い原因のひとつである（症例48-1, 2）．なかでも大腸癌による機械的閉塞が最も多く，腫瘤が先進部となる腸重積（p.192 症例37-1）や腹膜播種（p.266 症例53-2），大腫瘍による外部からの圧迫でも腸管閉塞をきたしうる．消化管腫瘍（の潰瘍）の穿孔（p.158 症例32-1），肝細胞癌破裂による腹腔出血（p.382〜385 症例84-1, 2），囊胞性腫瘍の破裂（p.442 症例97），腫瘍茎捻転（p.451〜455 症例99-1, 2）も急性腹症の重要な原因である．消化管腫瘍（癌，腺腫，平滑筋腫瘍など）の消化管内腔への出血は通常，疼痛を伴わないため急性腹症の範疇には入らない．

ノート 44　apple core sign

　消化管造影検査においては消化管内腔が硫酸バリウムなどで造影される．この内腔が，リンゴを丸齧りした後に残った芯のように描出されることを"apple core sign（リンゴの芯徴候）"という．全周性に発育した進行結腸癌によくみられる．

症例

48-2 63歳，女性．腹痛，腹部膨満，嘔気，嘔吐が強く，イレウス管を空腸まで挿入した．ここから希釈した水溶性造影剤(ノート45参照)を注入した後にCTを施行した．

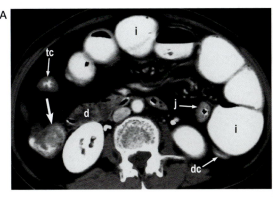
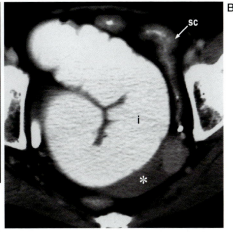

図3　症例48-2　造影CT　A：腎下極，B：骨盤下部のレベル　d：十二指腸，j：空腸，i：回腸，tc：横行結腸，dc：下行結腸，sc：S状結腸

CT所見　十二指腸(d)と空腸(j)にはイレウス管がみられる．回腸(i)は著明に拡張している．上行結腸に不整形の腫瘤(図3A→)があり，腔内の造影剤は背側に押しつけられている．これより遠位の横行結腸(tc)，下行結腸(dc)，S状結腸(sc)は虚脱し，内腔にはわずかに造影剤が認められる．骨盤内に腹水(*)がある．以上から上行結腸腫瘍による閉塞性イレウス(腸管閉塞)で，完全閉塞ではないことがわかる．

診　断　上行結腸癌

治療方針　腫瘍切除，リンパ節郭清．

ノート 45　CTにおける経口消化管造影剤

　CT用の経口あるいは経直腸造影剤は13～15 mgI/mLの濃度が適当とされ，造影CTに使用する静注用**水溶性ヨード造影剤**(250～370 mgI/mL)や，表面活性剤を添加した消化管用の水溶性ヨード造影剤(ガストログラフィン：370 mgI/mL)を30～50倍程度に希釈して使われる．希釈度(250/50＝5 mgI/mL～370/30＝12.6 mgI/mL)が上記濃度より大きいのは，低張液なので下部に行くほど水分が吸収されて濃縮されるか

らである(というか，消化管内での希釈，濃縮度はさまざまなので細かいことは気にしないというのが本音)．それはともかく経口造影剤は，内腔の状態や通過(閉塞状態)を見るのに有用である．水溶性ヨード造影剤は消化管に穿孔があって腹膜腔や後腹膜に逸脱しても安全性が高いが，造影剤アレルギーには注意する必要がある(腹膜腔から1〜2%が吸収される)．また，希釈しないと濃すぎてアーチファクトの原因になるだけでなく，高張液のままなので気管に誤飲すると肺水腫をきたし，腸管内に水分を誘引して脱水になるので注意が必要である．

硫酸バリウム液も同様に希釈すればCTの消化管用造影剤になる．これは懸濁液(suspension)であって水溶液ではないから，肺水腫や造影剤アレルギーの心配はないが，腸管閉塞・イレウス状態では内腔で固まって，状態を悪化させるおそれがあり，縦隔，腹膜腔や後腹膜に漏出すると強い癒着性炎症を起こすので，消化管穿孔や閉塞の可能性のある患者への投与は禁忌である〔p.443 症例97 ノート88，p.176 症例34-2参照〕．

米国では急性虫垂炎など急性腹症のCTに経口造影剤を使う施設もあったが，急性腹症におけるCTで経口造影剤投与の有無は診断に有意差を生じないと報告されている[1,2]．また，経口投与された水溶性ヨード造影剤は，盲腸まで平均2時間，直腸まで2時間30分を要するので，症例10-1(p.54)や症例48-2のようにイレウス管から直接投与する場合を除けば，急性腹症に使用されることはまれである．

Q "低浸透圧造影剤"なら肺水腫や脱水を誘発しないのでは？

A 誘発する("低浸透圧造影剤"は生理食塩水より浸透圧が高いから)．血漿浸透圧は280〜290 mOsm/Lなので生理食塩水(生食)の浸透圧は286 mOsm/Lに設定されており，これより浸透圧が低い造影剤を低浸透圧性(水溶性ヨード)造影剤，あるいは低張造影剤とよぶべきである．ところが，従来からあった非常に高い浸透圧をもつイオン性造影剤(生食に対する浸透圧比6〜11倍)より低いという理由で，浸透圧比2〜4倍の非イオン性造影剤などを"低浸透圧造影剤"として販売してしまった．"低浸透圧造影剤"と謳いながら実は生食の2〜4倍の高張液だったわけである．さらにその後，浸透圧比1〔＝等浸透圧(等張)〕の非イオン性造影剤が等浸透圧造影剤(イオジキサノール：商品名ビジパーク)として販売されたため混乱に拍車がかかってしまった．現状をまとめると浸透圧が高いほうから，高浸透圧造影剤＞低浸透圧造影剤＞等浸透圧造影剤になってしまったのである．

症例

48-3 22歳，女性．腹痛，腹部膨満，嘔吐．

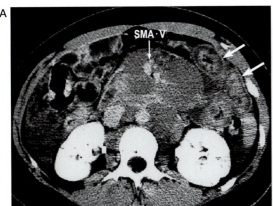
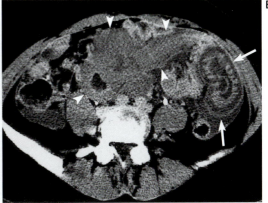
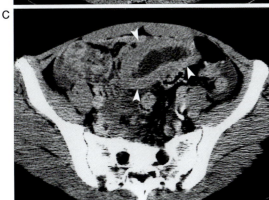

図4 症例48-3 造影CT A：腎中央，B：骨盤上部，C：Bの2cm足方のレベル

CT所見 図4A：腹部大動脈の左右および上腸間膜動静脈(SMA・V)を挟むように腫瘤が存在する(sandwich sign；**ノート46**参照)．腹水があり，左側の小腸ループ(→)には粘膜下浮腫がみられる．図4B：大動脈の腹側に腫瘤(▶)があり，内部にガスと液体を擁する．左側には粘膜下浮腫の強い小腸ループ(→)が認められる．図4C：腫瘤(▶)の内部には細長く液体が認められ，腸管壁への浸潤であると推測される．

Q 腸管壁の粘膜下浮腫の原因は何か？

A 還流障害によるリンパ液ならびに静脈血のうっ滞．

|診 断| 悪性リンパ腫（非 Hodgkin[†]）

　腸間膜および後腹膜の腫大したリンパ節と腸管壁を肥厚させる病変から悪性リンパ腫が最も考えられる．癌腫と比べて，このように**大きな腫瘤を形成するまで腸管が閉塞されないのが悪性リンパ腫**の特徴といえる．

|治療方針| 化学療法．

脚 注
[†] Thomas Hodgkin（ホジキン，1797-1866）：イギリスの医師．

ノート 46　Sandwich sign

　腫大した腸間膜リンパ節に上腸間膜動静脈が挟まれている様子をサンドウィッチに見立てたもので，多くは悪性リンパ腫にみられる．イギリスの貴族院議員，海軍卿を務めた4代目サンドウィッチ伯爵〔John Montagu, 4th Earl of Sandwich(1718-1792)〕のトランプ好きが高じて，食事のため席を離れなくてよいようにパンの間に肉などを挟んだ食べ物を作らせたのがサンドウィッチの由来といわれる．Sandwich は伯爵領だった Kent 州の村名．

---

key-point

- 腸管閉塞の最も多い原因のひとつは結腸癌．
- 大きな腫瘤を形成するまで腸を閉塞しない悪性リンパ腫．
- "低浸透圧造影剤"：名前とは裏腹，高浸透圧（生食の2〜4倍）．

文献
1) Lee SY, et al：Prospective comparison of helical CT of the abdomen and pelvis without and with oral contrast in assessing acute abdominal pain in adult emergency department patients. Emerg Radiol 2006；12：150-157.[Epub 2006 apr 21]
2) Anderson BA, et al：A systemic review of whether oral contrast is necessary for the computed tomography diagnosis of appendicitis in adults. Am J Surg 2005；190：474-478.

症例

49 32歳，女性．痙攣性の腹痛，悪心，嘔吐，胸痛．体温：37.3℃，WBC：14,200/mL．これまで何度か悪心，腹痛に見舞われたことがあるが，今回は我慢できず，救急車で来院した．

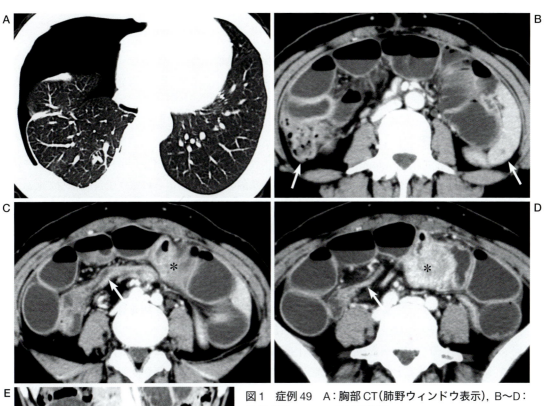

図1 症例49 A：胸部CT（肺野ウィンドウ表示），B〜D：腹部造影CT，E：同冠状断像

CT所見 胸部CT（肺野ウィンドウ表示：図1A）：右側に気胸と少量の胸水を認める．腹部造影CT（図1B〜E）：小腸に著明な拡張と水平面を認めるが，上行結腸ならびに下行結腸は拡張し

ていない(図1B→).拡張した小腸に連続して下腹部のやや左側に造影効果を示す直径5 cm 大の充実性病変(CDE＊)があり,ここから右方の上行結腸へ向かう小腸(回腸)は拡張していない(図1CD→).

診 断 気胸,子宮内膜症病変による回腸閉塞

臨床経過ならびに気胸と両側の卵巣に内膜症性囊胞が存在した(非表示)ことから,子宮内膜症による回腸閉塞と診断した.

治療方針 病変部回腸切除＋端々吻合,子宮内膜症薬物治療.

回腸末端から40 cm 近位に充実性病変があり,ここで回腸が狭窄屈曲していた.病理学的には回腸壁の子宮内膜症と強い線維化を認めた.

子宮内膜症による小腸閉塞

子宮内膜症(endometriosis)は,子宮内膜およびその類似組織が子宮内膜ならびに子宮筋層以外で異所性に増殖する病態で,**生殖年齢の女性**に認められる.子宮筋層内で増殖する場合は**子宮腺筋症**(uterine adenomyosis)とよばれる.子宮内膜症は生殖年齢の女性の約15％にみられる頻度の高い疾患で骨盤内(卵巣,骨盤壁など)に多いが,骨盤外(腸管,腹膜,鼠径管,臍,開腹創部,胸膜,肺,くも膜下腔など)にも認められる[1].**消化管(子宮)内膜症**は子宮内膜症の10〜30％にみられるが,ほとんどは直腸・S 状結腸で,小腸内膜症は消化管内膜症の10％以下で子宮内膜症全体の1％以下(Mayo Clinic の報告[2]では0.5％)にすぎない.さらに,これら小腸内膜症の大半は開腹時に偶然発見されるもので,小腸閉塞を呈するのは子宮内膜症全体の0.15％とまれである[2].

消化管内膜症病変(異所性子宮内膜組織)の多くは漿膜下に存在し,固有筋層と粘膜下層にみられることはあるが,粘膜に達することはまずない.腸管閉塞の機序は,子宮内膜組織からの繰り返す出血→腸管壁の線維化→狭窄で,CT 所見は癒着性腸管閉塞±(粘膜下)腫瘍と区別しがたい.MRI で腸管壁の出血巣を検出できれば診断に寄与する(ノート47).まれに大きな壁在血腫が内腔を閉塞することもある.また,腸重積や軸捻転症を生じることもある.生殖年齢の女性であること,骨盤子宮内膜症の存在,不妊,腸管狭窄を示す症状(腹痛,悪心,嘔吐)を繰り返していること,症状が月経周期と関連していることなどが本症を示唆する所見であるが,月経周期との関連がない症例も少なくないし,骨盤内膜症を併発する症例は50％以下で,これらから診断できるとは限らない.

Q 症例49にみられた気胸は,子宮内膜症と関係があるのか？

A **月経随伴性気胸**(catamenial pneumothorax：CPT)とよばれ,子宮内膜症と深い関係にあり,血胸や血気胸となることもある(症例49も血気胸であった).CPT は30歳台(平均34歳)に多く,圧倒的に右側に生じる.229例のうち右側が210例(91.8％),左側が11例(4.8％),両側が8例(3.5％)と報告されている[3].CPT 手術時の140症例の所見をまとめた報告[3]によれば,73人(52.1％)に胸部内膜症〔臓側(肺)胸膜の内膜症：41人(29.6％),横隔膜内膜症32人(22.5％)〕を,40人(28.6％)に横隔膜の小欠損(穴)を認めた.この欠損は横

ノート 47　内膜症のMRI所見

子宮内膜症のMRI所見としては，T1強調像で高信号（脂肪抑制でも高信号），T2強調像では低信号の混在する高信号が知られており，卵巣の内膜症性囊胞（チョコレート囊胞）の診断にはこれでほぼ十分である．しかし，これは異所性子宮内膜組織からの出血巣（血腫）の所見で，異所性子宮内膜組織自体はT1強調像で低〜中間信号，T2強調像で高信号と非特異的である．さらに線維化（T1強調像およびT2強調像で低信号）を伴っており，腸管狭窄部位や骨盤壁内膜症では顕著である．したがって，これら3組織（血腫，内膜症組織，線維組織）から構成される子宮内膜症病変は信号強度もさまざまであることに注意が必要である．脂肪抑制T1強調像における高信号（血腫内のメトヘモグロビンのT1短縮効果による）があれば強く内膜症を示唆することになるが，卵巣の内膜症性囊胞以外の内膜症病変でこの所見を呈するのは半数以下であり，**腸管狭窄部では強い線維化を反映していずれのパルスシーケンスでも低信号のことが多い．**

隔膜内膜症からの出血によるものと考えられている．ブラ/ブレブは32人（23.1％）に認められた．気胸の機序としては，内膜症による臓側（肺）胸膜破裂のほかに腟→子宮→卵管→腹膜腔→横隔膜欠損部→胸膜腔という空気の上行説がある．CPTは反復するため，胸腔鏡を使ったVATS（video-assisted thoracic surgery）による内膜症病変切除と横隔膜欠損部縫縮が推奨されている．

key-point

- 忘れるな！　女性の陰に内膜症．

文献

1) Ridha JR, Cassaro S：Acute small bowel obstruction secondary to ileal endometriosis：report of a case. Surg Today 2003；33：944-947.
2) Martimbeau PW, et al：Small-bowel obstruction secondary to endometriosis. Mayo Clin Proc 1975；50：239-243.
3) Korom S, et al：Catamenial pneumothorax revisited：clinical approach and systemic review of the literature. J Thorac Cardiovasc Surg 2004；128：502-508.

症例

50

70歳，女性．嘔吐，腹痛．外科手術歴はない．

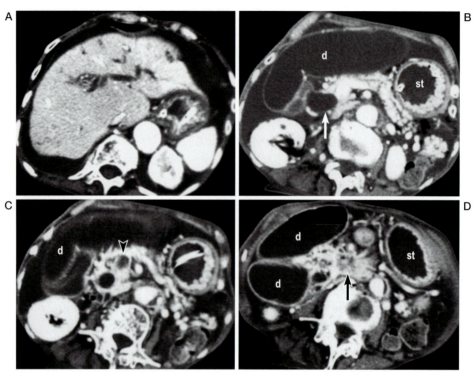

図1 症例50 造影CT 肝門(A)，膵体部(B)，膵頭部レベル(C)，および十二指腸水平脚レベル(D)　d：十二指腸，st：胃

CT所見　肝門レベルのCT(図1A)：腹水があり，拡張した肝内胆管がみられる．膵体部レベル(図1B)：十二指腸(d)と総胆管(→)が著明に拡張しているが，主膵管の拡張はほとんどみられない．膵頭部レベル(図1C)：上腸間膜静脈の造影欠損(▶)がある．十二指腸水平脚レベル(図4D)：膵鉤部に低吸収腫瘤(→)があり，十二指腸水平脚が巻き込まれて閉塞している．上腸間膜静脈も巻き込まれ確認できない．

診断　膵癌(鉤部)．十二指腸水平脚ならびに上腸間膜静脈浸潤・閉塞
　　　鉤部の膵癌は上腸間膜静脈から十二指腸水平脚方向に浸潤しやすいので注意が必要である．

治療方針　十二指腸バイパス手術．抗癌薬投与．

key-point

- 膵癌でも十二指腸は閉塞する．

症例

51

58歳，男性．上腹部痛．昨日，黄疸のため経皮経肝胆道ドレナージ(PTCD)管を挿入．6か月前に，胃癌のために胃部分切除術を受けた．

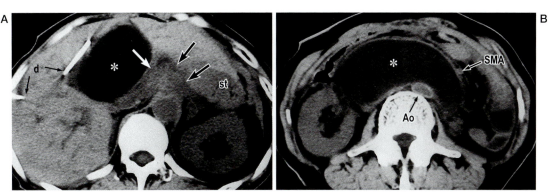

図1 症例51 単純CT ＊：十二指腸，Ao：大動脈，SMA：上腸間膜動脈．d：PTCD管，st：残胃．

CT所見 単純CT(図1)：液体が充満した十二指腸(＊)が全長にわたって著明に拡張し，大動脈(Ao)と上腸間膜動脈(SMA)の間を通過する．Aoは十二指腸と椎体に挟まれて扁平化している．Ao前面に再発腫瘍が認められる(図1A→)．再発した胃癌により輸入脚吻合部が閉塞したための輸入脚症候群と考えられる．

診　断 輸入脚症候群，胃癌再発

治療方針 閉塞原因の除去，あるいはバイパス術/ステント挿入．

輸入脚症候群

　胃切除ならびに Billroth II 法[†1]による腸管再建術後などに，胆汁や膵液，腸分泌液の貯留により輸入脚(図2)の内圧が上昇，径が拡張し，腹痛，腹部膨満，嘔吐，黄疸などの症状を呈することを**輸入脚症候群**(afferent loop syndrome)あるいは**胆膵脚閉塞症**(biliopancreatic limb obstruction)とよぶ(**ノート48参照**)．急性膵炎を招くこともある．内圧が高いことは胆管拡張(閉塞性黄疸)や大動脈が押しつぶされる例(図1B)からもわかる．Billroth II 法だけでなく，胃全摘後の Roux-en-Y 法[†2]，膵頭十二指腸切除の Whipple 手術[†3]などすべての輸入脚を有する再建術後に認められる．いずれも輸入脚遠位部の狭窄・閉塞によるが，その原因としては癒着，屈曲，吻合部狭窄，吻合部潰瘍，癌再発，内ヘルニア，腸重積，小腸軸捻症，糞石などがあり，急性と慢性に分かれる．

　急性輸入脚症候群は術後早期(多くは1週間以内)にみられ，上腹部激痛，上腹部腫瘤，無胆汁性嘔吐，黄疸などを呈し，ショックとなることもある．Indiana大学からの報告[1])に

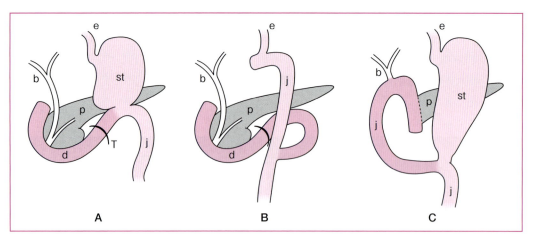

図2　輸入脚（濃いピンク）　A：胃部分切除＋BillrothⅡ法，B：胃全摘＋Roux-en-Y法，C：膵頭十二指腸切除術　b：胆管，d：十二指腸，e：食道，j：空腸，p：膵，st：胃，T：Treitz靱帯．

よれば，輸入脚を有する再建術を施行した478例中11例(2.3％)に，術後1〜169日(平均33日)に急性輸入脚症候群がみられ，原因は癒着，吻合部狭窄，出血，小腸軸捻症，内ヘルニアであった．手術手技の進歩により急性輸入脚症候群は近年減少している．

　慢性輸入脚症候群は術後数か月以降にみられ，食後1時間以内に上腹部膨満感，上腹部痛，上腹部腫瘤を訴え，胆汁性内容物を噴射状に嘔吐する．これは食後分泌が亢進して輸入脚内圧が高くなり，一気に狭窄部を通過して残胃や食道へ逆流するためである．かつては慢性輸入脚症候群の原因も癒着，吻合部狭窄などが主であったが，近年ではその多くが症例51のような癌の再発によるものとなっている．Kimらは術後3〜75か月に輸入脚症候群を発症してCTを施行された18例を報告しており，そのうち16例が胃癌の再発によるものであった[2]．これは，薬物療法などの進化により癌以外の疾患(たとえば胃潰瘍)に対して手術を施行することがまれになったことと，手術手技の向上や腹腔鏡手術の普及により癒着，吻合部狭窄などが減少したためと考えられる．

　輸入脚が十二指腸の場合は，**液体が充満し拡張緊満した十二指腸が大動脈と上腸間膜動脈の間を通過する**という特徴的な所見を示す．空腸ループがどの程度の長さにわたって拡張するか，したがって左上腹部にどの程度の拡張した腸管が描出されるかは，再建時の輸入脚に利用した空腸の長さ(通常はTreitz靱帯から10〜20cm)による[3]．また，CTにより，再発腫瘍，リンパ節転移，腹膜播種巣，肝転移などが描出され，治療方針決定においてもCTの有用性は高い．腸管閉塞/狭窄の良性原因には積極的な外科的アプローチが必須となる．癌再発に関しては，その程度により自己拡張型ステント[4]，バイパス術などの選

脚注

†1 Christian Albert Theodor Billroth(ビルロート，1829-1894)：ドイツの外科医．
†2 Céssar Roux(ルー，1857-1934)：スイスの外科医．
†3 Allen Oldfather Whipple(ホウィップル，1881-1963)：米国の外科医．Whipple病(特発性脂肪性下痢症，非熱帯スプルー)のGeorge Hoit Whippleとは別人．Whipple手術の原法は，膵頭十二指腸切除後に総胆管，残膵，胃の順で空腸と吻合するものであるが，残膵，総胆管，胃の順に吻合するChild法などさまざまな腸管再建法が施行されている．再建法にかかわらず膵頭十二指腸切除術をWhipple手術とよぶこともある．

ノート 48 盲係蹄症候群とダンピング症候群

輸入脚症候群に似て紛らわしいが，区別しておきたい用語である．

1) **盲係蹄症候群**(blind loop syndrome)：小腸に形成された行き止まりのループ(盲管，盲係蹄)内に内容物がうっ滞し，細菌が異常繁殖することによる栄養素の吸収障害である．盲係蹄としては，① 腸管の側側あるいは端側吻合による盲管，② 胃切除後の輸入脚，③ 小腸短絡術や小腸間内瘻(たとえば Crohn 病)によって形成された空置腸管(recirculating loop)と，④ 小腸憩室(たとえば Meckel 憩室)などがある．すなわち，輸入脚は盲係蹄のひとつで，盲係蹄症候群の原因ともなるし，輸入脚症候群を生じることもある．

2) **ダンピング症候群**(dumping syndrome)：胃切除後に食物が急速に小腸に流入することによる症候群で，早期と晩期に分かれる．

① **早期ダンピング症候群**：摂食直後から 30 分以内に発汗，頻脈，熱感，顔面紅潮，腹痛，下痢，腹部膨満感が出現する．胃における希釈が不十分な高張な食物が急速に小腸に流入することにより，小腸粘膜のクローム親和性細胞(enterochromaffin cell)からセロトニン(serotonin)やブラディキニン(bradykinin)様物質が分泌されることによる循環動態の異変が原因と考えられている．

② **晩期ダンピング症候群**：食後 2〜3 時間に脱力感，倦怠感，空腹感，手指の震え，めまい，冷汗を訴える．小腸に流入した食物が急速に吸収されると一時的な高血糖となる．これに対しインシュリンが反応性に過剰分泌されることによる低血糖が原因とされる．

択もある．

Q1 十二指腸が大動脈と上腸間膜動脈に挟まれて通過障害をきたす病態は，何とよばれるか？

Q2 左腎静脈が大動脈と上腸間膜動脈に挟まれて通過障害をきたす病態は，何とよばれるか？

A1 上腸間膜動脈症候群〔SMA syndrome，p. 171 症例 33-3 参照〕

A2 nutcracker[†4]現象．

> †4 nutcracker：胡桃(くるみ)割り器(売春婦という意味もある)．チャイコフスキーのバレー音楽「くるみわり人形」も英語では"The Nutcracker"．nutcracker 現象では左腎静脈圧が上昇し，血尿の原因となる．

key-point

- 輸入脚症候群の陰に胃癌の再発あり．
- 大動脈とSMAの間を通るのは十二指腸と左腎静脈．

文献

1) Sandrasegaran K, et al：CT of acute biliopancreatic limb obstruction. AJR 2006；186：104-109.
2) Kim HC, et al：Afferent loop obstruction after gastric surgery：helical CT findings. Abdom Imaging 2003；28：624-630.
3) Gale ME, et al：CT appearance of afferent loop obstruction. AJR 1982；138：1085-1088.
4) Gwon DI：Percutaneous transhepatic placement of covered, self-expandable nitinol stent for the relief of afferent loop syndrome：report of two cases. J Vasc Interv Radiol 2007；18：157-163.

VIII. 腸管閉塞・イレウス(2)

症例 52

58歳，男性．9か月前に膵癌に対して膵頭十二指腸切除術を受けた．2日前にショック状態で緊急入院し，下血と高度の貧血が認められた．ショック状態を脱したのでCTを施行した．

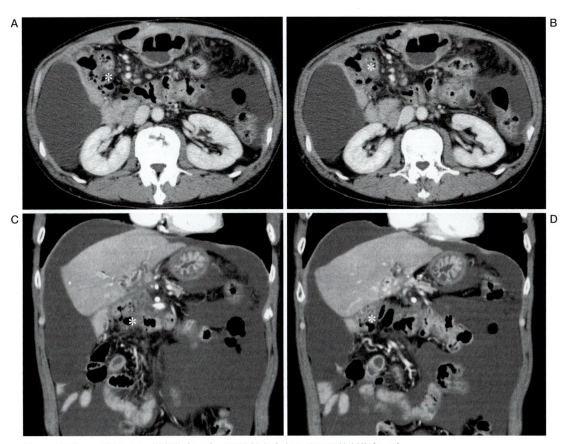

図1　症例52　造影CT　横断像(A, B)と肝門部を中心とする冠状断像(C, D)

CT所見　造影CT(図1)：大量の腹水があるが，輸入脚(＊)を含めて出血像(造影剤漏洩)や症例50，51のような異常に拡張した腸管はみられない．図1 ABでは輸入脚に付随する腸間膜の血管が強い造影効果を示すが，図1 CDの肝門部に門脈が認められず，少し拡張した肝門部の胆管周囲に造影された細い血管が多数認められる(p.387症例85図2Bと比較せよ)．また，図1 Cでは輸入脚(＊)の内側から肝門部にかけて浸潤性の腫瘤(肝より低吸収)が認められ，膵癌の再発と考えられる．

診　断　再発膵癌による門脈閉塞，肝門部ならびに輸入脚静脈瘤(向肝性側副路)

　一応の診断は得られたが，まだ肝腎の下血，高度の貧血とショック状態(すなわち出血)の原因は明らかになっていない．そこで出血シンチグラフィ(**ノート49, 50参照**)を施行した

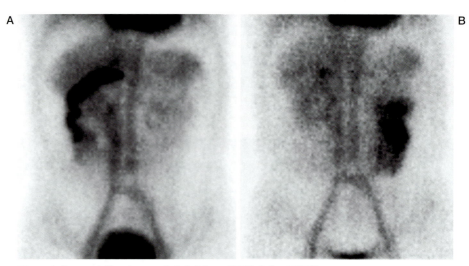

図2　出血シンチグラム　80分後(A)と5時間後(B)の正面像

出血シンチグラム所見　80分後(図2A)に肝門下の腸管内(輸入脚)に強い光子(赤血球)集積がみられ, 5時間後(図2B)には左側腹部へ移動している. 肝門近くで輸入脚内腔へ出血していることが確実となった.

診　断　輸入脚静脈瘤出血

治療方針　静脈瘤止血〔IVR(血管内治療)または外科治療〕あるいは保存的治療(高齢で膵癌再発のため).

輸入脚静脈瘤出血

　膵頭十二指腸切除の術後出血は通常30～40日以内にみられる動脈性出血で, 重篤な出血の頻度は2～4%[1,2], 手術時の止血不全, 仮性動脈瘤破裂, 膵液漏出などがおもな原因である[2]. これに対して, 術後数か月以後の出血では輸入脚静脈瘤破裂を考える必要がある. Leeら[3]は, 99名の悪性腫瘍(胆管癌, 膵癌など)に対する胆管空腸吻合術(膵頭十二指腸切除術など)をCTで最長4年間追跡して, 22人(22.2%)に輸入脚静脈瘤が発見され, そのうち3人に輸入脚内への静脈瘤出血を認め, 1人が死亡したと報告している. 22人のうち19人は肝外門脈が閉塞, 3人は狭窄しており, 向肝性の門脈側副路として輸入脚に静脈瘤が形成されると考えられている.

ノート 49　出血シンチグラフィ

　採血した自己(患者)血の赤血球を，*in-vitro* にて放射性核種である^{99m}Tcで標識してから静注して体内に戻し，その後，経時的にガンマカメラで撮像する．間欠的な消化管出血の検索に特に有用性が高い．造影CTや血管造影では撮像時に出血していなければ，出血部位を特定するのは困難だからである．

ノート 50　シンチグラフィとシンチグラム

　放射性核種で標識した薬剤を体内に投与して，その体内分布をガンマカメラで撮像する**方法あるいは装置がシンチグラフィ**(scintigraphy)で，シンチグラフィで撮像した**画像(写真)がシンチグラム**(scintigram)あるいは**シンチグラフ**(scintigraph)である．この関係は angiography⇔angiogram(-graph)，photography⇔photogram(-graph) などすべての -graphy⇔-gram(-graph) で同じである．なお，-graphyのアクセントはその直前にあり(scint**i**graphy, angi**o**graphy)，一方の -gram(-graph) は単語の最初にある［**sc**intigram(-graph)，**a**ngiogram(-graph)ので，両者を聞き間違えるということはない．

key-point
- 胆管空腸吻合後は輸入脚静脈瘤出血に注意する．

文献

1) Suzumura K, et al：Delayed arterial hemorrhage after pancreaticoduodenectomy. Int Surg 2014；99：432-437.
2) Rajarathinam G, et al：Post pancreaticoduodenectomy haemorrhage：outcome prediction based on new ISGPS clinical grading. HPB(Oxford)2008；10：363-370.
3) Lee DH, et al：CT findings of afferent loop varices after bioenteric anastomosis in patients with malignant disease. AJR 2013；200：1261-1268.

症例

53-1 58歳，男性．左側腹部痛，嘔気．左下側腹部に索状物を触れる．6か月前に早期胃癌のため，胃部分切除術を受けた．2か月前からイレウス症状を繰り返している．

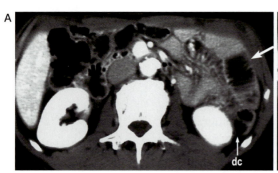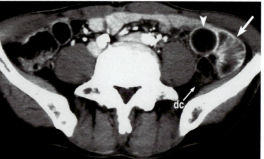

図1　症例53-1　造影CT　BはAの9cm足方　dc：下行結腸．

CT所見　図1A：下行結腸(dc)の腹側にある空腸ループが拡張し，輪状皺襞(circular fold, Kerckring's fold, →)が肥厚している．図1B：拡張した回腸ループの内側，下行結腸の腹側に辺縁円滑で円形，内部は低吸収で被膜に包まれたような構造物(▶)が描出されている．一見，腸管のようであるが腸管内腔との連続性がなく，皺襞もみられない．

診　断　軽度の腸管閉塞．いわゆる"gauzeoma"

治療方針　gauzeoma摘出．

Q　本邦ではガゼオーマ(gauzeoma)とよばれることが多いが，英語での別の用語は？

A　gossipyboma, textiloma, retained surgical sponge.

Gossipyboma

　Gossipは日本語でも"ゴシップ記事"などとよく使われる．gossipyは"ゴシップに満ちた"という意味の形容詞．ただしgossipybomaは，gossipium(綿花)＋boma(隠し場所)からの造語とされている．が，このgossipyと腫瘤を表す接尾語の-omaの間にbomb(爆弾)を詰め込んだ造語と考えるとおもしろい．確かに爆弾的ゴシップ記事のネタになる．洒落た造語というべきか．textilomaはtextile(織物)と-omaの造語である．gauzeomaは同様にgauze(ガーゼ)と-omaを結合させた造語であるが，日本でよく使われるわりに英語では一般的ではない(もちろん使ったとしてもガゼオーマとは発音しない)．外科で使う綿製の薄手の布を日本語ではガーゼというのが一般的であるが，英語でこれをgauzeとよぶ

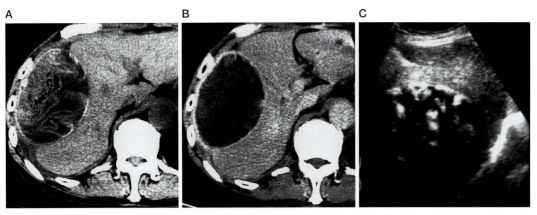

図2 特徴的なパターンを示す textiloma　A：単純 CT　内部に気泡と折りたたまれた構造が認められ，被膜は一部石灰化している．B：造影 CT　被膜は造影効果を示す．C：超音波像

ことは少ないし，厚手のタオル様のものも含めて一般に surgical sponge とよんでいるためであろう（**ノート 51 参照**）．

　体内に置き忘れられた手術用ガーゼやタオルは，①術後間もなく，感染によって腹痛，発熱を生じる，②数か月以降に，器質化に伴う腸管や腸間膜との癒着による腸管閉塞，消化管穿孔，臓器圧迫による腹痛などで発症する，③まったく症状を呈さない，の3つのうちのいずれかの経過を辿る．これらにX線不透過性のマーカーが付けてあっても，X線写真では石灰化と紛らわしく，手術用ガーゼやタオルであると確認できるとは限らない．

　血液，滲出液，空気の浸みこんだガーゼやタオルは，まず異物反応により被膜に包み込まれ，壁の厚い囊胞の中に浮いたような状態になる．この時期には，CT で**内部にたたみ込まれた布による波状の構造とその中にトラップされた気泡**（whirl-like spongioform pattern という）を確認することができ（図2 AB），診断は容易である．壁は造影効果を示す．気泡は実験的に6か月以上認められることが証明され[1]，実際の症例でも術後6か月以上を経て確認される例もある．すなわち，ガスの存在が膿瘍や消化管との交通を示すわけではない．超音波検査でも波状の構造と強い音響陰影による特徴的な像を呈する（図2 C）．この音響陰影は，空気だけでなく織物自体が強く音波を反射するためである[2]．時間とともにガーゼやタオルは圧迫濃縮され，器質（肉芽）化されるためにこのような特徴的所見を失い，低吸収あるいは高吸収腫瘤となり，消化管や膿瘍あるいは他の腫瘍性病変との鑑別が困難な例も少なくない．

ノート 51　外科用スポンジ

　スポンジというと，とかく風呂や食器洗いで使う四角いスポンジをイメージしてしまう．sponge はもともと海にいる水生動物の海綿のことである．この繊維組織だけを使って入浴用などに使用したため，化学的に作られる多孔性物質もスポンジとよばれている．外科用スポンジ（surgical sponge）は，手術時に使われるガーゼやタオルなどの綿製の織物をさす用語である．最近は化学繊維から織られているものも多い．

症例 53-2

38歳，女性．右上腹部痛．2か月前に卵巣腫瘍(悪性奇形腫)摘出術を受けた．

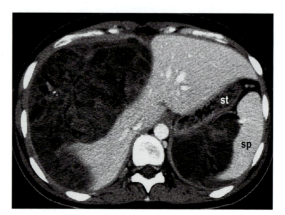

図3　症例 53-2　造影 CT

CT所見　肝と側腹壁の間に腫瘤があり，肝を強く圧排している．内部の濃度は不均一で，強い低吸収部と石灰化も混ざっている．胃(st)と脾(sp)の間にも充実成分を擁する囊胞性腫瘤が存在する．

Q　腫瘤内部の強い低吸収部が何かを確認する方法は？

A　air window で表示すればよい(図4)．低吸収部は胃の中の空気と異なり，脂肪だと確認される．もちろん，CT 値を測定してもよい．

診　断　悪性奇形腫の腹膜播種

　図2の textiloma と似た CT 像を示す腫瘤であり紛らわしいが，腫瘤内部の強い低吸収部がガスではなく脂肪であり，2か月前に摘出された卵巣腫瘍が悪性奇形腫であったことがわかれば鑑別は容易である．また，これらの播種巣の位置は MPR 像で理解しやすく(図5)，肝内や脾内ではなく，腹膜腔に存在することがわかる(p.178 症例 34-2 図5参照)．

治療方針　腫瘍摘出．

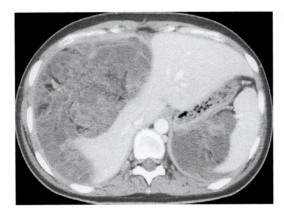

図4 症例53-2 図3のair window表示

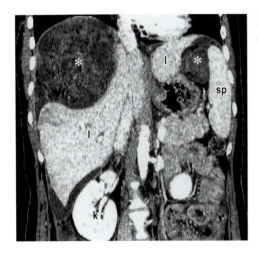

図5 症例53-2 MPR冠状断像 k：腎，l：肝，sp：脾，＊：播種巣

key-point

- 波状構造とトラップされた気泡はゴシップの種．

文献

1) Kopka L, et al：CT of retained surgical sponges(textiloma)：pitfalls in detection and evaluation. J Comput Assist Tomogr 1996；20：919-923.
2) 松木俊郎・他：ガゼオーマのCTおよびUS診断．日本医放会誌 1990；50：1350-1358.

IX

肝・胆・膵疾患

症例

54

56歳，男性．昨夜，暴飲暴食した．今朝，右上腹部の強い発作性疼痛があり，来院した．

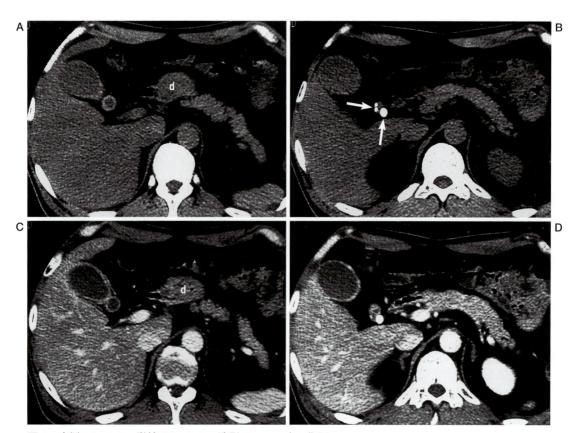

図1 症例54 A, B：単純CT，C, D：造影CT d：十二指腸．

CT所見 単純CT（図1 AB）：胆嚢は緊満し，そのわりに壁が厚い．胆嚢頸部に結石（→）を認める．肝のCT値が低く，内部に血管がみえない．造影CT（図1 CD）：胆嚢壁が濃染し，部分的に2層の造影効果がみられる．膵に異常は認められない．

診 断 急性胆嚢炎，胆嚢結石，脂肪肝

治療方針 胆嚢摘除（腹腔鏡下）．
　　炎症が強く全身状態がよくない場合には，二期的に経皮的胆嚢ドレナージ後に胆嚢摘除を施行する．症状によっては，鎮痛薬と抗菌薬で内科的に対処することもある．

Q1 Mirizzi症候群とは何か？

A1 胆嚢頸部や胆嚢管に嵌頓した結石による圧迫，あるいは炎症の波及により総肝管が狭窄し，胆嚢炎の症状に加えて黄疸がみられる病態である．Pablo L Mirizzi(ミリッツィ，1893-1964)はアルゼンチンの外科医．

急性胆嚢炎

典型的な**急性胆嚢炎**(acute cholecystitis)では右季肋部疼痛，発熱，嘔吐，白血球増多，軽度のビリルビン血症を示し，診断は容易であるが，**老人(>65歳)ではこれらの徴候が軽微，あるいは欠如することが多いので注意が必要である**[1]．多くは胆嚢結石を擁し，**無石胆嚢炎は5〜15％**である．しかし，外科手術後の胆嚢炎(特に迷走神経切離を伴う胃癌や食道癌の手術後1〜2週に多い)の90％は，**無石胆嚢炎**である．また，肝腫瘍に対する動脈塞栓術(TAE)後にも急性胆嚢炎は発症しやすい．

胆嚢は腫大[†1]緊満し，胆嚢壁は肥厚し(>3 mm)，内部に結石やdebris[†2]を擁し，胆嚢周囲に液体貯留を認める．ただし，腸管の粘膜下浮腫のような胆嚢壁の浮腫がみられることは少ない(**ノート52参照**)．これらは超音波検査(US，図2)およびCTで描出され，また超音波プローブによる胆嚢部の圧痛(**US Murphy's sign**)も診断価値が高く，急性胆嚢炎のほとんどは臨床症状と超音波検査で診断される．CTの胆嚢結石検出能は超音波検査に劣

脚注
†1 胆嚢腫大：短軸4 cm，長軸8 cm以上という基準もあるが，絶対的な大きさよりも緊満していることが急性胆嚢炎の診断には重要である．
†2 debris：落屑物，破片，堆積物．もともとフランス語なので英語でもデブリーと読み，デブリスは誤り．

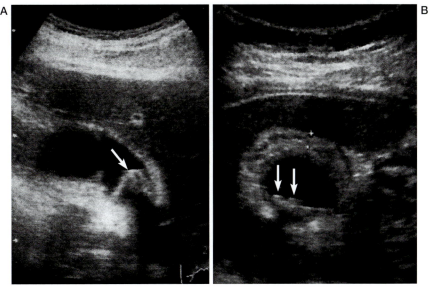

図2 胆嚢炎の超音波像　A：急性胆嚢炎　結石エコー(→)と壁肥厚がみられる．
B：慢性胆嚢炎急性増悪　結石エコー(→)，強い壁肥厚と細い壁内低エコー帯がみられる．

る(胆汁と等吸収の結石があるため)が，周囲脂肪層や肝への波及およびガス(気腫性胆嚢炎)の描出に優れている．

　急性胆嚢炎に最も感度の高い診断法は**胆道シンチグラフィ**(p.300 ノート57)である[2]．すなわち，浮腫により胆嚢管が閉塞して胆嚢が描出されない(**図3**)．このように胆道シンチグラフィは胆嚢の機能を見ているので，**CTや超音波検査で形態的に急性胆嚢炎と断定しがたい場合に特に有用**である[3]．しかし，他の原因(癌，リンパ節腫大)で胆嚢管が閉塞しても同様の所見を呈するので，超音波，CTや臨床所見と合せて診断する必要がある．またシンチグラフィ(核医学検査装置)を常備している施設は少ない．

ノート 52　胆嚢壁の構造と漿膜下浮腫

　胆道(胆管と胆嚢)は十二指腸(原腸)から憩室様に派生したものであるが，その壁構造には腸管と根本的な差異がある．それは**胆道壁には粘膜下層と粘膜筋板がない**ことで，腸管壁の構造(p.112, 113 症例21-1 図2, 3)から，これらを取り除いて粘膜固有層のすぐ下に筋層があると思えばよい．急性炎症において最も強い浮腫(したがって低エコー帯，低吸収帯)になる粘膜下層がないから，急性胆嚢炎では全体が軽度の浮腫を生じて壁が肥厚しても，胃腸の急性炎症(p.110 症例21-1 図1，p.156, 157 症例31-3 図3, 4など)にみられる明瞭な3層構造(標的徴候など)を示すことは少ない．胆嚢壁で最も疎な組織(したがって最も浮腫が強くなる組織)は漿膜下組織(層)であるが，胆嚢炎は粘膜から漿膜へ向かって波及するので，漿膜下浮腫が目立つのは進行例である．粘膜層に異常がなく(細く線状に造影される)，**漿膜下浮腫が低吸収帯(低エコー帯)として目立つ**(**図4**)のは別の機序によることが多い．それは胆嚢壁からの静脈血やリンパ液の還流[†3]障害や低蛋白血症で，うっ血性心不全，急性肝炎，肝硬変，ネフローゼなどにみられる．これらは"periportal collar sign"(p.315 症例65)と基本的に同じ機序なので，両者(胆嚢漿膜下浮腫とperiportal collar sign)が同時に認められることもある．また，近隣(十二指腸や肝十二指腸間膜など)の炎症が胆嚢に及ぶ場合にも漿膜下浮腫がみられる(p.326 症例68 図1 B)．もう一つCTで漿膜下浮腫と紛らわしい所見を呈するのが**胆嚢腺筋腫症**である(**図5**)．

脚　注
　†3 還流と灌流：還流(return)は流れ元へ返ること，灌流(perfusion)は流れが組織に行き渡ること．

Q2　図5Aで不規則に強く造影されているのは粘膜層(おもに粘膜固有組織)である．その外にある低吸収層は何か？　→で示す低吸収部は何か？

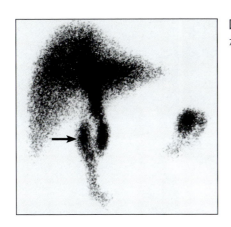

図3 急性胆嚢炎の胆道シンチグラム　胆管は正常だが胆嚢は描出されない．→：十二指腸．

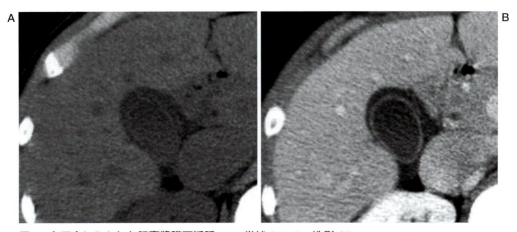

図4 心不全にみられた胆嚢漿膜下浮腫　A：単純CT，B：造影CT

A2 肥厚した筋層．→は Rokitansky-Aschoff sinus（RAS）[†4]．**胆嚢腺筋腫症**（adenomyomatosis of GB）は胆嚢壁の腺組織と筋組織の過形成で，腺が筋組織内に侵入して形成する RAS とその中の壁内結石〔超音波での**コメット徴候**（comet sign）〕が特徴的である．通常，無症状で治療を必要としない．図5Aのように造影CTで強く厚く造影される粘膜層に対して，**造影効果の低い肥厚した筋層が漿膜下浮腫のようにみえる**ので注意が必要である．単純CT（図5B）があれば，肥厚した胆嚢壁の吸収値が高めで，単なる漿膜下浮腫でないことがわかる．ちなみに図5における粘膜層のCT値は，53 HU（単純CT）→90 HU（造影CT），筋層は 35 HU（単純CT）→40 HU（造影CT）であった．なお，子宮でみられるのは**腺筋症**（adenomyosis），胆嚢は**腺筋腫症**（adenomyomatosis）と似て非なることに注意！

脚 注
　†4 Rokitansky-Aschoff sinus：粘膜上皮が腺管構造を有したまま，筋層内あるいは筋層を貫いて漿膜下に達した胆嚢壁内憩室．Karl Freiherr von Rokitansky（ロキタンスキー，1804-1878）はオーストリアの病理学者．急性黄色肝萎縮は Rokitansky 病として知られる．Karl Albert Ludwig Aschoff（アショフ，1866-1942）はドイツの病理学者．リウマチ性心筋炎にみられるアショフ結節でも有名．

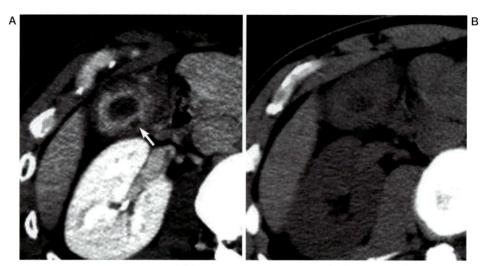

図5 胆嚢腺筋腫症(35歳男性,無症状) A:造影CT,B:単純CT 健診の一般(血液,尿)検査で異常はなかったが,腹部超音波検査で胆嚢壁肥厚とコメット徴候を指摘された.

key-point
- 急性胆嚢炎は腫大,緊満,壁肥厚.
- 胆嚢には粘膜下層がない.
- 胆嚢漿膜下浮腫はさまざまな病態で生じる.

文献

1) Parker LJ, et al：Emergency department evaluation of geriatric patients with acute cholecystitis. Acad Emerg Med 1997；4：51-55.
2) Weissmann HS, et al：Rapid and accurate diagnosis of acute cholecystitis with Tc-99m HIDA cholescintigraphy. AJR Am J Roentgenol 1979；132：523-526.
3) Araki T：Cholecystitis：comparison of real-time ultrasonography and technetium-99m hepatobiliary scintigraphy. Clin Radiol 1980；31：675-679.

症例 55

49歳，女性．右季肋部痛．WBC：14,800/μL，AST：168 IU/L（基準値：≦30），ALT：103 IU/L（≦30），ALP：232 IU/L（100〜325），LDH：366 IU/L（120〜240）．

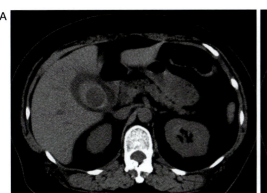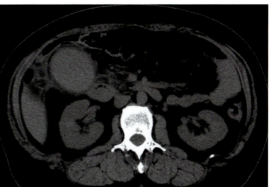

図1　症例55　単純CT　A：胆囊上部，B：胆囊下部

CT所見　胆囊が腫大緊満している（図1 AB）．図1 B：胆囊内容液の吸収値は肝とほぼ同じで，腎より明らかに高く，胆囊周囲の脂肪層に浸潤像（dirty fat）を認める．図1 A：胆囊が外から内部に向かって低吸収，高吸収，低吸収の3構造からなっている．

Q1　この低吸収，高吸収，低吸収の3構造はそれぞれ何か？

A1　外の低吸収：浮腫になっている胆囊壁，高吸収：白色胆汁（ノート53），中心の低吸収：コレステロール結石．

診　断　急性胆囊炎，胆囊結石

治療方針　症例54と同じ．

Q2　図1 Aでは結石が浮いているようにみえるが，胆囊結石が浮くことはあるのか？

Q3　胆石が消失することはあるか？

ノート 53　白色胆汁

胆嚢管が閉塞すると，胆嚢内の胆汁が緑褐色にみえる原因である胆汁酸やビリルビンがリンパ管から血中に吸収され，次第に胆嚢粘膜から分泌される粘液に置換される．主成分はムチン(mucin)で，胆汁より粘稠度と比重が高い．白色胆汁(white bile)とよばれるが，実際は無色である．総胆管と胆嚢管が閉塞すると，肝外胆管内も白色胆汁になることがある．

A2 胆嚢結石が浮くか否かは，結石と胆嚢内容液(胆汁)の比重差の問題で，結石の比重がより小さければ浮く．正常時の胆汁の比重は1.010〜1.040，胆石の比重は1.040〜1.056なので[1]，通常は胆石が沈んでいる．しかし，脱水による胆汁濃縮[2]，炎症性debris増加，白色胆汁などにより胆汁の比重は1.042〜1.059に上昇する[3]ので，結石が浮くこともある．図1Aでは結石のほうが低吸収(吸収値はほぼ比重に比例)であり，白色胆汁に浮いて当然である．さらにヨードを含有する**胆嚢造影剤**や炭酸カルシウム懸濁液である**石灰乳胆汁**(milk of calcium bile)の比重および吸収値ははるかに高く，結石を浮かせることになる．

A3 胆石消失には3つの場合がある．

① 胆石の胆道からの逸脱．小結石やスラッジなら生理的な経路(胆嚢管，総胆管)を経て腸管へ，大きな結石は病的経路で脱出する(胆石イレウス，p.238 症例46-1 参照)．

② 胆石の溶解．**ceftriaxone(CTRX)偽結石**[4]が知られている．ceftriaxone(商品名：ロセフィン)は第3世代セフェム系広域抗菌薬で，組織浸透率が高いとともに血中半減期が長い(1回投与/日)ので広く使用され，30〜70％が尿路へ，残りが胆道へ排出される．ただし，緑膿菌には効果がない．CTRX投与開始から3〜22日に超音波検査で異常(スラッジ，結石)がみられ，投与停止から2〜63日で異常がみられなくなったと報告された[4]．小児156人を対象とする研究では100 mg/kg/日の投与で33％，50 mg/kg/日で11％に超音波で偽結石が認められ[5]，投与量依存性がある．胆汁内のCTRXとカルシウム濃度が溶解度を超えたときに沈殿するカルシウム塩が本態なので，1) 胆汁内カルシウム濃度上昇(高カルシウム血症)，2) 胆汁濃縮(絶食，脱水，非経口栄養，術後，長期臥床)，3) 胆汁内CTRX濃度上昇(小児，腎不全，高投与量)[6]が結石形成の原因になる．逆に胆汁内のCTRXとカルシウム濃度が**溶解度未満になると結石は溶解する**．CTRX偽結石は，偽結石とよばれるが黄緑色の立派な結石で，CTでは高吸収で色素胆石など(p.287 ノート55 参照)と区別できないし，超音波でも他の胆石と鑑別できない．また，他の胆石と同様に無症状なことも症状をきたすこともある．胆嚢内だけでなく胆管や尿路にも形成されることはあるがまれである(濃縮度が低いから)．

③ 造影CT．これは実際に胆石が消失するわけではないが，単純CTで確認された結石が造影CTではみえなくなることがある(p.288 症例58-2 図3)．

key-point
- 浮く胆石も消える胆石もある．

文献

1) Akerlund A：Die Verfeinerung der Roentgenologischen Gallenstein-diagnostik der Sedimentierungs：und schichtungs Verhaltnisse in der Gallenblase. Acta Radiol(Stockh)1938；19：23-43.
2) Yeh HC, et al：Floating gallstones in bile without added contrast material. AJR 1985；146：49-50.
3) Elton NW, et al：Bilirubin concentration in the human gallbladder. Am J Clin Pathol 1936；6：81-90.
4) Schaad UB, et al：Reversible ceftriaxone-associated biliary pseudolithiasis in children. Lancet 1988；2：1411-1413.
5) Biner B, et al：Ceftriaxone-associated biliary pseudolithiasis in children. J Clin Ultrasound 2006；34：217-222.
6) Shima A, et al：Reversible ceftriaxone-induced biliary pseudolithiasis in an adult patient with maintenance hemodialysis. Case Rep Nephrol Dial 2015；5：187-191.

症例 56

76歳，女性．右季肋部痛，腹部膨満，嘔吐．

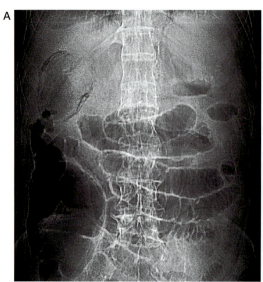
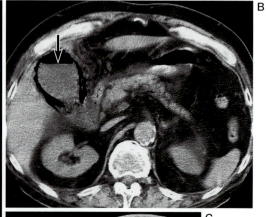
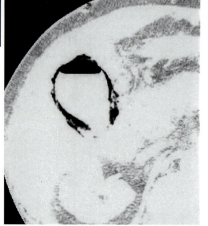

図1　症例56　A：腹部単純X線写真(scanogram)，B：単純CT，C：Bのair window表示

画像所見　仰臥位の腹部単純X線写真(図1A)：小腸および上行結腸の拡張があり，右上腹部に円弧状のガス濃度を認める．単純CT(図1BC)：胆嚢周囲に不規則なガス像があり，壁内ガスと考えられる．また，胆嚢内腔にもガスがあり，水平面(→)を形成している．これはair window表示(図1C)でより明瞭になる．胆嚢周囲の脂肪層に浸潤像(dirty fat sign)がみられる．

診断　急性気腫性胆嚢炎．麻痺性イレウス

治療方針　二期的に経皮的胆嚢ドレナージを行った後に胆嚢摘除，あるいは一期的に胆嚢摘除．

気腫性胆嚢炎

　気腫性胆嚢炎(emphysematous cholecystitis)は急性胆嚢炎のひとつで，消化管などとの交通がなく，胆嚢壁内，胆嚢内腔あるいは胆嚢周囲にガスを有するものである．大腸菌のような通性嫌気性菌，あるいはクロストリジウム属のような偏性嫌気性菌が検出される（ノート54, p.410症例90-2 ノート80参照）．従来，直ちに胆嚢摘出術が必要とされてきたが，CTの普及とともに比較的早期に診断されるようになり，胆嚢ドレナージや抗菌薬で対処可能な症例も少なくない．しかし，**通常の胆嚢炎と比較してより迅速な処置を必要とする**ことには変わりない．腹部単純写真では，結腸，十二指腸をはじめとする消化管のガスと紛らわしいことが多く，**図1A**のような典型例を除いて診断能は高くないし，超音波検査の診断能も60%程度である[1]．CTでは，適切に表示すれば100%ガスを確認できる．ただし，胆嚢内腔のガスは消化管との交通〔胆嚢十二指腸瘻(p.238症例46-1参照)，Oddi括約筋不全や切開術後など〕でもみられることに注意が必要である．

ノート 54　胆道感染症の原因菌

　胆道の急性炎症の多くは，胆嚢管や総胆管の閉塞や膵液逆流による機械的化学的原因により引き起こされると考えられているが，時間とともに細菌感染が重なり，主役となってくる．胆道感染症で胆汁から分離される菌は，通性嫌気性の① 大腸菌(*Escherichia coli*)と② 肺炎桿菌(*Klebsiella pneumoniae*)，③ 腸球菌(*Enterococcus faecalis*)や偏性嫌気性の④ バクテロイデス(*Bacteroides fragilis*)，⑤ クロストリジウム(*Clostridium perfringens*)である．胆嚢炎では①，②が多い．③が急性炎症の原因となることはまれである．④，⑤は胆管閉塞の場合に多くなる．そして胆道の術後やカテーテル留置例では，⑥ 緑膿菌(*Pseudomonas aeruginosa*)も考える必要がある．したがって，グラム陰性菌や嫌気性菌に効果が高く，β-ラクタマーゼに安定で胆汁への移行に優れた第2世代以降のセフェム系抗菌薬が第1選択となり，ニューキノロン系や重症例にはアミノ配糖体系も使われる．

急性胆嚢炎のCT所見

　症例54～56にほぼ示されているが，ここで急性胆嚢炎のCT所見をまとめておこう．① **胆嚢腫大/緊満**，② **胆嚢壁肥厚(>3 mm)/浮腫**，③ **胆嚢周囲液体貯留/浸潤像**(dirty fat)，④ **壁内/内腔ガス**であり，⑤ **胆嚢結石**を伴うことが多い．また，ダイナミックCT動脈相で胆嚢壁(粘膜層)が濃染し**胆嚢床に強い造影効果がみられる**(**図2**)．これは胆嚢動脈血流量が増加し，胆嚢床の門脈枝に直接流入する血液が増加するからである．門脈相以降は周辺部の肝実質と等吸収になることが多い．

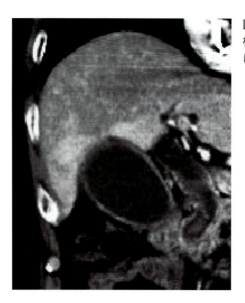

図2 急性胆嚢炎・胆管炎のダイナミックCT動脈相冠状断像 肥厚した胆嚢壁と総胆管壁が不規則に染まり，胆嚢床周囲の肝実質が濃染している．

key-point
- 胆嚢壁内ガスは気腫性胆嚢炎の動かぬ証拠．

文献
1) Gill KS, et al：The changing face of emphysematous cholecystitis. Br J Radiol 1997；70：986-991.

症例 57-1

62歳, 女性. 右季肋部痛, 嘔吐.

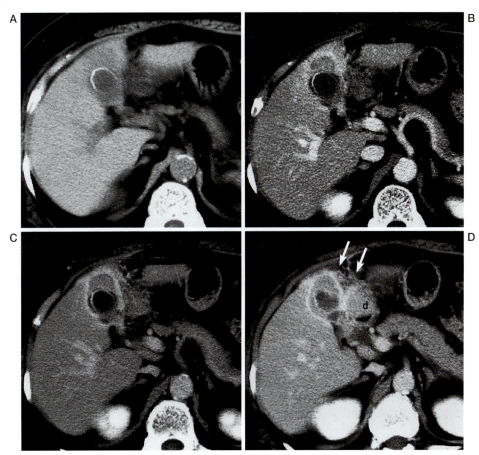

図1 症例57-1 A：単純CT, B：造影CT(造影剤静注1分後), C, D：造影CT(2分後) DはWWを広げてある. d：十二指腸.

CT所見 単純CT(図1A)：胆嚢床が境界不明瞭にやや低吸収で，その中に輪状の石灰巣があり，その内部はさらに低吸収である．造影剤静注1分後(図1B)，胆嚢壁が厚く染まり，2分後(図1C)にはさらに胆嚢壁の造影効果が明瞭になる．ウィンドウ幅(WW)を広げると(図1D)，胆嚢前方の脂肪組織内に索状の浸潤像(→)がみられる．

診 断 胆嚢結石．黄色肉芽腫性胆嚢炎 vs 胆嚢癌

治療方針 胆嚢および腫瘤摘除．

胆嚢周囲への浸潤が強いため腹腔鏡下手術は選択せず，開腹した．肝，十二指腸，周囲脂肪組織に浸潤した**腺癌(胆嚢癌)**であった．

症例 57-2

58歳,女性.右季肋部痛,嘔吐.

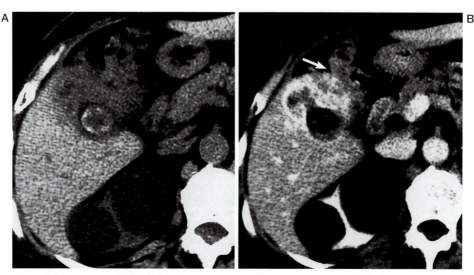

図2 症例57-2 A:単純CT, B:造影CT

CT所見 単純CT(図2A):部分的に石灰化した結石がある.胆嚢壁は厚く腫瘤様で,壁内にさらに低吸収の部分があるが,内腔は確認できない.造影剤静注1分後(図2B),胆嚢壁が不均一に強い造影効果を示し,前方の腸管に浸潤(→)している.右腎に囊胞がある.

診 断 胆嚢結石.黄色肉芽腫性胆嚢炎 vs 胆嚢癌

治療方針 胆嚢および腫瘤摘除.

胆嚢癌を否定できず,開腹した.**黄色肉芽腫性胆嚢炎**であった.

黄色肉芽腫性胆嚢炎 vs 胆嚢癌

両方とも亜急性ないし慢性疾患であるが,腹痛を主訴として来院し,急性胆嚢炎と臨床的に診断されることもある.胆嚢癌には,形態的に内腔突出型,壁肥厚型,腫瘤形成型があるが,**黄色肉芽腫性胆嚢炎**(xanthogranulomatous cholecystitis:XGC)と鑑別が問題となるのは,腫瘤形成型と壁肥厚型の一部である.XGCは,Rokitansky-Aschoff sinus(p.273 症例54 脚注†4参照)と胆嚢内腔との連絡が途絶え,壁内に内容(胆汁,粘液)が破裂し,脂質を含む肉芽腫性病変を形成したものである.胆嚢壁がびまん性あるいは部分的に肥厚し,周囲への浸潤,胆管や血管の巻き込みやリンパ節腫大を認めることもある.壁内の囊状あるいは帯状の低吸収(低エコー)(図2B)が特徴的所見とされる[1,2].CTによる低吸収

巣は，脂肪あるいは膿瘍組織である．しかし，胆嚢癌内部が壊死しても似たような所見を呈することがあり，XGCがこのような特徴的所見を伴うのは30〜40％にすぎないため胆嚢癌を否定しきれないこと，XGCでもCA19-9が高値を示すことがあること[3]や胆嚢癌の合併例が知られているため，外科手術の適応となることが多い．Yangら[4]によれば，XGCを胆嚢癌と誤診した割合は，超音波検査で21.2％，CTで25％，手術時にも24.3％であり，画像診断だけでなく手術時にも両者の鑑別は困難で，凍結標本による病理診断が必要である．

key-point
- 胆嚢癌と黄色肉芽腫性胆嚢炎（XGC）は似たもの同士．

文献

1) Parra JA, et al：Xanthogranulomatous cholecystitis：clinical, sonographic, and CT findings in 26 patients. AJR 2000；174：979-983.
2) Shuto R, et al：CT and MR imagings of xanthogranulomatous cholecystitis：correlation with pathologic findings. Eur Radiol 2004；14：440-447.
3) Adachi Y, et al：Increased serum CA 19-9 in patients with xanthogranulomatous cholecystitis. Hepatogastroenterology 1998；45：77-88.
4) Yang T, et al：Surgical treatment of xanthogranulomatous cholecystitis：clinical experience in 33 cases. Hepatobiliary Pancreat Dis Int 2007；6：504-508.

症例

58-1

78歳，女性．上腹部痛，嘔気，黄疸，悪寒，発熱．超音波検査で胆嚢壁肥厚，胆嚢結石と肝内および上部肝外胆管拡張が認められた．

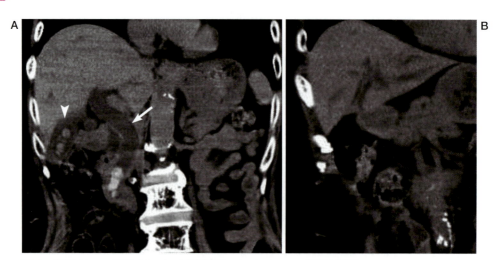

図1　症例58-1　単純CT　A：冠状断面，B：Aの2cm腹側の断面

CT所見　図1A：総胆管（→）が拡張し，その遠位端に複数の高吸収（石灰化）結石が認められる．肥厚した胆嚢壁と胆嚢結石がみられる（▶）．図1B：肝内胆管も拡張している．

診　断　胆嚢結石．急性胆嚢炎．総胆管結石．急性閉塞性化膿性胆管炎の疑い

治療方針　内視鏡的十二指腸乳頭括約筋切開・総胆管結石除去ならびに抗菌薬投与．

急性化膿性胆管炎

急性閉塞性化膿性胆管炎（acute obstructive suppurative cholangitis：AOSC）ともよばれる．70歳以上の高齢者に多い．臨床的特徴として，Charcot[†1]三徴（上腹部痛，黄疸，発熱）とReynolds[†2]五徴（三徴＋ショック，意識障害）がよく知られている．胆管の閉塞（結石，良性狭窄，悪性腫瘍）により，胆道内で細菌が増殖するとともに，内圧上昇によって（肝内の細胆管から類洞を経て）血管内に細菌や毒素が逆流して，敗血症やエンドトキシンショック，意識障害，DIC[†3]，多臓器不全をきたし，**放っておくと100％死に至る．何はともあれ全身管理とともに胆管ドレナージを施行しなければならない．**

脚　注
[†1] Jean Martin Charcot（シャルコー，1825-1893）：フランスの神経学者．多発性硬化症の企図振戦，断続性言語，眼振もCharcot三徴とよばれる．
[†2] Benedict M Reynolds（レイノルズ）：20世紀アメリカの外科医．
[†3] disseminated intravascular coagulation（播種性血管内血液凝固症候群）．

症例

58-2 78歳,女性.上腹部痛,嘔気,黄疸,悪寒,発熱.DIC,超音波検査で,肝の充実性腫瘤,胆嚢結石および拡張した胆管が認められた.

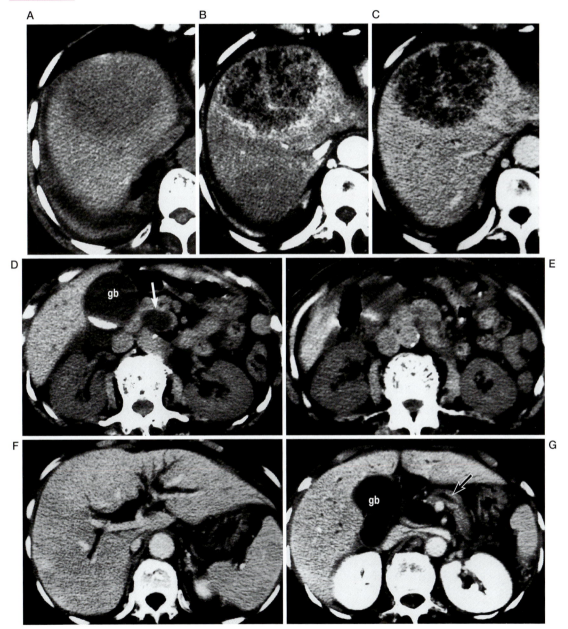

図2 症例58-2 A〜C:肝腫瘤のダイナミックCT,単純CT(A),動脈相(B),平衡相(C).D,E:総胆管中部(D)と末端(E)の単純CT,F,G:肝門レベル(F)と総胆管レベル(G)の造影CT gb:胆嚢.

CT所見 肝腫瘤のダイナミックCT(図2A〜C):内部の造影効果は動脈相(図2B),平衡相(図2C)ともに極めて不均一である.周辺部はやや濃染するが,腫瘍全体としては特に富血性

(hypervascular)ではない．胸水と腹水が存在する．図2 DE：胆嚢(gb)は緊満拡張し，内部に多数の石灰化した胆石が認められ，総胆管も拡張している(→)が，総胆管末端にははっきりと結石を示す所見はない．図2 FG：肝内外の閉塞性胆管拡張がある．主膵管(図2 G→)も拡張している．

Q 図2から総胆管結石は否定されるか？

A 否定できない．胆道結石はCTで必ずしも高吸収ではない(ノート55参照)．また，撮像法によっては小結石が断層面内に入っていないこともある．

診 断 急性閉塞性化膿性胆管炎，胆嚢結石，急性胆嚢炎，肝の炎症性偽腫瘍．総胆管結石ないし総胆管腫瘍

治療方針 経皮的胆道ドレナージ，抗菌薬投与．

経皮的胆嚢ドレナージ，内視鏡的十二指腸乳頭括約筋切開・総胆管結石除去ならびに抗菌薬投与〔p.279 症例56 ノート54参照〕により症状，炎症反応は消失し，肝腫瘤も7週後にはほとんど消失した．

炎症性偽腫瘍

炎症性偽腫瘍(inflammatory pseudotumor)は，多クローン性(polyclonal)の形質細胞，組織球，リンパ球といった慢性炎症性細胞浸潤と線維化を伴う良性腫瘤性病変である．原因は明らかでないが，相対的に毒性の低い病原菌に対する反応や閉塞性静脈炎などが想定されている．肝では，反復性の胆道感染症に続発する炎症性偽腫瘍が注目される．多くは**発熱，悪寒，腹痛，白血球増多など肝膿瘍と同様の臨床症状**を示し，組織破壊性が低いために膿瘍化せず慢性型の炎症性腫瘤を形成したと考えられる．通常は孤立性腫瘤であるが，2～3個の場合もある．単純CTでは，辺縁が比較的明瞭な低吸収腫瘤となるが，膿瘍に比べてCT値は高く充実性を思わせる．造影後の基本像は，比較的強い造影効果を示す線維化の強い辺縁部および隔壁様部分と，内部の造影効果の弱い細胞浸潤の密な部分から構成される[1]が，全体像は細胞浸潤と線維化の程度で異なってくる．したがって，膿瘍，胆管細胞癌，転移性腫瘍などとの鑑別が困難なこともある．正常な肝静脈や門脈が腫瘤内を貫通していると，炎症性偽腫瘍を強く示唆する所見といえる(ただし悪性リンパ腫や悪性黒色腫でもみられる)．症例58-2のように**胆道感染症のある場合には肝膿瘍とともに特に考慮すべき病態**である．

ノート 55　胆石の種類とCT

　一般にCTでは1%以上，単純X線写真では10%以上のカルシウム含有量があれば胆石（胆道結石）は高吸収に描出される[2]が，比較的カルシウム含有量の低い小結石をCTで高吸収に描出するには，薄いスライス厚で連続した（ギャップのない）撮像法が必要となる．胆石は，**①コレステロール胆石**，**②色素胆石**，**③まれな胆石**に大別される（表）．①に含まれる**純コレステロール石**はCT値が50 HU以下で，胆汁に比較して，やや高吸収，等吸収あるいはやや低吸収となる．**混成石**はコレステロール石あるいは混合石をカルシウム塩が包み込んだもので，CTでは辺縁部が輪状に高吸収となる．**混合石**はコレステロールと色素が混合したもので，前者が多いほど低吸収となる．色素胆石に分類される**黒色石**は，ビリルビン由来の複雑な重合体のカルシウム塩で，炭酸カルシウムやリン酸カルシウムを含んでいることが多く，無菌的に形成される．通常は数mm径の小結石が多数存在する．**ビリルビンカルシウム石**は感染を伴う胆道で形成される．ともに中程度のCT値（50～150 HU）を示す．まれな胆石もほとんどがカルシウム塩を含み，中程度以上の高いCT値を示す．したがって，**単純CTで検出困難な胆石は，純コレステロール石の多くと混合石の一部**だけである．

　純コレステロール石やカルシウム含有量が低い混合石の比率が比較的高い胆嚢結石（純コレステロール石の割合は約10%）では，およそ10%が単純CTで検出できない[3]が，胆管結石ではこれらの比率が低い（純コレステロール石の割合は1%以下）ため，正しくスキャンされていれば偽陰性率は数%以下である．ただし，造影CTでは胆道壁をはじめ周囲組織のCT値が上昇するため，胆石検出率が低下する（図3）．特に，**胆管結石においては中程度のCT値を示す色素胆石（多くはビリルビンカルシウム石）が多く，造影CTでは胆管壁との区別が困難となる**ことが多い．色素胆石の割合は，胆嚢で25%，総胆管で30%，肝内胆管で65%程度である．

■表　胆石の種類

1）コレステロール胆石
　a）純コレステロール石
　b）混成石
　c）混合石
2）色素胆石
　a）黒色石
　b）ビリルビンカルシウム石
3）まれな胆石
　a）炭酸カルシウム石
　b）脂肪酸カルシウム石
　c）他の混成石
　d）その他

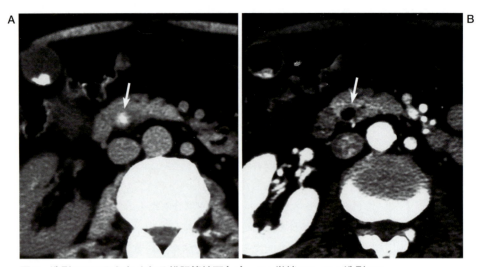

図3 造影CTでみえなくなる総胆管結石(→)　A：単純CT，B：造影CT

key-point
- 急性化膿性胆管炎：何はともあれ胆管ドレナージ．
- 造影CTだけでは胆管結石を見落とす．

文献

1) Yoon KH, et al：Inflammatory pseudotumor of the liver in patients with recurrent pyogenic cholangitis：CT-histopathologic correlation. Radiology 1999；211：373-379.
2) 伊佐地秀司・他：胆石症の診断におけるCT scanの意義—特に結石の組成とCT値について．日消誌 1984；79：1757-1764.
3) Barakos JA, et al：Cholelithiasis：evaluation with CT. Radiology 1987；162：415-418.

症例

59-1

82歳，女性．前胸部痛，上腹部痛．「心筋梗塞の疑い」で近医から紹介受診した．図1は胸部CT下部の横断面である．

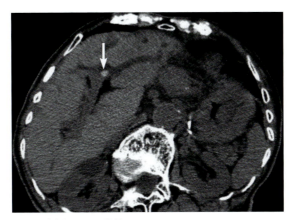

図1 症例59-1 単純CT

CT所見 単純CT（図1）：左肝管に結石が認められ（→），上流の外側区および内側区の肝内胆管が拡張している．

診 断 肝内胆管結石症

治療方針 経皮経肝内視鏡的肝内結石除去ならびに抗菌薬投与．

肝内胆管結石症

　肝内胆管結石症（intrahepatic bile duct stone）は，本邦を含む東アジアに頻度が高い．成因は明らかでなく，**再発，合併症（胆管炎，肝膿瘍，胆管癌など）が多い難治性疾患**で，1978年から厚労省難治性疾患克服研究事業のひとつとして調査研究対象になっており，次のような報告[1,2]がみられる．① 全胆石症（胆嚢，肝外ならびに肝内胆管結石）に**肝内結石症が占める割合は減少している**（1970～1977年：4.1%→1993～1995年：1.7%，2006年報告で0.6%）．② 病型は**肝内型[†]が増加している**（1975～79年：20.6%→2006年：54.9%）が，結石存在部位では左葉：45～48%，右葉：21～26%，両葉：26～29%と**左葉に多く**，時代的変遷はみられない．③（胆嚢では増加している）コレステロール結石が増加しているとはいえず，**結石の主体は現在もビリルビンカルシウム石である**．④ 治療後の**結石遺残・再発率は20%程度**で著変なく，**治療成績は向上していない**．⑤ **胆管癌発生率は 2.5～5% 程度**で，90%以上の症例で胆管癌発生と結石存在部位が一致する．⑥ **合併症は 50/210 症例（23.8%）**にみられ，その内訳は結石再発（22症例），胆管炎（15症例），肝膿瘍（8例），肝内胆管癌（5例）であった．⑦ 胆管手術の既往のある肝内胆管結石症が増加している（2008～

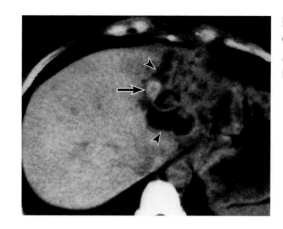

図2 上腹部痛を繰り返す47歳女性の単純CT 肝左葉に，肝実質とほぼ等吸収の肝内胆管結石(→)があり，左葉外側区の強い肝内胆管拡張(▶)と肝実質萎縮が認められる．

2009年：40％→2010〜2011年：61％)．⑧外科的治療(肝切除，術中胆道ファイバー，腹腔鏡下総胆管切開，胆管空腸吻合術，肝移植)が18％→12％と減少し，内科的治療(経皮的内視鏡治療，経乳頭的内視鏡治療，体外式衝撃波結石破砕法)が25％→66％と増加しているが，**治療法の選択において絶対的な適応は確立されていない**．

CTおよび超音波検査[3]で，**結石と上流胆管の拡張の組み合わせから比較的容易に診断されるが，中程度に高吸収のビリルビンカルシウム石が主体なので，単純CTを省くと見逃す恐れがある**．また，**結石上流の肝実質は時間とともに著しく萎縮する**(図2)ことを知っておく必要がある．肝は肝動脈と門脈の二重支配なので，どちらかが途絶しても梗塞にはならないが，胆管が閉塞すると実質が萎縮する．

脚注
† 肝内胆管結石は肝内胆管に限局する肝内型(I)と，肝外胆管にも存在する肝内外型(IE)に分類される．

IX. 肝・胆・膵疾患

症例

59-2 88歳，女性．上腹部痛．発熱．BT：38.7℃，WBC：12,400/μL，T-Bil：6.0 mg/dL（基準値 0.1〜1.0），AST：86 IU/L（≦30），ALT：117 IU/L（≦30），γGTP：288 U/L（10〜75）．

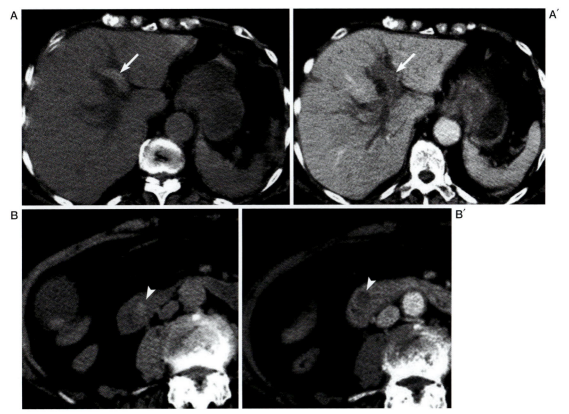

図3　症例59-2　A, B：単純CT，A', B'：造影CT

CT所見　単純CT（図3 AB）：肝内胆管が拡張し，拡張した左肝管に並行して細長い高吸収病変がある（図3 A→）．総胆管と胆嚢も拡張し，総胆管末端に淡い高吸収結節が認められる（図3 B ▶）．同様の淡い高吸収結節が胆嚢内にも認められることから，総胆管結石と考えられる．造影CT（図3 A'B'）：胆管拡張がより明瞭になったが総胆管結石は不明である（図3 B' ▶）．つまり，造影効果がない病変で，結石であることが裏づけられる．左肝管に並行する門脈左枝が正常に造影されず（図3 A'→），単純CTでの高吸収病変が門脈左枝の新しい血栓だとわかる．

診断　総胆管結石，胆嚢結石，化膿性胆管炎，肝内門脈血栓症

Q　門脈血栓を見て，図3でもう一度チェックすべき部位と腫瘍マーカーは？

A 胃とAFP（α-fetoprotein）．図3A'の胃噴門部に腫瘤が描出されている!!
血清AFP高値で，胃腫瘤は肝様腺癌であった．

[治療方針] 内視鏡的総胆管結石除去ならびに抗菌薬投与．

肝様胃癌と門脈腫瘍栓

　肝様腺癌（hepatoid adenocarcinoma）[4]は病理学的に肝に類似した構造を有し，免疫組織化学的にAFP陽性で，多くは血清中のAFPも高値を示す．胃，卵巣，腎，副腎，肺，膵などに発生し，一般に静脈浸潤が強く悪性度が高い．肝様胃癌は男性に多く，比較的早期に門脈浸潤，リンパ節転移，肝転移を認めることが多く，5年生存率11.9%（非肝様胃癌：38.2%）と低い[5]．**門脈栓を見た場合には肝癌とともに常に考慮すべき疾患である**[6]．本症例のように単なる門脈血栓のようにみえても，実は腫瘍塞栓（からの出血）なのである．

key-point
- 肝内胆管結石症は再発，合併症が多い難治性疾患．
- 門脈栓を見たら，肝細胞癌と胃癌を考える．

文献
1) 森　俊幸・他：肝内結石症．胆道 2009；23：80-87．
2) 大屋敏秀・他：肝内結石症診療の現状と問題点．胆道 2013；27：788-794．
3) Itai Y, et al：Computed tomography and ultrasound in the diagnosis of intrahepatic calculi. Radiology 1980；136：399-405．
4) Ishikura H, et al：An AFP-producing gastric carcinoma with features of hepatic differentiation：a case report. Cancer 1985；56：840-848．
5) Nagai E, et al：Hepatoid adenocarcinoma of the stomach：a clinicopathologic and immunohistochemical analysis. Cancer 1993；72：1827-1835．
6) Araki T, et al：Portal venous tumor thrombosis associated with gastric adenocarcinoma. Radiology 1990；174：811-814．

症例

60-1 13歳,女性.上腹部痛.

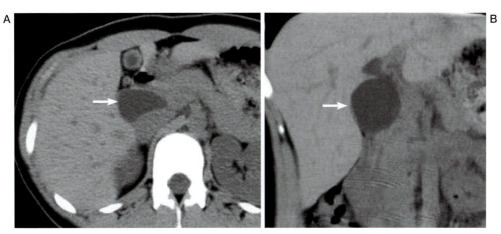

図1 症例60-1 単純CT　A：横断像,B：冠状断像

CT所見　図1A：肝,膵と下大静脈に囲まれた部分に囊胞性病変(→)があり,その腹側にやや壁の厚い胆囊がある.図1B：囊胞性病変(→)は頭尾方向にやや長く,頭側でいったん細くなってから肝内で再び軽度の囊胞状拡張を示す.

診　断　先天性胆管拡張症(総胆管囊腫)

治療方針　拡張胆管切除,肝管空腸吻合.

先天性胆管拡張症

　先天性胆管拡張症(congenital dilatation of bile ducts)の30％が4歳以下,60％が10歳以下で発見されるため,小児特有の疾患のように思われがちであるが,本例のように10歳台や成人以降でも決してまれではない.女性に多い(4：1).腹痛,黄疸,発熱,あるいは腹部腫瘤を主訴とする.**ほとんどに膵・胆管合流異常を認める**.形態学的には**戸谷(Todani)分類**[1,2]が用いられ,CT[3]やMRIで診断可能である.I型は肝外胆管のみの拡張で,総肝管と総胆管に及ぶ囊胞状拡張(Ia),総胆管のみの囊胞状拡張(Ib)と肝外胆管の紡錘状拡張(Ic)に細分類される(図2).II型は肝外胆管に1つ以上の憩室があるもの,III型は十二指腸壁内の**総胆管瘤**(choledochocele),IV型は肝外胆管を含む多発性囊状拡張で,肝外と肝内に胆管拡張がみられるIVaと肝外胆管のみに複数の拡張がみられるIVbに細分類される.V型は肝内のみの多発性胆管囊胞状拡張でCaroli病[4]として知られる.I型が約80％,IVa型が19％を占める.つまり,**先天性胆管拡張症の99％が肝外胆管の囊胞状**

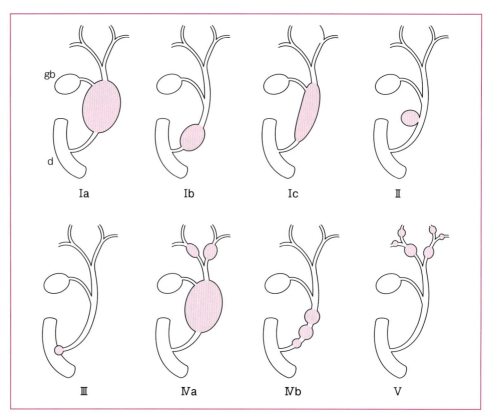

図2　先天性胆管拡張症（Todani分類）　gb：胆囊，d：十二指腸　（荒木　力・著：腹部CT診断100ステップ．中外医学社，p.136, 1990, より許可を得て転載）

あるいは紡錘状拡張（総胆管嚢腫）を有し，そのほぼ全例が膵・胆管合流異常を伴うが，その他の型はまれで膵・胆管合流異常を通常伴わない[5]．また，胆道の排泄機能は胆道シンチグラフィで評価される（p.300 ノート57参照）．胆管炎，胆管結石，胆管狭窄，膵炎，胆汁性肝硬変や胆道悪性腫瘍の発生頻度が高いため，**拡張部の摘除が原則**である．総胆管嚢腫の35％に胆管癌が発生し[6]，その頻度は一般人の20倍[7]と報告されている．膵・胆管合流異常が胆管癌発生に関与していると考えられ，実際に合流異常のない先天性胆管拡張症では胆管癌発生頻度の上昇はみられない．

症例

60-2
20歳，男性．腹痛．右季肋部に腫瘤を触れる．

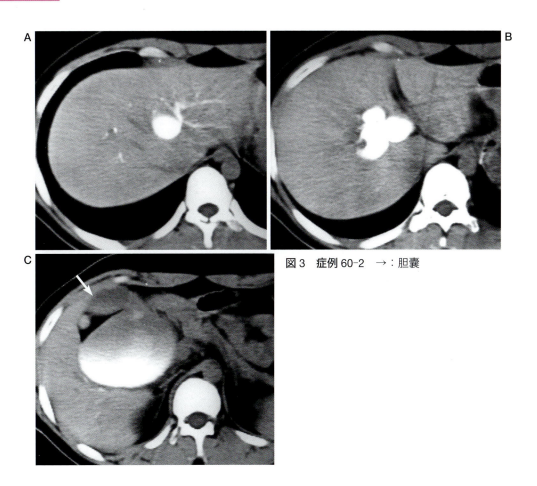

図3 症例 60-2　→：胆囊

Q1 図3は，どのように撮像したCTなのか？

Q2 症例60-1と60-2はそれぞれ**図2**のどの型に分類されるか？

A1 経口用あるいは静注用胆道造影剤を投与後，それぞれ6～10時間，20～40分後にCTを撮像する方法で，**CT胆管造影**（CT cholangiography）とよばれる．肝内外の胆道（胆管，胆囊）が高吸収に描出され，また病変と胆道との交通の有無や，肝→胆管→十二指腸への造影剤排出機能が明らかになる．特に最近は，MDCT（multidetector-row CT 多列検出器型CT）で撮像して3次元画像を作成することにより，肝切除，肝移植，腹腔鏡下胆囊摘出術，先天性胆管拡張症などの術前の胆道マッピングならびに術後合併症（胆汁漏出など）の検索に

利用されている[8,9,10]．胆道造影剤を使わない通常のCTやMRCP（p. 302症例62ノート58参照）より細かい胆道解剖が明らかになるが，総ビリルビンが2 mg/mLを超えると一般に有用な画像は得られない（MRCPは肝機能と無関係で，胆管が拡張しているほうが描出能力は高い）．

A2 症例60-1，60-2ともに肝外と肝内胆管が嚢状に拡張しているのでIVa．

key-point
- 先天性疾患が小児の病気とは限らない．
- 先天性胆管拡張症の99％は総胆管嚢腫．

文献

1) Todani T, et al：Congenital bile duct cyst：classification, operative procedures, and review of thirty-seven cases including cancer arising from choledochal cyst. Am J Surg 1977；134：263-269.
2) 戸谷拓二：先天性胆道拡張症の定義と分類．胆と膵 1995；16：715-717．
3) Araki T, et al：CT of choledochal cyst. AJR 1980；135：729-734.
4) Levy AD, et al：Caroli's disease：radiologic spectrum with pathologic correlation. AJR 2002；179：1053-1057.
5) 島田光生・他：膵・胆管合流異常の診療ガイドライン（日本膵・胆管合流異常研究会・日本胆道学会・編）．胆道 2012；26：678-690．
6) Tashiro S, et al：Pancreticobiliary maljunction：retrospective and nationwide survey in Japan. J Hepatobil Pancreat Surg 2003；10：345-351.
7) Voyles CR, et al：Carcinoma in choledochal cyst：age related incidence. Arch Surg 1983；118：986-988.
8) Van Beers BE, et al：Noninvasive imaging of the biliary tree before or after laparoscopic cholecystectomy：use of three-dimensional spiral CT cholangiography. AJR 1994；162：1331-1335.
9) Caroili EM, et al：Helical CT cholangiography with three-dimensional volume rendering using an oral biliary contrast agent：feasibility of a novel technique. AJR 2000；174：487-492.
10) Morosi C, et al：CT cholangiography：assessment of feasibility and diagnostic reliability. Eur J Radiol 2009；72：114-117.

症例

61
60歳，男性．上腹部痛．

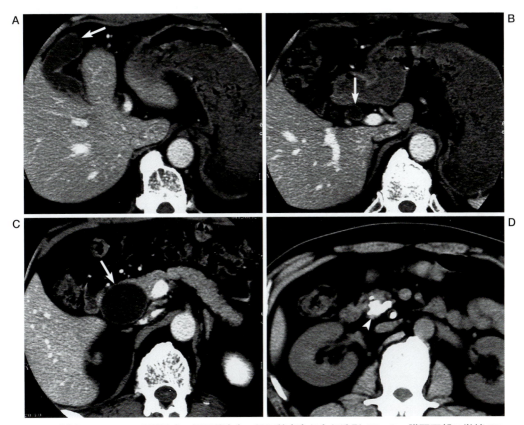

図1 症例61 A〜C：胆嚢(A)，総肝管(B)，総胆管(C)を含む造影CT，D：膵頭下部の単純CT

CT所見 肝内胆管および胆嚢(図1A→)の拡張はない．総肝管(図1B→)は軽度拡張し，総胆管(図1C→)が球状に拡張している．主膵管の拡張はないが，膵頭下部に強い石灰化(図1D▶)がある．

診 断 先天性胆管拡張症(Todani分類：Ⅰ)，膵結石(慢性腹側膵炎)

Q 石灰化が総胆管結石で，閉塞のために上流の総胆管が拡張しているとは考えられないか？

A 考えられない．総胆管の拡張が強いのに肝内胆管の拡張がまったくみられないのは，閉塞性拡張ではないことを示している．**閉塞性拡張では下流から上流へ径が漸次減少していく**のに対し(p.284症例58-1図1，p.285症例58-2図2F)，**先天性拡張では急に拡張が消失する．**

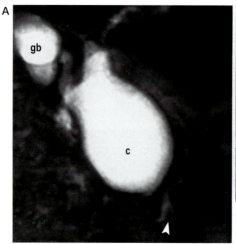
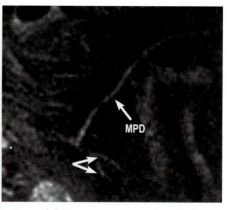

図2　症例61　MRCP　c：総胆管嚢腫，gb：胆嚢，MPD：主膵管（背側膵管）．拡張した腹側膵管内に結石（▶）を認める．Bの二股矢印は膵管分枝．

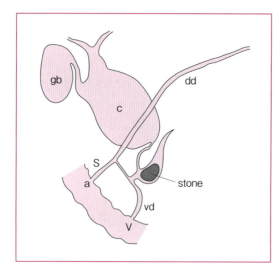

図3　症例61のシェーマ　a：副乳頭，c：総胆管嚢腫，dd：背側膵管，vd：腹側膵管，gb：胆嚢，S：Santorini管，stone：膵石，V：Vater乳頭．

　膵体部の主膵管に拡張がないため，膵頭下部の石灰化は分枝内の膵石である，あるいは膵管癒合不全（ノート56参照）が存在すると考えた．MRCP（図2，p.302症例62ノート58参照）では，長球状に拡張した肝外胆管（c），主膵管と連続性のない拡張した膵頭下部の膵管とその内腔の結石による低信号，そして副膵管（Santorini管）に連続する拡張のない主膵管（MPD）が描出された．また，膵・胆管合流異常（ノート56参照）が示唆され，ERCP（内視鏡的逆行性胆管膵管造影）で確認された．図3に全体のシェーマを示す．^{99m}Tc-PMT静注後60分の胆道シンチグラム（図4A）でも，^{99m}Tcは拡張した総胆管に止まって腸管に達せず，4時間半後（図4B）にようやく排出されている．すなわち，肝から総胆管への排出は良好だが，総胆管から十二指腸への排出がきわめて遅いことを示している（ノート57参照）．

最終診断　先天性胆管拡張症（Todani分類：Ia），膵・胆管合流異常，膵管癒合不全（不完全型），膵結石（慢性腹側膵炎）

IX. 肝・胆・膵疾患

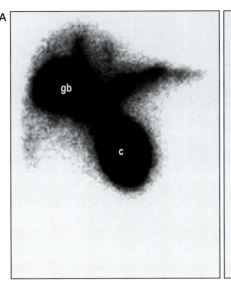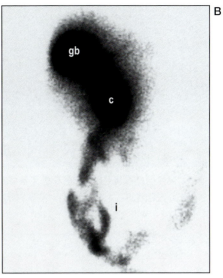

図4　症例61　胆道シンチグラム　^{99m}Tc-PMT 静注後60分(A)と4時間30分(B)　i：小腸，c：総胆管嚢腫，gb：胆嚢．

治療方針　拡張胆管切除・総肝管空腸吻合術．

膵管癒合不全

　膵は，十二指腸の腹側間膜内に胆管とともにできる腹側膵と背側間膜内にできる背側膵が癒合して形成される(p.426症例94図6)．もともとの背側膵管の十二指腸への出口が副乳頭に，腹側膵管の出口が Vater 乳頭にある．腹側膵が胆管とともに右から背側に回り込み，膵頭下部・鉤部を形成する．この腹側膵管が体尾部の背側膵管と癒合して主膵管〔ヴィルズング(Wirsung)管〕となって Vater 乳頭に開口し，背側膵管の十二指腸側は副膵管〔サントリーニ(Santorini)管〕となって副乳頭に開口する．この腹側膵管と背側膵管が癒合しない場合が**膵管癒合不全**(**膵管非癒合** pancreas divisum[†])で，副膵管が膵体尾部と膵頭上部(膵実質の70%)を，主膵管が膵頭下部と鉤部をドレーンすることになる．完全に両者が分離している**完全型**と細い分枝でつながる**不完全型**(**膵管分枝癒合**)があるが，後者には variation が多い[1]．膵管癒合不全は約1%にみられる先天異常で，膵炎を合併することが多い(40〜60%)．副膵管が相対的に細いために背側膵の膵炎(**背側膵炎**)を生じることが多いが，症例61や図5のように腹側膵に限局した慢性膵炎や急性膵炎(**腹側膵炎**)もみられる[2,3]〔急性膵炎は症例66,67参照〕．また，先天性胆管拡張症の約10%が膵管癒合不全を合併する．

脚注
† divisum：divism と綴りを間違いやすい．um はラテン語の名詞接尾辞で，ラテン語からの借用語句〔hilum, ileum, addendum(補遺, 付録)など〕に使われる．語幹は英語の division(分離, 分割)と同じ．これを学問的装い(ラテン語風)にしたのが divisum．したがって，pancreatic divisum は膵が分離されているというのが本来の意味であるが，分離されているのは膵管だけで膵実質は分離されていないので，日本では膵管癒合不全(膵管非癒合)と実体に即した用語が使われている．

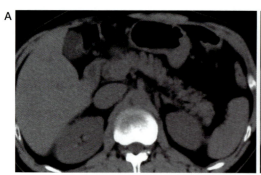 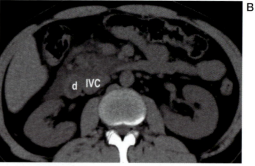

図5 急性腹側膵炎(上腹部痛を訴える43歳男性)の単純CT　A：膵頭上部〜体尾部に異常はない．
B：膵鉤部周囲から右前腎傍腔に浸潤影が広がっている．d：十二指腸下行脚下部，IVC：下大静脈．

ノート 56　膵・胆管合流異常

　総胆管と主膵管が十二指腸壁の外で合流する形成異常である．共通の括約筋でコントロールされないために，膵液が胆管へ逆流して胆管炎を，逆に胆汁が膵管に逆流して膵炎を招くと考えられている．**先天性胆管拡張症のほとんどに膵・胆管合流異常が認められる**．また膵・胆管合流異常は膵管癒合不全(特に不完全型)を合併することが多い[4]．すなわち3者(**先天性胆管拡張症，膵・胆管合流異常，膵管癒合不全**)**は姻戚関係にある**といえる．症例60もその1例である．

ノート 57　胆道シンチグラフィ

　血管内→肝細胞→胆道→腸管へと移行する放射性医薬品〔^{99m}Tc-PMT(N-pyridoxyl-5-methyltryptophane-technetium)など〕を静注後，経時的に撮像する．肝細胞機能，胆汁の流れの評価や病変と胆道の交通の有無を調べるのに利用される．また，急性胆嚢炎に感度が高い(p.273 症例54 図3)．正常者では，10分以内に肝に移行し，20分以内に総胆管，30分以内に胆嚢と腸管が描出される．症例61では，肝への移行，肝から胆道への排泄は良好であるが，胆管から腸管への排泄がきわめて遅い．

key-point

- 先天性胆管拡張症，膵・胆管合流異常と膵管癒合不全は姻戚関係．

文献

1) 大島信之・他：膵管癒合不全(膵 divisum)発生と解剖．胆と膵 1997；18：813-819．
2) Saltzberg DM, et al：Isolated ventral pancreatitis in a patient with pancreas divisum. Am J Gastroenterol 1990；85：1407-1410．
3) 大田悠司・他：膵管分枝癒合を背景に短期間で発症した腹側膵に限局する慢性膵炎の1例—発症と膵管分枝癒合との関連の考察を含めて．膵臓 2008；23：628-633．
4) 島田光生・他：膵・胆管合流異常の診療ガイドライン(日本膵・胆管合流異常研究会・日本胆道学会・編)．胆道 2012；26：678-690．

IX. 肝・胆・膵疾患

症例

62 69歳,女性.右季肋部激痛,発熱,肝機能異常.単純CTとMRCP(ノート58参照)を示す.

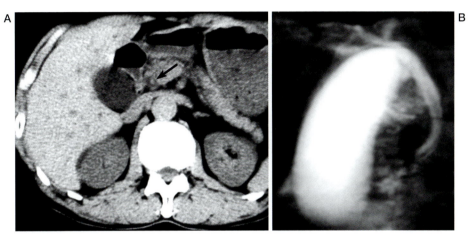

図1 症例62　A:単純CT,B:MRCP

画像所見　単純CT(図1A):総胆管(→)内部の低吸収(胆汁)の中に少し高吸収(肝や膵とほぼ等吸収)の構造が認められる(図2).MRCP(図1B):総胆管内に細長い低信号構造が認められる.図3はこの症例のERCPで総胆管内部が明瞭に示されている.

診　断　回虫総胆管迷入

治療方針　内視鏡による回虫摘出,回虫駆除薬[†]服用.

> 脚注
> † 回虫駆除薬:サントニン(santonin)とパモ酸ピランテル(pyrantel pamoate:商品名コンバントリン)が一般に使われる.

回虫症

　回虫(*Ascaris lumbricoides*)は体長15〜35 cm,太さ3〜6 mmで,雌のほうが大きい.雌は20万個/日の卵を生産する.体外に糞便とともに排泄され外界で成熟した卵は野菜などに付着して経口摂取され,ヒト小腸で孵化して幼虫となる.幼虫は小腸壁から上腸間膜静脈枝に入り,門脈,肝,心臓を経て肺に達し成長し,さらに肺内から気管支・気管・咽頭から食道に飲み込まれて,小腸に戻り成虫となって定住する.肺を移動するときに好酸球増多を伴う肺炎(**回虫性肺炎**,Loeffler症候群のひとつ)や気管支炎を生じることがある.

小腸に定住している状態では通常，無症状であるが，まれに大量の回虫が塊状になり小腸閉塞(閉塞性イレウス)の原因となる．また，総胆管や膵管に迷入すると激痛を呈し，胆管炎，肝膿瘍，膵炎をきたし，虫垂に迷入して虫垂炎，さらに腸管壁を破って腹膜炎をきたすことがある．本邦において**回虫症**(ascariasis)は1950年をピークに減少しほとんどみられなくなったが，グルメブーム，有機農業復活，輸入野菜の増加などにより，最近再び増加している．

　胆道内の成虫は，超音波検査では音響陰影を伴わない高エコー[1]を示し，回虫の消化管が低エコーの線条としてみえることもある[2]．単純CTでは肝や胆管壁よりやや高吸収のミミズ状構造物として描出される．また，横断面では図2のように低吸収(低エコー)の胆管(胆汁)内の高吸収(高エコー)部として**標的徴候**(bull's eye sign，図2)，あるいは屈曲した回虫が2か所で輪切りになり**眼鏡徴候**(eye-glass sign)[3]を示す．しかし，実際には注意深く観察しないと見落とすことが多い[3,4]．MRCPは造影剤を使用することなく数秒で胆道内の回虫を描出することが可能である[3,4]．経口造影剤を使用したCTや消化管造影では小腸内の回虫が細長い造影欠損として描出され，さらに回虫の消化管が造影されることもある[5](図4)．

ノート 58　MRCP

　magnetic resonance cholangiopancreatography(磁気共鳴胆管膵管撮影)のacronym(頭文字語)．強いT2強調像によって自由水のみを高信号に描出する水画像(hydrography：脊髄腔撮影，尿路撮影など)のひとつで，胆汁と膵液が高信号(白)に描出されるため，造影剤を使用することなく数秒でERCP(内視鏡的逆行性胆管膵管造影)に似た画像が得られる．パルスシーケンスとしては高速スピンエコー(fast SE, turbo SE)やbalanced SSFP(steady-state free precession；trueFISP, FIESTA, balanced FFE, trueSSFPともよばれる)を使用する．

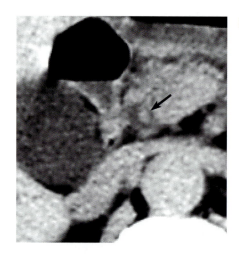

図2　症例62　図1Aの拡大像

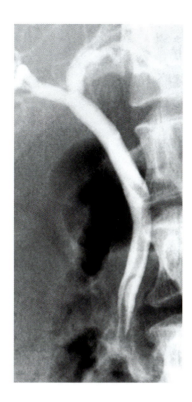

図3 症例62のERCP

ノート 59 胆道の寄生虫

　回虫は小腸に定住し，まれに胆道に迷入する寄生虫であるが，胆管に定住する寄生虫に**肝吸虫**(*Clonorchis sinensis*)と**肝蛭**(*Fasciola hepatica*)がある．**肝吸虫**はかつて肝ジストマともよばれ，成虫の体長10〜20 mm，幅3〜5 mmの扁形動物で，日本，朝鮮半島，中国，台湾，ベトナムに分布し，似た生態を持つ別属であるタイ吸虫(*Opisthorchis viverrini*)がタイとラオスに，猫吸虫(*Opisthorchis felineus*)が東ヨーロッパから旧ソ連地域に分布する．メタセルカリアが寄生した第2中間宿主であるコイ科の淡水魚(モツゴ，ホンモロコ，フナ，コイなど)やワカサギなどを摂取することにより感染する．小腸内で幼虫となり，胆管を遡行して肝内の中小胆管枝に定住する．約25日で成虫となり，1日7000個産卵する．20年も生存し，胆管閉塞，胆管炎，胆管周囲線維症を惹起し，広範に及ぶと肝硬変になる．末梢胆管の拡張が主たるCT所見である[6]．多彩な工芸家，料理人，美食家の北大路魯山人(1883-1959)は肝吸虫による肝硬変で他界している．**肝蛭**も扁形動物で，成虫の体長が2〜3 cm，幅1 cm，最終宿主がおもに羊や牛なので，牧畜地域を中心に世界中に広く分布する．日本における中間宿主はヒメモノアライガイ(北海道ではコシダカモノアライガイ)で，これから出たメタセルカリアが付着する水草(クレソンなど)を，あるいは幼虫，生虫の寄生した牛レバーを食して感染する．メタセルカリアは小腸内で幼虫になり，小腸壁を貫通して腹膜腔に，さらに肝実質を経て胆管に達して成虫に成長する．CTでは肝被膜下に特徴的な"**モグラ穴**(burrow tract)"様の膿瘍を認める[6]．

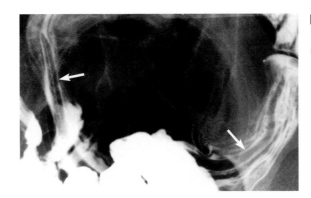

図4 小腸造影による回虫(→)の描出（別症例） 回虫の消化管が造影されている.

文献

1) Rocha Mde S, et al：CT identification of ascaris in the biliary tract. Abdom Imaging 1995；20：317-319.
2) Filice C, et al：Ultrasound in the diagnosis of gallbladder ascariasis. Abdom Imaging 1995；20：320-322.
3) Ng KK, et al：Biliary ascariasis：CT, MR cholangiopancreatography, and navigator endoscopic appearance：report of a case of acute biliary obstruction. Abdom Imaging 1999；24：470-472.
4) Hwang CM, et al：Biliary ascariasis：MR cholangiography findings in two cases. Korean J Radiol 2001；2：175-178.
5) Hommeyer SC, et al：CT diagnosis of intestinal ascariasis. Abdom Imaging 1995；20：315-316.
6) Lim JH, et al：Parasitic diseases of the biliary tract. AJR 2007；188：1596-1603.

症例

63-1

66歳,男性.発熱,腹痛,軽度黄疸,貧血.WBC：26,000/μL.図2は図1から6週後のCTである.22か月前に胆管癌に対して膵頭十二指腸切除術を受けた.

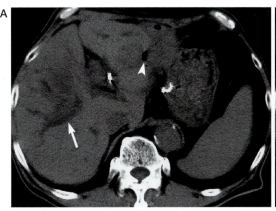
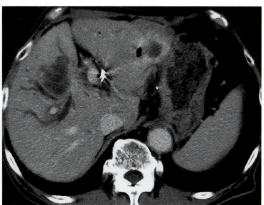

図1 症例63-1　A：単純CT,B：造影CT

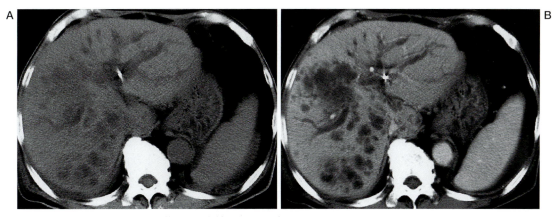

図2 症例63-1 図1の6週後　A：単純CT,B：造影CT

CT所見　図1：単純CT(A)では右葉の肝内胆管拡張(→)と左葉にガス(▶)を認めるが,占拠性病変は不明瞭である.造影CT(B)では,左葉外側区と内側区に低吸収病変が明瞭に描出され,外側区の低吸収病変の周囲がやや濃染している.図2：肝内胆管の拡張は両葉に及び,低吸収病変が多数認められる.脾の外側に腹水が貯留している.

診　断　多発性肝膿瘍

治療方針 膿瘍ドレナージ，抗菌薬投与．

膿汁から大腸菌と肺炎桿菌が培養された．

Q1 図1,2で肝門部にある高吸収は何によるものか？

Q2 図1,2で肝外側区にあるガスは何によるものか？

A1 総肝管空腸吻合のための手術用金属製クリップ（surgical metal clip）．

A2 総肝管空腸吻合後の胆管内ガス（pneumobilia）．

肝膿瘍

　肝膿瘍（hepatic abscess）は，細菌あるいはアメーバによって生じる．細菌性肝膿瘍は感染経路により，経胆道性，経門脈性，経動脈性，直達性，外傷性，特発性に分類される．**経門脈性**は虫垂炎や憩室炎から，**経動脈性**は敗血症として，**直達性**は胆嚢炎など隣接臓器からの直接波及であるが，**化膿性肝膿瘍の大半は胆道からの上行感染**である．原因菌としては大腸菌（E. coli）と肺炎桿菌（K. pneumoniae）が多く，黄色ブドウ球菌（Staphylococcus aureus），緑膿菌（P. aeruginosa），腸球菌（E. faecalis）などもあり，複合感染も少なくない（p.279症例56ノート54）．また，肝・胆道・膵の悪性腫瘍に対する積極的な外科手術が施行されるようになって，肝膿瘍が増加している[1]．胆管に沿って花が咲いたように小膿瘍が多発する場合（図2B）と，単発あるいは数個の場合とがある（図1B）．短期間に大きさ，個数や形態が変化する†のが特徴であるが，単純CTでは辺縁不明瞭な低吸収病変（一般に囊胞よりCT値が高く20～40HUで不均一），ダイナミックCT平衡相や通常の造影CTでは辺縁明瞭な低吸収腫瘤で囊胞と間違えやすい（図3）．しかし，**ダイナミックCT**[2]（ノート60）の動脈優位相では，周辺部が炎症の活動性を反映した造影増強効果を示す（図4B）．すなわち，造影後に辺縁明瞭になって囊胞のようにみえる低吸収部が貯留した膿汁，単純CTで不明瞭な周辺部（＝動脈優位相で強く，平衡相で肝実質とほぼ等吸収に染まる部分）が活動性炎症部に相当する．さらに外層に低吸収帯（浮腫による）がみられる場合は"double target sign"[3]とよばれる．図1Bで外側区の膿瘍周辺部が周辺肝実質より強い造影増強効果を示しているのは造影剤点滴静注直後の撮像（動脈優位相に近い時相になっている）のためである．また，造影後に隔壁が明瞭になることも多い．しかし，画像から化膿性とアメーバ性肝膿瘍を鑑別することは困難である[4]．抗菌薬と経皮ドレナージにより化膿性肝膿瘍の致死率は劇的に低下する（40％→2％）が，直径5cm以下の比較的小さな膿瘍では適切な抗菌薬だけでも対処可能とされる[5]．

脚　注
† 膿瘍の経時変化：内容が充実性の炎症性腫瘤→（内部に膿汁が貯留して）辺縁不明瞭な低吸収病変→（慢性化し辺縁が線維化して）辺縁明瞭な低吸収病変，と変化する．

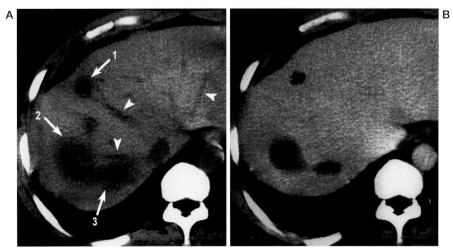

図3 肝膿瘍(1〜3)の単純CT(A)と造影CT(B)

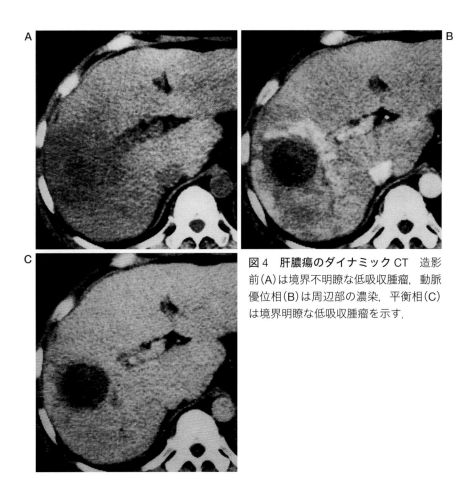

図4 肝膿瘍のダイナミックCT 造影前(A)は境界不明瞭な低吸収腫瘤,動脈優位相(B)は周辺部の濃染,平衡相(C)は境界明瞭な低吸収腫瘤を示す.

Q3 図3の▶で示す低吸収部は何か?

Q4 図3で膿瘍1〜3(→)はどの区域にあるか?

A3 左(向かって右)から，左，中，右肝静脈．

A4 1：内側区域と前区域の境界部，2：前区域と後区域の境界部，3：後区域．内側区域と前区域の境界に中肝静脈，前区域と後区域の境界に右肝静脈が存在する．Couinaud(クイノー)の区域分類(ノート61参照)では，それぞれ S_4/S_8，S_8/S_7，S_7 となる．Couinaud の区域分類では，前区域は前上区域(S_8)と前下区域(S_5)，後区域は後上区域(S_7)と後下区域(S_6)に分かれる．それぞれを区別する構造物は存在しないが，肝静脈がいずれも下大静脈との合流部に近く，肝背側には肺が存在することから，図3が肝上部のスライスと判断できるはずである(図5A)．

ノート 60　ダイナミックCT

　造影剤急速静注後に経時的に撮像して，病変の造影剤動態を見るCT[2]．**動脈優位相**(静注後30秒前後)の造影増強効果は組織の富血性(**動脈血流の豊富さ**)を，**平衡相**(2分以降)の造影増強効果は組織の間質の豊富さ(**細胞の乏しさ**)を反映する[6]．これにより，それまで非特異的であった多くの病変(肝細胞癌，胆管細胞癌，血管腫，転移性腫瘍，肝膿瘍など)の鑑別が可能になった[2]．CTの高速化により，さらに多時相を容易に撮像可能になったが，それだけ被曝量が増加することを考慮して，必要最小限の時相に限定する必要がある．

ノート 61　Couinaud の肝区域分類　(図5)

　肝の区域は基本的に門脈の灌流域によって分類されるから，区域の中央に門脈があり，区域の境界にさまざまな裂溝や肝静脈が存在する．まず，**Cantlie線**(下大静脈と胆嚢床を結ぶ線)および中肝静脈によって(外科的)左葉と右葉に，さらに下大静脈の前面から左方にある尾状葉が分かれる．尾状葉と外側区の境界が**静脈索裂**(fissure for ligamentum venosus)，左葉外側区と内側区の境界が**肝円索裂**(fissure for ligamentum teres)，内側区と尾状葉の境界が**肝門**(porta hepatis)となる．右葉前区と後区の間に右肝静脈がある．Couinaud†は，さらに外側区を背側上部(S_2)と腹側下部(S_3)に，前区と後区をそれぞれ上下の2つずつに分け，肝の内臓面(後下面)から見て，尾状葉(S_1)を中心に反時計回りに S_7 まで順番に割り当て，内臓面からみえない横隔膜直下の突出した部分を S_8 とした．S_2 と S_3 が左葉外側区，S_4 が左葉内側区，S_5 と S_8 が右葉前区，S_6 と S_7 が右葉後区に相当する．S_2 と S_3 の間に左肝静脈，S_4 と S_5/S_8 の間に中肝静脈と胆嚢床，S_5/S_8 と S_6/S_7 の間に右肝静脈が存在する．以上の境界はCTで確認できるが，S_5 と S_8，S_6 と S_7 を区別する構造は解剖学的にも存在しない(区別するには，その区域を支配する門脈区域枝にカテーテルを挿入して造影剤を注入するしかない)．

脚注
† Claude Couinaud(クイノー，1922-2008)：フランスの外科医．

IX. 肝・胆・膵疾患

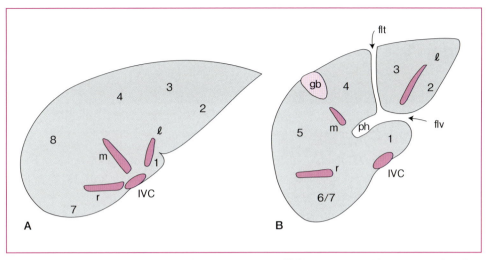

図5 肝の区域（Couinaud） A：肝上部，B：肝門を通る横断面　1〜8：区域，l, m, r：左，中，右肝静脈，gb：胆囊，IVC：下大静脈，flt：肝円索裂，flv：静脈索裂，ph：肝門．

症 例

63-2 52歳，男性．腹痛，悪寒，発熱．WBC：18,000/μL．

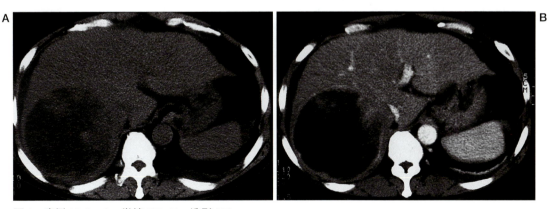

図6　症例63-2　A：単純CT，B：造影CT

CT所見　単純CT（図6A）：肝右葉背側に低吸収腫瘤がある．その外側部は辺縁明瞭であるが，前部から内側部は濃度が不均一で辺縁も不明瞭である．腹水と左胸水がある（右にも胸水が存在したが，このスライスには描出されていない）．造影CT（図6B）：腫瘤壁が肝実質よりやや強い造影効果を示して腫瘤はより明瞭となるが，その前内側部は肝実質と同様の造影効果を示し，辺縁は不明瞭である．この部分に活動性の高い部分が残り，全体としては慢性化した膿瘍と考えられる．

診　断　肝膿瘍

治療方針　膿瘍ドレナージ，抗菌薬投与．

穿刺針から赤茶色の"anchovy paste"[†1]が吸引された．また，ゲル内沈降反応[†2]からアメーバ性肝膿瘍と診断され，ドレナージを施行し，メトロニダゾール[†3]を投与した．

アメーバ感染症

アメーバ(ameba, amoeba)は原虫[†4](原生生物 protozoa)である．ヒトに感染するアメーバは少なくとも6種類が知られているが，**病原性を有するのは赤痢アメーバ**(*Entamoeba histolytica*)だけである．経口感染であるが，性感染症(STD)としても増えている(特に男性同性愛者)．環境の変化に抵抗性の高い**嚢子**(cyst)状態で経口感染し，回腸で**栄養体**(trophozoite)となり，結腸粘膜を破って寄生する．まれに，急激な腹痛，血性下痢，発熱を伴う**アメーバ性急性大腸炎**を惹起するが，ほとんどは無症状で嚢子を排出するキャリア(嚢子保有者)となる．したがって，肝膿瘍を疑った場合に**腸炎の症状がないからといって，アメーバ性膿瘍を否定する根拠にはならない**．

アメーバ(栄養体)は経門脈的に肝に達し，増殖して組織を破壊し膿瘍を形成する．慢性経過をとることもあるが，急激な腹痛，発熱，嘔吐で発症して，急性胆嚢炎，急性膵炎や消化性潰瘍穿孔と紛らわしいこともある．**アメーバ性肝膿瘍は単発性のことが多く，また右葉に多い**．これは寄生の多い右結腸からの血液が，主として肝右葉へ流入するためと考えられている．穿刺吸引すると特徴的な茶色の"anchovy paste"が得られるが，アメーバは認められない(膿瘍壁だけに存在するため)．

脚　注

†1　anchovy paste(アンチョビペースト)：anchovy(カタクチイワシ)の塩漬けをすり潰したペーストで，溶けたチョコレート様のもの．

†2　アメーバ性肝膿瘍の診断には血清学的赤痢アメーバ抗体検査(赤血球凝集反応，ゲル内沈降反応，間接蛍光体法など)が有効で，90％以上で陽性になる[7]．ただし，感染早期(7〜10日以内)には陰性であることと，感染歴があるだけでも陽性になることに注意が必要．

†3　アメーバ性大腸炎に対してはメトロニダゾール(0.75〜2 g)あるいはチニダゾール(1.2〜2 g)を10日，肝膿瘍には14日経口投与するのが一般的．ただし，10〜20％に細菌との混合感染が認められる．

†4　原虫は明瞭な核を有する真核単細胞生物で，赤痢アメーバ，マラリア原虫，トキソプラズマ原虫，クリプトスポリジウム，トリコモナス原虫，トリパノソーマ原虫などがある．細菌は明瞭な核(核膜)を持たない原核単細胞生物，真菌は真核の単細胞あるいは多細胞生物に属する(**表**)．

IX. 肝・胆・膵疾患

■表　病原性微生物の分類

病原体	分類	大きさ	特徴
ウイルス	非生物？	0.02〜0.3 μm	核酸＋タンパク質
細菌	原核単細胞生物	0.5〜10 μm	核膜（−）
原虫	真核単細胞生物	1〜20 μm	運動性を持つ
真菌	真核多（単）細胞生物	＞3 μm	菌糸を形成する

key-point

- 肝膿瘍：細菌は胆道から，アメーバは門脈から．
- 肝膿瘍：造影 CT だけでは嚢胞と誤認する．
- 肝区域の境界は裂溝と肝静脈．

文献

1) Huang CJ, et al：Pyogenic hepatic abscess：changing trends over 42 years. Ann Surg 1996；223：600-607.
2) Araki T, et al：Dynamic CT densitometry of hepatic tumors. AJR 1980；135：1037-1043.
3) Mathieu D, et al：Dynamic CT feature of hepatic abscesses. Radiology 1985；154：749-752.
4) Ralls PW：Focal inflammatory disease of the liver. Radiol Clin North Am 1998；36：377-389.
5) McDonald AP, Howard RJ：Pyogenic liver abscess. World J Surg 1980；4：369-380.
6) 荒木　力：造影法 contrast enhancement．腹部CT診断120ステップ．中外医学社，2002：5-9.
7) Eckburg PB, Montoya JG：Hepatobiliary infections. In：Wilson WR(eds)：Diagnosis and treatment in infectious diseases：Lange current series. New York：McGraw-Hill, 2001：269-286.

症例

64

25歳,女性.数日前から右上腹部痛があり,次第に強くなるので来院した.WBC:11,400/μL,CRP:5.5 mg/dL,肝機能,血中アミラーゼは正常.急性胆嚢炎を考えて腹部超音波検査を施行したが,少量の腹水以外には異常所見はなかった.続いて単純CTを施行した.肝の前面にある少量の腹水以外に異常はなかった.が,ある疾患を想定して肝のダイナミックCT(図1)を施行した.

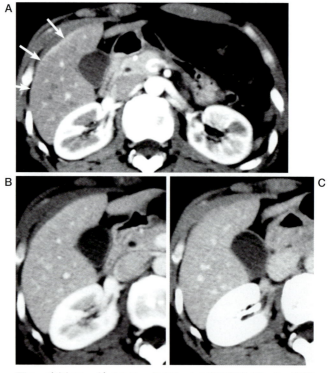

図1 症例64 ダイナミックCT A:動脈優位相,B:門脈優位相,C:平衡相

CT所見 動脈優位相(図1A)で肝の前面に沿った被膜状の濃染(→)を認める.門脈優位相(図1B)でもわずかに同様の濃染があるが,肝実質とのコントラストが低く見落としやすい.平衡相(図1C)では異常な濃染はない.

診断 Fitz-Hugh-Curtis[†]症候群

治療方針 抗菌薬投与.

脚注
[†] Thomas Fitz-Hugh Jr(フィッツヒュー,1894-1963),Arthur H Curtis(カーチス,1881-1955)はともに米国の医師.

Fitz-Hugh-Curtis 症候群

骨盤内感染症(pelvic inflammatory disease：PID)に伴う**肝周囲炎**(perihepatitis, 限局性腹膜炎)により右上腹部痛を訴える病態で，臨床的には急性胆嚢炎と間違えられることが多い．1930 年代に淋菌性卵管炎に伴い肝表面と前腹壁の間に"violin-string(ヴァイオリンの弦)"状の癒着のある症例を報告したのが最初である[1,2]．性活動が活発な若い女性に多く，最近の原因菌はほとんどが**クラミジア**(*Chlamydia trachomatis*＝女性の性感染症で最も多い病原体)である．腟→子宮→卵管→腹膜腔という上行感染(女性の腹膜腔は閉鎖空間ではない)と考えられている．ただし，クラミジアの PID としての病原性は低いため，PID の症状があるとは限らないので注意が必要である．Nishie ら[3]は本症候群 13 人中 9 人で下腹部あるいは骨盤疾患を示唆する症状はなかったと報告している．また，骨盤 CT で異常がみられるのも半数程度である．

超音波検査と単純 CT では肝に異常はみられない．急性期にはダイナミック CT の早期相(動脈優位相)で**肝の前面が被膜状に強い造影効果を示すのが特徴**[3,4]で，門脈相や平衡相(通常の造影 CT)では異常濃染はないか，あっても肝実質とのコントラストが低く見落としやすい(図 1)．すなわち，**動脈相を適切に撮像しなければ急性期の Fitz-Hugh-Curtis 症候群を確実に診断することはできない**．肝後面(内臓面)の濃染はみられない[3]．脾の外側あるいは前面に同様の被膜状濃染像を認めることもある．また，少量の腹水を認めることもある．**慢性化するに従って後期相(平衡相)で造影効果を示すようになり，造影部も帯状に太くなる**．これは線維化(直視下の violin-string)を反映していると考えられる．急性期に適切な抗菌薬を投与すれば，3 日〜2 週以内に症状は消失し，CT 所見も正常に復帰する．

図 2 は慢性化した症例である．最初は急性腹症で他院を受診し，超音波検査で腹水が認められ，腹膜炎の診断で入院してセフェム系抗菌薬を投与されていたが，症状は改善しなかった．1 か月後に転院したあと血清検査でクラミジア腹膜炎が示唆され，ニューキノロン系抗菌薬に切り替えてから腹痛は治まり，腹水もほとんど消失した．図 2 は 2 年後の CT

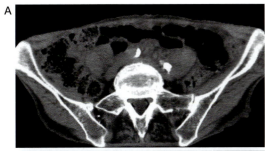
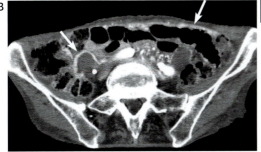
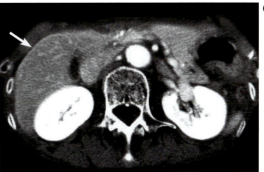

図 2　慢性クラミジア腹膜炎　A：単純 CT，B,C：造影 CT

で，造影前(単純)CT(図2A)で異常はみられないが，造影CT(図2B，C：ダイナミックCT平衡相に相当)では腹部の壁側腹膜と肝被膜(臓側腹膜)に強い造影増強効果が認められる(→)．

ノート 62　クラミジア

細菌であるが，エネルギー産生系をもたないため宿主の細胞内でしか増殖できない(偏性細胞寄生)．ヒトに感染する**クラミジア**(*Chlamydia*)は，① *Ch. trachomatis*(トラコーマ，腟炎，付属器炎，尿道炎，鼠径肉芽腫)，② *Ch. pneumoniae*(肺炎)，③ *Ch. psittaci*(オウム病)の3種類で，①は*Chlamydia*属，②と③は*Chlamydophila*属に分類される．診断は検体(尿，腟擦過検体など)から核酸増幅法を用いて抗原(クラミジア)を検出する**抗原検査**と血清の抗クラミジア抗体を測定する**抗体検査**がある．抗体検査はクラミジア感染の既往の有無を示すものなので，必ずしもクラミジアの活動性を反映しないが，IgG抗体は感染後1か月から10年前後陽性が続くので感染履歴を，IgA抗体は感染後2週から6か月までが陽性で，その後は陰性となるので最近の感染を示すとされる．発症後1週以内に陽性となり，2か月以内に陰性となるIgM抗体が最も活動性を反映するが，再感染では上昇しないことと尿道や性器の感染では陽性率が低いことから，IgGとIgA測定を組み合わせるのが一般的である．一方，抗原法陽性は現時点における感染を意味するが，検体のサンプリングエラーが生じやすく，また骨盤感染症や腹腔感染症では，すでにクラミジアが腟や尿道に存在しないことが多いため，抗原法は陰性になりやすい．したがって両検査法の一致率は高くない[5]ので，両者を状況に応じて使い分ける必要がある．テトラサイクリン系，ニューキノロン系，マクロライド系抗菌薬内服が有効であるが，前二者は妊婦，新生児には使用できない．βラクタム薬(ペニシリン系，セフェム系)とアミノ配糖体系は無効である．

key-point

- 若い女性の右上腹部痛：超音波陰性なら，ダイナミックCTとクラミジア感染をチェックせよ．

文献

1) Curtis AH：A case of adhesions in the right upper quadrant. JAMA 1930；94：1221-1222.
2) Fitz-Hugh T Jr：Acute gonococcic peritonitis of the upper quadrant in women. JAMA 1934；102：2094-2096.
3) Nishie A, et al：Fitz-Hugh-Curtis syndrome：radiologic manifestation. J Comput Assist Tomogr 2003；27：786-791.
4) Tsubuku M, et al：Fitz-Hugh-Curtis syndrome：linear contrast enhancement of the surface of the liver on CT. J Comput Assist Tomogr 2002；26：456-458.
5) 羽鳥　徹・他：保健所の性感染症相談・検体事業のクラミジア検査における病原体検査の意義. 日本公衛誌 2013；60：691-696.

症例 65

36歳，女性．昨日上腹部痛があり，一旦治まったが，今朝再び上腹部痛に襲われ耐えられなくなり，救急車で来院した．全身倦怠感と軽度の発熱(37.5℃)がある．海外旅行が趣味で，1か月前に東南アジアを旅行した．

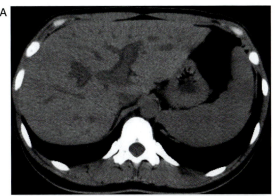

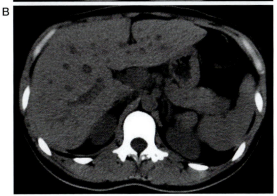

図1 症例65　A, B：単純CT

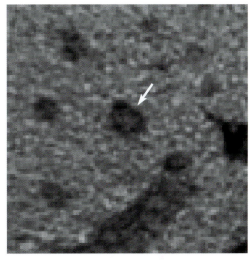

図2　図1Bの拡大図　門脈枝の全周に低吸収帯を認める(→)．

CT所見　肝内門脈を被覆するように全周性の低吸収帯(periportal collar†)があり，脾腫も認められる(図1 AB, 図2)．この低吸収帯は水に近い濃度で，腹腔や皮下の脂肪とは明らかに異なる．

診　断　急性肝炎(A型肝炎ウイルス)．5日後に眼瞼結膜の黄染が出現し，血液検査で肝機能異常(ALT，AST，Bil高値)が明らかになった．IgM-HVA抗体陽性で急性A型ウイルス性肝炎と診断した．

治療方針　安静．

periportal collar sign

　CTにおける肝内門脈周囲の低吸収帯を指し[1]，"periportal halo[†]"，"periportal low attenuation"などともよばれる．門脈の片側だけに低吸収帯がみられる肝内胆管拡張と，門脈を全周性に被覆する形で(門脈に平行な断面では門脈の両側が)低吸収となる periportal collar sign をきちんと区別する必要がある(**図1**)．MRI の T1 強調像で低信号帯，T2 強調像で高信号帯となる periportal abnormal intensity(PAI)[2]に相当する．造影 CT でより明瞭になるが，本症例のように単純 CT でも検出できる．門脈周囲の疎性結合組織の浮腫，液体貯留，リンパ管拡張が原因とされており，**うっ血性心不全**(肝静脈圧上昇)，**急性肝炎/胆管炎/胆囊炎**(炎症性浮腫)，肝門部/肝十二指腸間膜の悪性腫瘍やリンパ節腫大(リンパ浮腫)，肝移植(リンパ管断裂)，骨髄移植(微細静脈閉塞)での報告が多く，肝外傷(特に鈍的外傷)や原発性胆汁性肝硬変，敗血症，過剰輸液などでもみられ，急性肝炎に特異的な所見というわけではない[3]．したがって，診断は他の画像所見，身体所見や血液検査などから詰めていくことになる．しかし，「肝およびその周辺に異常がありますよ」という sentinel sign(p.85 症例 15 脚注)としての意義は大きい．

　なお，periportal collar sign は当初，肝移植の急性拒絶反応を示す所見として報告された[1]が，その後に拒絶のない肝移植後にも認められることが示され，**肝移植の急性拒絶反応を示す sign としての信頼性は低い**とされている[4]．

脚 注
　[†] collar は襟/首輪，halo は光輪/(太陽や月の)暈という意味で，いずれも全周性に(ここでは門脈を)取り巻くものを示す．

---

key-point
- periportal collar sign の原因疾患は多様．

文献

1) Wechsler RJ, et al：The periportal collar：a CT sign of liver transplant rejection. Radiology 1987；165：57-60.
2) Matsui O, et al：Intrahepatic periportal abnormal intensity on MR images：an indication of various hepatobiliary diseases. Radiology 1989；171：335-338.
3) Lawson TL, et al：Periportal halo：a CT sign of liver disease. Abdom Imaging 1993；18：42-46.
4) Stevens SD, et al：Low-attenuation peripheral collar in transplanted liver is not reliable CT evidence of acute allograft rejection. AJR 1991；157：1195-1198.

症例

66-1

46歳，男性．今朝5時から背部痛，続いて上腹部痛に悩まされている．WBC：17,600/μL（好中球81％），CRP：0.9 mg/dL．

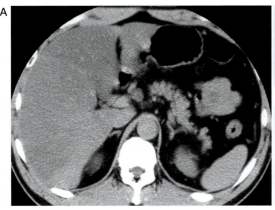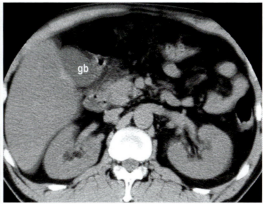

図1　症例66-1　A, B：単純CT　gb：胆囊．

単純CT所見　図1A：脂肪肝がある．膵体尾部には分葉化がみられ，辺縁は明瞭で異常なく，前腎傍腔も正常である．図1B：胆囊（gb）と膵頭部の間の脂肪層にdirty fatが認められ，膵頭部は無構造で体尾部のような分葉化はない．この所見からアミラーゼを測定したところ，血中：139 IU/L（基準値39〜128），尿中：806 IU/L（＜550）であった．

診断　急性膵炎

治療方針　内科的保存療法（絶食，輸液，抗酵素剤投与）．

　膵頭部に限局した初期（浮腫期：p.321症例67-2参照）の急性膵炎である．図2は内科的保存療法7日後の単純CTで，図1Bでみられた膵頭部前方のdirty fatは消失している．この時の検査結果はWBC：7100/μL，CRP：0.4 mg/dL，血中アミラーゼ40 IU/L，尿中アミラーゼ61 IU/Lであった．

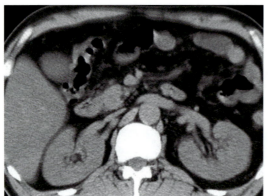

図2 症例66-1 7日後の単純CT

症例

66-2 58歳，男性．3日前から上腹部痛，背部痛が続いている．WBC：12,800/μL，CRP：1.8 mg/dL．血中アミラーゼ：116 IU/L（基準値 39〜128）．

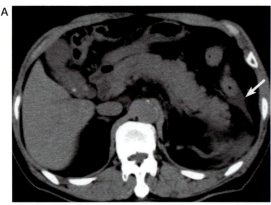 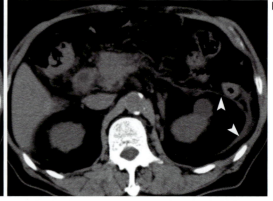

図3 症例66-2 A，B：単純CT

単純CT所見 図3A：胆囊結石がある．膵体尾部の辺縁は明瞭で分葉化もみられるが，内部には分葉化はみられない．下行結腸背側に液体貯留がある（→）．図3B：膵頭部ならびに十二指腸下行脚周囲に dirty fat がみられ，左腎筋膜が肥厚し（▶），前腎傍腔に索状影が認められる．

診 断 急性膵炎．膵全体に及ぶ浮腫期（p.322 症例67-2参照）の急性膵炎である．

治療方針 内科的保存療法（絶食，輸液，抗酵素剤投与）

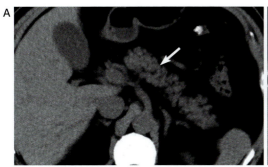 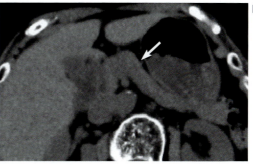

図4 正常膵(単純CT)：分葉化の目立つ膵(A)と目立たない膵(B)

Q 血中アミラーゼ値が基準値の範囲であっても，急性膵炎と診断してよいのか？

A よい．**急性膵炎の診断基準**は，① 腹痛などの臨床症状，② 血中ならびに尿中の**膵酵素値**(アミラーゼ，リパーゼ，エラスターゼ)上昇，③ 膵炎を示す画像所見の3項目のうち2つが存在することである．したがって，代表的な膵酵素で測定が容易かつ安定したアミラーゼ値は急性膵炎の有力な診断基準であるが，全例が異常値を示すわけではない．特に高脂血症がある場合には高値を示さないことがある．また，血中値は発症後48時間を経ると急速に低下することが多い点にも，注意する必要がある．

ノート 63 膵小葉と浮腫期急性膵炎のCT像

膵は後腹膜に存在する臓器で，膵実質は疎で薄い小葉間結合組織(間質)によって多数の小葉(1～10 mm径)に分割(分葉化)されている．また腎のようなきちんとした被膜を有さず，表面は小葉周囲と同じ薄い結合組織で覆われているだけである．この薄い結合組織自体をCTで確認することはできないが，ここに脂肪が沈着すると膵実質の分葉化が描出され，後腹膜の脂肪が豊富な場合には膵表面の分葉化(凹凸)も明らかになる(図4A)．急性膵炎や慢性膵炎急性増悪になると，薄い結合組織(間質)に浮腫が生じ，膵が無構造化し腫大する．さらに被膜がないため早期に膵周囲に浮腫が及んで dirty fat，液体貯留，索状影などを認めることになる．ただし，小葉間結合組織の脂肪化には個人差が大きく，正常でも全く認められないことも多い(図4B)．したがって，膵内部が無構造で輪郭が円滑(分葉化がない)から異常とはいえない．早期の急性膵炎を見落とさないポイントは**膵周囲をよく観察する**ことである(急性腹側膵炎は p.300 症例61 図5を参照)．

key-point
- 早期の急性膵炎は周囲の脂肪が教えてくれる．
- 腎筋膜をチェックする．

症例

67-1
39歳，男性．上腹部激痛．WBC：12,600/μL，血中Amy（アミラーゼ）：212 IU/L（基準値 39〜128 IU/L）．

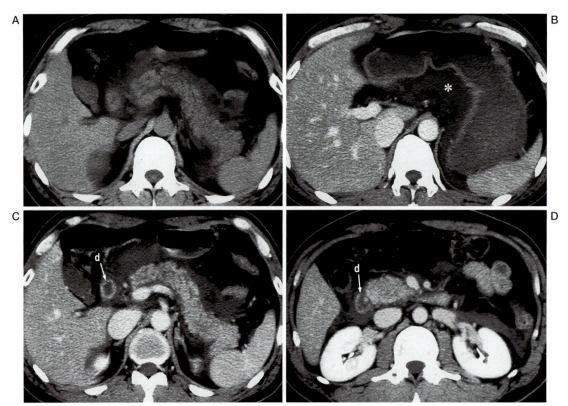

図1　症例67-1　A：膵体尾部レベルの単純CT，B〜D：造影CT（B：Aの頭側3.5 cm，C：Aと同じレベル，D：膵頭レベル）　d：十二指腸下行脚．

CT所見　単純CT（図1 A）：膵全体と十二指腸下行脚の周囲および両側の腎筋膜前方の前腎傍腔に，液体貯留がある．造影CT（図1 B〜D）：膵全体がほぼ造影され，その辺縁は明瞭であるが，膵体部に細かい非造影域が散在する．これは単純CTでも低吸収であるが，間質脂肪の吸収値ではない．

Q　図1 Bで液体が貯留している＊で示す部位は，何とよばれるか？

A　網嚢（外側部）．p.162 症例32-2 ノート29 参照．

診　断　急性膵炎（初期破壊期）

治療方針　内科的保存療法（絶食，輸液，胃内容吸引，抗酵素剤投与）．

症例

67-2 39歳，男性．上腹部激痛．WBC：14,700/μL，血中アミラーゼ：385 IU/L．

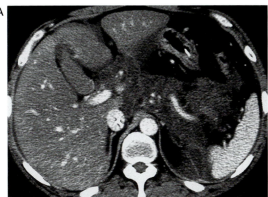
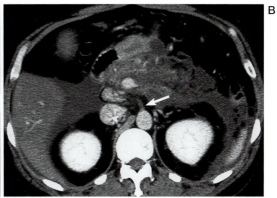
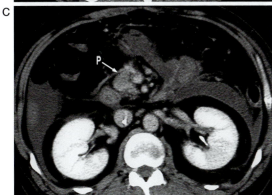

図2 症例67-2 造影CT A：膵尾レベル，B：膵体レベル，C：膵頭レベル

CT所見 図2Aでは脾門部から肝門にかけて，図2Bでは上腸間膜動脈(→)の腹側に不均一な低吸収腫瘤が広がっている．破壊され造影効果を失った膵体尾部および液体貯留と考えられる．腹水も認められる．図2Cでは膵頭部(p)がほぼ正常に造影されている．また，両側の前腎傍腔には液体が貯留している．

診 断 急性膵炎〔破壊(壊死)期〕

治療方針 内科的保存療法(絶食，輸液，胃内容吸引，抗酵素剤投与)．
　膵の破壊壊死が広範なので，外科治療(膵授動，膵床ドレナージ)の選択もある．この症例では内科的治療により救命されたが，膵体尾部は瘢痕化し正常には戻らなかった．

急性膵炎

他臓器の急性炎症(肝炎,胆嚢炎など)と異なり,**急性膵炎**(acute pancreatitis)は感染によるものではなく,自己が分泌する消化酵素の間質への逸脱による自己消化作用に基づく病態である.そのメカニズムの詳細は明らかでないが,アルコール過飲と胆道疾患患者に多い.程度と経過により次の3期に分けると理解しやすい.

1) **浮腫期**:膵自体の間質浮腫の状態で,膵周囲に液体貯留を伴うこともある.膵の間質浮腫は,CTでは膵腫大とCT値低下となるが,正常膵との区別が困難で,症例66-1のように膵周囲のわずかな**脂肪浸潤像**(dirty fat),**液体貯留**や**腎筋膜の肥厚**(症例66-2)が決め手となることが多い.多くはこれ以上悪化せず治癒に向かう(**浮腫性膵炎**).

2) **破壊(壊死)期**:膵実質が壊死に陥る.壊死の確認には一般に造影CTが必要である.膵の一部がまったく造影効果を示さない(正常な膵実質は均一な造影効果を示し,特に動脈相では濃染する),あるいは症例67-2のように膵自体を認識できない(**壊死性膵炎**).単純CTで出血による高吸収部やガスを認めることもある.吸収期に向かうことが多いが,二次的な感染により膿瘍化したり(**感染性膵炎**),逸脱酵素が血中に入り多臓器不全に陥ることもある.

3) **吸収期**:急性炎症が治まり,滲出液が吸収されていく時期.液体貯留は吸収されるか,被包化されて**偽(仮性)嚢胞**を形成する(図3→).

急性膵炎は蛋白質や脂質を消化しつつ進展するため,膵周囲の前腎傍腔はもとより,腹膜外腔(p.177症例34-2ノート33参照)のどこにも進展するし,これとつながる大腿部・鼠径部(p.49症例9-2)や後縦隔,腸間膜でつながる腸管やその他の腹膜臓器(図4)にも進展する.特に距離的に膵と近い横行結腸には進展しやすく(図5,6),単純X線写真における古典的な急性膵炎の所見(sentinel loop sign†やcolon-cut-off sign†)として知られている.また,腹水(アミラーゼ値が高い)を伴うこともある(図2,3).

脚 注
† いずれも局所的な麻痺性イレウスを示す徴候.sentinel loop sign:小腸の局所的拡張で,上腹部,右季肋部,右下腹部にみられる場合は,それぞれ急性膵炎,急性胆嚢炎,急性虫垂炎のことが多い.colon-cut-off sign:拡張した横行結腸(空気)が急に脾曲で途絶すること.横行結腸の麻痺性イレウスと脾曲の攣縮が原因とされ,急性膵炎の結腸間膜波及でみられる.

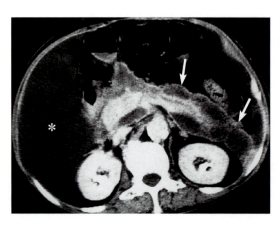

図3 大量の腹水(＊)を伴う急性膵炎
造影CT 膵周囲の液体(→)は被包化されつつある(吸収期).

ノート 64　急性膵炎の重症度と CTSI

　急性膵炎の重症度を CT で判定する基準は多数存在するが，ここでは予後との関連性が高く世界的に最も利用されている CTSI(CT severity index)[1]を表 1，2 に示す．これは造影 CT で，**① 炎症の広がり**と**② 膵壊死(造影されない膵実質)の割合**とを評価して点数化する方法である．点数が 0〜1 では致死率(mortality)，合併症発生率(morbidity)ともに 0%，点数 2 ではそれぞれ 0%，4%，点数 0〜3 のグループではそれぞれが 3%，8% なのに対し，点数 4〜6 ではそれぞれ 6%，35%，点数 7〜10 では 17%，92% と上昇する．ここで，合併症とは膿瘍や偽嚢胞の発生である．膵壊死だけからみると，膵壊死がない場合には mortality 0%，morbidity 6% なのに対し，膵壊死があるとそれぞれ 23%，82% となる．炎症の広がりからみると，grade A，B では mortality，morbidity ともに 0%，grade C で 0%，7% なのに対し，grade D，E では 14%，54% と高い．死亡原因としては，発症早期には血中から全身に運ばれた消化酵素による多臓器不全(MOF)や DIC，後期には感染による敗血症が多い．

■表1　CT による急性膵炎の重症度指数(CTSI)

項目	点数
Ⅰ．炎症の広がり	
grade A：正常膵	0
grade B：局所性/びまん性膵腫大	1
grade C：明瞭な液体貯留を伴わない膵周囲炎	2
grade D：単発の膵周囲液体貯留	3
grade E：複数の膵周囲液体貯留/ガスの存在	4
Ⅱ．膵壊死の割合	
0%	0
〜30%	2
30〜50%	4
>50%	6

ⅠとⅡの合計がその症例の点数となる．最高点(最も重症)は 10 点である．文献1)から改変引用．

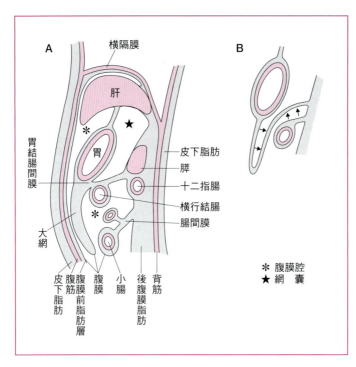

図4 A：膵と腹膜臓器の関係図，B：大網は4枚の腹膜とその支持組織が癒合したもの（荒木 力・著：腹部CT診断120ステップ 改訂第2版．中外医学社，p.175，2002，より許可を得て転載）

ノート 65 急性膵炎ガイドラインによる重症度判定

日本の急性膵炎診療ガイドラインでは，急性膵炎重症度を臨床検査値などからなる9つの**予後因子**（BUN≧40 mg/dL，年齢≧70歳など）と**造影CT Grade**から判定している[2]．すなわち**予後因子が3点以上（1因子陽性で1点），または次に示す造影CT Grade 2以上を重症**とする．しかし，予後因子は別にして造影CT Gradeでは，結腸間膜根部や腎下極（腎下縁ではない）の定義，および膵頭部，膵体部，膵尾部の境界（これらが明確でないと判定できない）が曖昧で，CTSIと比較して実用性に問題が残る．

■表2 造影CT Grade

① 炎症の膵外進展
- 前腎傍腔　　　0点
- 結腸間膜根部　1点
- 腎下極以遠　　2点

② 膵の造影不良域
膵頭部，膵体部，膵尾部の3区域に分けて判定する
- 各区域に限局，または膵の周辺のみ　　　　　0点
- 2つの区域にかかる　　　　　　　　　　　　1点
- 2つの区域全体を占める，またはそれ以上　　2点

①+②の合計スコア
- 1点以下　Grade 1
- 2点　　　Grade 2
- 3点以上　Grade 3

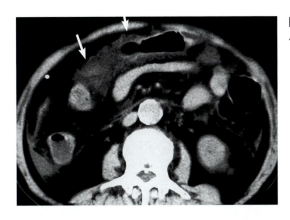

図5 造影CT 急性膵炎の横行結腸周囲への波及（→）

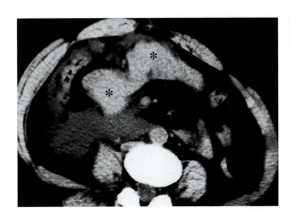

図6 造影CT 急性出血性膵炎による横行結腸間膜内血腫（＊）

key-point

- 急性膵炎は脂肪浸潤，液体貯留と膵壊死が決め手．
- 膵壊死の確認には造影 CT が必要．

文献

1) Balthazer EJ, et al：Acute pancreatitis：value of CT in establishing prognosis. Radiology 1990；174：331-336.
2) 急性膵炎診療ガイドライン 2010 改訂出版委員会・編：急性膵炎診療ガイドライン 2010［第3版］，金原出版，2009.

症 例

68

62歳，男性．アルコール多飲者．昨夜からの激しい上腹部痛．

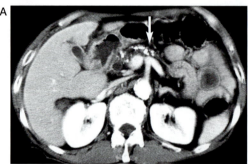
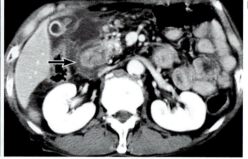
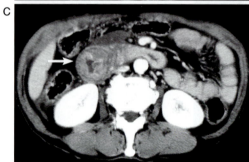

図1　症例68　A〜C：造影CT

造影CT所見	図1A：膵体部（→）は著しく萎縮し多数の膵石と脂肪だけが認められる（図1は造影CTであるが，単純CTでも明瞭に膵石がみられた）．図1B：膵頭部にも石灰化があり十二指腸下行脚（図1BC→）に強い壁浮腫を認める．図1C：大動脈と上腸間膜動静脈の間を走行する水平脚は正常である．さらに十二指腸下行脚の前方に液体が貯留している（図1BC）．

Q	図1Bで胆嚢粘膜が輪状に濃染している．その周囲の液体貯留は何か？

A	炎症の波及による胆嚢漿膜下浮腫（p.272 症例54 ノート52参照）

診　断	十二指腸炎（潰瘍穿通？　慢性膵炎急性増悪？）および肝十二指腸間膜内膿瘍，あるいは慢性膵炎急性増悪および仮性嚢胞

治療方針	抗菌薬投与，外科手術．外科手術時に十二指腸潰瘍穿通（p.154〜157 症例31-1〜3参照）およびこれに伴う十二指腸炎，肝十二指腸間膜内膿瘍が認められた．

key-point

- 慢性膵炎があるからといって，急性増悪とは限らない．

症例

69 54歳，男性．夕方から強い腹痛を訴える．15日前に，胆嚢結石と胆嚢炎のために腹腔鏡下胆嚢摘出術を受けた．

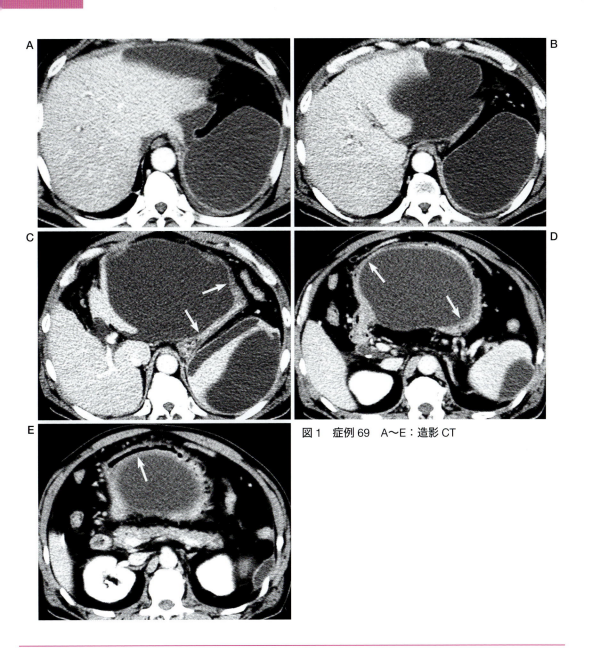

図1 症例69 A〜E：造影CT

CT所見 腹腔に大きな液体貯留がある．肝左葉外側区の被膜下(図1AB)と脾の被膜下(図1A〜D)に液体が貯留し，これによって肝外側区と脾が圧排変形している．上腹部中央にある液体貯留は胃(図1C〜E→)を左右，前方ならびに足方へ圧排変位し，肝と脾の被膜下の液体と連続している．すなわち，中央の液体は小網(肝胃間膜ならびに肝十二指腸間膜：図2の

4)内に貯留したものであり，さらに肝外側区の被膜下へ，そして胃脾間膜(図2の5)を経て脾の被膜下に進展したと考えられる(図2)．膵に異常はない(図1E)．

診　断　胆汁性囊胞(biloma)．穿刺吸引すると，胆汁性かつ血性の液体が得られた．

治療方針　外科手術．

　総胆管に切創が認められ，胆汁が小網内へ漏出していた．本症例の胆汁はすべて**腹膜外**に存在する．どこかで腹膜組織が破綻すると，胆汁性腹膜炎(p.443症例97ノート88)になる．

胆汁性囊胞

　胆汁腫，胆汁瘤，胆汁性(仮性)囊胞などともよばれるbilomaは，胆道から逸脱した胆汁(胆汁漏)が被包化あるいは被膜下などに局在化された病変で，肝内あるいは肝外に形成される．腹膜腔に流出すると胆汁性腹膜炎になる．原因は**表**に示すとおりであるが，医原性(特に腹腔鏡下胆囊摘出術後)が多く，開腹胆囊摘出術後で0.1～0.5％[1]，腹腔鏡下胆囊摘出術では2.5％にみられるとの報告もある[2]．術後3～9日に腹痛，腹部膨満，嘔気を訴え，発熱，黄疸を認めることもある．自発性は胆管炎などによる壁脆弱化と内圧上昇が破綻機序である．IVRには直達傷害と梗塞による破綻があり，外傷性と胆道手術は基本的に直達傷害が原因である．胆管の走行には破格が多く，特に胆囊周囲の破格(**ノート66**)は腹腔鏡下胆囊摘出術後のbilomaの原因として重要とされる[3]．bilomaは症例69のような液体貯留病変としてCT，超音波で容易に描出されるが，この病変内容が胆汁であること(つまりbilomaであること)を証明する方法としては，胆道シンチグラフィ(p.300症例61ノート57)が最も優れている．直接，病変内容を吸引してもよい．しかし，胆道シンチグラフィでは流出部位を正確に特定できないことが多く，これにはPTC[†1]，ERC[†2]や術中造影により直接胆道を造影する必要がある．

脚　注
†1 PTC：percutaneous transhepatic cholangiography(経皮経肝胆管造影)．
†2 ERC：endoscopic retrograde cholangiography(内視鏡的逆行性胆管造影)

■表　胆汁漏の原因

1）自発性(胆囊炎，胆管炎，胆道結石など)
2）外傷性
3）医原性(肝胆道手術，IVR：PTBD，TACE，PEITなど)

PTBD：percutaneous transhepatic biliary drainage(経皮経肝胆道ドレナージ)，
TACE：transcatheter arterial chemoembolization(経カテーテル動脈化学塞栓療法)，
PEIT：percutaneous ethanol injection therapy(経皮エタノール注入療法)

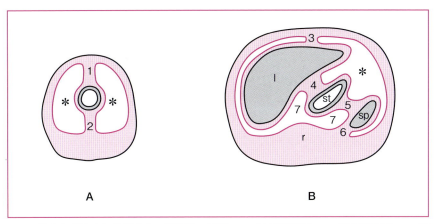

図2 胎生初期(A)と後期(B)の腹膜腔の構造　1：腹側腸間膜，2：背側腸間膜，3：肝鎌状間膜，4：小網，5：胃脾間膜，6：脾腎間膜，7：網嚢．l：肝，st：胃，sp：脾．r：後腹膜，色線：腹膜．＊：腹膜腔(胎腔)．

小網と腹膜腔

　胎生初期の腸管は頭尾(上下)方向に走る直線状の管で，矢状方向に張った腹側および背側の腸間膜で体壁と連絡している(図2Aおよびp.426症例94図6参照)．したがって，腹部の胎腔(腹膜腔)は左右に分離している．やがて臍静脈より尾側の**腹側腸間膜**が消失して左右の腹膜腔が繋がり，腹側腸間膜の下縁(自由縁)に臍静脈(後の肝円索)が位置する．腹側腸間膜内に肝が発達し，間膜全体が左右にくびれるとともに腹側腸間膜は前部と後部に分かれ，前部は**肝鎌状間膜**(falciform ligament of liver)，後部は**小網**[†3](lesser omentum)になる(図2B)．このレベルの腸管は胃と十二指腸球部である．**背側腸間膜**内には脾が発達して背側腸間膜は前部と後部に分かれ，前部は**胃脾間膜**(gastrosplenic lig.)，後部は**脾腎間膜**(splenorenal lig.)になる．そしてくびれた間膜(小網，胃脾間膜)と胃の背側に位置する腹膜腔が**網嚢**(omental bursa)になる．

脚 注
†3 小網の胃と繋がる部分を肝胃間膜(hepatogastric lig.)，十二指腸と繋がる部分を肝十二指腸間膜(hepatoduodenal lig.)とよぶ．

> **ノート 66　胆嚢周囲の胆管破格**
>
> 　胆嚢周囲にみられる胆管の破格(副肝管,異所性肝管)として以下が知られている[4].
> ① **ルシュカ管**(subvesical duct of Luschka[†4]):肝右葉の一部の肝内胆管と右肝管または総肝管(まれに胆嚢管)をつなぎ,胆嚢床を通る1〜2 mm径の細い管で,発生頻度は高い(12〜50%).胆嚢内腔とは交通しない.開腹胆嚢切除術後に症状のみられた胆汁漏出の15〜20%は,これの破綻が原因とされている[1].② cystohepatic duct:肝右葉の一部が胆嚢管にドレーンする.③ **胆嚢肝管**(cholecystohepatic duct):肝管が胆嚢に直接流入する破格で,左右肝管あるいは総肝管が胆嚢に流入する全肝管型(interposition of gallbladder とよばれる),右肝管だけが流入する右肝管型と肝右葉の一部が胆嚢にドレーンする副肝管型がある[5].②と③を合わせた頻度は0.2〜2.3%とまれな破格で,そのうち③は1/10未満とさらにまれである.

脚注
†4　Herbelt von Luschka(ルシュカ:1820-1875):ドイツの解剖学者.第4脳室のルシュカ孔,頸椎のルシュカ関節でも知られる.

> **ノート 67　胆嚢窩の特殊性**
>
> 　胆嚢は盲端側の**底部**,中央の**体部**と胆嚢管側の**頸部**に分かれ,底部と頸部はほぼ完全に漿膜(臓側腹膜)に覆われているが,体部で覆われているのは下面だけである.上面(肝側)は漿膜を有せず,肝の陥凹部である**胆嚢窩**にはまり込み,肝の対応する部分にも漿膜がない.すなわち胆嚢窩では,胆嚢の漿膜下組織と肝の(他の部位では漿膜下に存在する)線維膜(結合組織)が癒合している.ここを胆嚢静脈の一部,リンパ管やルシュカ管などが通る.このため,胆嚢窩は胆嚢癌や胆嚢炎,**黄色肉芽腫性胆嚢炎**などの肝への浸潤経路になり,また胆嚢剥離後の胆汁漏の舞台となる.ただし,胆嚢窩の深さは多様で,胆嚢が完全に肝内に埋没する例(**肝内型胆嚢**)もあれば,肝から分離して完全に漿膜に覆われて短い間膜で肝と繋がる例(**間膜型胆嚢**:頻度4%)まである.後者は**胆嚢捻転症**の素地となる.

Q1 網嚢と(通常の)腹膜腔(大腹膜嚢)を連絡するのは?

Q2 次の解剖構造を前腹壁から後腹膜へ向かって順番に並べると?
　　肝,胃,脾,胃脾間膜,肝鎌状間膜,小網,脾腎間膜

Q3 胆嚢窩以外に,肝表面が漿膜に覆われていないのはどこか?

A1 網嚢孔〔epiploic foramen (of Winslow)〕(p. 68 症例 12 図 3, p. 71 症例 12 図 8, p. 163 症例 32-2 図 7 参照).

A2 図 2 B 参照.

A3 肝上部で横隔膜に接する無漿膜野 (bare area) と肝門 (porta hepatis).

key-point

- 胃には腹側間膜と背側間膜がある.
- 腹側間膜内に肝,背側間膜内に脾が発生する.
- 病変は間膜内を這いまわる.
- 胆嚢窩は胆嚢と肝を直接連絡する.

文献

1) Sandha GS, et al : Endoscopic therapy for bile leak based on a new classification : results in 207 patients. Gastrointest Endosc 2007 ; 60 : 567-574.
2) Kozarek R, et al : Bile leak after laparoscopic cholecystectomy : diagnostic and therapeutic application of retrograde cholangiopancreatography. Arch Intern Med 1992 ; 152 : 1040-1043.
3) Walker AT, et al : Bile duct disruption and biloma after laparoscopic cholecystectomy : imaging evaluation. AJR 1992 ; 158 : 785-789.
4) Schofield A, et al : A case of cholecystohepatic duct with atrophic common hepatic duct. HPB 2003 ; 5 : 261-263.
5) 小倉真美・他:胆嚢肝管の 1 例. 日消内視鏡会誌 1999 ; 41 : 2081-2085.

X

大動脈・出血

症例

70 76歳，男性．今朝，急に腹痛と左背部痛を訴え，意識が低下した．血圧 90/60 mmHg．

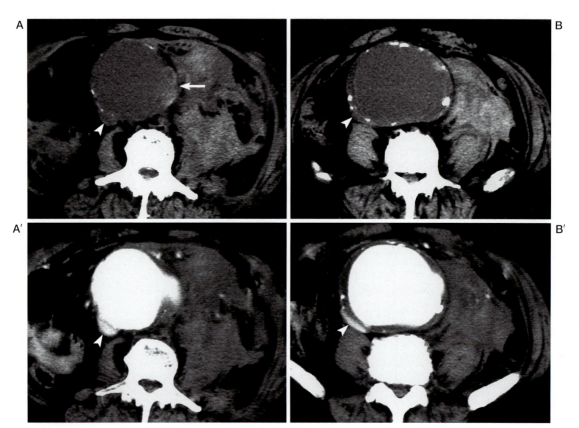

図1 症例70 A, B：単純CT，BはAの2cm足方．A′, B′：造影CT A′はA, B′はBと同レベル ▶は下大静脈．

CT所見 単純CT（図1 AB）：大きな腹部大動脈瘤があり，壁に石灰化がみられる．その左で左大腰筋の前方に高吸収の血腫を認める．瘤内部左側の一部（図1 A→）はやや高吸収である．造影CT（図1 A′B′）：このやや高吸収の内部へ内腔（造影剤）が突出しており，破裂部位と考えられる．これは大動脈瘤左壁の石灰化（図1 B）の間を外方へ突出しており（図1 B′），内膜を破って中膜内に達している PAU（p.338 ノート68）といえる．下大静脈（▶）は圧排され扁平化している．

診 断 腹部大動脈瘤破裂．後腹膜血腫
PAU→中膜内血腫→外膜破綻→後腹膜血腫という経過を辿った症例と考えられる．

治療方針 輸液（血），大動脈人工血管置換術あるいはステント挿入．

腹部大動脈瘤破裂

腹部大動脈瘤(abdominal aortic aneurysm：AAA)の90%以上は腎動脈より下方に生じ，腎動脈および総腸骨動脈が侵されるのはそれぞれ4%，31%である[1]．単純CTでは内腔と壁在血栓の濃度に大きな差がないため，内部構造が不明瞭であるが，造影することにより明瞭になる(図2, 3)．また，腎動脈や上腸間膜動脈などの主要分枝との関係も明らかになる．腹部大動脈瘤で最も懸念されるのは破裂である．

腹部大動脈瘤破裂(rupture of AAA)は，①破裂部近傍の限局性血腫(sealed rupture)，②後腹膜腔への破裂(closed rupture)，③腹膜腔への破裂(open rupture)，に大別される．②が約80%，③が15%程度である．後腹膜腔には臓器や脂肪，筋膜などが複雑に絡み合っているため，ある程度出血すると内圧が高くなって出血量が制限されるのに対し，何もない空間である腹膜腔への出血は短時間に大量出血を招き予後不良である．①の死亡率が0%なのに対し，③では91.6%，②のうち腎動脈より下から骨盤腔に血腫がある場合には37.5%，腎動脈より上から骨盤腔まで血腫がある場合には62.5%と報告されている[2]．出血量と死亡率が相関していることがよくわかる．まれに下大静脈に破裂することがあり，大量の動静脈短絡のために心不全に陥る．同様にまれであるが腹部大動脈瘤の消化管(ほとんどは十二指腸)への破裂があり，下血や血便を認めることがあるので注意が必要である．②後腹膜腔と③腹膜腔への破裂は，大きな血腫と大動脈瘤ならびに臨床症状(腹痛・腰痛，ショック)から容易に診断される(図1)．①破裂部近傍に出血が限局した場合は，sealed ruptureあるいはcontained rupture(自制破裂)とよばれる．これは血腫自体や周囲組織・臓器によって出血が被包化された状態(図4)で，ショック状態には至らない．大動脈瘤の後方への自制破裂を示す所見に"draped aorta sign"がある．これは大動脈瘤後壁が描出されない，あるいは大動脈瘤後壁が椎体前面の輪郭に沿った形態をとる所見である(図4)．

AAAは大きいほど破裂の頻度は高くなる．5年間に破裂する頻度はErnst[3]によれば径4 cmで2%なのに対し，5 cm以上では25〜41%，桜井[4]によれば，4 cmで10〜15%，5 cmで20%，6 cmで33%，7 cm以上で75〜95%とされる．米国血管外科学会のガイドラインではAAA破裂の年間破裂リスクを表1のように推定し[5]，大きさにより画像診断に

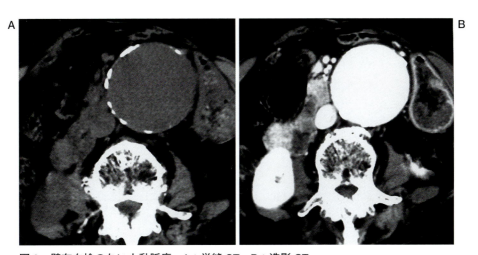

図2　壁在血栓のない大動脈瘤　A：単純CT, B：造影CT

よる検査間隔を表2のように示し[6]．最大短径55 mmを人工血管置換術あるいはステント挿入術の目安としている（女性では50 mm）．また，壁在血栓が厚いほど大動脈瘤破裂の確率は低い[7]．慢性化した全周性の壁血栓（図3）は大動脈破裂を防御しているといえる．ただし図1Aのような高吸収の新鮮血栓はこの限りではない（症例71参照）．表3にAAA破裂のリスク因子をまとめた．AAAの頻度は女性の方が低いが，同じ横断径なら女性の方が破裂の確率は高いとされている．臨床的には**破裂の数時間前に腹痛や背部痛を訴えることが多い**．これは最初に**大動脈瘤壁（中膜）内あるいは壁血栓内へ出血し，これが進行して壁外へ出血（破裂）する**という過程を経るからである（p.344症例71図5参照）．

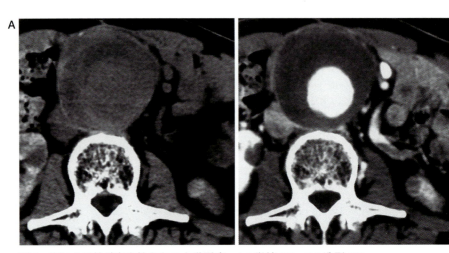

図3　厚い全周性壁在血栓をもつ大動脈瘤　A：単純CT，B：造影CT

■表1　腹部大動脈瘤年間破裂リスク推定値[5]

大動脈瘤横断径[†1]（cm）	破裂リスク（％/年）
＜4	0
4〜5	0.5〜5
5〜6	3〜15
6〜7	10〜20
7〜8	20〜40
＞8	30〜50

脚注
†1 横断径：同じ直径であっても，血管の蛇行方向により計測値は異なる．たとえば左右に蛇行していると前後径より左右径が大きく計測される．したがって横断径は，その部位における最短径ということになる．

X．大動脈・出血

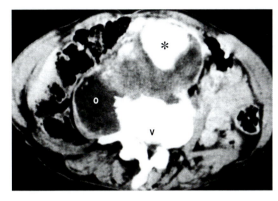

図4 腹部大動脈瘤慢性自制破裂（contained rupture） 数か月前から何回か腰痛を訴える73歳男性の造影CT 内腔（＊）背面に比較的濃度の高い血腫があり，右大腰筋内側に低吸収の血腫（o）がある．draped aorta signを呈している．v：脊椎．

■表2 非破裂腹部大動脈瘤のフォローアップ指針[6]

横断径（mm）	画像診断＊の間隔
26～29	5年
30～34	3年
35～44	1年
45～54	6月
≧55	血管内/外科的治療

＊超音波検査，CTまたはMRI．

■表3 腹部大動脈瘤破裂のリスク因子

大動脈瘤直径（横断面）	大 ＞ 小，	（55 mm＊）
直径の増加	大 ＞ 小，	（10 mm/年＊）
大動脈瘤の形態	囊状 ＞ 紡錘状	
壁血栓	薄い ＞ 厚い	
石灰化	（－）＞（＋）	
喫煙・COPD	（＋）＞（－）	
高血圧	（＋）＞（±＊＊）＞（－）	
性	女性 ＞ 男性	
腹部大動脈瘤の家族歴	（＋）＞（－）	

＊手術適応の基準，±＊＊：コントロールされている高血圧

ノート 68 内腔の潰瘍状突出

図1A′のように大動脈内腔から潰瘍状に突出した部分は，一般にPAU(penetrating atherosclerotic ulcer 貫通性粥状硬化性潰瘍)とよばれている[8]．これは内膜に形成された粥腫(アテロームatheroma)により内膜の内弾性板(p.357症例74-1図3)や中膜が脆弱化して破綻し，大動脈壁に潰瘍(内膜・中膜の局所欠損)を形成するものである．中膜内へ出血することになるので，よく見ると壁に沿った**新しい高吸収血栓(中膜内血腫)内に陥入(突出)する**ことが多い(p.340症例71-1図2B, B′)．すなわち，この突出部は真性動脈瘤[†2]ではない．また，粥腫とは関係ない新しい壁在血栓(p.344症例71-2図5)や仮性動脈瘤内(p.362症例76図1B)にも同様の潰瘍状突出部が認められることがある．この突出部が潰瘍状の場合は**血栓潰瘍**(thrombus ulceration)，細い線状の場合には**血栓亀裂**(thrombus fissuration：p.346症例72図1)とよばれる．いずれにしても**破裂した，あるいは破裂しそうな動脈瘤にみられる所見**である．また，血栓閉塞型大動脈解離で真腔から偽腔へ突出する部分(ULP：p.353ノート71参照)も同様に潰瘍状の突出を示す．PAUによる中膜血腫が大動脈の長軸方向に進展したものが血栓閉塞型大動脈解離であるという考えも成り立つ．この場合にはPAU＝ULPということになる．ただし，PAUは病理学的用語であり，血栓潰瘍，血栓亀裂，ULPは画像上の用語である．

脚注
[†2] 真性動脈瘤：動脈壁(内，中，外膜の3層構造)で覆われているのが真性動脈瘤で，動脈壁を欠き結合組織(線維化した血栓など)で覆われるのが仮性動脈瘤．したがって，PAUは両者の中間形になる．真性動脈瘤でも動脈壁の3層構造(内，中，外膜：p.357症例74図3)のうち，変性・萎縮により中膜や内膜を実質的に欠くものが多い．

key-point
- 腹部大動脈瘤破裂には，① 自制破裂と ② 後腹膜腔および ③ 腹膜腔への破裂がある．
- 腹部大動脈瘤は横断径が大きいほど破裂しやすい．
- 腹部大動脈瘤手術は横断径55 mmが目安．

文献
1) Lee KR, et al：A practical approach to the diagnosis of abdominal aortic aneurysm. Surgery 1975；78：195-201.
2) Fitzgerald JF, et al：A suggested classification and reappraisal of mortality statistics for ruptured atherosclerotic infrarenal aortic aneurysm. Surg Gynecol Obstet 1978；146：344-346.
3) Ernst CB：Abdominal aortic aneurysm. N Engl J Med 1993；328：1167-1172.
4) 桜井恒久：破裂性腹部大動脈瘤．稲田 潔・他編：腹部大動脈のすべて，へるす出版，1991：111.
5) Brewster DC, et al：Guidelines for the treatment of abdominal aortic aneurysms. Report of a subcommittee of the Joint Council of the American Association of Vascular Surgery and Society for Vascular Surgery. J Vasc Surg 2003：37：1106-1117.

6) Chaikof EL, et al：The care of patients with abdominal aortic aneurysm：the Society for Vascular Surgery practice guidelines. J Vasc Surg 2009；50(4 Suppl)：S2-S49.
7) Rakita D, et al：Spectrum of CT findings in rupture and impending rupture of abdominal aortic aneurysms. RadioGraphics 2007；27：497-507.
8) Stanson AW, et al：Penetrating atherosclerotic ulcers of the thoracic aorta：natural history and clinicopathologic correlations. Ann Vasc Surg 1986；1：15-23.

症例

71-1　71歳，女性．急激な腹痛を訴えて来院した．

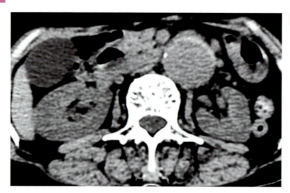

図1　症例71-1　単純CT

Q1 図1の異常所見は何か？

Q2 症例71-1の診断は？

A1 腹部大動脈の拡張（直径34 mm）と前壁に沿った弓状の高吸収．

A2 腹部大動脈瘤切迫破裂．

　入院していただき，降圧剤によって血圧をコントロールして厳重に経過観察することにした．しかし，腹痛は治まらなかった．10日後に単純CT（図2 AB）と造影CT（図2 A′B′）を施行した．

CT所見　単純CT（図2 AB）：大動脈瘤径が増加し（32 mm→41 mm），三日月状の高吸収血腫の厚さが急増した．この高吸収血腫は大動脈壁の石灰化（内膜，A→）より外周にあり，中膜内への出血だとわかる．造影CT（図2 A′B′）：中膜内の高吸収（新しい）血腫（ノート69）内部への内腔の突出部（血栓潰瘍：図2 B′→）が描出されている．

診　断　腹部大動脈瘤切迫破裂増悪．

　PAU→中膜内血腫（切迫破裂：図1）→血腫増大→血腫（栓）潰瘍（動脈瘤増大，切迫破裂増悪：図2）という経過を辿った症例と考えられる．

治療方針　降圧剤投与，大動脈人工血管置換術あるいはステント挿入．

X．大動脈・出血

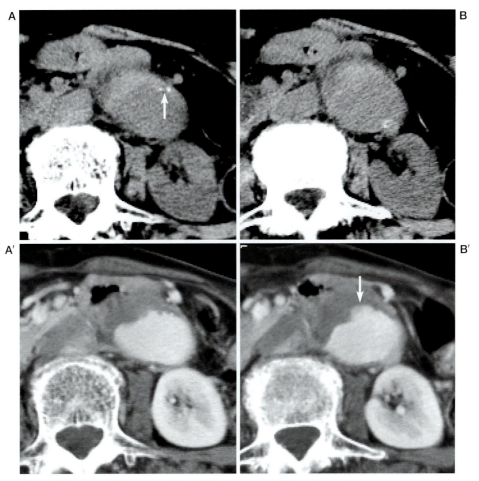

図2　症例 71-1　図1の10日後の単純 CT(A, B)と造影 CT(A′, B′)

ノート 69　血腫，血栓の吸収値（CT値）

　単純 CT において血流のある部分の吸収値（CT 値）は，他の血管内腔と同様に正常な脾や腎とほぼ同じで肝よりは低い．新しい血腫や血栓は，血餅成分が固まって比重が高くなるにつれて高吸収になり，単純 CT の診断価値が高い．2 週間は高吸収を保つことが多いが，やがて蛋白成分（おもに血球内のグロビン）の融解吸収とともに濃度低下が始まり，再び血液と同程度になる（3～4 週後）．血管外の血腫の場合には，さらに蛋白成分の吸収が進み，水に近い濃度まで低下することが多いが，血栓では慢性化しても血液とほぼ等吸収を保つ．したがって，一般には大動脈内部の様子は造影剤を使用しないとわからない．

症例

71-2 78歳，男性．腹部大動脈瘤のフォロー中であったが，急に腹痛に見舞われて来院した．

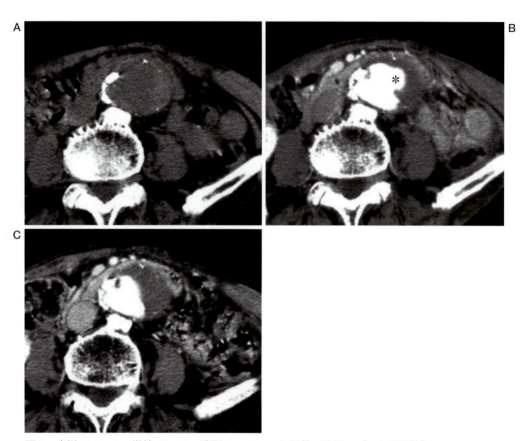

図3　症例71-2　A：単純CT，B：造影CT，C：2か月前の造影CT(Bと同部位)

CT所見　単純CT(図3A)：腹部大動脈が拡張し，左壁の内腔側に三日月状の高吸収がある．これは壁石灰化の内側に存在するから，中膜内血腫ではなく新しい壁在血栓である．造影CT(図3B)：大動脈瘤内腔から，この壁在血栓へ突出する血栓潰瘍(*)が認められる．2か月前に撮像した同部位の造影CT(図3C)：瘤径に著変はないが，血栓潰瘍はみられない．

診　断　腹部大動脈瘤切迫破裂

　　　大動脈瘤壁在血栓(図3C)→血栓潰瘍(切迫破裂：図3AB)という経過を辿った症例と考えられる．

治療方針　降圧剤投与，大動脈人工血管置換術あるいはステント挿入．

大動脈瘤切迫破裂

今にも破裂しそうな状態を**切迫破裂**(impending rupture)という．① **臨床的には腹痛や腰痛**を訴え，腹部に拍動性腫瘤を触れる．破裂を未然に防ぐために，この状態を把握することはきわめて重要である．腹部大動脈瘤(**AAA**：abdominal aortic aneurysm)破裂後の手術による致死率50%に対し，破裂前の手術による致死率はわずか4%である[1]．AAAの存在が知られていて経過観察中であれば，② **急な変化**が切迫破裂の徴候である(**表1**)．これにはAAA径の急な増大および血栓内腔比(血栓厚/内腔径)の急な低下(内腔の拡大)と急な上昇(血栓の増加)がある．AAA径では3〜6mm/年の増大が許容範囲とされる[1]．径の増大は単純CTで確認できるが，血栓内腔比は造影CTでないとわかりにくい(p.335, 336 症例70図2,3)．AAA患者のフォローを担当することの多い超音波検査でより重要な徴候といえる．

切迫破裂を示唆する単純CT所見に，③ **大動脈周囲の液体貯留(図4)**と④ **高吸収三日月徴候**(hyperattenuating crescent sign)がある(図1, 2AB, 3A, 4A, 5B)．④は壁在血栓内あるいは大動脈壁(中膜)内への出血で，新しい血腫のため高吸収に描出される(**ノート69**)．大動脈壁に沿って三日月状の高吸収になるため，このようによばれている[2]．この新しい血腫の圧力と内腔圧によって破裂に進むことになる(図5)．Mehardら[3]は，高吸収三日月徴候が単純CTで認められたのは，手術時に合併症(破裂，自制破裂，壁内急性血腫)が確認された腹部大動脈瘤13例中10例(77%)，合併症のない腹部大動脈瘤136例中9例(7%)であり，合併症を示す徴候として**感度77%**，**特異度93%**であったと報告し，切迫破裂を示す所見としての重要性を強調した．ただし，**陽性的中率**(ノート70)は53%と決して高くないことに注意が必要である．すなわち，壁在血栓や大動脈壁の内周に形成された比較的新しい血栓(図6)や初期の血栓閉塞型大動脈解離と見分けにくいことがあるので，切迫破裂の診断には他の所見(**表1**)および臨床症状との関連が必須である[4]．切迫破裂の造影CT所見としては ⑤ **血栓潰瘍/血栓亀裂/PAU**(p.338 症例70 ノート68，図2B', 3B, 4B, 5B)があり，大動脈瘤の合併症が始まった証拠といえる重要な所見である．

■表1　腹部大動脈瘤切迫破裂を示す徴候

① 臨床症状(腹痛，腰痛，拍動性腹部腫瘤)
② 急な形態変化
　　　直径の増大(10 mm/年)
　　　血栓内腔比増大，低下
③ 大動脈周囲の液体貯留
④ 高吸収三日月徴候
⑤ 血栓潰瘍/血栓亀裂/PAU

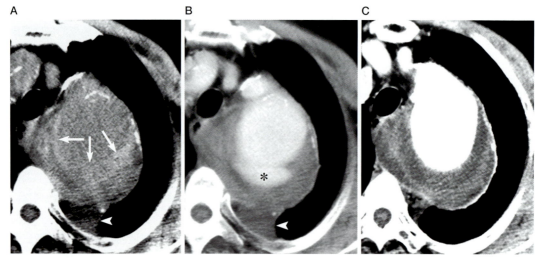

図4 高吸収三日月徴候(hyperattenuating crescent sign) 胸部大動脈瘤切迫破裂 単純CT(A)では三日月状高吸収(→)の中央部(中央の→)が内腔と等吸収になっており，この部分が造影CT(B)で血栓潰瘍(＊)であることが確認される．2 cm足方の造影CT(C)では三日月状高吸収が壁在血栓内の出血(新しい血腫)であることがわかる．動脈瘤の背側に胸水を認める(▶)．

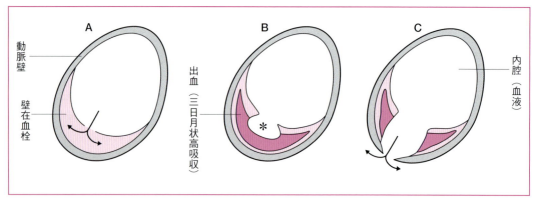

図5 大動脈瘤切迫破裂(A→B)と破裂(C)の模式図 動脈壁(中膜)内に出血することもある．＊：血栓潰瘍

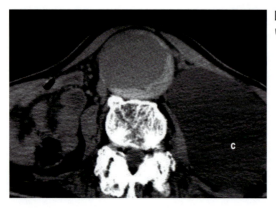

図6 大動脈壁の内周に形成された高吸収の比較的新しい血栓(単純CT) c：左腎囊胞．

X．大動脈・出血

> **ノート 70　感度，特異度，陽性的中率**
>
> いずれも検査の有効性を示す指標である．検査結果(たとえば AFP 値)と実際の疾患(たとえば肝細胞癌)の有無および指標の関係は**表2**のようになる．
>
> ■表2　検査結果，疾患の有無と指標の関係
>
> | | | 疾患 有 | 疾患 無 | | |
> |---|---|---|---|---|---|
> | 検査 | 陽性 | a | b | a+b | 陽性的中率 [a/(a+b)] |
> | | 陰性 | c | d | c+d | 陰性的中率 [d/(c+d)] |
> | | | a+c | b+d | | |
> | | | 感度 [a/(a+c)] | 特異度 [d/(b+d)] | | |
>
> 感度　：疾患のある人が，検査で陽性になる割合［＝a/(a+c)］．
> 特異度：疾患のない人が，検査で陰性になる割合［＝d/(b+d)］．
> 陽性的中率：検査で陽性の人に，疾患がある割合［＝a/(a+b)］．
> 陰性的中率：検査で陰性の人に，疾患がない割合［＝d/(c+d)］．
> a, b, c, d をそれぞれ真陽性，偽陽性，偽陰性，真陰性とよび，［(a+d)/(a+b+c+d)］を正診率，［(b+c)/(a+b+c+d)］を誤診率という．
>
> したがって高吸収三日月徴候が合併症を示す**感度** 77％，**特異度** 93％，**陽性的中率** 53％とは，この徴候は合併症のある大動脈瘤の 77％にみられ，合併症のない大動脈瘤の 93％にはみられないが，この徴候がみられた場合に合併症がある確率は 53％である．すなわち，高吸収三日月徴候が見つかっても，47％には合併症はないということである．

key-point
- 切迫破裂：腹痛/腰痛，液体貯留と瘤径増大，高吸収三日月と血栓潰瘍/亀裂．

文献

1) Limet R, et al：Determination of the expansion rate and incidence of rupture of abdominal aortic aneurysm. J Vasc Surg 1991；14：540-548.
2) Pillari G, et al：Computed tomography of abdominal aortic aneurysm：an in vivo pathological report with a note on dynamic predictors. Arch Surg 1988；23：727-732.
3) Mehard WB, et al：High-attenuating crescent in abdominal aortic aneurysm wall at CT：a sign of acute or impending rupture. Radiology 1994；192：359-362.
4) Pillari GP：Crescent sign origin and thrombus-to-lumen ratio in abdominal aortic aneurysm. Radiology 2000；214：604.

症例

72 87歳，女性．買い物中に突然意識を失い，10分後に意識を回復したが腹痛を訴え，救急車で来院した．血圧 74/50 mmHg．

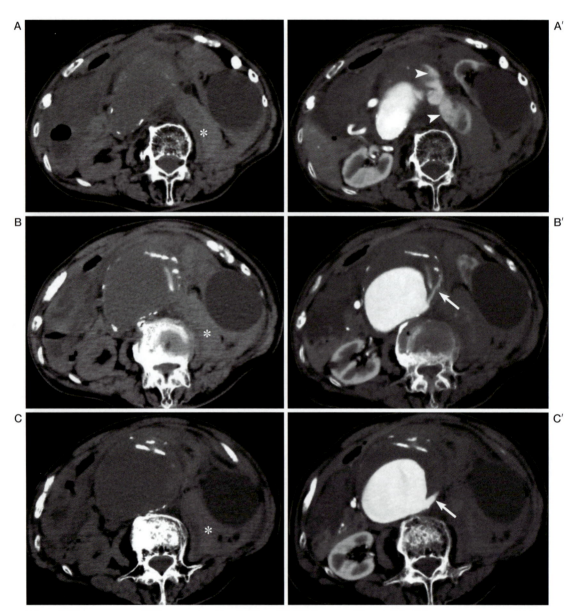

図1 症例72 A〜C：単純CT，A'〜C'：造影CT（動脈相）．B，CはAのそれぞれ10 mm，20 mm足方．A'はA，B'はB，C'はCと同レベル．
（図1 D, Eは次頁）

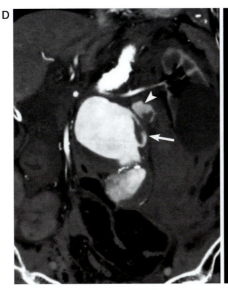
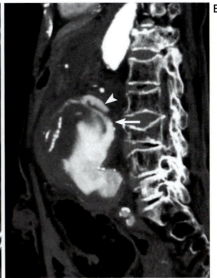

図1 D, E：造影 CT の冠状断と矢状断像

CT所見 単純CT（図1A〜C）：大きな腹部大動脈瘤があり，壁に石灰化がみられる．脊椎の左にやや高吸収の血腫（＊）があり，囊胞を擁する左腎が外側前方へ圧排されている．動脈瘤の左側はやや高吸収で新しい血栓を示唆している（図1C）．また，図1Bでは壁石灰化が内側に変位している．造影CT（図1A′〜C′）：この新しい血栓内へ突入する帯状の造影剤（**血栓亀裂**）が認められ（図1C′ →），さらに血栓内（内側へ変位した石灰化の外側）を頭側前方へ流れ（図1B′ →），瘤外へ破裂して脊椎左の血腫へ噴出している（図1A′ ►）．これは冠状断像（図1D），矢状断像（図1E）でより明瞭になる．

診　断 腹部大動脈瘤破裂．後腹膜血腫

治療方針 輸液（血），大動脈人工血管置換術あるいはステント挿入．

中膜内血腫と大動脈解離

　症例72は大動脈瘤→内膜破綻→中膜内血腫→血腫（栓）亀裂→外膜破綻（破裂）→後腹膜出血という経過を辿ったと考えられる．大動脈瘤→中膜内血腫の過程がPAU（p. 338 ノート68）を基盤とするものか否かは不明である．また，中膜内血腫および亀裂が上下方向に比較的長い（図1DE）ので，大動脈解離で解離腔の大部分が血栓で閉塞している，あるいは偽腔閉塞型大動脈解離の一部が再開通[†]したという推察も成り立つ．この場合には血栓亀裂の内腔側はULPということになる．このあたりの関係（中膜血腫と血栓閉塞型大動脈解離，PAUとULP）にはいまだ明瞭な結論は出ていない．

脚　注
† **再開通**（recanalization）：閉塞していた偽腔（解離腔）に血流が再び生じること．存在していた解離腔とは別の部位に新しく解離が生じることは**再解離**（redissection）という．

症例

73-1 62歳，男性．腹痛，背部痛．

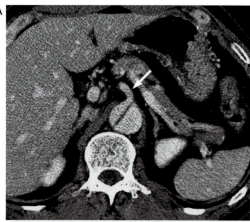
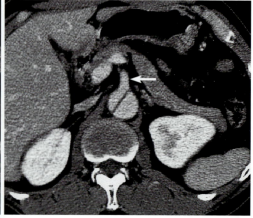

図1 症例73-1 造影CT 腹腔動脈(A)，上腸間膜動脈(B)，右腎動脈起始部(C)の断面

CT所見 腹部大動脈の左前部から右後部に斜走する隔壁(解離片)により，内腔が二分されている(図1)．両腔とも同様に造影され，"double-barreled aorta[†]"になっている．腹腔動脈(A→)，上腸間膜動脈(B→)，右腎動脈(C→)はいずれも右側(向かって左)の腔から分岐している．主要臓器の造影欠損はない．

診断 大動脈解離(偽腔開存型)

治療方針 症例73-2参照．

脚注
[†] 偽腔開存型大動脈解離を二重銃身の銃に見立てた表現．

X．大動脈・出血

症例

73-2 68歳，男性．4日前からの胸腹部痛，背部痛．

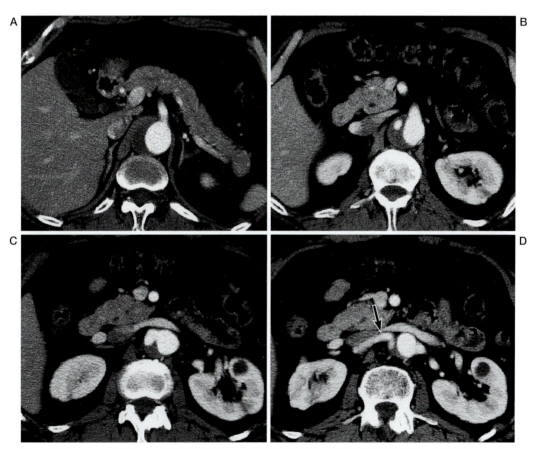

図2　症例73-2　造影CT　腹腔動脈(A)，上腸間膜動脈(B)，両側腎動脈起始部(D)の断面　CはBとDの間

CT所見　腹部大動脈の左側は正常に造影されており，上腸間膜動脈，左腎動脈はここから分岐している(図2)．右半分は低吸収で血栓と思われる．右腎動脈(D→)も左側の造影される腔から分岐するが，血栓内を通過して右腎に向かっている．主要臓器に造影欠損はない．

Q1　次にチェックすべき部位はどこか？

A1　胸部大動脈(図3)．基本的に大動脈解離の治療方針は，胸部大動脈の解離状態により決定されるから．

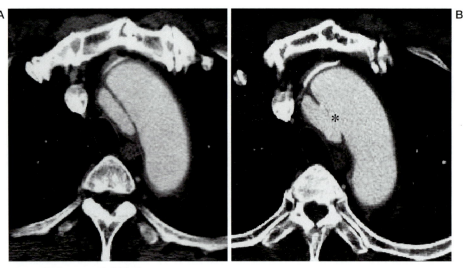

図3 症例73-2 胸部造影CT

胸部CT所見 左鎖骨下動脈分岐直後に解離が認められ(図3A),すぐ尾側には解離入口部(entry,＊)がある(図3B).これより尾側の偽腔は血栓で詰まっていた.入口部では偽腔が部分的に開存し,真腔から偽腔へ潰瘍状に突出しているわけである.これをULP(ulcer-like projection)という.上行大動脈の解離は認められなかった.

診 断 大動脈解離(DeBakey[†]Ⅲb,Stanford B)

治療方針 降圧剤投与.保存的治療.

> 脚 注
> [†1] Michael Ellis DeBakey(ドベイキイ,1908-2008):アメリカの心臓血管外科医.

大動脈解離

　大動脈解離(aortic dissection)で留意すべきことは,以下の2点である.

　1)**偽腔の開存と閉塞**:大動脈解離は,内膜が破綻し血液が流入して中膜が解離したもので,真腔と偽腔(解離腔)に分かれる.このため動脈硬化によって内膜に生じる石灰化は解離片(真腔と偽腔の間)に認められ,**単純CTで中央部に"浮いた"石灰化は解離を示唆する所見**となる.造影CTでは,**両腔の血流状態,血栓の有無,入口部(entry)と再入口部(re-entry),ULP(ノート71),および臓器虚血の有無に注意**する.真腔と偽腔の両方に血流がある**偽腔開存型解離**(図1)と偽腔が血栓で閉塞する**偽腔閉塞型解離**(図4)に大別される.偽腔のほとんどが閉塞していても偽腔内に少しでも血流がある場合には偽腔開存型に分類される.これは偽腔開存型解離と同様に再開通や破裂の危険があるからである.偽腔閉塞型のようにみえても入口部や再入口部近傍の偽腔が部分的に造影される場合(図3)は**ULP型解離**に分類され,偽腔開存型に準じた対応が推奨される[1].頭尾方向に長い大動脈病変はMPRによる矢状断や冠状断像により全体像が把握しやすくなるが,大動脈は蛇行

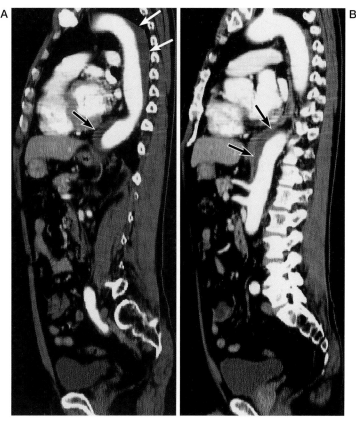

図4　偽腔閉塞型大動脈解離　造影CT, MPR矢状断像　矢印は血栓で閉塞した偽腔．

し解離はらせん状に進行するため，1枚の画像で全体像を示すことは困難である(図4)．また，動脈相早期には真腔のみが造影され，偽腔が血栓化されているようにみえても，遅れて偽腔が造影されたり(図5)，遅くまで濃い造影剤が偽腔に貯留していることがあるから注意が必要である．これは**偽腔の血流が真腔に比べて遅い**ことを示している．

　2) **DeBakey 分類 vs Stanford 分類**：入口部の大部分は上行大動脈と峡部(左鎖骨下動脈分岐直下)に生じる．入口部が上行大動脈にあり，解離が下行大動脈まで認められるものをDeBakey I 型，上行大動脈に限局するものを II 型，左鎖骨下動脈分岐後の下行大動脈にentryがあるものをIII型という(図6)．このうち，解離が胸部下行大動脈にとどまる場合をIIIa 型，腹部まで達する場合をIIIb 型という．つまり，腹部にみられる大動脈解離のほとんどは DeBakey I 型かIIIb 型である(腹部大動脈のみに限局する解離は約2%と少ない)．したがって，**腹部の大動脈解離を見たら胸部まで検査しなければならない**．下行大動脈の解離は，破裂，切迫破裂や重要臓器の虚血がない限り保存的に様子を見るが，上行大動脈の急性解離は緊急手術を必要とすることが多いからである．このような治療法と予後をもとに単純化した分類が **Stanford 分類**(図7)で，入口部位にかかわらず上行大動脈に解離が及んでいるもの(DeBakey I, II 型を含む)が A 型，及んでいないもの(DeBakey III 型)が B 型となる．

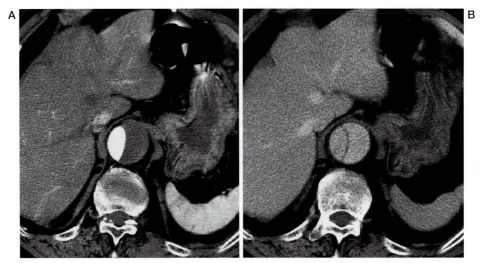

図5　**偽腔のdelayed enhancement**　早期（動脈相：A）には造影効果のない偽腔が，後期（平衡相：B）には真腔と同じ造影効果を示す．

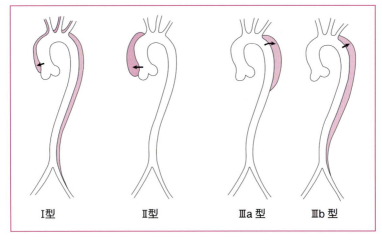

図6　**大動脈解離のDeBakey分類**

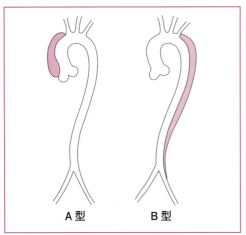

図7　**大動脈解離のStanford分類**　上行大動脈に解離が及ぶ（A）か及ばない（B）かという分類なので，図は1例に過ぎない．

X．大動脈・出血

Q2 上行大動脈に解離が及んでいる場合の合併症は何か？

Q3 胸部下行大動脈に入口部があり，逆行性に解離が上行大動脈に及んでいる場合には，DeBakey 分類と Stanford 分類では何型になるか？

A2 心タンポナーデ（図 8），冠動脈閉塞，大動脈弁閉鎖不全，脳梗塞．前三者は緊急手術の適応となる．脳梗塞がある場合の大動脈人工血管置換術は適応が困難である（heparinization を必要とするため脳出血の危険が高い）．

A3 Stanford A（Stanford 分類は入口部の位置を問わない）．DeBakey 分類では分類不可能．というわけで，DeBakey 分類（オリジナル）に，さらに「6 亜型分類を追加できる[1]」とされているが，そのどれにも当てはまらないので，やはり分類不可能．

ノート 71 ULP

ulcer-like projection（潰瘍状突出）のことで，大動脈解離の入口部あるいは再入口部において，真腔から血栓で閉塞した解離腔へ突出する部分を指す用語である．ただし，このような潰瘍状の突出は大動脈解離以外の病態でも認められることに注意したい（p. 338 症例 70 ノート 68 ならびに p. 363 症例 76 潰瘍状突出 revisited 参照）．

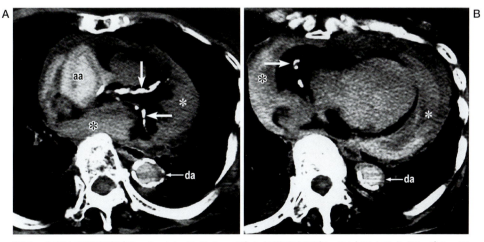

図 8　上行大動脈解離（Stanford A，DeBakey II）と心膜腔血腫（A，B＊）による心タンポナーデ
A：上行大動脈レベル，B：左室レベル　aa：上行大動脈，da：下行大動脈．冠動脈（→）の強い石灰化がある．

偽腔閉塞型大動脈解離

　偽腔閉塞型大動脈解離は，国外では一般に aortic intramural hematoma(IMH 大動脈壁内血腫)とよばれている．これはすべての「偽腔閉塞型大動脈解離」が内膜の破綻によるものとは限らず，動脈壁栄養血管(vasa vasorum)から中膜内への出血もあるというコンセプトに基づいている．実際には ULP が描出されない限りいずれに基づく IMH なのかを実証することは困難で，また治療方針に差はないので同じものと考えて差し支えない．偽腔閉塞型大動脈解離の合併症には，IMH の増大，大動脈再解離，大動脈瘤形成ならびに破裂などがある．これら合併症の発生頻度が高くなる指標には，① **大動脈径**，② **壁内血腫の最大厚**，③ **Stanford A 型**，④ **ULP の存在**(観察期間中に新たに発生するものも含む)がある[2]．大動脈径 40 mm 以上と壁内血腫厚 10 mm 以上は偽腔閉塞型大動脈解離の進行(径増大，再解離，破裂)を示す所見であると報告されている[3]．これらの所見を認めた場合には，特に慎重な観察管理が必要である．また，Stanford B 型では，偽腔開存型と偽腔閉塞型の間に合併症の頻度ならびに生命予後の差はないとされる[4]．

key-point

- 大動脈解離は偽腔の状態で偽腔開存型，偽腔閉塞型，ULP 型に分類される．
- 腹部に合併症がなければ，腹部大動脈解離の治療方針は胸部の状態(Stanford A or B)で決まる．
- 偽腔閉塞型でも再解離，動脈瘤(破裂)の発生に注意が必要．

文献

1) 日本循環器学会・他：大動脈瘤・大動脈解離診療ガイドライン(2011 年改訂版)．www.j-circ.or.jp
2) Lee YK, et al：Acute and chronic complications of aortic intramural hematoma on follow-up computed tomography：incidence and predictive analysis. J Comput Assist Tomogr 2007；31：435-440.
3) Sueyoshi E, et al：Analysis of predictive factors for progression of type B aortic intramural hematoma with computed tomography. J Vasc Surg 2002；35：1179-1183.
4) Sueyoshi E, et al：Long-term outcome of type B aortic intramural hematoma：comparison with classic aortic dissection treated by the same therapeutic strategy. Ann Thorac Surg 2004；78：2112-2117.

X．大動脈・出血

症例

74-1 70歳，男性．5日前に急激な胸腹部痛と背部痛を経験したが，今は治まっている．

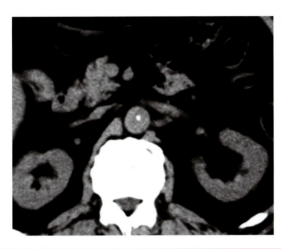

図1　症例74-1　左腎門レベルの単純CT

Q1 診断は？　その根拠は？

Q2 図2は症例74-1の造影CTで，図1と同レベルの横断面(A)と胸腹部の冠状断再構成画像(B)である．診断は？

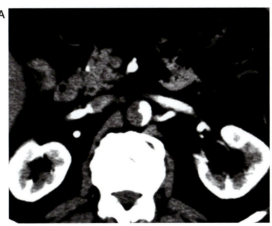
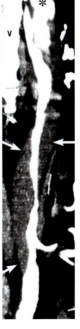

図2　症例74-1の造影CT　A：図1と同レベルの横断面　B：胸腹部の冠状断再構成像　v：脊椎．

A1 診断：腹部大動脈解離．根拠：石灰化(大動脈壁内膜に存在する)が壁から離れて，大動脈中心部に存在する．

A2 診断：胸腹部大動脈解離(偽腔開存型)．胸部下行大動脈近位部の偽腔(図2B＊)は造影され，真腔との間に交通(入口部)が認められる．胸部大動脈遠位部と腹部大動脈の偽腔(図2B→)は造影されない．

Q3 胸部大動脈遠位部と腹部大動脈の偽腔は血栓で閉塞していると診断してよいか？

A3 図2は動脈相なので，遅れた時相で造影されるかもしれない．したがって，答えは「no」(p.352 症例73-2 図5参照)．図2が動脈相であることは，腎皮質だけが造影されていること，下大静脈が造影されていないことから判断できる．

大動脈壁の構造

動脈はその大きさと壁構造から，弾性線維の多い① **弾性動脈**(elastic artery)，筋細胞が多い② **筋性動脈**(muscular artery)と，③ **細動脈**(arteriole)に大別され，いずれの動脈壁も内膜，中膜，外膜の3層構造を有している(図3A)．大動脈は，その主要分枝(腕頭，総頸，鎖骨下，総腸骨動脈)とともに弾性動脈に属する．**内膜**(tunica interna)は，内腔側から外へ向かって，基底膜上に並ぶ一層の内皮細胞，内皮細胞下結合組織および密な弾性線維の集合である**内弾性板**で構成される．内皮細胞下結合組織は，基本的に縦走(動脈の長軸方向)する膠原線維・弾性線維と線維細胞・筋細胞・大食細胞(マクロファージ)から成り立っている．**中膜**(tunica media)は，基本的に同心円状に配置する多層(〜40層)の弾性線維と介在する筋細胞，膠質や糖蛋白から構成される．中膜内出血(解離や切迫破裂)が横断面で三日月状を呈するのは，この同心円状配置によるものである．**外膜**(tunica adventitia)は，基本的に弾性線維の少ない縦走線維組織からなり，薄く周囲の結合組織と融合する．外膜の最内層(中膜側)には弾性線維が密になった**外弾性板**がある．

腹部大動脈瘤や解離の主因は**粥状硬化**(atherosclerosis)である．高血圧，高脂血症，不均一な局所内圧などにより最内層の内皮細胞が傷害されるとLDL(コレステロールを主とする低比重リポ蛋白質)の透過性が増大し，また傷害部に付着した血小板などから産生される増殖因子により平滑筋細胞や大食細胞が増生する．これらがLDLを貪食して泡沫細胞となり，結果として内皮細胞下結合組織内に大量のLDLが蓄積する．これが線維組織で包まれると**粥腫**(atheroma：図3B)になる．若年者の大動脈内膜の厚さは100〜200 μmであるが，粥腫は1.5 cm大にまで達する．粥腫が内腔側へ崩壊すると**粥腫潰瘍**(atheromatous ulcer)になる．外方へ進展すると内弾性板のみならず中膜も圧迫され栄養状態も悪化して弾性線維が萎縮・脱落して破綻し，**PAU**(貫通性粥状硬化性潰瘍：p.338 ノート68)が形成される．粥腫が広範囲に生じると大動脈壁は粥状硬化し，脆弱化して大動脈瘤を生じやすくなる．また，内腔が狭窄して循環不全の原因となる．粥腫が慢性化すると石灰化してくる．これがCTなどで通常認められる大動脈壁(内膜)の石灰化である(顕微鏡的には中膜にも存在する)．したがって，**石灰化が動脈外周から離れて内腔に浮いてみえる場合には中膜内血腫(大動脈解離)を考えなければならない**．

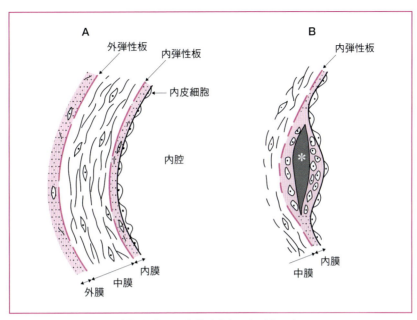

図3 大動脈壁の構造(横断面) 正常構造(A)と粥腫(B＊)

症例

74-2 76歳，女性．3時間前からの胸腹部痛と背部痛．

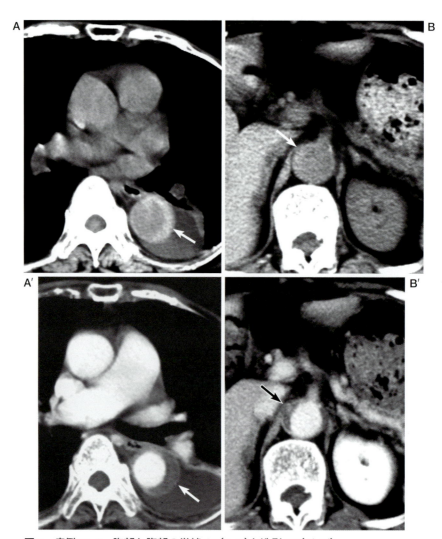

図4　症例74-2　胸部と腹部の単純CT(A, B)と造影CT(A', B')

CT所見　単純CT(図4 AB)：胸部下行大動脈の左壁に沿って三日月状の高吸収を認める(A→)．腹部大動脈の右前壁にも同様の所見(B→)があるが，胸部と比べて認識しにくい．左側に胸水がある．造影CT(図4 A'B')：単純CTで高吸収であった部分は造影されず，相対的に低吸収となっている(→)．上行大動脈に異常はない．

診断　急性大動脈解離(偽腔閉塞型，Stanford B)

X．大動脈・出血

治療方針　血圧コントロール．

大動脈解離における単純 CT の意義

　大動脈解離に限ったことではないが，一般に造影 CT と比較して石灰巣と新しい出血（血腫）は単純 CT のほうが確認しやすいし，石灰化と造影剤を間違えることもない（p.10 症例 3）．大動脈解離では，大動脈壁から離れた中央部の石灰巣は，（石灰巣の存在する）内膜が大動脈壁から離れていること，すなわち大動脈解離を示す重要な所見である（p.355 症例 74-1 図 1）．また，単純 CT で偽腔が高吸収であることは，偽腔が新しい血栓で詰まっていること，すなわち急性血栓閉塞型大動脈解離を示す．また，大動脈外への出血（破裂：p.334 症例 70 図 1）も単純 CT がないと判断しにくいことが多い．このように大動脈解離はもちろん，すべての急性疾患の診断に単純 CT は必須である．

Q4 図 4 A の三日月状の高吸収は症例 71-1 図 1, 2（p.340, 341）の切迫破裂を示唆する高吸収三日月徴候とどう違うのか？

A4 大動脈瘤の切迫破裂を示唆する高吸収三日月徴候は壁在血栓内あるいは中膜内への出血（急性血腫）を示している（p.344 症例 71-2 図 5）．偽腔閉塞型急性大動脈解離の偽腔も中膜内への出血（急性血腫）なので，横断面では基本的に同様の画像になる．ただし，後者は大動脈に沿って頭尾方向に長い範囲に認められるのに対し，前者では局部に限定される（表）．ただし，症例 72（p.346）のようにどちらとも断定しがたいこともある．また，まれに大動脈（瘤）の壁在血栓，あるいはその最内周部分に付着した血栓が高吸収にみえることがあるが，無症状で臨床的意義はない（p.344 症例 71-2 図 6）．

■表　CT 横断面における大動脈の三日月状高吸収

部位	本質	広がり	臨床的意義
大動脈瘤*	壁在血栓内/中膜内出血	局所	切迫破裂**
大動脈解離	中膜内血腫	長軸方向に長い	急性解離
大動脈瘤*	新しい壁在血栓	局所	少ない

＊　まれに瘤のない部分にもみられる．
＊＊上段のものを高吸収三日月徴候とよぶ．

key-point

- 大動脈中央に変位した石灰化は大動脈解離を示す．
- 三日月状高吸収は急性閉塞型大動脈解離でもみられる．
- 急性疾患の診断に単純 CT は必須．

症例 75

68歳，女性．4日前に上行大動脈解離のため緊急手術を施行した．術後から腹痛を訴え，昨日から増強してきた．

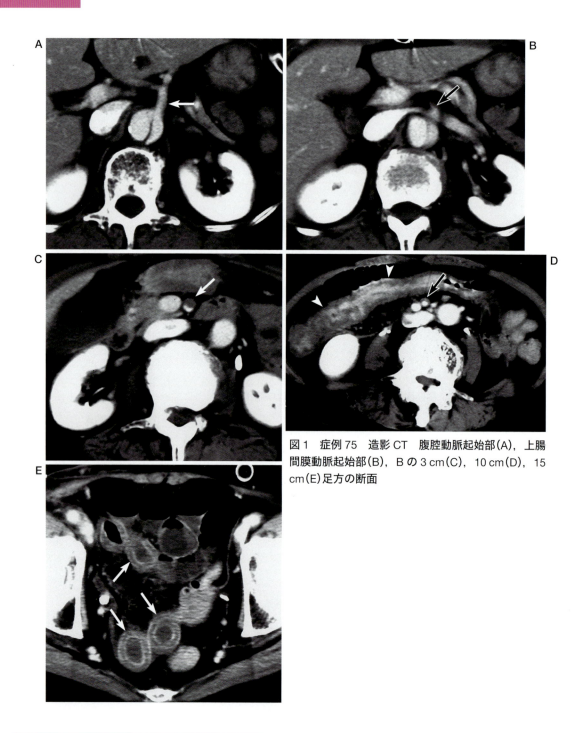

図1 症例75 造影CT 腹腔動脈起始部(A)，上腸間膜動脈起始部(B)，Bの3cm(C)，10cm(D)，15cm(E)足方の断面

| CT所見 | 左側の偽腔から分岐している腹腔動脈(図1A→)は正常に造影されている．上腸間膜動脈(SMA)(図1B〜D→)も偽腔から分岐するが，内腔には大きな造影欠損(図1C→)がある．横行結腸(図1D▶)の壁肥厚(粘膜下浮腫)を認める．回腸(図1E→)はtarget sign(p.123症例23図3参照)を示す．

| 診　断 | 大動脈解離(DeBakey I，Stanford A，偽腔開存型)．上腸間膜動脈塞栓症および腸管虚血(p.124症例24-1参照)

| 治療方針 | 腸管虚血はあるが，はっきりした壊死所見はないので経カテーテル的血栓融解ならびに血管形成術，あるいはSMAバイパス術(たとえば内腸骨動脈遠位SMA吻合術)．

key-point
- 大動脈解離：腹部臓器の虚血をチェックする．

症例

76

60歳，男性．胸腹部痛，ショック．

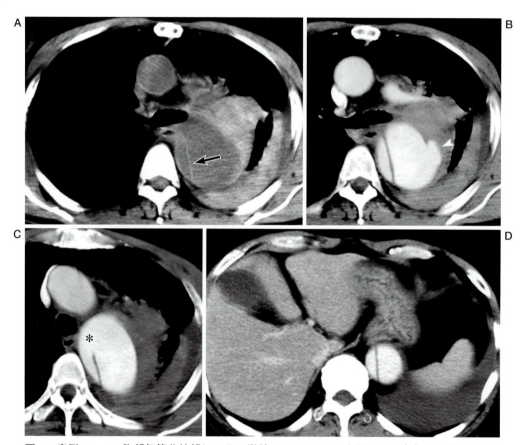

図1 症例76　A：胸部気管分岐部レベルの単純CT，B〜D：Aと同レベル(B)，大動脈弓の下(C：Bの2cm頭側)と上腹部(D)の造影CT

CT所見　胸部単純CT(図1A)：胸部下行大動脈に接してその左前方(縦隔)と左胸膜腔に濃度の高い血腫を認め，胸部下行大動脈内に解離を示す隔壁(→)がある．偽腔が拡張している．上行大動脈に異常はない．造影CT：図1Aと同レベル(図1B)では，真腔と偽腔が造影され，偽腔から血腫に向かって潰瘍状に突出する部分(▶)がある．Bより頭側の大動脈弓下(図1C)では真腔と偽腔を連絡する入口部(entry：＊)を認める．上腹部(図1D)の大動脈にも解離があり，偽腔にも血流がみられる．

診　断　大動脈解離(DeBakey Ⅲb，Stanford B，偽腔開存型)，偽腔破裂．偽腔破裂は今回生じたものであるが，解離が今回のものか以前から存在していたのかは不明である．

X．大動脈・出血

|治療方針| ショックへの対応，緊急手術あるいは待機的手術．

潰瘍状突出 revisited

　造影CTにおいて，大動脈内腔が潰瘍状あるいは帯状に突出するのは，その名の通りのULP(ulcer-like projection，真腔から偽腔への突出，p.350症例73-2図3)のほかに，これまで見てきたように粥状硬化症に伴うPAU(貫通性粥状硬化性潰瘍：p.334症例70図1 A′)，**血栓潰瘍/亀裂**(p.340症例71-1図2 B′，p.342症例71-2図3 B，p.346症例72図1)，外傷性・感染性**仮性動脈瘤**(p.364症例77図1 B)，**偽腔の(仮性)動脈瘤**(症例76図1 B)にも認められる(表)．要は，動脈壁(中膜)内，壁在/中膜内血栓，あるいは血管外の血腫への**突出部が破裂ないし切迫破裂を示唆する(やばい)所見**であることを認識していればよいわけである．

■表　大動脈内腔の潰瘍状突出

	発生部位	突出方向
ULP	大動脈解離入口部	真腔→偽腔
PAU	粥状硬化性大動脈(瘤)	内腔→中膜
血栓潰瘍/亀裂	大動脈瘤	内腔→壁在血栓/中膜内血腫
仮性動脈瘤	破裂部	内腔/偽腔→血腫

key-point
- 大動脈解離が破裂することもある．
- 大動脈内腔からの突出部は，"やばい"．
- 突出するのは大動脈解離のULPだけではない．

症例

77

70歳，男性．腹痛，発熱，右大腿の屈曲制限．外科的腹部大動脈内Yグラフト挿入術後32日．WBC：14,800/μL，CRP：10.2 mg/dL．

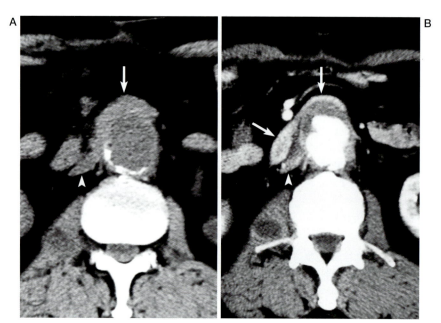

図1　症例77　十二指腸水平脚レベルの単純(A)ならびに造影CT(B)　▶は下大静脈．

CT所見　単純CT(図1A)：大動脈が拡張し，十二指腸水平脚(→)が前面を覆っている．十二指腸と大動脈前壁とは区別できない．造影CT(図1B)：十二指腸(→)が造影され，大動脈と区別されるが両者は密接している．大動脈内腔が壁血栓で肥厚した前壁に向かって突出し，だるま状になっている．

Q1　図1において，上記以外の異常所見は何か？

Q2　図1Bにおいて，矢印の間にあり強く造影されているのは何か？

Q3　図1Bで下大静脈(▶)の造影効果が弱いのはなぜか？

A1　右大腰筋内に低吸収病変がある．

A2　上腸間膜動静脈．

A3　腎静脈より足方の下大静脈への静脈血(造影剤)還流は遅いため(正常)．

診　断　感染性腹部大動脈瘤(仮性大動脈瘤)，右大腰筋膿瘍．図2は図1Bより足方のスライスで，図1の右大腰筋内の低吸収病変と連続する大きな低吸収病変(膿瘍)を認める．

治療方針　抗菌薬投与，大腰筋膿瘍ドレナージおよび炎症所見消退後の感染性大動脈瘤切除・グラフト置換術．

感染性大動脈瘤と大腰筋膿瘍

　感染性大動脈瘤(infected aortic aneurysm)は，正常径の大動脈あるいは動脈瘤の壁が感染により脆弱化して形成される仮性動脈瘤で，**囊状動脈瘤**が紡錘状大動脈瘤より圧倒的に多い(93%：7%)[1]．大動脈瘤の0.7〜2.6%とまれではあるが，急速に増大し，破裂する確率が高い[1]．7日間で直径4 cmまで拡張した症例が報告されている．また，症例77の32日前のCT(図3)と比べると，1か月間に急に大動脈瘤(腹側への突出)が形成されていることがわかる．

　感染性大動脈瘤の80%は高血圧，糖尿病，重篤な肝疾患・腎疾患，免疫不全などの基礎疾患を有する患者にみられる[2]．もう一つの大きな原因は**外傷ならびに大動脈手術後の感染(医原性)**である．感染経路には血行性(基礎疾患を有する場合に多い)と直達性(外傷，医原性)が知られている．原因菌としては，サルモネラ属が多く，ブドウ状球菌，大腸菌，肺炎桿菌(クレブシエラ)などが続く．強力な抗菌薬治療，外科的な感染組織の徹底除去と大動脈グラフト置換術が原則である．それでも死亡率は16〜44%と高い[3〜5]．感染性大動脈瘤の合併症には，敗血症，脊椎骨髄炎，大動脈小腸瘻，大腰筋膿瘍などが知られている．大腰筋膿瘍の合併は4〜18%とまれである[1,2]が，合併のない感染性大動脈瘤と比較して，①緊急手術になること，②グラフト感染，および③動脈瘤破裂が多いため，④死亡率も高い．

　感染性大動脈瘤のCT上の特徴は，大動脈周囲の軟部腫瘤，索状影および液体/気体貯留[1]であるが，これらが認められる症例は50%未満である．もう一つの重要な特徴は前述した急速な拡張であり，臨床的には発熱と腹痛and/or腰痛を認めることが多い．

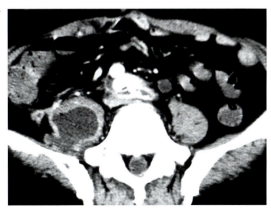

図2　症例77　第1仙骨レベルの造影CT
Yグラフトが挿入されている．

図3 症例77 32日前の図1Aとほぼ同レベル(グラフト上端より頭側)の単純CT 外科的腹部大動脈内Yグラフト挿入術直後．大動脈前壁の石灰化の外周に気体貯留が認められる．→：十二指腸水平脚．

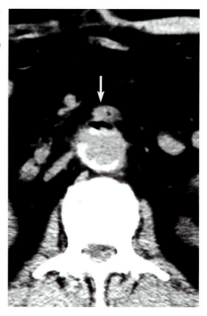

key-point
- 感染性大動脈瘤：大動脈グラフト置換が原則だが，合併症があると予後はより不良．

文献

1) Macedo TA, et al：Infected aortic aneurysms：imaging findings. Radiology 2004；231：250-257.
2) Hsu RB, Lin FY：Psoas abscess in patients with an infected aortic aneurysm. J Vasc Surg 2007；46：230-235.
3) Müller BT, et al：Mycotic aneurysms of the thoracic and abdominal aorta and iliac arteries：experience with anatomic and extra-anatomic repair in 33 cases. J Vasc Surg 2001；33：106-113.
4) Moneta GL, et al：Surgical treatment of infected aortic aneurysm. Am J Surg 1998；175：396-399.
5) Oderich GS, et al：Infected aortic aneurysms：aggressive presentation, complicated early outcome, but durable results. J Vasc Surg 2001；34：900-908.

X. 大動脈・出血

症例 78

42歳，女性．上腹部疼痛．

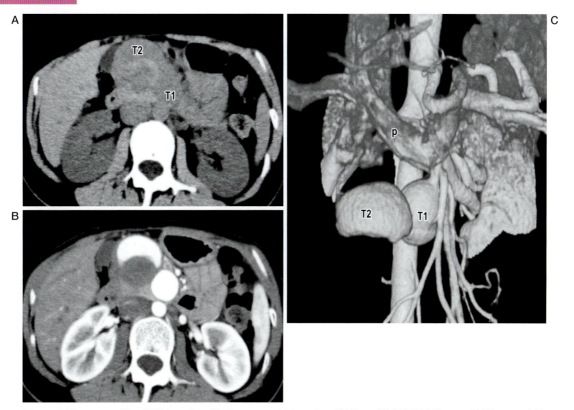

図1 症例78 A：第1腰椎レベルの単純CT，B：同レベルの造影CT（動脈優位相），C：造影CTの血管VR像　p：門脈．

CT所見　第1腰椎レベルの単純CT（図1A）：大動脈の腹側に直径25 mmの腫瘤（T1）があり，濃度は大動脈とほぼ同じである．この腫瘤に接して右前方（十二指腸水平脚の腹側）に直径45 mmの腫瘤（T2）がある．T2の中心から背側部には少し高吸収の部分がみられ，血腫の存在を示唆する．同レベルの造影CT動脈優位相（図1B）：T1は全体が大動脈と同様に均一に濃染している．T2の腹側部はT1と同様に均一な濃染を示すが，中央から背側部はまったく造影効果を示さない．造影CT動脈優位相における血管系のVR像（CTA[†1]，図1C）：患者の前方やや左から見た3次元表示で，T1が上腸間膜動脈の動脈瘤で，その左腹側を上腸間膜動脈の主要分枝が走行していることがわかる．

脚注
[†1] CTA：CT angiography（CT血管撮影）．VR（volume rendering）についてはp. 418 症例93 ノート81参照．

診 断 上腸間膜動脈瘤，SAM．T1 は壁血栓のない動脈瘤，T2 は背側下部に血栓を擁する動脈瘤である．

治療方針 外科手術による動脈瘤切除．症例によっては経動脈性ステント留置もある．

SAM

　SAM(segmental arterial mediolysis：**分節性動脈中膜融解症**)は，動脈壁中膜外周部にある平滑筋細胞の空胞変性から中膜の融解，内膜の断裂を生じて，解離・壁内血腫，囊状動脈瘤，狭窄，血栓閉塞，出血などをきたす**原因不明の非炎症性，非動脈硬化性疾患**である[1]．腹部内臓動脈(上下腸間膜動脈，腹腔動脈)と腎動脈，およびその分枝に**非連続性**(節性segmental)**に病変が生じる**．病変は腹腔および上腸間膜動脈とその分枝に最も多い．内頸動脈や冠動脈にも生じる．大動脈病変から連続性に生じる動脈硬化性病変とは対照的であるが，SAM のほうが圧倒的に頻度は低い．非特異性炎症マーカー〔CRP(C-reactive protein)，ESR(erythrocyte sedimentation rate)など〕および特異性炎症マーカー〔抗核抗体，ANCA(antineutrophil cytoplasmic antibody)，リウマトイド因子など〕が陰性で，大動脈硬化性病変を欠く症例に内臓動脈病変を見た場合にはまず考慮するべき疾患である(**表**)．類似疾患である**線維筋性異形成症**(fibromuscular dysplasia：FMD)は，ほとんどの症例で腎動脈あるいは頸動脈に蛇腹状の狭窄を認める．また，非特異性炎症マーカーだけが高い場合には**感染性血管病変**，特異性マーカーも高い場合には**非感染性血管炎**〔結節性多発性動脈炎(polyarteritis nodosa：PN)，Behçet 病[†2]，Henoch-Schönlein 紫斑病[†3](IgA 血管炎)，高安動脈炎(p.415 症例 93)〕を考えるべきである．

> **ノート 72　囊胞性中膜壊死と SAM**
>
> 　囊胞性中膜壊死(cystic medial necrosis：CMN)は動脈壁中膜の囊胞性変性(内容はムコ多糖類)をきたす非炎症性非動脈硬化性病変で，**Marfan 症候群**[†4]にみられることで有名であるが，Marfan 症候群でない患者にも認められる．おもに上行大動脈と大動脈弓に生じ，大動脈瘤や大動脈解離の原因となる．しかし，CMN は頸動脈，鎖骨下動脈，内臓動脈や冠動脈[2]にも認められるとされ，また同一患者に腹部大動脈の CMN と総腸骨動脈の SAM が連続する動脈瘤として認められた症例[3]もある．一方，SAM も冠動脈や頸動脈にも認められ，両者の類縁関係が想定される．なお，mediolysis は英語ではミディオウリシスと発音する．

脚注
†2 Behçet 病：再発性口腔アフタ潰瘍，皮膚症状，外陰部潰瘍，眼症状を主徴とする疾患．Hulusi Behçet(ベーチェット，1889-1948)：トルコの皮膚科医．
†3 p.121 症例 23 脚注参照．
†4 Marfan 症候群：四肢細長，高身長，クモ指，水晶体脱臼などを呈する，常染色体顕(優)性遺伝の全身結合組織病．Bernard-Jean Antoine Marfan(マルファン，1858-1942)：フランスの小児科医．
†5 Ehlers-Danlos 症候群：皮膚や関節の過伸展を特徴とする全身結合組織病．多数の病型に分類され，常染色体顕性遺伝と潜(劣)性遺伝がある．Edvard Laurits Ehlers(エーラス，1863-1937)：デンマークの皮膚科医．Henri-Alexandre Danlos(ダンロス，1844-1912)：フランスの皮膚科医．

■表　腹部動脈病変の鑑別

	炎症マーカー	特徴
動脈硬化症	(−)	大動脈から連続性
SAM	(−)	非連続性で内臓動脈に多い
FMD	(−)	腎動脈，頸動脈に多く蛇腹状
感染性血管炎	非特異性(+)	動脈分岐部に多い
非感染性血管炎	特異性，非特異性(+)	高安動脈炎以外は小動脈に多い
結合組織疾患		
Marfan[†4]症候群(CMN)	(−)	おもに胸部大動脈に起こる．
Ehlers-Danlos[†5] I	(−)	大動脈と一次分枝に多い．皮膚・関節過伸展
神経線維腫症 I	(−)	大動脈縮窄と腎動脈起始部狭窄が多い，カフェオレ斑

SAM：segmental arterial mediolysis, FMD：fibromuscular dysplasia, CMN：cystic medial necrosis.

key-point
- 腹部内臓動脈に非炎症性，非動脈硬化性病変を見たら SAM を考える．

文献

1) Michael M, et al：Segmental arterial mediolysis：CTA findings at presentation and follow-up. AJR Am J Roentgenol 2006；187：1463-1469.
2) Takeda K, et al：Giant circumflex coronary artery aneurysm associated with cystic medial necrosis in a non-Marfan patient. Ann Thorac Surg 2007；83：668-670.
3) Yamada M, et al：Coexistence of cystic medial necrosis and segmental arterial mediolysis in a patient with aneurysms of the abdominal aorta and the iliac artery. J Vasc Surg 2004；39：246-249.

症例

79

78歳，男性．脳梗塞と慢性腎不全で2か月前から臥床療養中．筋力が低下してきたため2週前から筋力向上トレーニングを受けてきたが，1週前から両側下腹部から鼠径部，さらに膝にかけての疼痛を訴え，膝の伸展を拒否するようになった．トレーニングによる疲労と考えていたが，回復しないのでCTを撮像した．WBC：7500/μL，RBC：299万/μL，Hb：9.3 mg/dL，Ht：28.9%，BUN：66.5 mg/dL，CRE：3.3 mg/dL，血圧：120/76 mmHg．

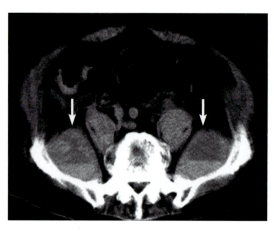

図1 症例79 単純CT

CT所見 両側腸骨筋が前方に腫大し(p.375症例81図1Aと比較せよ)，内部に水平面が認められる．水平面の上は低吸収(水濃度)，下はやや高吸収で血腫と考えられる(赤沈検査と同じで上が血清，下が血球：hematocrit effect，p.376ノート73参照)．

診 断 両側腸骨筋血腫

治療方針 血腫穿刺吸引．

Q 下腹部痛以外の症状(鼠径部〜膝痛，膝伸展障害)はなぜ生じているのか？

A 腸骨筋血腫症候群による大腿神経障害．

腸骨筋血腫症候群とコンパートメント症候群

　大腿神経(femoral nerve)は第2〜4腰神経前枝背側部が大腰筋内で組み合わさって形成され，腸骨稜レベルで大腰筋から出て，大腰筋と腸骨筋の間の溝をやや外側に下降して鼠径靭帯の下(背側)に達する(図2およびp.48症例9-1ノート8参照)．この間，前面を腸骨筋膜に覆われている(p.21症例5-1図4参照)．すなわち腸骨筋と大腿神経は，腸骨稜から鼠径靭帯に張られた腸骨筋膜と腸骨に挟まれたコンパートメントにあり，内側には厚い大腰筋がある(図1)．腸骨筋に大きな血腫が生じると，このコンパートメントの内圧が上

図2 大腿神経と閉鎖神経の走行　p：大腰筋，i：腸骨筋，q：腰方形筋．

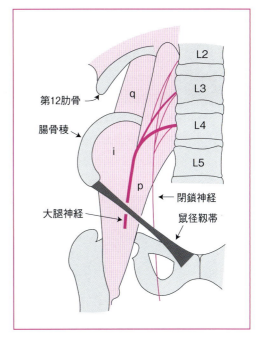

昇して大腿神経が障害され，症例79のような分布領域†の症状が出現することがあり，**腸骨筋血腫症候群**（iliacus hematoma syndrome）[1]あるいは**腸骨筋コンパートメント（圧迫）症候群**〔iliacus compartment（compression）syndrome〕[2,3]とよばれている．コンパートメント症候群は筋区画内圧上昇による障害を示す用語として整形外科領域では広く知られている．一般に**コンパートメント内圧上昇により，内部の組織・臓器が直接圧迫されて，あるいは循環不全により機能不全に陥った状態**を指しており，腹部では腸骨筋コンパートメント症候群のほか，骨盤コンパートメント症候群や腹部コンパートメント症候群などがある．

脚注
† 大腿神経の分布領域：大腿神経には運動神経と知覚神経が混在し，運動神経は腸骨筋，恥骨筋，大腿四頭筋，縫工筋に，知覚神経は大腿前部から内側および下腿内側の皮膚，鼠径靱帯，股関節，膝関節などに分布する．

key-point

- 腹部にもコンパートメント症候群がある．
- 腸骨筋コンパートメント症候群は大腿神経障害．

文献

1) Feam CB：Iliacus hematoma syndrome as a complication of anticoagulant therapy. Br Med J 1968；4：97-98.
2) Aichroth P, et al：Iliacus compartment compression syndrome. Br J Surg 1971；58：833-834.
3) 西川隆太郎・他．胃癌周術期のヘパリン投与中に生じた両側腸骨筋血腫の1例．日臨外会誌 2016；77：1585-1589.

症例

80

76歳，男性．脳出血による後遺症（右不全片麻痺）のため4年前から外来通院していた．1か月前に腹痛があったが我慢していたところ，本日急な下腹部痛とともに左大腿内側にも力が入らず歩けなくなったため入院となった．頭部CTでは陳旧性血腫以外に異常はなかった．WBC：8500/μL，RBC：280万/μL，Hb：8.9 mg/dL，血圧：136/86 mmHg．貧血精査のため，単純CT（図1A）を施行し，翌日ダイナミック造影CT（図1B〜E）を施行した．

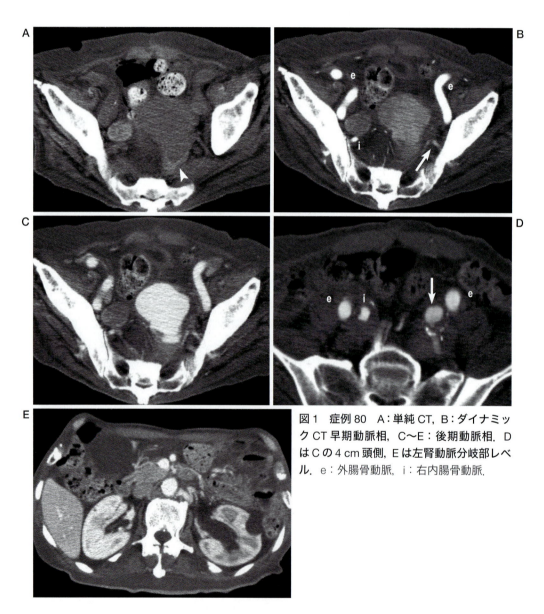

図1 症例80 A：単純CT，B：ダイナミックCT早期動脈相，C〜E：後期動脈相．DはCの4 cm頭側，Eは左腎動脈分岐部レベル．e：外腸骨動脈，i：右内腸骨動脈．

CT所見 単純CT(図1A)：骨盤腔左側に筋肉や血管内腔とほぼ等吸収の腫瘤があり，その背側部(▶)はやや高吸収である．ダイナミックCT早期動脈相(図1B)：両側外腸骨動脈(e)と右内腸骨動脈枝(i)は強く造影されるが，左内腸骨動脈枝(→)の造影効果は弱い．後者と同様に腫瘤内部が均一に弱く造影されるが，単純CTでやや高吸収であった背側部は造影されない．後期動脈相(図1C)：腫瘤内が血管内腔と同様に強く均一に造影される．総腸骨動脈分岐部直下の後期動脈相(図1D)：拡張した左内腸骨動脈(→)の造影効果がやや弱く，解離(前後方向の解離片)が認められる．内腔の背側から外側に認められる途切れた円弧状の高吸収が内腸骨動脈瘤の内膜石灰化である．腎レベルの後期動脈相(図1E)：左水腎症があり，腎皮質のみが造影されており，右腎に比べて血液灌流が遅れている．

診断 左内腸骨動脈瘤解離，自制破裂(仮性動脈瘤)，骨盤コンパートメント症候群

図2は早期動脈相における動脈と仮性動脈瘤の3D表示〔CTA(CT angiogram)〕で，左内腸骨動脈瘤(→)より遠位の内腸骨動脈(▶)が細く，仮性動脈瘤内腔(pa)と同様に造影効果が弱いことがわかる．単純CTで高吸収であった部分は凝血塊である．左内腸骨動脈瘤解離部のすぐ遠位の内腔は狭窄しており，このため左内腸骨動脈枝の造影が弱かった(図1B)と考えられる．出血部は明瞭にはならなかったが，仮性動脈内の造影効果も緩徐であったことから，この解離部と考えた．左尿管は総腸骨動脈を超える部分まで拡張していた．

治療方針 左内腸骨動脈(破綻部および遠位部)コイル塞栓，左総腸骨動脈から左外腸骨動脈にわたるステント(被覆型：covered stent)挿入．

paが内腸骨動脈の真性動脈瘤である場合には，さらに前もって対象部位からの**分枝をすべて塞栓**しておく必要がある．これを怠ると，内腸骨動脈枝は対側の内腸骨動脈枝および下腸間膜動脈枝と吻合しているため，これらを通して動脈瘤に血液が逆流するからである[1]．本症例は自制出血による血腫内の仮性動脈瘤なので，瘤からの分枝は存在しない．

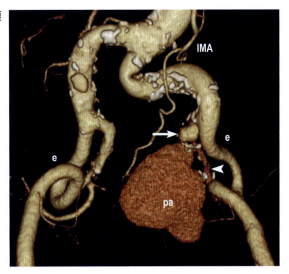

図2 症例80 3D CTA IMA：下腸間膜動脈，e：外腸骨動脈，pa：仮性動脈瘤

左内腸骨動脈にステントを挿入するという選択肢もあるが，総腸骨動脈と患部との距離が短いため一般に技術的に難しく，外腸骨動脈の血流を阻害しかねない．内腸骨動脈瘤の多くは粥状硬化症による真性動脈瘤であり，仮性動脈瘤の多くは直達外傷や医原性〔外科手術や血管内手技(IVR)〕によるものであるが，大動脈と同様，本症例のように動脈瘤(粥状硬化)の解離やPAU(p.338ノート68参照)による破裂が仮性動脈瘤を形成することもある．

骨盤/腹部コンパートメント症候群

骨盤コンパートメント症候群(pelvic compartment syndrome)[2]は，骨盤出血などで腹膜外(下)腔の内圧が上昇して神経障害や尿管圧迫による水腎症などを生じる．**腹部コンパートメント症候群**(abdominal compartment syndrome)は，腹腔内の大出血などで腹腔内圧が上昇した状態で，直接圧迫および循環不全による腎不全，横隔膜上昇による呼吸不全，下大静脈圧迫による循環不全・心不全，腸管虚血などが生じる．原因は外傷，腹部手術，過剰輸液，急性膵炎などである[3]．CTでは，横隔膜上昇，下大静脈・腎静脈虚脱(平坦化)，腹膜腔出血，造影後の胃腸管壁濃染などがみられる．症例1(p.2)が腹部コンパートメント症候群に相当する．

Q 大腿神経と同様に，第2, 3, 4腰神経の分枝が大腰筋内で組み合わさってできる神経は？

A 閉鎖神経．**閉鎖神経**(obturator nerve, p.371症例79図2)は，第2, 3, 4腰神経前枝の前部(大腿神経は後部)が大腰筋内で組み合わさってできたあと大腰筋後部を垂直に下降し，仙腸関節レベルで大腰筋の内側に出て，骨盤壁に沿って**内腸骨動静脈と尿管**の外側を走り，前者の分枝である閉鎖動静脈とともに**閉鎖管**(p.20ノート3)を抜けて大腿に至る．閉鎖神経にも感覚神経と運動神経があり，前者は大腿内側の皮膚に，後者は**内転筋群**(外閉鎖筋，大内転筋，長内転筋，短内転筋，小内転筋，薄筋)に分布する．症例80で左大腿内側に力が入らなかったのは，左閉鎖神経障害のためである．閉鎖孔ヘルニアでは，閉鎖管内で閉鎖神経が圧迫されて"Howship-Romberg sign"を呈する(p.18症例5-1参照)．また大腰筋内血腫では，大腿神経と閉鎖神経両方の分布領域の症状を呈することがある．

key-point
- 骨盤コンパートメント症候群：尿管と閉鎖神経に注意する．

文献

1) van Kelckhoven BJ, et al：Ruptured internal iliac artery aneurysm：staged emergency endovascular treatment in the interventional radiology suite. Cardiovasc Intervent Radiol 2007；30：774-777.
2) Bosch U, et al：The pelvic compartment syndrome. Arch Orthop Trauma Surg 1992；111：314-317.
3) Patel A, et al：Abdominal compartment syndrome. AJR 2007；189：1037-1043.

X. 大動脈・出血

症例 81

55歳，男性．下腹部痛．

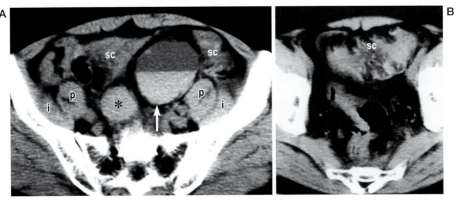

図1 症例81 単純CT BはAの4cm足方 i：腸骨筋，p：大腰筋，sc：S状結腸．

CT所見 図1A：骨盤腔にS状結腸（sc）を前下方へ圧排する辺縁明瞭円滑な腫瘤（→）があり，内部に水平面（hematocrit effect）を認める．上半分は低吸収だが脂肪よりは高く水濃度で，下半分は筋肉より高吸収である．さらに，この下半分とほぼ等吸収の腫瘤（＊）が右背側にも存在する．図1B：下方へ圧排されて伸展したS状結腸がみられる．

診 断 S状結腸間膜血腫

治療方針 経過観察．

血液検査で**血小板減少**を認めた．なお，この血腫はS状結腸間膜内にあり，S状結腸間膜窩ヘルニア（p.70 症例12 図7）やS状結腸間膜内ヘルニアとほぼ同じ位置になる．

自然出血と腸間膜出血

非外傷性出血を**自然出血**（spontaneous hemorrhage）という．このなかで，出血原因となる病的所見のないものを**真の自然出血**（true spontaneous hemorrhage），原因の存在する出血を**病的自然出血**（pathologic spontaneous hemorrhage）とよぶ．腹部の自然出血としては，肝（症例84-1, 2），脾（症例82），腎（症例94），産科婦人科領域（症例3, 95, 96, 100），出血傾向（症例79, 81），血管病変（症例70〜78, 80）が多く[1]，腸間膜の自然出血はまれな病態である．腸間膜の病的自然出血の原因としては**腸間膜動脈瘤破裂**と**出血傾向**が多い．また，出血傾向（表）のある患者では，腹腔臓器以外に大腰筋，腸骨筋や腹直筋内（p.60 症例10-2 参照）の自然出血があり，注意が必要である．急性腹症で来院し，CTで自然出血が認められたら出血傾向の有無をチェックし，出血傾向がなければ動脈瘤など血管病変の検索（血管造影など）が必要になる．予後は良好であるが，IVRによる出血血管塞栓術，血腫除去術，腸管切除術などが必要なことも少なくない[2]．なお，図1のような血腫内部の水平面（hematocrit effect）は，血液凝固能低下〔表の2）〜4）〕を示唆する所見とされる．

■表　出血傾向をきたす疾患

1）血管異常（単純性紫斑病，アレルギー性紫斑病，壊血病，遺伝性出血性毛細血管拡張症など）
2）血小板異常（血小板減少症，腎不全など）
3）血液凝固異常（血友病，肝疾患，抗凝固療法，DICなど）
4）線溶系異常（α_2プラスミンインヒビター欠乏症，DICなど）

　表の中のアレルギー性紫斑病と遺伝性出血性毛細血管拡張症の別名は？

アレルギー性紫斑病＝IgA血管炎＝ヘノホ-シェーンライン紫斑病（Henoch-Schönlein purpura：p.121症例23脚注参照）．遺伝性出血性毛細血管拡張症＝ランデュ-オスラー-ウェーバー症候群（Rendu-Osler-Weber† syndrome）＝オスラー病（Osler disease）：皮膚・粘膜の毛細血管拡張と臓器（肺，肝，脳など）の動静脈奇形を認める常染色体顕性遺伝疾患．

脚注
† Henri Jules Louis Marie Rendu（1844-1902）：フランスの内科医．Sir William Osler（1849-1919）：カナダ生まれ，カナダ，アメリカ，イギリスで活躍した内科医．Frederic Parkes Weber：イギリスの皮膚科医．

 73 hematocrit effect

　血腫内部で液体成分と血球成分が水平面で分離した状態をfluid-cellular level[3]あるいはhematocrit effect[4]とよび，**血液凝固能低下による急性出血を示唆するCT所見である**と報告されている．Swensen[3]は血液凝固能低下による出血後5日未満の血腫の52％に，この所見が認められ，Federleら[4]は血液凝固能低下による腹部出血と大動脈瘤破裂による出血を比較して，腹部出血の40/46人に認められたのに対して，大動脈破裂で認められたのは1/17人であったと報告している．症例79の両側腸骨筋血腫にもhematocrit effectが認められる．腎不全による凝固能低下が原因と考えられる．

key-point
- 非外傷性（自然）出血を認めたら，まず出血傾向をチェックする．
- hematocrit effectは凝固能低下を示唆する所見．

文献
1) Furlan A, et al：Spontaneous abdominal hemorrhage：causes, CT findings, and clinical implications. AJR 2009；193：1077-1087.
2) 岐部　晋・他：特発性腸間膜血腫の1例．日臨外会誌 2015；76：2745-2748.
3) Swensen SJ, et al：CT of extracraneal hemorrhage and hematomas. AJR 1984；143：907-912.
4) Federle MP, et al：CT criteria for differentiationg abdominal hemorrhage：anticoagulation or aortic aneurysm rupture? AJR 2007；188：1324-1330.

X．大動脈・出血

症例 82

30歳，男性．散歩中に左上腹部の急激な持続性疼痛を覚え来院した．血圧低下，腹膜刺激症状も認められた．

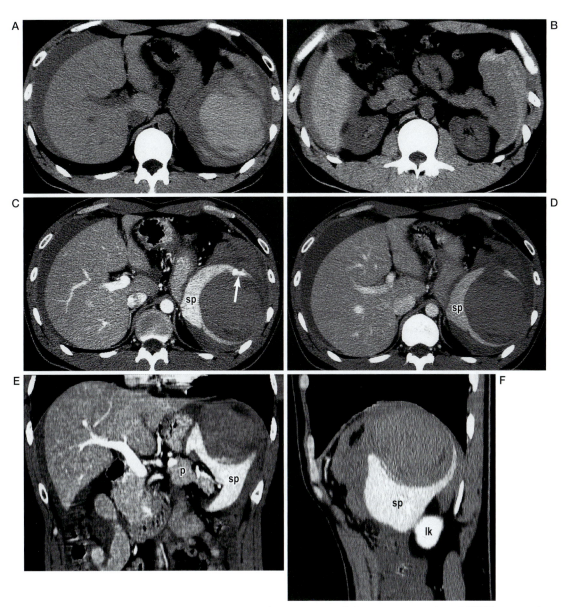

図1 症例82 A, B：単純CT，C：造影CT早期相，D：同，平衡相，E：MPRによる冠状断像，F：同矢状断像 p：膵，lk：左腎．

CT所見 単純CT（図1 AB）では腹水が認められ，左腹腔に6 cm径の高吸収腫瘤（血腫）があり（図1 A），足方の断面（図1 B）では脾の外側の腹膜腔にも高吸収の血腫を認める．造影早期（図

1C)には6cm径の血腫を脾(sp)が嘴状に取り囲んでおり，脾血腫と診断できる．腹側の嘴には血管内と同様の強い造影効果を示す部分(→)があり，さらに前方の脾外にも血腫を認める．平衡相(図1D)では強い造影効果が消失している．MPRによる冠状断(図1E)ならびに矢状断(図1F)によって，脾上極に生じた血腫が被膜を破って腹膜腔に出血したことが示唆される．

診　断　脾血腫，脾破裂による腹膜腔出血

治療方針　輸液，経動脈性塞栓術(TAE).

　CTの1時間後に施行された脾動脈造影および脾動脈上極枝の超選択的血管造影(図2A)で，仮性動脈瘤〔図2A→：CTでの強い造影効果を示す部分(図1C→)〕を認める．CTでも血管造影でも特に基礎疾患(表)は認められなかったので，出血に関わる脾動脈枝と仮性動脈瘤を金属コイルで塞栓した．TAE(transcatheter arterial embolization：経カテーテル動脈塞栓療法)後の脾動脈造影(図2B)では出血や仮性動脈瘤は認められない．

■表　脾病的自然破裂の原因

1）血液疾患：悪性リンパ腫，白血病，再生不良性貧血，骨髄腫，ITP(特発性血小板性紫斑病)
2）感染症：伝染性単核球症，マラリア，Q熱，心内膜炎，肝炎，水痘など
3）膵炎：急性膵炎，慢性膵炎
4）転移性腫瘍
5）血管病変：脾ペリオーシス，血管腫，血管肉腫，血管炎(SLE，Wegener肉芽腫，結節性多発動脈炎など)
6）その他：アミロイドーシス，脾嚢胞，過誤腫など
(7)：遅発性破裂(仮性動脈瘤)

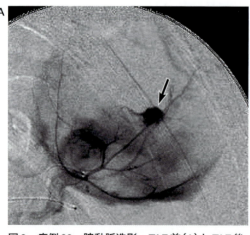
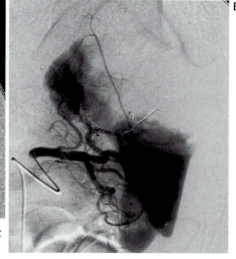

図2　症例82　脾動脈造影　TAE前(A)とTAE後(B)

脾自然破裂

　脾破裂の多くは外傷(交通事故,スノーボードなど)によるものであるが,この症例のようにまれに外傷が認められないことがあり,**脾自然破裂(出血)**〔spontaneous rupture (hemorrhage) of the spleen〕と称される.他の出血(症例81)と同様,このなかで脾に病的所見のないものを「**真の自然破裂**(true spontaneous rupture)」,原因となる病変が存在する場合を「**病的自然破裂**(pathologic spontaneous rupture)」とよぶ[1].脾(病的)自然破裂の原因となる病変は多様である(表)が,そのほとんどは**悪性リンパ腫**や**白血病**,急激な脾増大をきたす**伝染性単核球症**(infectious mononucleosis),サイトメガロウイルス感染症のような急性感染症,**膵炎**あるいは**転移性脾腫瘍**を背景にしている.脾の病変としては血管腫が多いが,血管腫からの出血はきわめてまれである.**ペリオーシス**(peliosis)は拡大した血液腔で,"原因不明"の脾自然破裂の基礎疾患のひとつとなっていると考えられる.特にステロイド剤投与者では可能性が高い[2].また,脾出血の頻度は脾重量に直接相関する[3].

　さらに,直前に外傷が認められない場合に考慮すべきものに**遅発性破裂**(delayed rupture)がある.これは受傷48時間以降にみられる出血で,その70%は2週間以内に,90%は4週間以内にみられる.受傷時に形成された仮性動脈瘤(p.338症例70脚注)からの出血が多い.

key-point
- 脾自然破裂には病的自然破裂と真の自然破裂がある.

文献

1) Torricelli P, et al：Spontaneous rupture of the spleen：report of two cases. Abdom Imaging 2001；26：290-293.
2) Shimono T, et al：Peliosis of the spleen：splenic rupture with intraperitoneal hemorrhage. Abdom Imaging 1998；23：201-202.
3) Giagounidis AA, et al：Pathologic rupture of the spleen in hematologic malignancies：two additional cases. Ann Hematol 1996；73：297-302.

症例

83

45歳，男性．昨日早朝，突然左側腹部を締め付けられるような疼痛に襲われた．近医を受診するが痛みは持続し，昨夜になって疼痛が増強したため本日来院してCT検査を受けた．WBC：4700/mL，RBC：477×10^4/mL，PLT：42×10^4/mL，体温37.5℃．

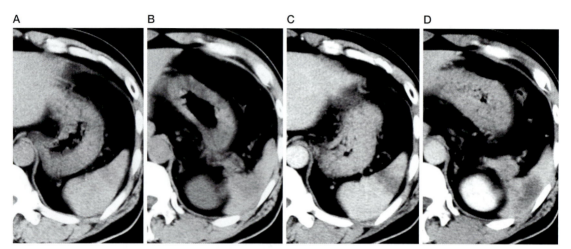

図1 症例83 A, B：単純CT, C, D：造影CT

CT所見 単純CT（図1 AB）で脾に辺縁やや不明瞭な，わずかに低吸収の部分があり，造影CT（図1 CD）では，この部分は造影効果に乏しく正常部分とのコントラストが強くなる．低吸収部は帯状あるいは島状である．

診 断 脾梗塞

治療方針 経過観察．

CT検査を受けた日の夕方には症状は消失した．2週後に血管造影を施行，腹腔動脈の狭窄と総肝・脾動脈分岐部に直径1 cmの動脈瘤を認めた．CTでは低吸収部が萎縮して脾は瓢箪形になっていた．

脾梗塞

脾梗塞(splenic infarction)の原因は心疾患(心内膜炎，弁膜症など)に起因する血栓による脾動脈枝塞栓(これが最多)，敗血症，血液凝固亢進などの遠隔あるいは**全身性疾患と局所病変**とに大別できる．局所病変には腹腔・脾動脈の動脈硬化や動脈瘤，膵炎，脾軸捻症などによる脾動脈自体の病変と巨脾に伴う相対的な局所虚血がある．小さな梗塞では無症状のこともあるが，左側腹部痛を訴えることが多い．また，まれに梗塞部が破裂して腹膜腔出血となることがある[1,2]．特に出血傾向がある患者では注意が必要である．

単純CTでは辺縁不明瞭な軽度の低信号部となるが，正常部とのコントラストが低く**見落とされやすい**．造影CTで楔状に脾の辺縁部が低吸収になるのが典型的であるが，実際には多巣性，島状あるいは脾のほぼ全体を占拠する低吸収など非典型例のほうが多い[3]．非典型例では他の占拠性病変，特に膿瘍との区別が困難で臨床症状および検査データが決め手となることも少なくない．慢性期(15日以降)になると，梗塞部は器質化・線維化され脾に陥凹が形成される．

key-point

- 脾梗塞：心疾患，血液疾患と局所病変を探せ．
- 単純CTは脾梗塞を見落としやすい．
- CT所見は膿瘍と区別しにくいこともある．

文献

1) Kanagasundaram NS, et al：Massive haemoperitoneum due to rupture of splenic infarct during CAPD. Nephrol Dial Transplant 1998；13：2380-2381.
2) Mahesh B, Muwanga CL：Splenic infarct：a rare cause of rupture leading to massive haemoperitoneum. ANZ J Surg 2004；74：1030-1032.
3) Balcar I, et al：CT appearance of splenic infarction：a clinical and experimental study. Radiology 1984；151：723-729.

症例

84-1

54歳，男性．早朝に急激な上腹部痛を訴えて，救急車で搬送されてきた．

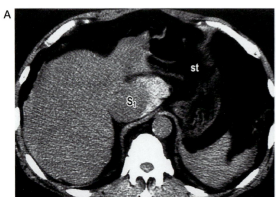
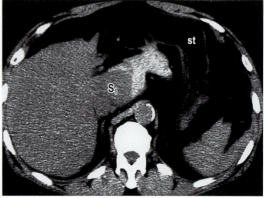
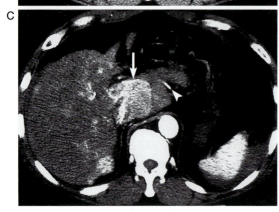

図1　症例84-1　A, B：単純CT，C：造影CT（ダイナミックCT動脈相）　▶：総肝動脈，st：胃．

CT所見　単純CT（図1 AB）：肝尾状葉（S_1）の前から左側に高吸収部があり，**網嚢内側上陥凹**（p.162 症例32-2ノート29）に貯留した新鮮な血腫と考えられる．脾の周囲にややCT値の高い（胃体部内容と比較せよ）腹水がある．ダイナミックCT動脈相（図1 C）：尾状葉の前部（→）が濃染する．総肝動脈（▶）が明瞭に描出されており，この下からの盛り上がりが**下胃膵ヒダ**であると確認できる（p.163 症例32-2，図7参照）．すなわち，**血腫は網嚢内側部から外側部へ進展している**．

診　断　肝細胞癌破裂（網嚢血腫）

治療方針　輸液，経過観察．血圧が低下するようなら経カテーテル動脈塞栓術（TAE）．

腹膜腔出血

腹膜腔出血（peritoneal hemorrhage）は成因から外傷性と非外傷性に大別される（表）．

■表　腹膜腔出血の原因

　　A．外傷性
　　B．非外傷性(自然出血)
　　　1) 原因(＋)[病的自然出血]
　　　　ⅰ) 医原性(手術，生検など)＊
　　　　ⅱ) 腫瘍性(肝細胞癌など)
　　　　ⅲ) 出血傾向(血友病など)
　　　　ⅳ) 血管病変(動脈瘤，動静脈奇形など)
　　　　ⅴ) 婦人科病変(子宮外妊娠など)
　　　　ⅵ) その他(出血性膵炎など)
　　　2) 原因(－)[真の自然出血]

＊　医原性を外傷性に含める，あるいは独立させる分類もある．

　実際は外傷性出血が圧倒的に多いが，急性腹症として来院するのは非外傷性(自然)出血である．非外傷性腹膜腔出血，したがって**急性腹症を呈する腹膜腔出血のなかで最も多いのが，男性では腫瘍からの出血である**(女性では婦人科疾患によるものが最多：p.430～441 症例95, 96参照)．富血性腫瘍からの出血が多く，本邦を含めアジア・アフリカ地域では，**肝細胞癌**(hepatocellular carcinoma：HCC)からの出血が最も多い．HCC患者の6.9～14%にHCC破裂が生じると報告されている[1]．肝表面に露出するHCC，大きなHCC，そして肝硬変を合併するHCCは破裂の確率が高い．

　HCCに次いで出血(破裂)の多い肝腫瘍は**肝腺腫**(liver cell adenoma)[†]なので，経口避妊薬常用者では注意する必要がある(ノート74)．肝血管腫が非外傷性に出血することはなく，FNH(局所性結節性過形成)も非外傷性に出血することは極めてまれである．転移性肝癌も破裂することはまれだが，そのなかでは肺癌，腎細胞癌，悪性黒色腫からの腹膜腔出血が比較的多い[2]．まれな肝腫瘍ではあるが，血管肉腫は出血しやすい．

　血管内にある血液のCT値は30～45 HU程度で，一般に(脂肪肝がない場合)肝よりやや低いが，出血して凝血する，すなわち血腫になるとCT値は45～70 HUと高くなり，単純CTで高吸収域として描出される．ただし，**高度の貧血，腹水で希釈された場合，あるいは出血後48時間以降では高吸収に描出されない**ので注意が必要である．また，造影CTでは周囲組織と等あるいは低吸収になるので，診断が困難であったり出血自体を見落とすことがある．出血と判断したら，① 出血原因(たとえばHCC)，② 血腫の位置と量，および ③ 現在出血しているか否か(造影剤の血管外漏出：p.415症例93参照)を確認する．

　肝右葉や左葉前面からの出血は直接腹膜腔に出血し，大出血となることが多い．尾状葉(S_1)からの出血では網嚢内側部に，外側区背側からの出血では網嚢内や小網(肝胃間膜)内に限局しやすい．特に網嚢内側部や小網内出血では内圧が高まって自然に止血することが多い．

脚注
　† 破裂する確率は肝腺腫のほうが高いが絶対数が少ないので，破裂数は肝細胞癌のほうが多い．

ノート 74 経口避妊薬と肝腺腫

1970年代から肝腺腫の発見率が高くなり，1976年のEdmondsonらの症例対照研究により経口避妊薬との関係が明示された[3]．エストロゲンが肝腺腫を誘発すると考えられている．肝腺腫の**発生率は含有エストロゲン量および服用期間に依存し**[4]，Rosenbergらは非服用者と比較して，5年間の服用で5倍，9年間で25倍と報告している[5]．肝腺腫の自然破裂率は20〜40％で，Rooksらによれば6/79人（8％）が出血死している[4]．最近は低用量ピルの普及により，肝腺腫の発生頻度がやや低下しているとはいえ，肝腺腫（疑い）の**生検は禁忌**である．また**妊娠および産褥期に肝細胞腺腫破裂率が高い**とされ，特に注意が必要である．

症例 84-2

74歳，男性．突然の腹痛を訴えた後，意識を失った．WBC：3800/mL，RBC：293×10⁴/mL，Ht：27.2％，血圧：53/32 mmHg．

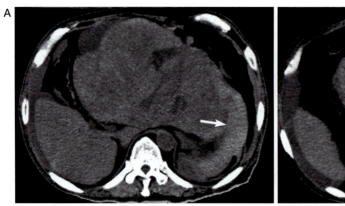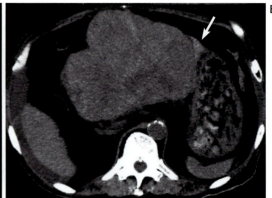

図2 症例84-2 A, B：単純CT BはAの5 cm足方

CT所見 図2A：肝外側区が腫大し，内部は壊死を伴う低吸収腫瘤で置換されている．この腫瘤から左後方に高吸収病変（→）が認められる．図2B：肝腫瘤と内容物で満たされた胃の間に高吸収物（→）がみられる．腹水がある．

診 断 肝細胞癌破裂（肝胃間膜内血腫）

治療方針 輸液，経カテーテル動脈塞栓術（TAE）．

key-point

- 非外傷性腹膜腔出血：男性では肝細胞癌破裂，女性では婦人科疾患が最も多い．
- 新鮮血腫は高吸収．
- 経口避妊薬使用者は肝腺腫に注意する．

文献

1) Lubner M, et al：Blood in the belly：CT findings of hemoperitoneum. RadioGraphics 2007；27：109-125.
2) Casillas VJ, et al：Imaging of nontraumatic hemorrhagic hepatic lesions. RadioGraphics 2000；20：367-378.
3) Edmondson HA, et al：Liver-cell adenomas associated with use of oral contraceptives. N Engl J Med 1976；294：470-472.
4) Rooks JB, et al：Epidemiology of hepatocellular adenoma. The role of oral contraceptive use. JAMA 1979；242：644-648.
5) Rosenberg L：The risk of liver neoplasia in relation to combined oral contraceptive use. Contraception 1991；43：643-652.

症例

85

45歳，男性．肝腫瘍の経皮生検を施行した．終了後に腹痛を訴えた．経過観察していたが，2時間後に血圧が低下し，腹膜刺激症状も認められたためCTを施行した．

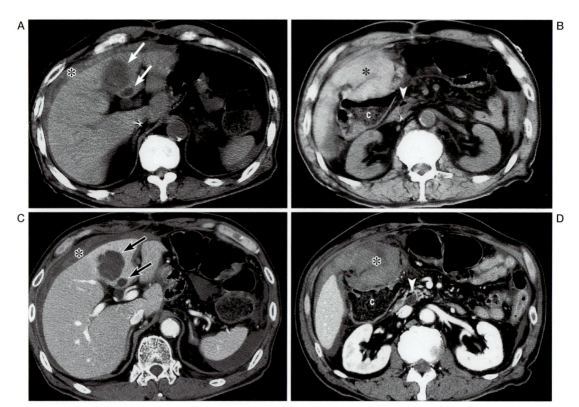

図1 症例85　A, B：単純CT，C, D：造影CT

Q 腫瘍のある肝区域はどこか？

A 左葉内側区（Couinaud S4；p.309 症例63-1 図5 参照）

CT所見　単純CT（図1 AB）：肝内側区（S4）に大小2個の腫瘍性病変がある（図1 A→）．大きい方の内部はややCT値が高い．肝と前側腹壁の間に不均一なCT値の物質（＊）が貯留している．これは脾周囲の腹水よりCT値が高い．さらに足方（図1 B）では高吸収物質（血腫＊）が腹腔右前部にあり，結腸肝曲（c）を背側に圧排している．総胆管末端にガス（図1 B►）が認められる．造影CT（図1 CD）：肝腫瘍内部は造影されないが，辺縁が明瞭になっている．

診　断　腹膜腔血腫（穿刺生検後の肝出血），化膿性胆管炎，肝膿瘍．血腫の位置や胆管の状態は，MPRによる冠状断像（図2 AB）や矢状断像（図2 C）でより明瞭になる．肝膿瘍については

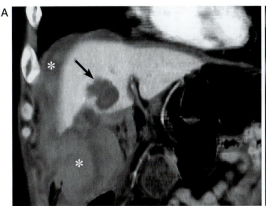
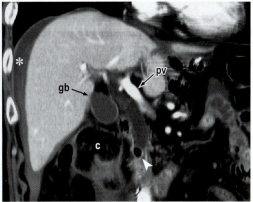
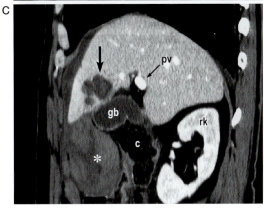

図2 症例85 造影CTのMPR A：肝膿瘍（→）を含む冠状断，B：肝門を通る冠状断，C：肝門を通る矢状断 血腫（＊），総胆管末端のガス（▶），門脈（pv），結腸肝曲（c），胆嚢（gb），右腎（rk）の関係がわかりやすい．

p.305 症例63-1，化膿性胆管炎については p.284 症例58-1 を参照してください．

治療方針 輸液，経カテーテル動脈塞栓術（TAE），抗菌薬投与，胆管ドレナージ．

経皮生検後出血

医原性腹膜腔出血（iatrogenic peritoneal hemorrhage）には，外科手術（開腹術，腹腔鏡手術），血管造影ならびにIVR（interventional radiology）手技や経皮針生検などによるものがある．細い針（たとえば18G）を使用して超音波（US）やCTガイド下に施行するようになって，経皮針生検の合併症はまれになってきた．とはいえ，大量腹膜腔出血のような重篤な合併症が0になったわけではない．489回の腹部ならびに後腹膜のCTガイド下生検で大きな出血は2例（0.4％）[1]，1750回のUSガイド下肝生検で死に至る大出血が2例〔0.1％：血管肉腫と進行肝硬変に伴う肝細胞癌（HCC）〕[2]，129の肝細胞癌（125症例）に139回の経皮生検を施行して出血は2例で，いずれも肝表面から1cm未満の腫瘍であった[3]．96症例（108回）の肝経皮針生検後の超音波検査で大きな出血2例（1.9％：肝実質内と腹膜腔），小出血が7例確認された[4]などと報告されている．これらに共通するのは，**肝の経皮針生検で危険なのは血管肉腫，肝硬変を伴う肝表面近くのHCC，肝腺腫**（p.384 ノート74）**と出血傾向**ということである（腎生検後出血については p.415 症例93 参照）．

●肝の経皮針生検：血管肉腫，肝硬変を伴う肝表面近くの HCC と出血傾向に要注意．

文献

1) Chojniak R, et al：Computed tomography guided needle biopsy：experience from 1300 procedures. Sao Paulo Med J 2006；124：10-14.
2) Drinković I, Brkljacić B：Two cases of lethal complications following ultrasound-guided percutaneous fine-needle biopsy of the liver. Cardovasc Intervent Radiol 1996；19：360-363.
3) Chu Yu S, et al：Safety of percutaneous biopsy of hepatocellular carcinoma with an 18 gauge automated needle. Clin Radiol 1997；52：907-911.
4) Hederström E, et al：Liver biopsy complications monitored by ultrasound. J Hepatol 1989；8：94-98.

XI
泌尿器疾患

症例

86-1 24歳，男性．腹部正中および右背部疼痛．WBC：9500/μL．

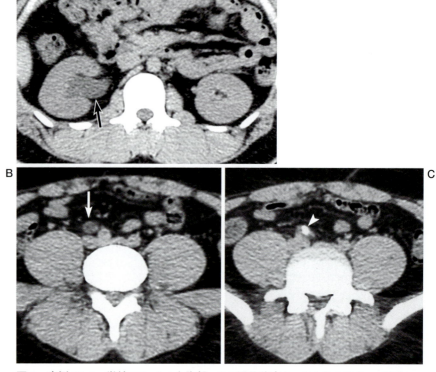

図1　症例86-1　単純CT　A：上腹部，B：腸骨稜直上，C：Bより2cm足方

CT所見　図1A：右腎盂が拡張している（→）．図1B：右尿管（→）が拡張している．図1C：右尿管内に高吸収の結石（▶）を認める．

診　断　右尿管結石

治療方針　利尿薬を投与して結石の排出を待つ．水腎症の程度，結石の位置，大きさによっては体外砕石術，手術や内視鏡による結石摘出を考える．

Q1　造影CTは必要か？

A1　必要ない．尿路に限らず結石の診断には単純CTが不可欠である．尿路結石は単純CTでほぼ100%高吸収に描出される（ノート75）ので単純CTの意義は大きい．この症例のように単純CTで確実な診断が得られれば，造影CTは不要である．

尿路結石

　尿管結石では下腹部から鼠径部，さらに大腿内側部に放散する疝痛発作が特徴的である．これは強い閉塞により上流の尿管・腎盂・腎杯内圧が急上昇するためである．これに対し腎結石（腎杯結石）では閉塞は部分的で，側腹から背部の鈍痛や重い感じを訴える．また，腎・尿管を支配する内臓神経は消化管と一部共通なので，悪心，嘔吐を呈したり，麻痺性イレウスになることもある．結石は，生理的に細い腎杯，腎盂尿管移行部（ureteropelvic junction：UPJ），総腸骨動脈との交叉部および尿管遠位端（尿管膀胱移行部 ureterovesical junction：UVJ）に見つかることが多い．Preminger らによれば，自然排石率は 5 mm 以下の結石で 68%（95%CI：46〜85%），5〜10 mm で 47%（36〜59%）と低下する[1]．一般に 10 mm を超えると自然排石は期待できない．また，ESWL[†1]による結石排出の望ましい上限値として，結石の CT 値 593 HU，体積 0.2 mL[†2]，皮膚-結石距離 92 mm が報告されている[2]．**肥満患者で，CT 値が高く，大きな結石は ESWL でも完全排石率は低下する**ということになる．

ノート 75　尿路結石の CT

　腹部単純 X 線写真で確認可能な尿路結石は 60% にすぎない[3]．尿管結石の約 75% はリン酸カルシウム，シュウ酸カルシウムあるいは両方から構成されている．また尿路結石 10,000 個を成分分析した結果，その 90% がカルシウムを含有していたと報告されている[4]．しかし，カルシウムを含んでいても含有量が少なかったり，骨に重なったりして尿路結石の 40% はみえないわけである．ところが，X 線透過性結石（尿酸結石，キサンチン結石，シスチン結石）や X 線写真でみえにくいリン酸マグネシウムアンモニウム結石でも，CT では 300 HU 以上の高い CT 値を示す．景山らはこれらの CT 値を，尿酸結石：480 HU，シスチン結石：757±114 HU，リン酸マグネシウムアンモニウム結石：1285±284 HU，そして X 線不透過性のリン酸カルシウム/シュウ酸カルシウム混合石：1555±193 HU と報告している[5]．すなわち，**すべての尿路結石は CT で高吸収に描出される**と考えてよい．ただし，**尿路結石を疑う場合にはまず単純 CT を撮像するのが原則**である．造影後は結石と尿路や血管内の造影剤を区別できないことがあるからである．単純 CT で拡張した腎盂・尿管を下方へ（尿管が大腰筋の直前を走行することに注意して）追跡していけば，高吸収の結石が見つかるはずである．唯一の例外は HIV[†3]感染治療薬インジナビル（indinavir）[†4]による尿路結石で，これは CT でも高吸収には描出されない[6]．これを除けば，**拡張した尿管の下端に軟部組織病変がある場合は尿管腫瘍を考える**ことになる（図2）．もう一つ，尿管拡張があり，臨床症状も尿管結石を示唆するのに結石が認められないときに考慮するべきなのは，CT 施行時に**尿管結石がすでに排出されている場合**である．小結石が膀胱内に確認できる場合もあるが，膀胱からも排出されている場合もある．

脚注
†1 体外衝撃波結石破砕術（extracorporeal shock wave lithotripsy）．
†2 結石を球と仮定した場合，直径 7.2 mm になる．

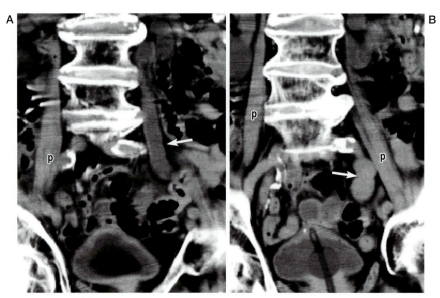

図2　左尿管腫瘍の単純CT冠状断像(BはAの10mm背側の断面)　拡張した左尿管(A→)の下端に軟部組織腫瘤(B→)を認める．p：大腰筋．

脚注
†3　HIV：human immunodeficiency virus(ヒト免疫不全ウイルス)．レトロウイルス科に属するRNAウイルスでHIV-1とHIV-2に大別され，AIDS(acquired immunodeficiency syndrome：後天性免疫不全症候群)を発症させる．
†4　硫酸インジナビルエタノール付加物で，HIV-1とHIV-2に対する選択的プロテアーゼ阻害薬．今は服用しやすく耐性が生じにくいロピナビル(lopinavir：LPV)やアタザナビル(atazanavir：ATV)などに置き換わっており，副作用としての尿路結石もみられない．

尿管腫瘍

　尿路(urinary tract)は上部尿路(腎杯/腎盂，尿管)と下部尿路(膀胱，尿道)に分けられるが，腎杯から尿道起始部までの内腔は**尿路上皮**(urothelium)に覆われている(尿道のほとんどは重層円柱上皮と扁平上皮)．腎盂腫瘍は腎腫瘍の約10％，尿管腫瘍は腎盂腫瘍の約1/2と，上部尿路腫瘍はまれで，その95％は**尿路上皮癌**(urothelial cancer)，4〜5％が扁平上皮癌で，腺癌は1％未満である．**尿路上皮癌は多発性，再発性**が多く，発生部位としては膀胱が最も多い．上部尿路上皮癌患者の30％に膀胱癌，膀胱の尿路上皮癌の5％に上部尿路癌がみられる．尿路上皮癌の発症要因として，喫煙，鎮痛薬〔フェナセチン(phenacetin)など〕の長期投与，抗癌剤のシクロホスファミド(cyclophosphamide)，染料/塗料への曝露などが知られている．男女比は3：1で男性に多い．症状としては随伴症状を伴わない肉眼的血尿が最も多い(70％)が，側腹部痛も20％にみられ，腫瘍出血による血塊が急に尿管に詰まって，**尿管結石と同様の疝痛発作を呈する**ことがある．

XI. 泌尿器疾患

症例

86-2

45歳，男性．左下腹部疼痛．WBC：8200/μL．

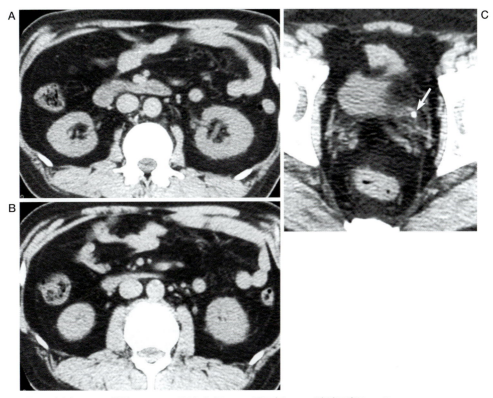

図3 症例86-2 単純CT A：腎中央部，B：腎下極，C：膀胱下部レベル

単純CT所見　図3AB：左腎杯が少し拡張しているようにもみえるが明確ではない．図3C：左骨盤底に5mm大の石灰化(→)が認められる．

Q2 造影CTは必要か？

A2 必要である．単純CT(図3A〜C)で左骨盤底に5mm大の石灰化が認められる．しかし，水腎症も拡張した尿管も明確ではないので，石灰化が結石だとしても遠位尿管内にあるのか静脈結石なのか判然としない．そこで造影CTを施行した(図4)．

393

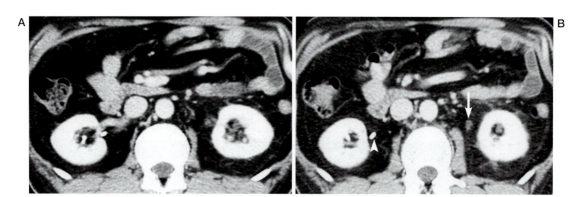

図4　症例86-2　造影CT　A：腎中央部，B：Aの1cm足方

造影CT所見　図4 AB：両腎の腎洞に注目すると，右腎では腎洞脂肪内(腎杯)に造影剤が認められるが，左腎洞内には造影されない腎杯(水濃度)が小さい囊胞状に描出されている．また，右尿管(B▶)は造影されているが，左尿管(B→)は造影されていない．すなわち，左腎は軽度だが水腎症になっていて造影剤排泄機能が低下している．よく見ると，左腎周囲腔(p.423～425 ノート83参照)に索状影が認められる．

診　断　左尿管結石

治療方針　利尿薬を投与して結石の排出を待つ．

　翌日になって症状が消失したので単純CTを施行したところ，左骨盤底の石灰化結節も消失していた．**造影CTは片腎の機能(分腎機能)を反映する**ので，本症例のように単純CTで石灰化結節が尿管のものか否か判断できないときに有効である(ノート76)．静脈結石と尿管結石を区別するCT所見に"tail sign"[7]と"rim sign"[8]がある．tail signは静脈結石から尾のように伸びる細長い軟部陰影(虚脱した静脈)，rim signは尿管結石の周囲にみられる輪状の軟部組織陰影(浮腫状の尿管)であるが，正常でも骨盤底には静脈結石と索状組織が多数存在するので例外も少なくない．図3 Cには明らかにtail signがみられ，rim signはないが尿管結石であった．

ノート 76　尿管結石の二次所見

　もちろん尿管内に結石を確認する(図1C)のが尿管結石の一次所見(確診所見)である．症例86-2のように一次所見が得られない場合には，次のような二次所見に頼ることになる．いずれも他の疾患でもみられる**非特異的所見ではあるが，尿管結石の傍証としても重要である**．

　1) 腎周囲腔の索状影：腎筋膜を構成する網状の筋膜の浮腫によるもので，尿管結石以外に，腎炎，腎梗塞，外傷などで広くみられる感度の高い所見である．

　2) 腎盂腎杯尿管の拡張：図4A,Bのように些細な拡張でも見逃さないように注意する必要がある．

　3) 腎機能の低下：患腎の機能が低下し，腎盂腎杯への造影剤排泄が遅延する(図4A,B)．また，機能の低下した腎実質はダイナミックCT早期相(動脈相〜腎実質相)で**造影増強効果低下**(血流低下)，遅延相(腎盂相)で**造影増強効果上昇**(排泄能低下)を示す．これは尿管結石以外の水腎症や腎実質病変(たとえば腎盂腎炎，p.401 症例89-1 図1C,D 参照)でもみられる．

key-point

- 単純X線写真でみえない尿路結石もCTではみえる．
- 尿路結石の二次所見にも注意する．

文献

1) Preminger GM, et al：2007 guideline for the management of ureteral calculi. Eur Urol 2007；52：1610-1631.
2) Ng CF, et al：Development of scoring system from noncontrast computerized tomography measurements to improve the selection of upper ureteral stone for extracorporeal shock wave lithotripsy. J Urol 2009；181：1151-1157.
3) Smith RC, et al：Helical CT of urinary tract stones：epidemiology, origin, pathophysiology, diagnosis and managemant. Radiol Clin North Am 1999；37：911-952.
4) Herring LC：Observations on the analysis of ten thousand urinary calculi. J Urol 1962；88：545-562.
5) 景山慎一・他：尿路結石患者におけるCT撮影の有用性-第2報：CT値による結石成分の推定．日泌尿会誌 1986；77：289-294.
6) Schwartz BF, et al：Imaging characteristics of indinavir calculi. J Urol 1999；161：1085-1087.
7) Boridy IC, et al：Ureterolithiasis：value of the tail sign in differentiating phleboliths from ureteral calculi at nonenhanced helical CT. Radiology 1999；211：619-621.
8) Kawashima A, et al：Unenhanced helical CT of ureterolithiasis：value of the tissue rim sign. AJR Am J Roentgenol 1997；211：997-1000.

症例

87

30歳,男性.腹痛,背部痛.

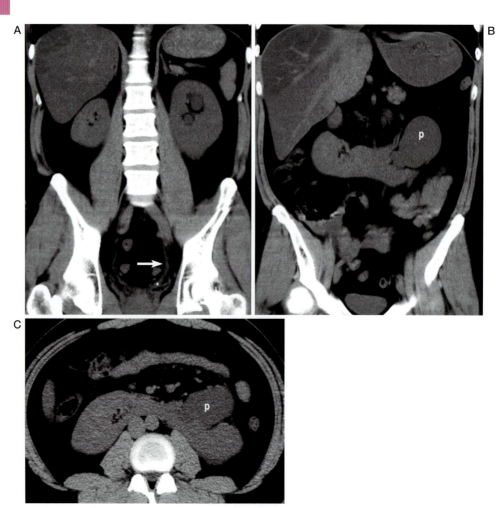

図1 症例87 単純CT A:椎体を通る冠状断像,B:Aの5cm腹側の冠状断像,C:第3腰椎レベルの横断像

単純CT所見 図1A:左腎杯が拡張している.骨盤内の右尿管に比べてやや太い左尿管(→)の下端に小結石(石灰化結節)がみられる.図1B:腹部中央に左右に長い構造物があり,左上方に囊胞構造(p)が突出している.これと横断像(図1C)を合わせると,pが拡張して前外側へ突出した左腎盂で,左右の腎が前下方で癒合している馬蹄腎であると診断される.

診 断 左尿管結石,水腎症,馬蹄腎

治療方針 経過観察(症例86-2と同じ).

馬蹄腎

馬蹄腎(horseshoe kidney)†1は，左右の腎が癒合した先天奇形である**癒合腎**(fused kidney)のなかで最も多く(90%)，全人口の0.25%(1/400)にみられる[1]．正常腎は，胎生期に骨盤内に形成された左右一対の後腎が内側に回転しながら上昇して，傍脊椎(Th12～L2)に固定される．骨盤内の左右の後腎組織が癒合したまま上昇し，途中で癒合部(峡部：isthmus)が下腸間膜動脈に引っかかって上昇を阻まれたのが，馬蹄腎である．**両腎の下極が癒合**してU字形(馬蹄形)になるので馬蹄腎とよばれている．癒合部では腎実質が癒合していることが多いが，線維組織のみのこともある．両腎の回転が不十分なため，腎盂は腹側やや外側を向き(図1B, C)，腎盂尿管境界部は高い位置(頭側)にあり，尿管は腎下極あるいは峡部を乗り越えなければならないことが多い．このため腎盂尿管境界部(UPJ：ureteropelvic junction)で狭窄(尿流の停滞)が生じやすい．また，本来の腎動脈以外に下部大動脈，総腸骨動脈，下腸間膜動脈などから複数の動脈が腎盂・尿管を横切って流入することも尿路狭窄の原因となる．**尿流の停滞は，水腎症，尿路結石，尿路感染症を誘発する．**馬蹄腎の1/3は無症状であるが，尿路結石が20～60%に，UPJ狭窄は15～33%，尿路感染症が27～41%に認められる[2]．ただし，小児では尿路結石の頻度は低く(4.0%)，膀胱尿管逆流の頻度(9.7%)が高い[3]．また，馬蹄腎をはじめとする腎の先天奇形は，膀胱尿管逆流や重複尿管などの泌尿生殖器のみならず全身のさまざまな先天異常(VATER/VACTERL†2など)を伴うことがあり，Wilms腫瘍，腎カルチノイドや尿路(移行)上皮癌の発生頻度も高いとされるので注意が必要である．

脚注
†1 horseshoeは(馬の)蹄鉄で，馬蹄(馬のひづめ)はhorse hoofであるから，horseshoe kidneyを馬蹄鉄腎とする用語もある．
†2 VATER/VACTERL：vertebral defect(脊椎奇形)，anal atresia(鎖肛)，tracheoesophageal fistula(気管食道瘻)，renal/radial dysplasia(腎/橈骨奇形)は合併しやすいので，**VATER association**とよばれる[4]．同様に合併の多いC(cardiac malformation：心奇形)とL(limb anomaly：四肢奇形)を加えて，**VACTERL association**[5]ということも多い．これらの臓器は胎生の同時期(5～7週)に形成される．

Q1 図1で，その他の異常所見は？

Q2 馬蹄腎のある人に最も多い腎の悪性腫瘍は何か？

A1 脂肪肝．肝実質の吸収値は肝内の血管(肝静脈，門脈)より明らかに低い．

A2 腎細胞癌．馬蹄腎を有する人の腎細胞癌発生頻度は通常人と変わらない[6]．腎細胞癌と比べてもともと発生頻度の低いWilms腫瘍，腎カルチノイドや尿路上皮癌の発生頻度が高くなるといっても，腎細胞癌を越えるほどにはならない．

key-point

- 馬蹄腎：結石，水腎症と尿路感染症．

文献

1) Kaufman MH, et al：An unusual case of complete renal fusion giving rise to a 'cake' or 'lump' kidney. J Anat 2001；198：501-504.
2) Viola D, et al：Sixteen years of experience with stone management in horseshoe kidneys. Urol Int 2007；78：214-218.
3) Je BK, et al：Incidence and spectrum of renal complications and extrarenal diseases and syndromes in 380 children and young adults with horseshoe kidney. AJR 2015；206：1306-1314.
4) Quan L, et al：The VATER association, vertebral defects, anal atresia, T-E fistula with esophageal atresia, radial and renal dysplasia：a spectrum of associated defects. J Pediatr 1973；82：104-107.
5) Khoury MJ, et al：A population study of the VACTERL association：evidence for its etiologic heterogeneity. Pediatrics 1983；71：815-820.
6) Hohenfellner M, et al：Tumor in the horseshoe kidney：clinical implications and review of embryogenesis. J Urol 1992；147：1098-1102.

症例

88 84歳，男性．右側腹部および右腰背部疼痛．

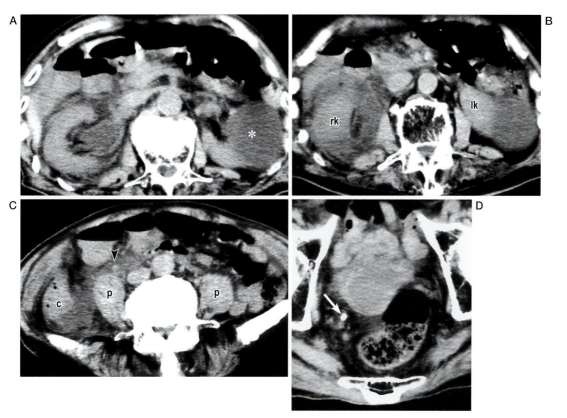

図1 症例88 単純CT A：腎中央部，B：腎下極，C：腸骨稜レベル，D：骨盤底部レベル　lk：左腎，rk：右腎，c：上行結腸，p：大腰筋．

CT所見 図1A：右腎盂が拡張している．左腎に囊胞(＊)がある．図1B：右腎周囲腔に液体が貯留している．右腎内側の液体貯留と尿管を区別できない．図1C：下大静脈と右大腰筋の腹側から外側の上行結腸(c)背側にかけて液体貯留を認める（左側と比較せよ）．右大腰筋腹側の液体内に右尿管(▶)が認められる．図1D：右尿管遠位部に高吸収の結石(→)を認める．

診　断　右尿管結石，尿管破裂，尿瘤

治療方針　右尿管結石除去＋ステント挿入と経過観察．

尿溢流と尿瘤

尿が尿路から逸脱することを**尿溢流**(尿溢出 urinary extravasation),溢出した尿が腫瘤状に貯留した状態を**尿貯留腫**(尿瘤 urinoma)という.尿路への外傷によることが多いが,原因不明,あるいは急性水腎症に伴うこともある.53例の急性水腎症(多くは尿管結石による)のうち5例に経静脈性尿路造影で尿溢流がみられたとの報告[1]があり,それほどまれな病態ではない.尿路内圧が上昇して生理的な脆弱部(おもに腎杯円蓋部[†],腎盂尿管移行部)が破綻して後腹膜に尿が流出する.腎周囲腔あるいは尿管周囲に貯留することが多い.造影CTを施行すれば,造影剤の尿路外への逸脱により尿溢流および溢流(破裂)部位がより明瞭になるが,本症例のように単純CTで異常に気付くことが大切である.慢性化すると尿の刺激により後腹膜に瘢痕線維化が生じ尿路閉塞をきたす[2]ため,かつては外科的処置が必要とされたが,近年ではステント留置に取って代わられている[3].

脚注
† 腎杯が錐体乳頭に接する部分.正常では腎杯側が凹(杯状)で乳頭が凸になっているが,水腎症では平坦あるいは凹凸が逆転し(根棒状),乳頭壊死症ではさまざまな不整像を示す.

key-point
- 尿管破裂には,まずステント.

文献

1) Chen MY, et al:Radiologic findings in acute urinary tract obstruction. J Emerg Med 1997;15:339-343.
2) Carr RA, et al:Lesions produced by the extravasation of urine from the upper urinary tract. Histopathology 1997;30:335-340.
3) Stravodimos K, et al:Spontaneous perforation of the ureter:clinical presentation and endourologic management. J Endourol 2008;22:479-484.

XI. 泌尿器疾患

症例 89-1

72歳，女性．左腹痛，背部痛，発熱(38.9℃)．WBC：10,900/μL，CRP：20.5 mg/dL．

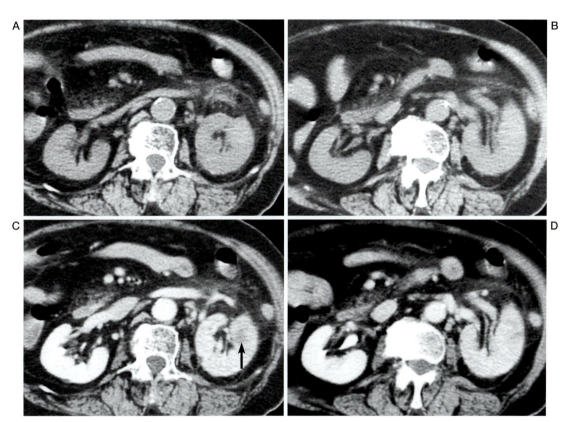

図1 症例89-1　A, B：単純CT，C, D：造影CT

CT所見　単純CT(図1 AB)：左腎が腫大し，左腎周囲(特に前面)にdirty fatがみられGerota筋膜が肥厚している．造影CT(図1 CD)：右腎は正常に造影され，腎盂に造影剤が排泄されている．左腎の造影効果が不良で，外側部には特に不良な部分(低吸収部，図1 C→)が島状に認められる．左腎盂腎杯への造影剤排泄はまだみられない．

診断　左急性腎盂腎炎

治療方針　抗菌薬投与．

　抗菌薬投与で大半は治癒する．結石が存在する場合は除去し，膿瘍や膿腎症がある場合には経皮的ドレナージが必要である．

急性腎盂腎炎

急性腎盂腎炎(acute pyelonephritis)は，一般に側腹部・背部痛，悪寒，発熱で発症する．下部尿路からの上行感染によるものが多い(特に小児や女性)が，血行播種によるものもある．前者では大腸菌，後者ではブドウ球菌が原因菌のことが多い(p.405ノート78)．膀胱尿管逆流，尿路結石，神経因性膀胱，尿路閉塞，糖尿病，免疫能低下，妊娠などが罹患しやすい要因となる．一般に適切な抗菌薬により治癒するが，治療が遅れると**急性巣状細菌性腎炎**(acute focal bacterial nephritis：**AFBN**)，さらに**腎(周囲)膿瘍**あるいは**膿腎症**(pyonephrosis：尿管閉塞を伴い腎盂腎杯に膿が貯留した状態)へと進行し，たとえ治癒したとしても不可逆的な線維化(瘢痕)などを残す．

急性腎盂腎炎は，腎杯から錐体乳頭，集合管，髄質，皮質と放射状に炎症が波及する．侵された領域では，動脈が収縮し**灌流が低下**して浮腫状になる．また，集合管が菌体で閉塞したり，周囲間質の浮腫により狭窄し，局所腎機能が低下する．ここまでは基本的に可逆的変化で適切な抗菌薬により元に戻る．多巣性のことが多く，両側性も少なくない．非特異的ではあるが，最も敏感なCT所見は**腎周囲腔脂肪層の乱れ(dirty fat sign)**である．これは腎周囲腔の筋膜(腎筋膜)が浮腫により肥厚したり，液体が貯留するためである．単純CTで得られる所見で，有用性が高い．造影すると局所灌流の低下を反映して，早期相(皮質相〜実質相)[†]では，**腎全体の造影不良や実質の楔状あるいは放射状の造影不良域**がみられる．後期相(平衡相以降，特に3〜6時間後の遅延相)では局所腎機能(造影剤排泄能)の低下を反映して，この部分が相対的に高吸収となる．後期相でも造影不良の場合にはAFBNに進行したと考えられる．

> 脚注
> [†] 腎のダイナミック造影CTの時相は，強い造影効果を示す解剖学的部位により，皮質相(皮質のみ濃染：動脈優位相に相当)→実質相(皮質と髄質が濃染)→排泄相(腎盂腎杯に造影剤排泄：平衡相に相当)などとよばれ，さらに遅い時期に撮像する遅延相がある．正常腎の場合，実質相は造影剤注入後50〜90秒後に得られるが，急性腎盂腎炎や水腎症では灌流が遅れるため，それぞれの相は遅延することになる．

Q 症例89-1において腎シンチグラフィを施行する必要は？

A 必要ない．腎(静態)シンチグラフィは腎の局所灌流異常を検出する能力が高いので，小児の急性腎盂腎炎の診断に最も感度が高く，結果として生じる実質瘢痕化の評価にも有効な検査である[1,2]．したがって，膀胱尿管逆流などにみられる，小児の反復する尿路感染症に対しては重要な検査であるが，成人ではCTを超える情報は得られない．

ノート 77　腎シンチグラフィ

静態と動態シンチグラフィがある．**静態シンチグラフィ**は，腎皮質にある近位尿細管のSH基(sulfhydryl group)に結合する^{99m}Tc-DMSA(dimercaptosuccinic acid)を静注し，機能を有する腎実質の形態を評価する．**動態シンチグラフィ**は分腎機能を定量的に評価する方法で，糸球体濾過物質である^{99m}Tc-DTPA(diethylenetriaminpentacetate)を静注して**糸球体濾過率**(GFR：glomerular filtration rate)を，あるいは糸球体から濾過されるとともに近位尿細管細胞からも分泌される^{99m}Tc-MAG3(mercaptoacetyltriglycine)を静注して**有効腎血漿流量**(ERPF：effective renal plasma flow)を推定する．

症例

89-2
46歳，女性．左側腹部痛，背部痛，悪寒，発熱．WBC：18,000/μL．

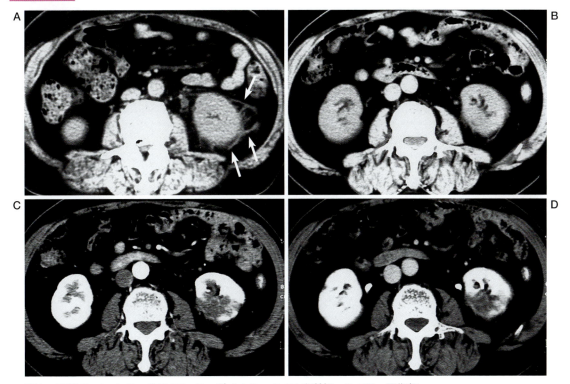

図2　症例89-2　A, B：単純CT，C：ダイナミックCT皮質相，D：同，平衡相

CT所見　単純CT(図2 AB)で左腎周囲脂肪層に索状の浸潤像(→)を認めるが，実質内病変は不明である．造影直後の皮質相(図2 C)および平衡相(図2 D)で左腎に造影欠損部がある．

| 診　断 | AFBN（急性巣状細菌性腎炎） |

| 治療方針 | 抗菌薬投与． |

急性巣状細菌性腎炎

　急性巣状細菌性腎炎（acute focal bacterial nephritis[†]：AFBN）は，かつて acute lobar nephronia[†] ともよばれた腎感染症である．腎実質の一部が**巣状に強い細菌性炎症（浮腫）を生じて腫瘤状になっているが，まだ液化（膿瘍化）していない状態**で，通常は急性腎盂腎炎から進行する[3,4]．すなわち，腎盂腎炎→AFBN→腎膿瘍と進行する一連の病態の一過程である．したがって，腎盂腎炎ならびに腎膿瘍との間に移行（中間）形が存在するわけだが，一般に造影 CT で次のように区別される．

　1）**腎盂腎炎**：早期（皮質〜実質相）に巣状造影低下部（楔状，島状）を認めることがあるが，後期（平衡相）には周囲正常部と同様に造影される．
　2）**AFBN**：巣状造影低下部は平衡相以降まで続くが，造影効果は存在する（図 2）．
　3）**腎膿瘍**：まったく造影効果を示さない（液化した），より低吸収の部分が存在する（図 3）．単純 CT でも正常部より低吸収のことが多い．ただし囊胞は別．

脚　注
　[†] -itis は炎症を表すギリシア語尾（e.g. appendicitis, nephritis）．-ia は病気［—症，—病（anemia, hypochondria, nephronia）］あるいは地域（Italia, Syria）を表すラテン語尾．sis は抽象名詞を作るギリシア語尾（e.g. hypothesis, nephrosis）．-oma は腫瘍を表すギリシア語尾（e.g. hepatoma）．なお e.g. は exampli gratia（ラテン語で "たとえば"）の略．

症　例

89-3　39 歳，女性．右側腹部痛，背部痛，発熱．WBC：22,500/μL，CRP：30.6 mg/dL．糖尿病がある．

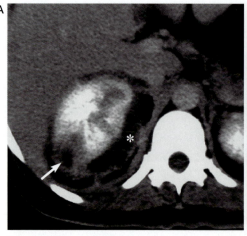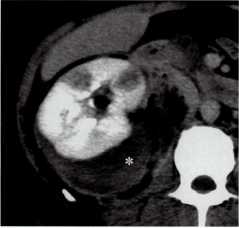

図 3　症例 89-3　造影 CT

CT所見 右腎上極前部(図3A)と中央前部(図3B)にAFBNの病変がある．右腎上極背部(図3A)にはより低吸収の液化した部分を含む病変(膿瘍→)が認められる．また，右腎の内側から背側の腎周囲腔にはより低吸収の液体と気体からなる膿瘍(＊)が存在する．さらに，図3Bには腎盂に気体が認められる．

診断 AFBN，腎膿瘍，腎周囲膿瘍

治療方針 膿瘍ドレナージ，抗菌薬投与．

ノート 78 尿路感染症の原因菌

尿路(腎盂，尿管，膀胱，尿道)感染症は，基本的に外尿道口からの上行性感染症である．尿路に何らか(前立腺肥大症，結石，神経因性膀胱など)の尿停滞の基礎疾患がある複雑性尿路感染症と，これらがない単純性尿路感染症に大別される．**単純性尿路感染症**は女性に多い．原因菌の2/3～3/4は大腸菌であり，残りを肺炎桿菌などのグラム陰性桿菌と腸球菌などのグラム陽性球菌が占める．**複雑性尿路感染症**は年齢とともに男性に多くなる．緑膿菌が最も多く(約1/4)，大腸菌は20%以下である．留置カテーテルのある場合にはさらにこの傾向が顕著となる．

key-point
- 急性腎盂腎炎は，腎周囲の dirty fat と実質の灌流低下．
- 急性腎盂腎炎，AFBN と腎膿瘍を区別する．

文献

1) Rushton HG, Majd M：Dimercaptosuccinic acid renal scintigraphy for the evaluation of pyelonephritis and scarring：a review of experimental and clinical studies. J Urol 1992；148：1726-1732.
2) Lavocat MP, et al：Imaging of pyelonephritis. Pediatr Radiol 1997；27：159-165.
3) Lawson GR, et al：Acute focal bacterial nephritis. Arch Dis Child 1985；60：475-477.
4) Huang JJ, et al：Acute bacterial nephritis：a clinicoradiological correlation based on computed tomography. Am J Med 1992；93：289-298.

症例

90-1
64歳，女性．左側腹部痛，発熱，嘔気．糖尿病を患っている．

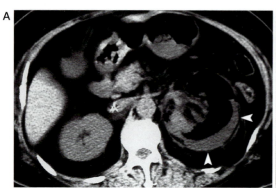 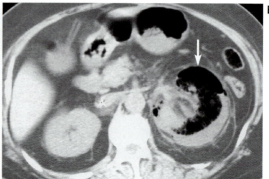

図1　症例90-1　単純CT　A：通常の表示（WW/WL：300/20 HU），B：air window（WW/WL：2000/−600 HU）

CT所見　左腎実質内に細かい無数のガス貯留と腎周囲腔に半月状のガス貯留を認める（図1→）．腎盂・腎杯にガスはみられない．腎筋膜〔Gerota's (renal) fascia[†1]〕が肥厚し，腎周囲腔に液体貯留を認める（図1A▶）．ガスは図1B（air window：p.62症例11参照）で明瞭となる．

診　断　左気腫性腎盂腎炎

治療方針　左腎摘出．抗菌薬投与．血糖値コントロール．

脚 注
[†1] Dimitru Gerota（ゲロータ，1867-1939）：ルーマニアの解剖学者．腎筋膜については p.425 症例94 図4 参照．

気腫性腎盂腎炎

　気腫性腎盂腎炎（emphysematous pyelonephritis）は致死率の高い急性腎盂腎炎で，90％以上は**糖尿病**を，約1/3は腎盂尿管の閉塞を合併し，女性に多い（1：2）．原因菌の69％が大腸菌（*Escherichia coli*），29％が肺炎桿菌（*Klebsiella pneumoniae*）などの**通性嫌気性菌**で，本来の嫌気性菌（**偏性嫌気性菌**；*Clostridium* 属など：p.410 ノート80 参照）はまれである[1]．組織内のブドウ糖濃度が上昇し，血流が低下して免疫能が低下した低酸素状態では，大腸菌などのグラム陰性通性嫌気性菌が解糖・発酵によってブドウ糖から酸と二酸化炭素および水素を生成するために気腫を生じる．したがって，ここでみられるガスは空気ではなく**二酸化炭素**と**水素**である（ノート79）．

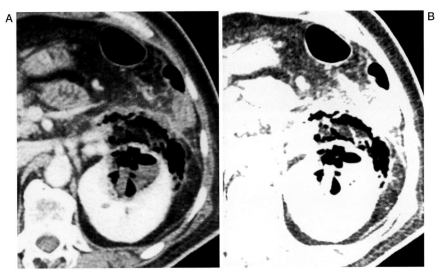

図2 気腫性腎盂腎炎（別症例，糖尿病） A：通常の表示，B：気体を強調した表示（air window） 抗菌薬により左腎に瘢痕を残して治癒した．

　気腫性腎盂腎炎は単純X線写真で診断可能であるが，ガスや液体貯留の範囲などの細かい所見はCT以外では得られない．WanらはCT像から気腫性腎盂腎炎を2型に分類した[2]．腎実質の1/3超が破壊され，腎実質内に細かいガス陰影が放射状に分布するⅠ型は，三日月，半月状の被膜下ないし腎周囲ガスを伴うが，免疫能が低いため生体反応が弱く液体貯留を伴わない．経過は劇症で致死率が69％と高い[2,3]．腎実質内に泡状あるいは局所的なガス貯留を認め，実質破壊が1/3未満のⅡ型（図2）は，液体貯留を認め，腎盂にもガスを伴うことが多い．致死率は18％である．ただし実際には，この範疇（Ⅰ，Ⅱ型）から外れる症例もある．症例90-1（図1）はⅠ型に特徴的な腎実質の細かい放射状ガス陰影と半月状の腎周囲腔ガスを認めるが，液体貯留も存在する．**抗菌薬と早期の経皮カテーテルドレナージ**（PCD：percutaneous catheter drainage），あるいは**腎摘出術**を必要とする．

　また，Huangらは気腫性腎盂腎炎48症例〔46例（96％）が糖尿病〕を，基本的にPCDと抗菌薬，失敗例には腎摘出術という方針で対処し，CT所見をclass1～4に分類した（**表**）．class1,2（n＝16）ではPCDの失敗率も死亡率も低く，class3,4（n＝32）で危険因子（血小板減少，急性腎不全，意識障害，ショック）が1つ以下のグループ（n＝20）では，PCD失敗率が15％であったのに対して，2つ以上（n＝12）では92％と報告している．また，これらにWanらの分類を適用すると，PCD失敗率と死亡率は，Ⅰ型（n＝14）：57％，36％，Ⅱ型（n＝34）：18％，12％であったとしている．

　気腫性腎盂炎（emphysematous pyelitis）は，ガスが腎盂腎杯に認められるが腎実質内には存在しないものである（Huangのclass1）．同様に糖尿病や尿路閉塞に合併することが多く，原因菌も大腸菌がほとんどであるが，気腫性腎盂腎炎ほど重症にはならない．この場合には，膀胱や尿路変向後のileal conduit（回腸導管）などからの逆流との鑑別が必要である[†2]．

脚注
†2 CTは空気（逆流）とCO_2/H_2（発酵）を区別できない．

■表 Huangらの気腫性腎盂腎炎分類と死亡率[1]

	CT所見	PCD失敗率	死亡率
class 1	:ガスが腎盂腎杯に限局	0%	0%
class 2	:ガスが腎実質に限局	0%	10%
class 3A	:ガス/膿瘍が腎周囲腔へ進展	71%	29%
class 3B	:ガス/膿瘍が腎傍腔へ進展	30%	19%
class 4	:両側性/単腎の気腫性腎盂腎炎	75%	50%

ノート 79 発酵

　生物がエネルギーを獲得する方法には，呼吸，発酵と光合成がある．炭水化物(ブドウ糖など)を無酸素状態で分解してエネルギーを獲得する過程が**発酵**(fermentation)で，人間にとって有害な場合には腐敗とよばれることもある．発酵には酵母によるアルコール発酵，乳酸菌による乳酸発酵などがある．嫌気性菌による主たる発酵は**酪酸発酵**であり，ブドウ糖から酪酸，酢酸とCO_2，H_2を産生する．この時に生じる不快臭は酪酸の臭いである．酪酸発酵から，さらにアセトンブタノール発酵に進んで，アセトン，ブタノールとCO_2，H_2を生じる場合もある．

症例

90-2

71歳，男性．下腹部痛，発熱，排尿困難，血尿．糖尿病を患っている．WBC：9000/μL，体温 37.2℃．

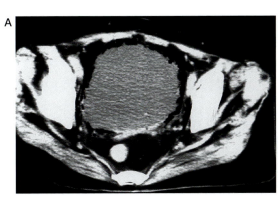
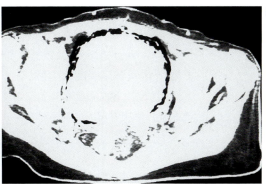

図3　症例 90-2　単純 CT　A：通常の表示（WW/WL：300/20 HU），B：air window

CT所見　図3A：膀胱内縁が不整であり，膀胱壁自体は確認されない（p. 413 症例 92 図1Bと比較せよ）．図3B（air window 表示）：図3Aでは脂肪と区別しにくかった気体が膀胱壁内に存在すること（膀胱壁気腫）が明瞭である．

診断　気腫性膀胱炎

腎（症例 90-1），腎周囲腔（症例 89-3），膀胱（症例 90-2）など**尿路のガスを見たら，まず糖尿病に合併したガス産生菌感染**を考える必要がある．

治療方針　抗菌薬投与，膀胱ドレナージ．血糖コントロール．

気腫性膀胱炎

気腫性膀胱炎（emphysematous cystitis）の原因菌，発症機序は気腫性腎盂腎炎に準ずるが，膀胱炎を繰り返している糖尿病患者に多い．抗菌薬投与後にカンジダで発症する例も知られている．一般に気腫性腎盂腎炎に比べて全身状態が重篤になることはなく，尿路閉塞や結石がない限り，糖尿病のコントロール，抗菌薬投与，膀胱ドレナージによって治癒する[4]．致死率は文献上 7% と報告されている[5]．

ノート 80 嫌気性菌

　酸素がないと増殖できない菌を偏性（絶対）好気性菌（obligate aerobe），逆に酸素があると増殖できない菌を偏性（絶対）嫌気性菌（obligate anaerobe），周囲の状況により酸素があってもなくても増殖できる菌を通性嫌気性菌（facultative anaerobe）という．**偏性好気性菌**は結核菌や緑膿菌などで，酸素呼吸によってエネルギーを獲得する．単に嫌気性菌という場合には**偏性嫌気性菌**をさし，グラム陽性桿菌の *Clostridium* 属，グラム陽性球菌の *Peptostreptococcus* 属，およびグラム陰性桿菌の *Bacteroides* 属，*Fusobacterium* 属があり，嫌気性発酵（p.408 ノート79）によりエネルギーを獲得する．*Clostridium* 属は破傷風，ボツリヌス中毒，偽膜性腸炎を生じる．有酸素状態では呼吸，無酸素状態では発酵によりエネルギーを獲得するのが**通性嫌気性菌**で，大腸菌，乳酸菌，肺炎桿菌，コリネバクテリウム（*Corynebacterium*）が代表的である．

key-point
- 尿路のガスは糖尿病．

文献

1) Huang JJ, et al：Emphysematous pyelonephritis：clinicoradiological classification, management, prognosis, and pathogenesis. Arch Intern Med 2000；160：797-805.
2) Wan YL, et al：Acute gas-producing bacterial renal infection：correlation between imaging findings and clinical outcome. Radiology 1996；198：433-438.
3) Wan YL, et al：Predictors of outcome in emphysematous pyelonephritis. J Urol 1998；159：369-373.
4) Ankel F, et al：Emphysematous cystitis：a complication of urinary tract infection occurring predominantly in diabetic woman. Ann Emerg Med 1990；19：404-406.
5) Thomas AA, et al：Emphysematous cystitis：a review of 135 cases. BJU Int 2007；100：17-20.

症例

91

46歳，男性．昨日，急に腹痛ならびに左背部痛に襲われ，嘔気もあった．近医の超音波検査では異常はなかったが，今朝になっても治まらないため来院した．WBC：12,000/μL．

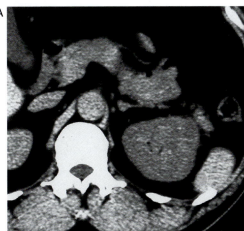
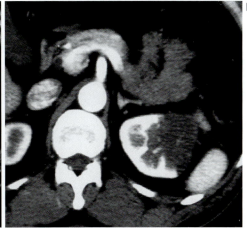
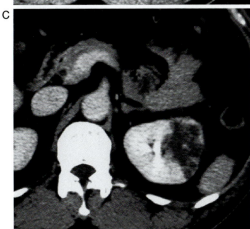

図1 症例91 A：単純CT，B：ダイナミックCT動脈相，C：同，平衡相

CT所見 単純CT（図1A）では異常は認められない．ダイナミックCT動脈（皮質）相（図1B）で左腎外側部に造影欠損がある．この部分は平衡（排泄）相（図1C）でも造影効果を示さないが，その外周部が帯状に造影される（cortical rim sign）．

診断 左腎梗塞

治療方針 対症療法（鎮痛薬など）．
　図2は症例91の2か月後の造影CTである．梗塞部は萎縮し，腎の一部が欠損したようにみえる．

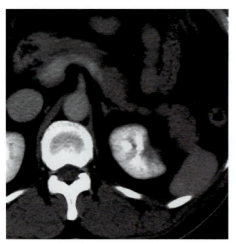

図2 症例91 2か月後の造影CT

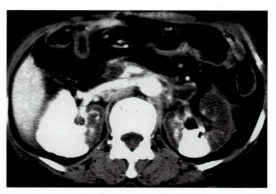

図3 造影CT 両側多発性腎梗塞 cortical rim sign が明らかである．

腎梗塞

　腎梗塞(renal infarction)の原因は，塞栓(心疾患，カテーテル検査，手術)，外傷，敗血症，血管炎，血栓などである．本例のように健常者に突然生じることもある．腹痛，悪心，嘔吐，発熱，肝機能異常など非特異的な臨床像を呈し，臨床的に他の急性腹症との鑑別が困難なことが多い[1]．形態上は，① 片腎の50%以上を占め球状を呈するglobal typeと，② 楔形のfocal type，に大別される．①は腎動脈本幹の閉塞で外傷に多く，②は一般に塞栓による分枝の閉塞で両側性や多発性が多い(図3)．単純CTでは腎の軽い腫大はあっても，はっきりした腎自体の異常としては認められない．腎筋膜の肥厚や腎周囲の液体貯留がみられることはあるが特異的所見ではない．造影CTでは楔状あるいはさらに広い範囲の造影欠損を示す．やや遅れて造影欠損部の外周が帯状に造影される所見は"cortical (subcapsular) rim sign"とよばれ(図1C，図3)，腎梗塞の50%にみられる特異性の高い所見である．これは被膜・腎盂・尿管動脈から側副的に造影されるためである．cortical rim signが認められるには最低でも発症から8時間を必要とし，1週以降なら全例にみられると報告されている[2]．

key-point
- 腎梗塞は造影しないとわからない．

文献
1) Lumerman JH, et al：Heightened suspicion and rapid evaluation with CT for early diagnosis of partial renal infarction. J Endourol 1999；13：209-214.
2) Kamel IR, et al：Assessment of the cortical rim sign in posttraumatic renal infarction. J Comput Assist Tomogr 1996；20：803-806.

XI. 泌尿器疾患

症例 92

80歳，男性．下腹部痛，腹部膨満．3年前に脳出血で倒れ，それ以来，寝たきりである．

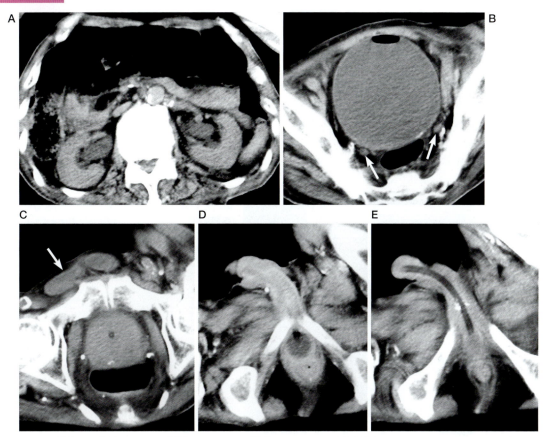

図1 症例92 単純CT A：腎門レベル，B：膀胱レベル，C：恥骨結合レベル，D：Cの2cm足方のレベル，E：Dの1cm足方のレベル

　指導医A：Bさん，CT所見と診断は？

　研修医B：図1Aで腸管内のガスが多く，腹腔の腹側を占拠しています．しかし両腎の外側にある腸管，上行および下行結腸ですが，これらには特に異常ありません．したがって，ガスが貯留した腸管は小腸だと思います．また，図1Cでは，鼠径部から恥骨前面の皮下に腸管と思われる構造（→）があり，間接鼠径ヘルニアの所見です．したがって，**診断は鼠径ヘルニア嵌頓による小腸閉塞**です．

　指導医A：鼠径ヘルニアを見落とさなかったのは素晴らしいですね．しかし，閉塞性イレウスなら，もっと腸管が拡張しているはずですし，確かに小腸にガスが貯留していますが，air-fluid levelはまったく認められません．寝たきりの患者さんなので，腸管にガスが溜まるのはよくあることです．C君のCT所見と診断は？

　研修医C：図1Aには両側の水腎症が描出されています．図1Bでは膀胱が拡張緊満し，

その背側に少し拡張した遠位尿管(→)が両側にみられます．膀胱に気体が認められますが，これは尿道から膀胱へバルーンカテーテルが挿入されているためです(図1D, E)．図1Cには肥大した前立腺が描出されています．したがって**診断はBPH**(benign prostatic hyperplasia：良性前立腺肥大)**による膀胱出口閉塞，膀胱拡張，水腎症**だと思います．

　指導医A：膀胱カテーテルが入っているのにですか？　それにBPHによる尿道閉塞なら慢性のものなので，膀胱壁の肥厚や肉柱形成がみられるはずでしょう？　図1Bをもう一度見てください．拡張した膀胱の壁は薄く円滑です．カテーテルのバルーンが膨らんでいる位置を確認しましたか？

　研修医B：あっ！　前立腺より下，足方です(図1D)．

　指導医A：膀胱カテーテルを入れ換えるときに，BPHのために尿道が細くて膀胱まで上手く挿入できず，手前の後部尿道でバルーンを膨らましてしまったのですね．逆に強引に挿入し，膀胱壁を突き破って腹膜腔内でバルーンを膨らましてしまった研修医もいました(図2)．直ぐに病室に行って膀胱カテーテルを入れ直しなさい．

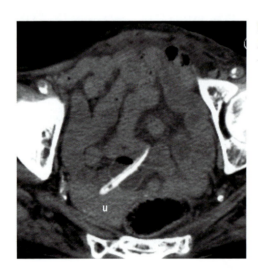

図2　(別症例)　単純CT　膀胱壁を突き破って腹膜腔内で膨らませたバルーンカテーテル．u：子宮．

| 最終診断 | 膀胱カテーテル誤挿入による後部尿道閉塞，膀胱拡張，両側水腎症．右鼠径ヘルニア(非嵌頓) |

| 治療方針 | 膀胱カテーテル再挿入． |

　正しく膀胱内にカテーテルを挿入した結果，大量の尿が排出され，症状も消失した．その後の超音波検査で水腎症がないことが確認された．

key-point
- 病変があるからといって，それが腹痛の責任病変とは限らない．
- 1つ病変を見つけただけで満足するな．
- 高齢者に複数の異常所見があるのは当たり前．
- カテーテルの先端を確認する．

XI. 泌尿器疾患

症例 93

8歳，女児．高安動脈炎（大動脈炎症候群）にてフォローアップ中である．"慢性腎炎"のため某病院で腎生検を受けた．検査中から左腹痛，背部痛を訴え，血圧が低下したために，緊急搬送されてきた．輸液，輸血にもかかわらず，CT施行時の最高血圧は70 mmHg未満であった．

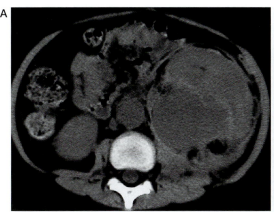
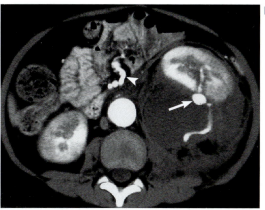
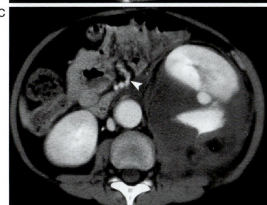

図1 症例93 A：単純CT, B：ダイナミックCT動脈相, C：同, 平衡相

CT所見 単純CT（図1 A）：腎の背側の腎周囲腔（p.423 ノート83）に大きな腫瘤があり，腎は前方に圧排されている．腫瘤の一部は高吸収で血腫と考えられる．ダイナミックCT早期の動脈相（図1 B）：腎下極の背側に仮性動脈瘤（→）があり，そこから血腫内に造影剤が漏出している．後期（平衡）相（図1 C）：漏出した造影剤が増えている．大動脈は異常に太く，上腸間膜動脈は数珠状（▶）である．これらは高安動脈炎による変化である．

診 断 腎周囲血腫．仮性動脈瘤から出血中

治療方針 動脈カテーテルからの出血血管の塞栓（TAE：transcatheter arterial embolization）．
　　　　　　カテーテルを右大腿動脈から左腎動脈の下極背側枝に進め，これを金属コイルで塞栓し止血した．このような塞栓術にあたっては，さまざまな画像処理による表示が有用である

(図 2〜4, ノート 81 参照).

Q1 左腎摘出術を施行するべきではないか？

Q2 右大腿動脈から左腎動脈の下極背側枝への経路は？

A1 本症例は，① 両側性の慢性腎障害があり，② 若年であることから，出血腎もできるだけ温存したいので TAE を第一選択とするべきである．

A2 右大腿動脈→右外腸骨動脈→右総腸骨動脈→腹部大動脈→左腎動脈→左腎動脈下極背側枝．

高安動脈炎

本邦では大動脈炎症候群(aortitis syndrome)とよばれることが多かったが，現在は国際的にも高安動脈炎(Takayasu arteritis)に統一されている(CHCC2012[†1])．弾性動脈(大動脈およびその主分枝と肺動脈)に生じる原因不明の**非特異性肉芽腫性全層性動脈炎**で，動脈壁(p.357 症例 74-1 図 3 参照)の外膜から内膜へ炎症が進展し，弾性線維の脱落，線維性肥厚を認め，特に強い内膜肥厚による**狭窄，閉塞と動脈瘤**がみられる．発症年齢は 15〜30 歳に多く，日本人をはじめとするアジア系女性に多い(男：女＝1：9)．臨床症状は発熱，倦怠感，食思不振などの非特異的全身症状と局所病変による症状があり，後者は侵される血管部位により，脈拍微弱，腎血管性高血圧，眼症状など多彩である．「**確定診断は画像診断によって行う**[1)]」とされており，本症においては画像診断が特に重要である．「高安動脈炎」は本症が呈した網膜の血管病変を初めて報告[2)]した高安博士[†2]に因む．

脚注
[†1] CHCC：Chapel Hill Consensus Conference.
[†2] 高安右人(1860-1938)：日本の眼科医．金沢医科大学(現金沢大学医学部)初代学長．

腎血腫

腎からの出血による血腫(renal hematoma)は，**腎内血腫**(parenchymal hematoma)，**腎被膜下血腫**(subcapsular hematoma)，**腎周囲腔血腫**(perirenal hematoma)に分かれる．一般的には閉鎖腔での出血だから，ある程度出血すると内圧が高くなって自然に止血することが多く，保存的に対処する．しかし，出血傾向や血管病変のある患者ではこの限りではない．また，腎被膜下血腫や腎周囲腔血腫では腎実質が圧迫され，レニン-アンジオテンシン系が賦活されて高血圧を呈する[3)](Page[†3] kidney という)ことがあるので注意が必要である．

経皮腎生検後には腎内外に出血が認められるが，ほとんどは軽度で特に問題になることは少ない．Ralls らは経皮穿刺腎生検を 200 回施行し，91％に後腹膜血腫が CT で認められたと報告している[4)]．超音波検査での血腫検出率は低下するが，それでも 96/216 例(44.0％)に認められ，重篤な症例は 6 例(2.75％)で，そのうち 2 例は動脈塞栓術による止血が必要であったと報告されている[5)]．さらに腎経皮生検後の出血から DIC(播種性血管内凝

固)で死亡した例も報告されている[6].血友病などの**出血傾向がある疾患はもちろん,高安動脈炎,多発性結節性動脈炎などの全身性の血管病変**(p.369症例78表)**あるいは動静脈瘻といった局所血管病変など経皮穿刺生検を施行するべきでない基礎疾患がある.**このような場合には,適応を十分に検討するとともに,外科的生検や経頸静脈性生検など別の手技を選択するべきである[7].

脚注
†3 Irvin Heinly Page(ペイジ,1901-1991):アメリカの医師,生理学者.犬の腎をセロファンで包んで高血圧になることを示し[3],被膜下血腫が高血圧の原因になっている症例を報告した[8].

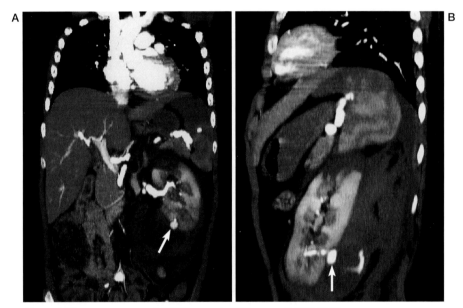

図2 症例93 MPR A:冠状断,B:矢状断 →:仮性動脈瘤.

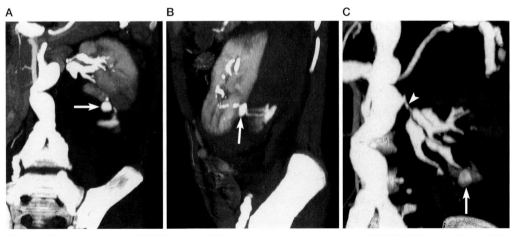

図3 症例93 MIP A:冠状断,B:矢状断,C:CT angiography →:仮性動脈瘤,▶:細い左腎動脈本幹.

ノート 81　CTの画像処理と表示法

　CTは(軸位)横断像が基本であるが，MDCT(multidetector-row CT：多列検出器型CT，またはマルチスライスCT)による時間分解能と長軸方向(患者の頭尾方向)の空間分解能の向上により，次のような表示法が利用されている．目的にあわせて選択すべきである．

　1) paging：ディスプレイ装置(ワークステーションなど)上で，次々と頭側から尾側へ(あるいは逆に)画像を表示させながら上下のつながりを把握する方法である．MDCTでは，最も一般的な観察法である．

　2) MPR〔multiplanar reconstruction(reformation)〕：多断面再構成法．多数の連続する横断像から矢状断像や冠状断(前額断)像などを再構成する方法(図2)．上下の位置関係の把握や上下方向に長い構造(大動脈，胆管など)の表示に適している．

　3) MIP(maximum intensity projection)：最大輝度投影法(図3)．ある方向から見て，奥行き方向に重なるボクセルのなかで最も高吸収値のボクセルだけで重なるボクセル全体を代表させる方法である．CT cholangiography，CT angiographyのように吸収値の高い部分(血管内腔，胆管内腔)と他を識別表示するのに適している．画像処理は簡単だが，奥行きの情報を欠くため血管や胆管が交差すると前後関係がわからなくなる．多方向からの表示や像を回転しながらの観察が必要である．

　4) 3次元表示(3D display)：ある方向からの光を想定して対象物に陰影をつける方法(shading)と遠近法の組み合わせで，3次元のようにみえる表示法である(図4)．大きくsurface renderingとvolume renderingに分かれる．

　ⅰ) surface rendering：SSD(shaded surface display)ともよばれ，目的とする構造の表面のデータだけを取り出して処理する方法で，データ数が限定されるためにコンピュータへの負担は少なく，短時間で3次元像が得られるという利点がある反面，内部構造の情報が欠落する，表面に歪みが生じやすいといった欠点がある．

　ⅱ) volume rendering(VR)：すべての3次元画像データを利用するため，内部情報を含み，正確性も高いが，コンピュータへの負担は大きく，時間がかかる．コンピュータ(ワークステーション)の性能が高まった最近の画像診断では，volume renderingが一般的である．

　また，濃度に従った透明度を与えることによる透視図のような画像，ray sum法(総和投影法)によって消化管の二重造影のような画像(図5)，さらにCT内視鏡，virtual endoscopy(仮想内視鏡)などとよばれる内視鏡的3次元表示法がある(図6)．これは視点を管腔内部に置いて，管腔構造(気管支，消化管，膀胱，血管など)の内面を表示する方法で，大腸ではvirtual colonoscopyあるいはCT colonographyとよばれる．視点を管腔内で自由に移動させ，リアルタイムで内視鏡で見たような内面像を表示する方法は，ちょうど鳥が内部を飛行して見ているようなので，cruising-eye view，fly-throughなどとよばれている．

XI. 泌尿器疾患

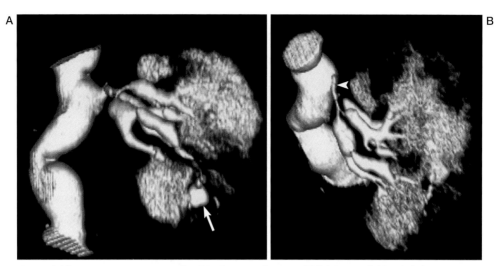

図4 症例93 volume rendering(VR)による3D表示 正面(A)からと右斜め上(B)から見た図
→：仮性動脈瘤，▶：細い左腎動脈本幹．

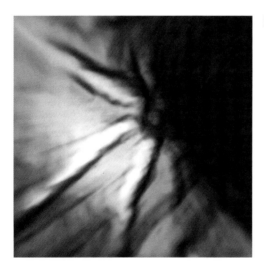

図5 ray sum法による早期胃癌の描出

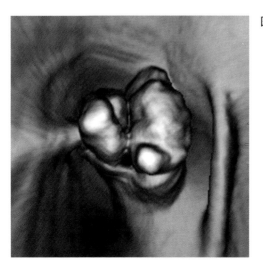

図6 CT内視鏡による上行結腸癌の描出

key-point
- 経皮穿刺腎生検は出血を前提として施行する．
- 造影CTを見て動脈塞栓術の計画を立てる．
- CTにはさまざまな表示法がある．

文献

1) 2006-2007年度合同研究班：血管症候群の診療ガイドライン．Circulation J 2008；72 Suppl IV：1325-1330．
2) 高安右人：奇異ナル網膜中心血管ノ変化ノ一例．日本眼科学会雑誌 1908；12：554-555．
3) Page IH：The production of persistent arterial hypertension by cellophane perinephritis. JAMA 1939；113：2046-2048．
4) Ralls PW, et al：Renal biopsy-related hemorrhage；frequency and comparison of CT and sonography. J Comput Assist Tomogr 1987；11：1031-1034．
5) Castoldi MC, et al：Sonography after renal biopsy：assessment of its role in 230 consecutive cases. Abdom Imaging 1994；19：72-77．
6) Dara T, et al：Disseminated intravascular coagulation following percutaneous renal biopsy. Am J Nephrol 1991；11：343-344．
7) Stiles KP, et al：Renal biopsy in high-risk patients with medical disease. Am J Kid Dis 2000；36：419-433．
8) Engle WJ, Page IH：Hypertension due to renal compression from subcapsular hematoma. J Urol 1955；73：735-739．

XI. 泌尿器疾患

症例 94

70歳，女性．突然の右下腹部痛，右腰背部痛．WBC：8500/μL，Hb：6.4 mg/dL，CRP：0.9 mg/dL，血圧：100/48 mmHg．

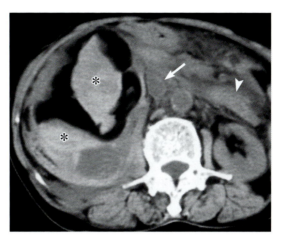

図1　症例94　単純CT　腎門レベル

CT所見　単純CT（図1）：右腹部に脂肪成分を擁する大きな腫瘤があり，その右下部と中央前部にはやや高吸収の成分があり血腫（*）と考えられる．下大静脈（→）が内側前方へ圧排され，さらにその腹側から左腎の腹側まで，やや高吸収の血腫が認められる（▶）．

診　断　右腎血管筋脂肪腫破裂，腫瘍内ならびに後腹膜出血

治療方針　経動脈性塞栓術．

　図2が症例94の血管造影である．CT（図1）直後の右腎動脈造影（図2A）では，右腎下極枝から腫瘤に栄養動脈が分岐し，大きな動脈瘤（→）から造影剤が内側上方へ噴き出している．栄養動脈を金属コイルで塞栓した後の右腎動脈造影（図2B）では，栄養動脈，動脈瘤，および造影剤血管外噴出が消失している．この動脈瘤が出血後の仮性動脈瘤なのか，血管筋脂肪腫に伴うものなのかは不明である．

血管筋脂肪腫

　血管筋脂肪腫（angiomyolipoma：AML）は血管，平滑筋ならびに脂肪成分から構成される過誤腫（hamartoma）とされていたが，現在はperivascular epithelioid cell tumor（PEComa：血管周囲類上皮腫）のひとつとされている[1,2]．一般人における発生，すなわち散発性AMLの頻度は0.1〜0.2%とまれであるが，**結節性硬化症**（tuberous sclerosis：TS，ノート82参照）ではその半数に認められる．しかし，TS自体がまれ（約1万人に1人）なので，AMLの80%は散発性である．また，TSに伴うAMLは散発性AMLに比べて多発性，両側性で，より大きく，腎周囲腔（ノート83）に広がっていることが多い（図3）．eAML (epithelioid AML)は，類上皮細胞の増殖が目立つAMLの亜型で，AMLの約8％とまれであるが，**悪性化することがある**とともに，大出血が多い，TSに伴う率が高い，**脂肪成分を含まないか少ないため，画像診断が困難**という特徴がある[3,4]．

　AMLは基本的に良性腫瘍で，そのリスク因子は自然出血であり，死に至ることもある．AMLを構成する血管成分は内弾性板(p. 357症例74-1図3参照)を欠き，平滑筋が線維成分で置換されているために弾力性に乏しく，蛇行し動脈瘤(図3)を形成しやすく破裂しやすい．腫瘍が大きいほど，多発性であるほど，そして血管成分が多く異常性(動脈瘤の数と大きさ)が高いほど出血のリスクが高い[5]．したがって，TSに伴うAMLのほうが散発性と比較して出血しやすい．主たる症状は出血に伴う腹痛，腰痛で，4 cm以上のAMLの52～94％は症状を訴え，50～60％に出血を認める[6,7]．したがって，一般に**4 cm以上で有症状のAMLは予防的TAE(経カテーテル動脈塞栓術)の適応**とされる．もちろん大きさに関係なく，出血時には緊急TAEの適応になる．一般に散発性AMLでは，TAE後の再発や破裂(出血)はまれで予防的TAEの有効性は高い[8,9]が，TSに伴う場合には，これらが少なくない[10,11]．Kotharyら[10]によれば，TSを伴うAML10症例中6例にTAE後の再発(2 cm以上の腫瘍増大あるいは再TAEを必要とする出血)が認められたのに対して，散発AML9症例のいずれにもみられなかった(平均追跡期間51.5月)．TSに伴うAMLでは特に定期的なCTによる追跡が必要である．近年，mTOR[†1]阻害剤(シロリムス，エベロリムス)がTSに伴うAMLを縮小させる効果があることが示され[12]，第1選択薬として推奨されている[13]．

脚注
†1 mTOR(mammalia target of rapamycin：哺乳類ラパマイシン標的タンパク質)は複雑な経路を経てタンパク質合成，細胞分裂などを促進する．TSのAMLではmTOR経路が活性化されている．

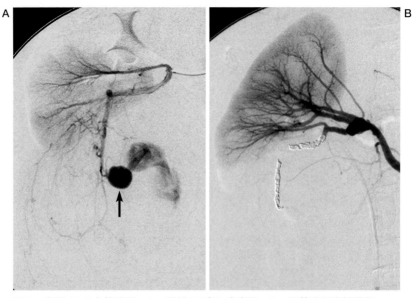

図2　症例94の血管造影　A：単純CT(図1)直後，B：栄養動脈塞栓術後

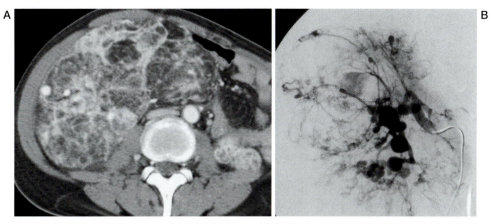

図3 **結節性硬化症にみられたAML(別症例)** 造影CT(A)と血管造影(B)で複数の動脈瘤が認められる．

ノート 82 結節性硬化症

　精神遅滞，てんかん，顔面の皮脂腺腫(正しくは血管線維腫)を三主徴とする神経皮膚症候群(母斑症)が結節性硬化症(tuberous sclerosis)である．腎のAMLのほかに脳実質(特に脳室上衣下)の結節(多くは石灰化)と巨細胞性星細胞腫，心臓横紋筋腫，肺リンパ脈管筋腫症(LAM：lymphangiomyomatosis)などを伴うことがある．Bourneville-Pringle(ブールヌヴィーユ・プリングル)病ともよばれる．Desire-Magloire Bourneville(1840-1909)はフランスの神経科医，John James Pringle(1855-1922)はイギリスの皮膚科医．

ノート 83 後腹膜腔

　1) **腎周囲腔の気密性**：腎を擁する後腹膜は**腎筋膜**[†2](renal fascia, Gerota's fascia)によって，三つのコンパートメントに分かれる(図4)．すなわち，① 腎筋膜に囲まれ，腎，副腎と近位尿管を擁する**腎周囲腔**(perirenal space)，② 腎筋膜前葉と腹膜および外側円錐筋膜に囲まれ，上行ならびに下行結腸や膵を擁する**前腎傍腔**(anterior pararenal space)，③ 腎筋膜後葉と体壁後部から外側部の筋膜に囲まれる**後腎傍腔**(posterior pararenal space)である．後腎傍腔は臓器を擁しないが，体側壁から前壁の**腹膜前脂肪層**(properitoneal fat pad)と連続している．腎周囲腔の頭側は，腎筋膜の前葉と後葉が円錐状に合体して横隔膜筋膜に癒合するので明確な閉鎖空間になっており，また外側部も両葉が一体となって連続しているので，腎周囲腔の病変は外の後腹膜腔(前腎傍腔，後腎傍腔)には波及しにくい．問題は腎周囲腔の内側と尾側である．図1で右腎周囲腔の血腫が反対側に及んでいるし，症例89-1 図1(p.401)でも左急性腎盂腎炎に伴う腎周囲腔の炎症(dirty fat)が左腎静脈に沿って内側に波及しているので，腎周囲腔の内側には，頭側や外側のような確固たる筋膜(防波堤)はなさそうである．

死体の腎周囲腔に色素を注入した後の解剖所見によれば，腎上・下極を除く腎周囲腔内側には確固たる筋膜は認められず，この部位を埋める脂肪組織の小葉隔壁間と腎動静脈周囲に多数の空隙が認められる[14]．すなわち，**腎周囲腔内側は病変の防波堤としては不十分**とされる．

　腎周囲腔が尾側で円錐状に小さくなるにしたがって，**前腎傍腔と後腎傍腔は合流し，さらに骨盤の腹膜外腔と連続する**．このため症例9-2(p.49)のように前腎傍腔の急性膵炎が骨盤から鼠径管にまで波及することになる．一方，腎周囲腔の尾側は論争の種であった．腎周囲腔に造影剤を注入した後のCT像で骨盤後腹膜腔に造影剤が認められる，あるいは骨盤後腹膜腔(仙骨前腔)に注入した空気〔CT以前に施行された後腹膜気体造影法(pneumoretroperitoneography)〕が腎周囲腔に認められることなどから，腎周囲腔の尾側は開放されている(頭側のように前葉と後葉が一体となった閉鎖空間になっていない)という主張と，実際の臨床において腎周囲腔の病変が骨盤の腹膜外腔(後腹膜や腹膜下腔)に波及することはないし，その逆もないから閉じているはずだという意見の対立があった．死体の腎周囲腔に色素や造影剤を注入して解剖した研究によれば，尾側でも腎筋膜両葉が合体して円錐を形成するが，両葉は層状になっていて骨盤内で腹膜に疎に融合し，この層の間を尿管が通過する[15]．したがって，**腎周囲腔の尾側端でほとんどの病変は阻止されるが，内圧が高くなると層間や尿管周囲を通じて波及することはありうる**ということである．症例88図1C(p.399)を改めて観てみよう．確かに右上部尿管破裂によって溢流した液体(尿)が骨盤腔の大腰筋(p)前部にある尿管(▶)周囲に広がっている．

　2）**前腎傍腔の特異性**：本来の後腹膜臓器は腎筋膜前葉の背側に存在する腎，副腎，大血管であり，**前腎傍腔の臓器(膵，十二指腸，上行結腸，下行結腸)は，いずれも本来の後腹膜臓器ではない**．中腸が腹腔に戻ってくる過程(p.206症例39-2ノート39)で，背側間膜を失ったに過ぎない．腹側膵(膵頭部，鉤部になる)は十二指腸の腹側間膜，背側膵(体尾部になる)は十二指腸の背側間膜内に発生し(図6A)，これらは左に捻じれて臓側腹膜と(本来の後腹膜組織を覆う)壁側腹膜が癒合して，膵と十二指腸が後腹膜に固定される[16](図6B)．このように臓側腹膜と壁側腹膜の癒合した組織を**癒合筋膜**とよぶ．膵十二指腸右背側の癒合筋膜はTreitz[†3]**膵後筋膜**，左背側の癒合筋膜はToldt[†4]**膵後筋膜**とよばれる．続いて下行結腸(脾より尾側で)，上行結腸間膜が膵十二指腸の腹側にある壁側腹膜(以前は膵・十二指腸の臓側腹膜であった)と癒合して後腹膜に固定される(図6C,D)．この癒合筋膜はそれぞれ**左，右Toldt筋膜**とよばれる．横行結腸と，十二指腸の背側間膜内に発生する脾は腹膜臓器として存続する．ただし，これら臓器の後腹膜への固定(癒合筋膜形成)は完全ではない．そのため，さまざまな腹膜腔の陥凹(腹膜窩)ができ**腹膜窩ヘルニア**(p.65症例12)の舞台(というより奈落？)になる．また上行結腸の26%，下行結腸の36%に完全な結腸間膜が認められるという報告もあり[17]，**盲腸軸捻症**(p.210症例40-2)や**移動盲腸(右結腸)症候群**(p.213症例41)の温床になる．また，Toldt膵後筋膜形成が不十分だと膵後腔(RPS：retropancreatic space，図6B)が残って膵尾部が腹膜臓器となり，逆に脾まで及んで脾が半後腹膜臓器になることもある．

XI. 泌尿器疾患

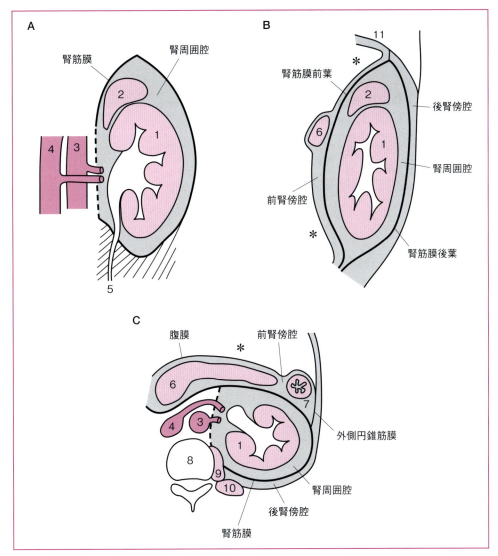

図4 腎周囲腔 A：冠状断像，B：矢状断像，C：軸位横断像 1：左腎，2：副腎，3：大動脈，4：下大静脈，5：尿管，6：膵，7：下行結腸，8：椎体，9：大腰筋，10：腰方形筋，11：横隔膜，＊：腹膜腔，Aの斜線部は腎筋膜両葉が層状になっている部位．

脚注
†2 腎筋膜：実際には図4に示す最も外周にある厚い腎筋膜と腎被膜(腎実質を直接覆う結合組織)との間(つまり腎周囲腔)に薄い筋膜が蜘蛛の巣状に張って腎を支持している(図5)．
†3 Václav Treitz(トライツ，1819-1872)：チェコの病理学者．
†4 Carl Toldt(トルト，1840-1920)：オーストリアの解剖学者．

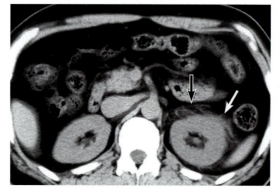

図5 水腎症により肥厚した左腎筋膜（→）単純CT

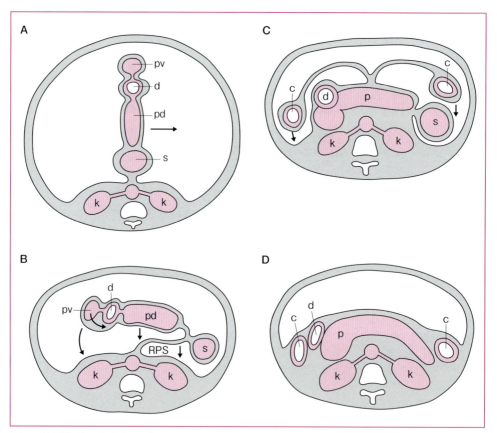

図6 前腎傍腔の発生(A→D) c：上・下行結腸，d：十二指腸，k：腎，p：膵，pd：背側膵，pv：腹側膵，RPS：膵後腔，s：脾．

> **key-point**
> - AML は出血しやすい.
> - 出血時と出血予防に TAE.
> - 腎周囲腔：尾側と内側は要注意.

文献

1) Kattar MM, et al：Chromosomal analysis of renal angiomyolipoma by comparative genomic hybridization：evidence for clonal origin. Hum Path 1999；30：295-299.
2) Hornick JL, Fletcher CD：PEComa：what do we know so far? Histopathology 2006；48：75-82.
3) Froemming AT, et al：Renal epithelioid angiomyolipoma：imaging characteristics in nine cases with radiologic-pathologic correlation and review of the literature. AJR 2013；200：W178-W186.
4) Jinzaki M, et al：Renal angiomyolipoma：a radiological classification and update on recent development in diagnosis and management. Abdom Imaging 2014；39：588-604.
5) Yamakado K, et al：Renal angiomyolipoma：relationships between tumor size, aneurysm formation, and rupture. Radiology 2002；225：78-82.
6) Steiner MS, et al：The natural history of renal angiomyolipoma. J Urol 1993；150：1782-1786.
7) Oesterling JE, et al：The management of renal angiomyolipoma. J Urol 1986, 135：1121-1124.
8) Rimon U, et al：Ethanol and polyvinyl alcohol mixture for transcatheter embolization of renal angiomyolipoma. AJR 2006；187：762-768.
9) Han YM, et al：Renal angiomyolipoma：selective arterial embolization—effectiveness and changes in angiomyogenic components in long-term follow-up. Radiology 1997；204：65-70.
10) Kothary N, et al：Renal angiomyolipoma：long-term results after arterial embolization. J Vasc Interv Radiol 2005；16：45-50.
11) Lenton J, et al：Embolization of renal angiomyolipoma：immediate complications and long-term outcomes. Clin Radiol 2008；63：864-870.
12) Bissler JJ, et al：Sirolimus for angiomyolipoma in tuberous sclerosis complex or lymphangioleiomyomatosis. N Engl J Med 2008；358：140-151.
13) Krueger DA, Northrup H：Tuberous sclerosis complex surveillance and management：recommendation of the 2012 international tuberous sclerosis complex consensus conference. Pediatr Neurol 2013；49：255-265.
14) Raptopoulos V, et al：Medial border of perirenal space：CT and anatomic correlation. Radiology 1997；205：777-784.
15) Raptopoulos V, et al：Why perireanal disease does not extend into pelvis：the importance of closure of the cone of renal fasciae. AJR 1995；164：1179-1184.
16) Dodds WJ, et al：The retroperitoneal spaces revisited. AJR 1986；147：1155-1161.
17) Rubenstein WA, et al：Posterior peritoneal recesses：assessment using CT. Radiology 1985；156：461-468.

XII

婦人科疾患

症例

95-1 28歳，女性．未婚．下腹部痛，悪心，貧血．本人は妊娠を否定．

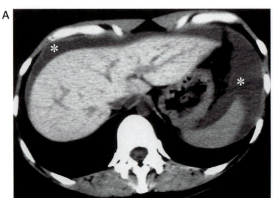
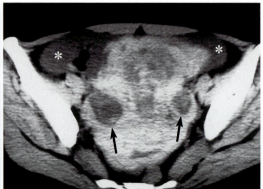
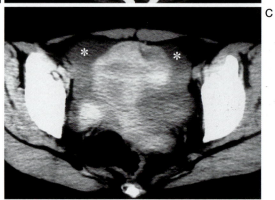

図1 症例95-1 単純CT A：上腹部，B：骨盤中部，C：Bの3cm足方

CT所見 1) 腹水がある(図1＊)．2) 骨盤底が不均一な高吸収値を示しており，腹膜腔出血と考えられる．その中にCT値の低い構造があり，子宮と両側付属器(図1B→，ノート84)を示唆する．さらに，血液の前方には低吸収の液体(腹水)が貯留している(図1BC＊)．

診 断 卵巣出血，腹膜腔出血

直ちに妊娠反応をチェックしたが陰性であった．

治療方針 血腫除去(Douglas窩穿刺吸引)．

出血が軽度の場合には対症療法のみ．卵巣内出血が高度の場合には卵巣摘出．

Q なぜ妊娠反応をチェックしたのか？

A 卵巣出血と子宮外妊娠中絶との鑑別が困難だから．

卵巣出血

卵巣出血(ovarian hemorrhage[†])のほとんどは卵胞あるいは黄体からの出血で，間質出血はきわめてまれである．なかでも黄体からの出血が多い(90％[1])．排卵時の卵胞あるいはその後の黄体から出血するので，**卵巣出血は月経周期の中期から後半**(排卵，黄体期)**に多い**(ノート85参照)．出血傾向のある患者に生じやすい(症例95-2)が，特に基礎疾患のない女性にもみられ，性交後に多い[2]．

出血が卵巣内にとどまる場合(卵巣内出血)と腹膜腔に破裂する場合(腹膜腔出血)とがある．**卵巣内出血**では下腹部痛のみのことが多い．**腹膜腔出血**の症状は**卵管破裂**(卵管妊娠中絶：p.436症例96-2参照)の場合と同じで，激痛と腹膜刺激症状(悪心，嘔吐)，貧血を伴い，臨床的には両者を区別できないことが多い．急性虫垂炎など他の急性腹症とも鑑別が難しいこともある．ほとんどは卵巣の辺縁部にある卵胞あるいは黄体から腹膜腔に出血するから，単純CTで高吸収の血液内に相対的に低吸収の卵巣を認める(**図1B**)．また黄体，特に出血時の黄体周辺部は強い造影効果を示すことが多い(**図2→**)．

脚 注
† hemorrhage：hemoは血液，rrhageは破壊，破裂という意味のギリシャ語に由来する．bleed(ing)が本来の英語．

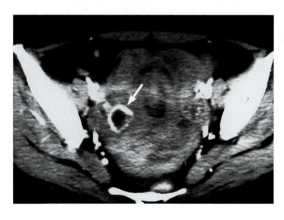

図2 症例95-1 図1Bと同じレベルの造影CT 黄体周辺部が輪状に濃染している(→)．

ノート 84 付属器

付属器(adnexa)は，ある特定の器官に付随する器官，組織のことで，子宮付属器，眼付属器，皮膚付属器などがある．ここではもちろん，子宮付属器のことで，卵管と卵巣を総称する用語である(これらの支持組織を含める場合もある)．付属器炎(adnexitis，卵管炎/卵巣炎)，付属器摘出術(adnexectomy，卵管卵巣摘出術)のように使われる．眼付属器は眉，眼瞼，涙腺を，皮膚付属器は毛，汗腺，皮脂腺，爪などを総称する．adnexaはラテン語のadnectere(付ける)に由来し，別館という意味でよく使われるannexと語源的には同じである．

症例

95-2

15歳，女性．最終月経は20日前から5日間認められた．特発性血小板減少性紫斑病(ITP)にて外来フォロー中であった．1週間前に少量の性器出血があり，腹部膨満，腹痛と貧血のため入院していた．RBC：330万/μL，Hb：6.2 g/dL，Plt：4000/μL．輸血とプレドニン投与により，Hb：11.5 g/dL，Plt：15,000/μL まで回復していたが，今朝，急に腹痛を訴え，最高血圧は80 mmHgであった．

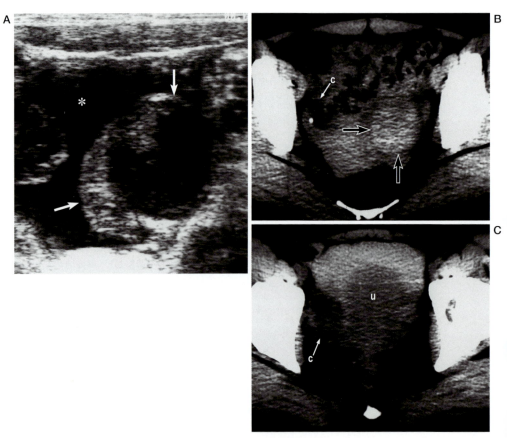

図3 症例95-2 A：超音波横断像，B, C：単純CT(CはBの2 cm足方) u：子宮，c：右卵巣嚢腫．

画像所見 超音波検査(図3A)にて腹水(＊)と腫大した左卵巣(→)が認められ，単純CT(図3B, C)を施行した．左卵巣の部位に5×4 cmの高吸収腫瘤(血腫→)があり，子宮および右卵巣の前面には高吸収な血液が貯留している．右卵巣には壁に石灰化を擁する3×2.5 cmの嚢胞(c)が存在する．

診 断 左卵巣出血．腹膜腔出血

治療方針 血腫除去，左卵巣摘出．

　腹腔鏡下に血腫ならびに左卵巣を摘出した．左卵巣はほとんどが血腫と化し，原始卵胞を擁する正常卵巣組織は辺縁に圧排されていた．黄体組織は認められなかった．1週間前の排卵時に卵胞出血を生じ，さらに今朝，黄体から再出血して腹膜腔へ破裂したと考えられる．

ノート 85　卵胞と黄体

　卵巣は，卵胞期，排卵，黄体期を約1か月の周期で繰り返す(図4)．

　1) **卵胞期**：卵巣内には多数の原始卵胞が存在する．思春期以降は1か月ごとに1つの原始卵胞が発育していく(両側の卵巣が一月交代で)．原始卵胞が成熟して排卵されるまでが卵胞期(約2週間)である．発育期卵胞および成熟卵胞が卵胞ホルモンを分泌し，子宮内膜を増殖させるので子宮周期の再生・増殖期に当たる．

　2) **排卵**：成熟卵胞(Graaf卵胞)が卵巣表面から突出し，卵巣壁を破って顆粒細胞に包まれた卵子が腹膜腔に排出される．これが排卵である．卵子は卵管の腹腔開口部にある卵管采に捕捉され，卵管内で精子を待つ．

　3) **黄体期**：排卵後で4期に分かれる．退行期前までが約2週間で，子宮の分泌期に対応する．

　3-1) **増殖期**：排卵直後の3日間．排卵した卵胞は，収縮し内部に出血して血体となる(**卵胞出血しやすい時期**)．血液が吸収され，顆粒膜細胞が肥大増殖し，黄色色素を形成してルテイン細胞となり，黄体を形成する．ルテイン細胞は黄体ホルモンを分泌する．

　3-2) **血管新生期**：3日間．毛細血管が進入して，ルテイン細胞がさらに肥大増殖する．

　3-3) **成熟期**：8〜10日間．血管新生とルテイン細胞の肥大増殖がさらに進行し，黄体が内分泌器官として完成する時期(**黄体出血しやすい時期**)．妊娠が成立(受精)すれば，黄体成熟期が持続し，黄体はさらに大きくなり妊娠黄体となる．

　3-4) **退行期**：受精することなく卵子が死亡すると，ルテイン細胞は脂肪変性し，黄体は萎縮していく．子宮では月経が始まる．新しい周期が反対側の卵巣(片卵巣の場合には同じ卵巣の別の卵胞)によって始まるが，黄体の萎縮はさらに進行し，約8週間で線維硝子化して白体となる．

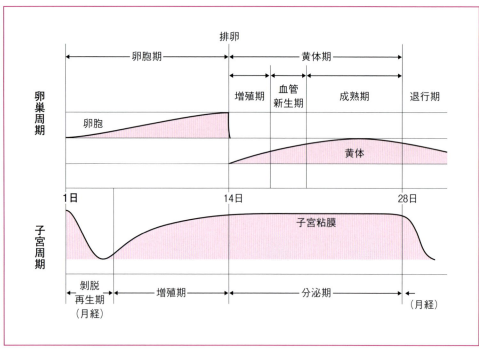

図4 卵巣周期と子宮周期

key-point

- 卵巣出血は月経周期の中期（排卵）以降に多い．

文献

1) 新谷一郎・他：卵巣出血の臨床的検討．逓信医学 1990；42：151-162．
2) 大石　孝・他：卵巣出血は coitus induced？　青森臨産婦誌 2001；16：13-15．

XII. 婦人科疾患

症例 96-1

28歳, 女性. 未婚. 下腹部痛, 悪心. 本人は妊娠を否定.

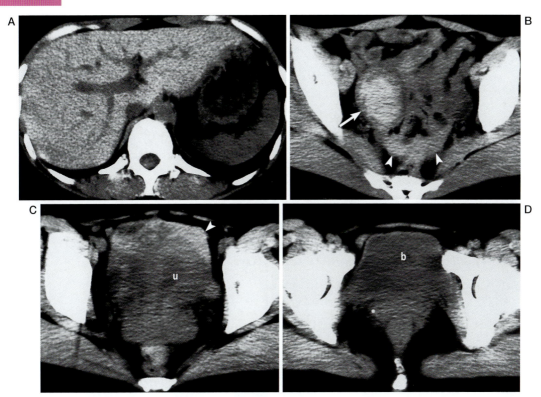

図1 症例96-1 単純CT　A：上腹部, B：骨盤中部, C, D：Bの2cm, 4cm足方　u：子宮, b：膀胱

CT所見　1) 図1A：上腹部には特に異常はない. 2) 図1B：骨盤腔右側に高吸収腫瘤がある(→). その背側には三日月状の高吸収域がある(▶). 3) 図1C：子宮(u)の前方にも高吸収域がある(▶). 4) 図1D：さらにこれより下方の膀胱(b)には異常はない.
　　直ちに尿の妊娠反応(ノート86)をチェックし, 陽性であった.

診　断　子宮外妊娠中絶, 卵管ならびに腹膜腔出血. 卵管流産
　　ただし画像上は卵巣出血(p.432症例95-2)と区別できない.

Q1　なぜ妊娠反応をチェックしたのか？

A1　妊娠に関する問診は当てにならないから. 卵巣(腹膜腔)出血と卵管破裂(卵管妊娠中絶)は妊娠反応以外に区別しにくいから.

治療方針　右卵管切開血腫除去.

症例 96-2

31歳，女性．下腹部激痛と貧血で搬送されショック状態であった．超音波検査で肝周囲に腹水を認めた．補液により意識は回復したが，妊娠を否定している．

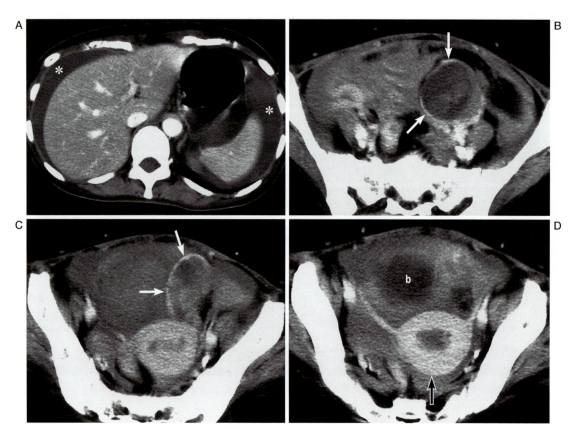

図2 症例96-2 造影CT A：上腹部，B：骨盤中部，C：Bの3cm足方，D：Cの2cm足方 b：膀胱の上縁．

CT所見 肝脾周囲の腹膜腔に液体が貯留している（図2A＊）．骨盤腔は大量の血液で埋まっている（図2B〜D）．液体を擁する卵管壁が濃染している（図2BC→）．液体の吸収値は，骨盤腔の血腫より低く，血液の混ざった胎嚢と思われる．子宮自体もやや大きく内膜が厚い（図2D→）．

診 断 子宮外妊娠中絶，腹膜腔出血（卵管破裂）

左卵管と思われる部位（図2BC→）に血腫があり，卵管流産が考えられるが，それにしては症状が強すぎ，腹膜腔の出血量も多いので，腹膜腔側に破裂したと考えるべきである．妊娠反応は陽性であった．

治療方針 左付属器切除．血腫除去．

子宮外妊娠中絶

　子宮外妊娠(ectopic pregnancy)とは受精卵が子宮以外に着床して発育することで，100妊娠に1例程度発生する．発育部位により卵管妊娠，腹膜妊娠，卵巣妊娠に分かれるが，その98％は**卵管妊娠**である．卵管妊娠の約3/4が膨大部に，1/4が峡部にみられ，その他はきわめてまれである．胎児が正常に成長することはなく，多くは妊娠2〜3月で妊娠中絶をきたす．卵管妊娠中絶は，1) 卵管流産と2) 卵管破裂に大別される．

　1) 卵管流産：正常妊娠では脱落膜化した子宮内膜が十分に厚いために，受精卵は内膜層に着床する．これに対し卵管妊娠では，卵管粘膜が薄いために組織融解作用の強い絨毛が筋層深くまで侵入して着床する．膨大部(**ノート87**)のように内腔が比較的広く筋層の伸展性もよい部位では，胎嚢が内腔に突出して成長する．この突出部(被包膜)が先に絨毛の強い侵食を受けて，卵管内腔へ破裂する(**内胎嚢破裂＝卵管流産，図3A**)．その際に細小血管が断裂して出血し，**卵管留血症**となる．一般に出血量は多くなく出血速度も遅い．胎嚢や胎芽は血液に押しつぶされる．さらに，血液は腹腔口から腹膜腔へ流出するが，一般に腹膜腔への出血は少量である．また，子宮方向に流れた血液により性器出血もみられる．軽い痛みを繰り返し，貧血も目立たないことが多い．卵管自体が血腫となっている卵管流産では，より高吸収の腫瘤として単純CTで確認できる(**図1B**)．また造影すると，その周囲(卵管壁)が濃染する(正常な卵管の造影効果は低い)．

　2) 卵管破裂：峡部のように内腔が狭い部位では，筋層内で胎嚢が大きくなるため筋層内への絨毛侵食も強く，筋層も薄くなり，太い血管の多い着床部が腹膜腔に破裂して大出血を生じる(**外胎嚢破裂＝卵管破裂，図3B**)．胎嚢も血腫になることが多く，この場合には卵管壁内血腫であるが，卵管流産の卵管腔内血腫(留血症)との画像上の区別は困難である．造影すると卵管壁が濃染するのも，卵管流産の場合と同様である．性器出血はないことが多い．卵管流産と卵管破裂を明確にCTで区別することは困難であるが，症状が強く，腹膜腔血腫が多い場合には卵管破裂を考えるべきである．

　3) 子宮外妊娠中絶 vs 卵巣出血：子宮外妊娠では，**図2D**のように子宮自体もやや大きく内膜が厚いことも参考になる(子宮外妊娠でも黄体ホルモンにより，3か月までは子宮はやや大きくなり，内膜も肥厚する)．しかし，これらの所見が確認できず，CTでも子宮外妊娠中絶と卵巣出血の鑑別は困難なことも多い．また，卵巣出血で卵巣自体が血腫と化した場合(p.430症例95-1)と卵管流産による卵管血腫(症例96-1)との区別は困難である．直ちに尿あるいは血中の妊娠反応(**ノート86**)をチェックする必要がある(妊娠に関する問診ほど当てにならないものはない)．ただし，妊娠早期の卵巣出血(妊娠黄体からの出血)の場合には，妊娠反応は役立たない．すなわち，**子宮外妊娠中絶は妊娠反応陽性だが，卵巣出血のすべてが妊娠反応陰性とは限らない**．

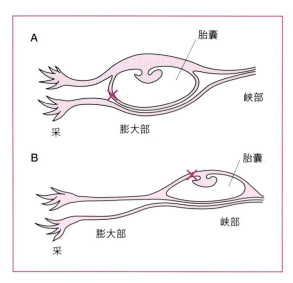

図3　卵管流産(A)と卵管破裂(B)　×：胎嚢破裂部位．

ノート 86　妊娠反応

　尿中のhCG(human chorionic gonadotropin：**ヒト絨毛性ゴナドトロピン**)を測定する．hCGは，黄体と妊娠の維持に不可欠な黄体ホルモン(プロゲストロン)分泌を継続させるために，受精卵の着床直後に絨毛から分泌され，妊娠10週頃最高値に達する．通常検査薬と早期検査薬がある．**通常検査薬**の反応下限値は50 IU/Lで，着床から5日でこの値に達するので，推定排卵日(あるいは性交日)の3週後以降あるいは生理予定日の1週後以降に検査する必要がある．**早期検査薬**の反応下限値は25 IU/Lで，着床から3日でこの値に達し，推定排卵日(あるいは性交日)の2週後以降あるいは生理予定日以降に検査する必要がある．正常妊娠に比べて子宮外妊娠ではhCGが低値を示す傾向にあるが，早期(高感度)検査薬により，偽陰性はほとんどなくなった．

ノート 87　女性内生殖器の解剖(図4)

　子宮は骨盤底から頭側の腹膜腔へ突出し，一般に前方へ傾き，かつ頸部に対して体部がさらに前方へ屈曲している(前傾前屈)ことが多い．子宮体部から両外側へ卵管が連続する．**卵管**の先端は漏斗状になって腹膜腔に開くが，その部分はイソギンチャクの触手のようになって**卵管采**とよばれる．卵管采は排卵時に成熟卵胞表面に付着して卵子(二次卵母細胞)を受け取る．卵管の漏斗状の部分を**漏斗部**，その内側の広い部分を**膨大部**という．最も子宮に近い部分は内腔が狭く**峡部**とよばれる．

　排卵された卵子は約5分で漏斗部，4〜5日で子宮体部に達するが，受精能力は排卵後6〜12時間なので，受精するためには膨大部で精子と出会う必要がある．受精した卵子が子宮内膜に達すると，排卵後6日に着床が始まり，12日目に着床が完成する．受精した卵子が何らかの理由で子宮内膜まで達せず途中で着床すると**子宮外妊娠**となる．

卵管の背側には両側性の卵巣がある．**卵巣**は直径 2.5〜5 cm，厚さ 0.5〜1 cm で押しつぶした饅頭のような形である．内側の子宮とは**固有卵巣索**(靱帯)，外側の骨盤壁とは**卵巣提索**(靱帯)で固定されている．卵巣提索の中を卵巣に出入りする卵巣動静脈が走る．また広間膜内を経て，卵巣に子宮動静脈の分枝(卵巣枝)も出入りする．子宮の側壁からは**子宮円索**(靱帯)が外側下方へ走る(Q3 参照)．頭側へ突出した子宮と卵管に，上からシーツを被せたように骨盤底の腹膜が覆う．子宮体部の外側で前後に近接する 2 枚のシーツ(腹膜)が**子宮広間膜**で，この間に卵巣，固有卵巣索，卵巣提索，子宮円索が挟まれている．卵巣はここから腹膜に覆われたまま後方に突出し，腹膜(子宮広間膜後葉)の一部が卵巣間膜を形成する．骨盤底中央部に下から突出した子宮と卵管によってできた，腹膜腔の下方への 2 つの陥凹部のうち，前方が**膀胱子宮窩**，後方が**直腸子宮窩**(Douglas 窩)で，腹水や腹膜腔の血液が貯留しやすい部位である．

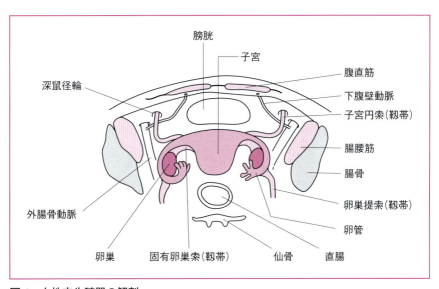

図 4　女性内生殖器の解剖

Q2 卵巣動静脈はどこから分岐あるいはどこへ流入するのか？

Q3 子宮円索は子宮を出てから，どのように走行するのか？

A2 左右の**卵巣動脈**は，第 2 腰椎レベルの腹部大動脈から直接分岐し，卵巣静脈と併走しながら尿管の腹側を外側に下降し，卵巣提索に入る．卵巣近くで子宮動脈の卵巣枝と吻合し，卵巣に分布する．**右卵巣静脈**は第 2 腰椎レベルの下大静脈へ直接流入するが，**左卵巣静脈**は左腎静脈へ流入する．このため，左腎静脈が狭窄する(たとえば nutcracker 現象：p.259 症例 51Q2)と，左卵巣静脈が拡張し静脈血が逆流することがある．

A3 **子宮円索**は，骨盤壁前外側部で，外腸骨動脈から分岐する**下腹壁動脈**の頭外側を通り(図5 A, B)，**深鼠径輪**に入って(図5 B)，鼠径管内を内側に向かい(図5 C)，浅鼠径輪で前方へ進み，さらに内足方に向かって大陰唇の結合組織に達する(図4,5)．これは**間接鼠径ヘルニアの走行と一致する**ので，**子宮円索嚢胞**が鼠径ヘルニアと紛らわしいことがある(p.50症例9-3)．ただし，ヘルニアは壁側腹膜を被って深鼠径輪に突入するのに対して，子宮円索(男性では精索は)最初から腹膜外にある．発生学的には，固有卵巣索と子宮円索は性腺(卵巣)を下降させる**下性腺帯**(inferior mesonephric ligament)からできる．男性では下性腺帯が**精巣導帯**(gubernaculum testis)となり，先行して鼠径輪を通過して精巣を陰嚢内まで下降させる．女性の場合には下性腺帯の途中に子宮があり，卵巣→固有卵巣索→子宮→子宮円索と繋がる(図4)ので，卵巣は子宮より下方へは下がれない．大陰唇と陰嚢は同じ陰唇陰嚢隆起から発生する．

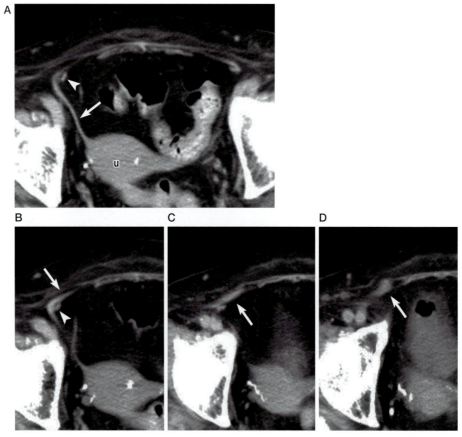

図5 子宮円索の走行(AからDへ5 mm間隔で足方の横断面)　子宮円索(→)は下腹壁動静脈(▶)の頭外側を通り(A, B)，深鼠径輪に入って(B)，鼠径管内を内側に向かい(C)，浅鼠径輪で前方へ進む(D)．u：子宮．

XII. 婦人科疾患

Q4 図6は正常男性の造影CTである．図6Aで骨盤底前部を女性の子宮円索に似た走行をして，深鼠径輪から鼠径管に至る索状構造(→)は何か？

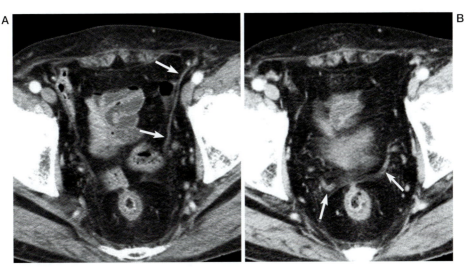

図6　60歳男性　A, B：造影CT　矢印で示すのは何？

A4 **精管**(vas deferens, spermatic duct)．精管は**精巣上体**尾部から起こり，精巣背部を上行し(精巣上体部)，精巣上端のレベルで動脈，静脈，神経，リンパ管とともに精索(p.35症例7 ノート5)を形成して，浅鼠径輪→鼠径管→深鼠径輪を通って(精索部)，腹腔に入る．ここで動脈などと別れて単独に骨盤底を後方へ向かい(骨盤部：**図6A→**)，**精嚢**の頭外側でほぼ直角に内側へ向きを変える(**図6B→**)．さらに下降して精嚢に入り，精嚢排出管と合流して**射精管**となり，前立腺を貫いて後部尿道に開口する．全長は50〜60 cm，平均直径は3〜3.5 mmである．まれに糖尿病やカルシウム代謝異常などで石灰化して単純X線写真で描出されることがある．間接鼠径ヘルニア(p.32症例7)が，鼠径管の中で子宮円索(女性)/精管(精索：男性)と同居していることを再認識しよう．

key-point
- 卵巣(腹膜腔)出血と卵管破裂(子宮外妊娠中絶)は区別しにくい．
- 妊娠に関する問診はあてにならない．

症例 97

33歳，女性．腹痛，腹部膨隆，嘔吐．

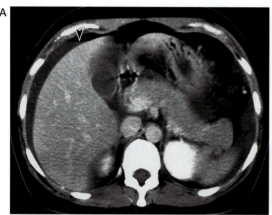
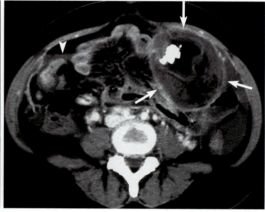

図1 症例97 造影CT A：上腹部，B：臍レベル，C：Bの5cm足方

CT所見 骨盤腔から左前側腹部に上下に連続する腫瘤があり，頭側部の内容はおもに水，脂肪と石灰巣である（図1B→）．尾側部は水と軟部組織で構成されている（図1C→）．すべての画像に腹水が描出され，さらに前腹壁に近い部分には水平面が認められる（図1A〜C▶）．

Q1 これらの水平面は何により構成されているのか？

Q2 確かめるにはどうすればよいか？

A1 腹膜腔の脂肪と水（脂肪は水よりも軽い）．

A2 WW/WLを変えて表示する．あるいはCT値を測定する．
水平面の前方（上方）に浮いている流体のCT値はかなり低い．気体か脂肪かを鑑別しな

ければならない．CT値を測定してもよいし，WW/WL(p.63症例11ノート10参照)を変えてもよい．図2は図1B(WW/WL：350/60 HU)を別のウィンドウ(WW/WL：800/40 HU)で表示した画像である．腸管内の気体よりはるかにCT値が高く，皮下脂肪より少し低いことがよくわかる．皮下脂肪には脂肪以外の組織が20％程度含まれているから，純粋な脂肪よりCT値は少し高い．水平面を構成する腹膜腔の内容は，水とほぼ純粋な脂肪ということになる．

診　断 左卵巣成熟奇形腫(皮様嚢腫)の腹膜腔破裂

治療方針 卵巣腫瘍摘出，腹膜腔洗浄．

卵巣嚢腫破裂

　嚢胞性卵巣腫瘤は，破裂して腹膜腔に内容が逸脱することがある．破裂した嚢胞は張りを失う(緊満感がない)．**成熟嚢胞性奇形腫**(皮様嚢腫，類皮嚢胞：dermoid cyst)は脂肪(時には消化酵素)，**内膜症性嚢胞**(endometrial cyst)は古い血液成分を含むため，腹膜腔に破裂すると**化学的腹膜炎**(chemical peritonitis：ノート88参照)を生じ，強い疼痛を伴う．また，癒着によるイレウスや不妊の原因にもなるので，早期に診断して腹膜腔洗浄を施行する必要がある．さらに，粘液性嚢胞腺腫(腺癌)の破裂は**腹膜偽粘液腫**(pseudomyxoma peritonei：p.93症例17-1図2)をもたらす．

ノート88　化学的腹膜炎

　無菌的な異常物質が腹膜腔に流入して，物理化学的な刺激によってもたらされる腹膜炎を**化学的腹膜炎**(chemical peritonitis)という．**血液**[1]，**脂肪**[1]のほか，胆道破裂による**胆汁性腹膜炎**，出生前の腸管穿孔に伴い腹膜腔に逸脱した胎便(meconium)による**胎便性腹膜炎**[2]，**腹膜透析**に伴うもの(透析液中のブドウ糖が変性したアセトアルデヒド[3]，腹膜腔に投与した抗菌薬[4])などがある．外科手術の際に腹膜腔に置き忘れた器具やガーゼによる**異物性腹膜炎**もある．注腸造影や腸重積整復時の腸管穿孔に伴う造影剤(**硫酸バリウム**)によるもの(図3)もあるが，この場合には無菌的とはいえない．
　多くは刺激が弱く慢性経過をとるが，感染を合併すると急性症状を呈する．また，嚢胞性奇形腫(蛋白質・脂肪消化酵素を産生することがある)や内膜症性嚢胞から急に大量の脂肪や血液が腹膜腔に流出した場合や胆汁性腹膜炎では，疼痛を訴えることが多い．無菌的な胆汁が漏出してもそれほど強い刺激はないが，胆汁が感染しているときわめて重篤になることが多い[5]．これは，細菌性腹膜炎やエンドトキシンショックに進展することがあるとともに，肝から胆管へ分泌される抱合型胆汁酸が，細菌によって脱抱合されて遊離胆汁酸となり，さらに脱水酸化されて強い組織傷害作用をもつように変化するためである．

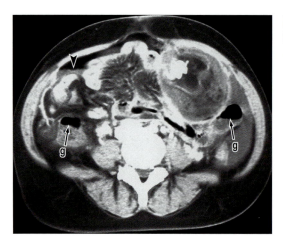

図2　図1BをWW/WL：800/40 HUで表示し直した画像　g：腸管内ガス．矢頭（▶）は脂肪と水による水平面．

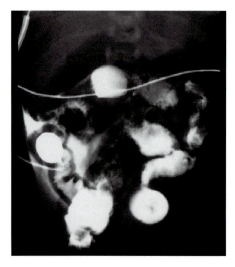

図3　腹膜腔へのバリウム漏出(バリウム腹膜炎)

key-point
- 脂肪と水も水平面を形成する．

文献
1) 河上　聡：骨盤腔疾患の画像診断—female pelvis—腹痛で発症する婦人科疾患の画像診断．日本医放会誌 2001；61：75-83．
2) Patton WL, et al：Systemic spread of meconium peritonitis. Pediatr Radiol 1998；28：714-716.
3) Tuncer M, et al：Chemical peritonitis associated with high dialysate acetaldehyde concentrations. Nephrol Dial Transplant 2000；15：2037-2040.
4) Freiman JP, et al：Chemical peritonitis following the intraperitoneal administration of vancomycin. Perit Dial Int 1992；12：57-60.
5) Andersson R, et al：Roles of bile and bacteria in biliary peritonitis. Br J Surg 1990；77：36-39.

XII. 婦人科疾患

症例

98-1 46歳，女性．下腹部痛，発熱，嘔気．

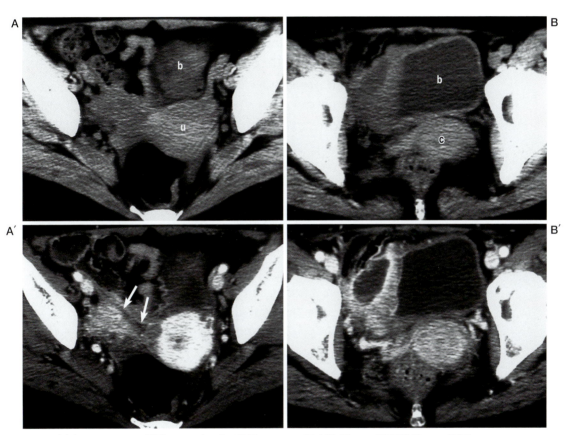

図1 症例98-1　A, B：単純CT，A′, B′：造影CT　u：子宮体部，c：子宮頸部，b：膀胱．

CT所見　単純CT（図1AB）：子宮体部（u）の右側に子宮体部よりやや濃度の低い腫瘤があり，膀胱の右に連続している．子宮体部レベルの造影CT（図1A′）：濃染する子宮体部の右の腫瘤はよく造影され，内部に細長い低吸収構造がみられる（→）．低吸収構造は右卵管内腔，その背側のよく造影される部分が右卵巣と考えられる．子宮頸部レベルの造影CT（図1B′）：膀胱の右の腫瘤は造影され内部に液体貯留腔がみられ，膿瘍と考えられる．

診　断　骨盤感染症（PID：右付属器炎，傍膀胱膿瘍）

治療方針　抗菌薬投与，膿瘍ドレナージ．

骨盤感染症

骨盤感染症(pelvic inflammatory disease：PID)は内性器の感染症と骨盤腹膜炎の総称である．腟→子宮→卵管→卵巣炎・骨盤腹膜炎という上行感染を基本とする一連の疾患で(女性の腹膜腔は腹膜開口部を通じて外界と交通があり閉鎖腔ではない)，**性交渉感染症**(sexually transmittable disease：STD)あるいは手術操作(たとえば人工妊娠中絶)の結果として生じることが多い．また，**卵管炎**[†1](salpingitis)と**卵巣炎**[†2](oophoritis)を総称して**付属器炎**(adnexitis)とよぶ．卵巣は一般に感染に対する抵抗性が高く，付属器炎のほとんどは卵管炎である．慢性化するに従って症状(下腹部痛，発熱，嘔気，嘔吐)は軽くなる．卵管炎では卵管壁が膨張するとともに，早期に腹膜開口部と卵管峡部(p.438 症例96 図3)が狭窄・閉鎖する．このため内部に分泌液や滲出液が貯留し，**卵管留水症**(hydrosalpinx)や**卵管留膿症**(pyosalpinx)になりやすい．これらは卵管の形態を反映して外側(膨大部)で太く，内側(子宮側，峡部)に向かって細くなる．急性卵管炎初期のCTでは，卵巣と子宮の間が太く造影効果がやや高い程度(図2)で，診断が困難な例も少なくない(正常な付属器の造影効果は低い)．卵管留水(膿)症になると，CTやMRIで容易に診断可能になる．特に留膿症では壁が濃染する(図3)．また，臨床症状が強い(急性腹症を呈する)症例の多くは骨盤腹膜炎を伴い，Douglas窩や膀胱周囲に膿瘍を形成することも少なくない(図1)．**骨盤腹膜炎合併の有無は治療方針に大きく影響しないが，膿瘍があるとドレナージが必要となる**ことが多いので，特に見落とさないよう注意する必要がある(単純CTだけでは見逃しやすい，図1)．

PIDの原因菌は環境によって異なるが，およそ好気性グラム陰性桿菌(大腸菌，肺炎桿菌など)が1/3強，好気性グラム陽性球菌(腸球菌，連鎖球菌など)が1/3，嫌気性菌(バクテロイデスなど)が1/3弱で，40～50%は混合感染である．Sainiらによれば，急性PID患者50人のDouglas窩穿刺により37人で細菌が分離同定され，単一細菌感染が57%，混合感染が43%で，好気性グラム陰性桿菌35%，好気性グラム陽性球菌39%，嫌気性菌26%であった[1]．このなかの15人(30%)はIUD(intrauterine device 子宮内避妊具)を使用しており，14人(28%)が妊娠中絶を経験していた．

また，長期間IUDを使用していると**骨盤放線菌症**(pelvic actinomycosis)[†3]を生じやすくなることが知られている[2]．この場合には放線菌に対する抗菌薬投与とともに，IUD摘出が必要である[3]．一般に慢性の経過を辿るが，腸管(S状結腸が多い)に浸潤し閉塞性イレウス(腸管閉塞)で発症することもある．CTでは子宮，付属器，膀胱，腸管のびまん性浸潤性病変として描出され，これらの悪性腫瘍や腹膜播種に似た像を呈する．また，近年は**クラミジア**(*Chlamydia trachomatis*：p.314 ノート62)によるPIDも多い．クラミジアは性感染症の最も多い原因菌で，10歳台後半から20歳台の感染率は10～20%とされ，女性に高い．正常妊婦でも3～5%が感染している．しかし，そのわりには軽症例や無症候性例が多く，PIDを発症する率は高くはない．それでも，東京都における調査では**PIDの17%がクラミジア**によるものと報告されている[4]．また，無症候性クラミジア感染者が骨盤内視鏡下手術後にPIDを発症した例が報告されており[5]，注意が必要である．

Q 骨盤炎症性疾患(PID)患者が右上腹部痛を訴えた．これは何とよばれる病態か？

A Fitz-Hugh Curtis 症候群(p.312 症例 64 参照)．

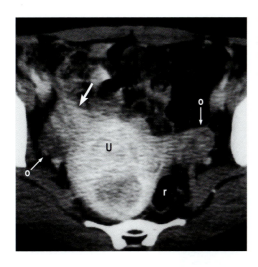

図2 48歳，女性 両側付属器炎の造影 CT 右卵管が太く造影されている(→)．子宮(u)は後屈し直腸(r)を左に圧排，造影効果の弱い筋腫を擁する．o：卵巣．

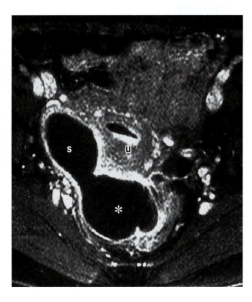

図3 右卵管留膿症(s)が破裂し Douglas 窩に形成された膿瘍(＊) MRI，造影 T1 強調像 u：子宮．

脚 注
†1 卵管：Fallopian tube あるいは salpinx という．前者はイタリアの解剖学者 Gabriello Fallopio (1523-1562)に因む．後者はラッパを意味するギリシャ語に由来する．日本でも卵管をラッパ管とよぶことがある．salpinx は salpingitis, hydrosalpinx などの専門用語に使われることが多い．
†2 卵巣：ovary は ovum(卵子)と同じくラテン語の卵(ovum)に由来する．卵巣を意味する接頭語の oophor- はギリシャ語の oophoros(卵を産む)に由来し，oophorectomy(卵巣摘除術)，oophoritis (卵巣炎)のように使われている．
†3 放線菌症：通性嫌気性グラム陽性菌の *Actinomyces israelii* による膿性，肉芽腫性慢性炎症である．腫瘤，膿瘍，瘻孔を形成しやすい．本菌は口腔や女性器の常在菌である．ペニシリン系，テトラサイクリン系抗菌薬が有効．

症例

98-2

50歳，女性．3日前から下腹部痛，腰痛．WBC：12,200/μL，CRP：20.5 mg/dL．

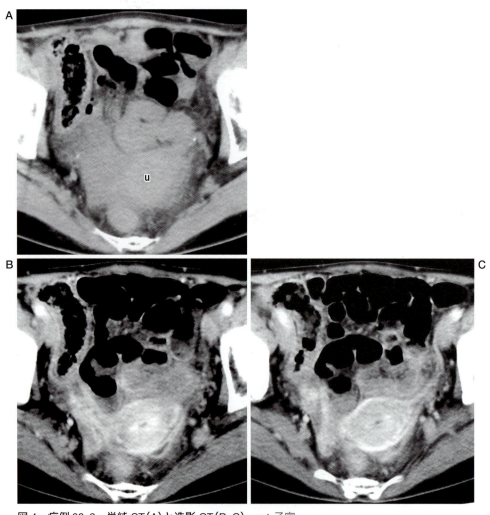

図4 症例98-2 単純CT(A)と造影CT(B, C) u：子宮．

CT所見 単純CT（図4A）：子宮(u)の辺縁が不鮮明で，子宮の右に腫瘤を示唆する所見がある．造影CT（図4BC）：子宮の辺縁が線状に強い造影効果を示すが，筋層の造影効果は弱い．子宮左右の広靱帯が強く造影され，右側では拡張した卵管を示唆する筒状の造影効果がみられる．

診 断 PID（骨盤腹膜炎，右卵管膿瘍）

治療方針 抗菌薬投与．場合によっては膿瘍ドレナージ．

症例 98-3

38歳，女性．3日前と4日前に下腹部激痛に襲われた．少し落ち着いたがまだ痛い．WBC：13,800/μL，CRP：1.6 mg/dL．

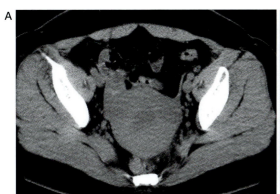
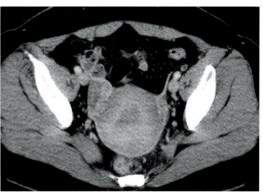

図5 症例98-3　A：単純CT，B：造影CT

CT所見　単純CT（図5A）に異常はないが，造影CT（図5B）では子宮体と右卵管外縁が線状の造影効果を示す．子宮体筋層の造影効果は弱い．

診断　PID（骨盤腹膜炎）．クラミジア・トラコマチス抗体はIgAカットオフインデックス：1.856（基準＜0.900），IgG：0.701（＜0.900）で，クラミジアによるPIDと診断した．尿の抗原検査は陰性であった（p. 314 症例64 ノート62 参照）．CTはPID一般に共通するもので，クラミジアに特異的な所見があるわけではない．

治療方針　抗菌薬（テトラサイクリン系，ニューキノロン系またはマクロライド系）

key-point
- PID＝内性器炎＋骨盤腹膜炎．
- 膿瘍と腹膜濃染に注意する．

文献

1) Saini S, et al：Role of anaerobes in acute pelvic inflammatory disease. Indian J Med Microbiol 2003；21：189-192.
2) O'Conner KF, et al：Pelvic actinomycosis associated with intrauterine devices. Radiology 1989；170：559-560.
3) Bonacho I, et al：The importance of the removal of the intrauterine device in genital colonization by actinomyces. Gynecol Obstet Invest 2001；52：119-123.
4) 松田静治：東京におけるクラミジア・トラコマチスおよび淋菌検査の実施成績．東京都予防医学協会年報2011；40：126-130.
5) 山田昌代・他：腹腔鏡手術後にクラミジア性骨盤腹膜炎を発症した4症例．日産婦内視鏡学会 2011；27：421-424.

XII. 婦人科疾患

症例

99-1 49歳,女性.下腹部痛,嘔吐.

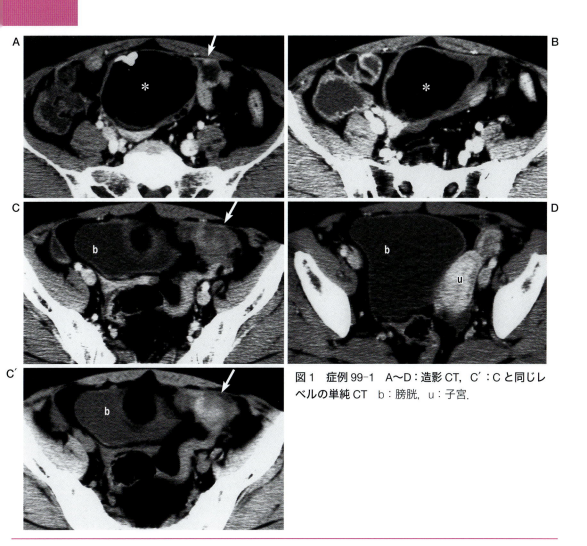

図1 症例99-1 A〜D:造影CT,C′:Cと同じレベルの単純CT b:膀胱,u:子宮.

CT所見 図1A:骨盤腔中央に脂肪濃度の腫瘤(＊)があり,壁に歯を思わせる高吸収結節がある.この腫瘤の左に連続して壁の厚い囊胞状構造(→)がある.図1B:この囊胞状構造近辺の脂肪層に浸潤像(dirty fat sign)がみられる.図1C:囊胞状構造は充実部(→)に移行するが,同じレベルの単純CT(図1C′)を見ると,この充実部(→)のCT値が高く血腫であると推定できる.さらに下方の断面(図1D)では,子宮(u)が血腫方向に変位しているのがわかる.

診断 左卵巣成熟囊胞性奇形腫茎捻転

治療方針 左卵巣腫瘍ならびに付属器切除.可能であれば卵巣温存.

症例

99-2 49歳,女性.下腹部激痛,嘔吐,腹部膨隆.

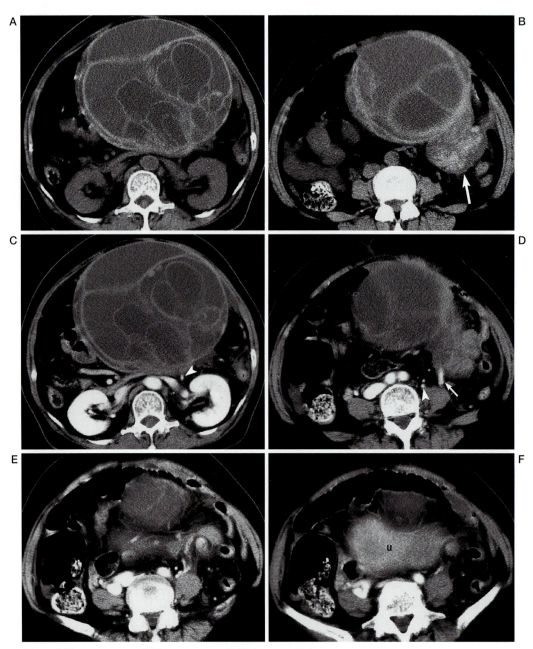

図2 症例99-2 A, B：単純CT, C〜F：造影CT u：子宮.

XII. 婦人科疾患

CT所見 単純CT(図2AB)：腹部中央に多房性腫瘤があり，外壁と隔壁の吸収値が高い．腫瘤から左背側への突出部(protrusion：図2B，大矢印)は高吸収で血腫であると推定できる．造影CT(図2CD)：腫瘤(外壁と隔壁)にはまったく造影効果が認められない(図2AとCを比較せよ)．左卵巣静脈(図2D，小矢印)を逆行性に尾側へ追跡すると，腫瘤からの突出部に巻き込まれて，突出部とともに渦巻き状に回転している〔whirl(pool) sign：図2EF〕．この捻転部は子宮(u)に連続している．捻転部周囲の脂肪層の濃度が上昇している(反対側と比較せよ)．

診 断 左卵巣囊腫(粘液性囊胞腺腫)茎捻転，出血性梗塞

Q 左卵巣静脈はどこに流入するか？

A 左卵巣静脈は左腎静脈に流入する(p.438症例96-2，A2参照)．したがって，下から追跡すると腎静脈より頭側のスライスでは消失する．似たような走行をする下腸間膜静脈(図2CD ▶)は左腎静脈の前方を通って脾静脈に合流するので区別することができる．

治療方針 左卵巣腫瘍ならびに付属器切除．

腫瘤から左背側に突出する高吸収部は，捻転を受けた左広間膜内の血腫であった．

卵巣腫瘍茎捻転

卵巣は骨盤壁からは**卵巣提索**(靱帯)で，子宮からは**固有卵巣索**(靱帯)で連絡・支持され，これらは卵管ならびに卵巣に出入りする動静脈とともには**広間膜**に覆われている(p.440症例96-2図4)．卵巣腫瘍(腫瘍，囊胞)が成長して重くなると，これらの靱帯が牽引されて腫瘍茎を形成して捻じれやすくなり，**卵巣腫瘍茎捻転**(torsion of ovarian tumor)を生じる．多く(50〜81％)は腫瘍を伴うが，腫瘍が存在しない正常卵巣の茎捻転もあり，小児に多い．付属器の可動性が高いためと考えられている．症例96-2図4(p.440)を見ると，卵巣(腫瘍)が捻じれると，これらの組織が巻き込まれるとともに，子宮が患側に変位する(図1D)ことがよくわかる(卵巣提索は外側で骨盤壁に固定されている)．腫瘍茎が捻転すると，まず静脈が閉塞し，うっ血をきたして捻転部と卵巣および腫瘍は腫大する．さらに捻転が解除されないと動脈の閉塞を生じ，出血性梗塞，組織壊死や破裂を生じる．捻転が急激に進行すると下腹部の激痛を訴え，また一過性の腹膜刺激症状も認められる．

画像所見[1〜3]は次の3つにまとめると理解しやすい．①**捻転部**：捻転に巻き込まれた組織で子宮と卵巣(腫瘍)の間に存在する．浮腫で腫大した卵管を含むため tube thickening とよばれる[1]．また，卵巣腫瘍から突出するようにみえるので**突出部**(protrusion：図1→，図2B→)ともよばれるが，子宮から突出するようにみえることもある．さらに捻転部には高吸収(>50 HU)の**血腫**(出血性梗塞：図1C'→，図2B→)や**集中する血管**が認められ，**卵巣血管を含む渦巻き状の捻転**〔whirl(pool) sign(図2E，図3)〕が直接描出されれば診断は確定する[3]．S状結腸軸捻症(p.220症例42-2ノート41参照)と同様，MPRによって多方向から観察することにより whirl sign の描出率は上昇する．②**卵巣腫瘍**：浮腫による**囊胞壁の肥厚と出血性梗塞による高吸収**(図2B)，**血腫および造影増強効果の欠如**(図2C)

453

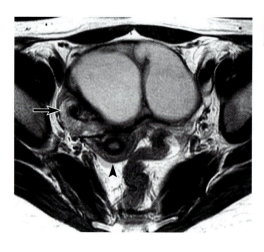

図3 MRI(T2強調像) 右卵巣粘液性囊胞腺腫茎捻転に見る渦巻徴候(→). ▶：子宮.

がみられる．③**子宮**：患側への**子宮の変位**(図1D)を認める．このほかに非特異的な腹水や脂肪組織浸潤像(dirty fat)を認めることもある．Rhaらの卵巣(腫瘍)茎捻転25例のCT/MRI所見の報告によれば，各所見の頻度は次のとおりである．tube thickening：84％，卵巣囊胞性腫瘍の壁肥厚：76％，腹水(ほとんどは少量)：64％，子宮の患側への変位：36％，tube thickening内部の血腫：16％，卵巣腫瘍内の血腫：8％[1]．ただし，単純CTは5人にしか施行されていない(そのうち3人にtube thickening内部の血腫あり)ので，血腫は上記よりかなり多いと考えられる．

ノート 89 婦人科の急性腹症

婦人科領域で急性腹症を呈するおもな疾患として，卵巣出血(症例95-1, 2)，子宮外妊娠中絶(症例96-1, 2)，卵巣囊腫破裂(症例97)のほかに骨盤感染症(PID：症例98)と卵巣腫瘍茎捻転(症例99-1, 2)，子宮筋腫の出血変性(赤色変性，図4)などがある．**子宮筋腫赤色変性**は出血性梗塞で，妊娠，出産，中絶直後や経口避妊薬使用中の患者に多い[4]．単純CTでやや高吸収，MRIのT強調像で高信号，T2強調像で辺縁低信号を示し，造影増強効果を欠く．基本的には保存的に対処する．なお，初期妊娠を伴っていることが多いためにCTや腹部単純撮影などのX線検査が基本的に禁忌となる婦人科の急性腹症に，**OHSS**(ovarian hyperstimulation syndrome：**卵巣過剰刺激症候群**)がある．OHSSは，ゴナドトロピン製剤による過排卵誘発中に腹部膨満，悪心，嘔吐，腹痛，腹水，胸水，ヘマトクリット上昇，白血球増多などを認める医原性疾患で，その本質は血管透過性の亢進である．過排卵誘発中のこれらの症状と超音波検査で多囊胞性に腫大した両側卵巣を描出することにより，診断は容易である．これらの鑑別点を**表**にまとめた．もちろん婦人科領域以外の疾患との鑑別も重要である．産科の急性腹症については，症例1(p.2)も参照されたい．

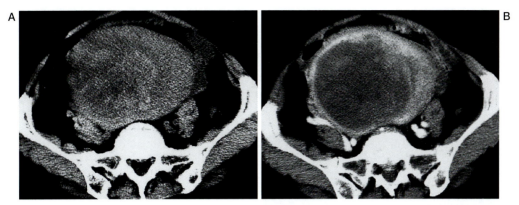

図4 子宮筋腫赤色変性 単純CT(A)でやや高吸収と低吸収が混在する中央から右の部分が，造影CT(B)ではまったく造影されない．

■表 婦人科急性腹症の鑑別点

婦人科の急性腹症	鑑別点
卵巣出血	腹膜腔出血，貧血，妊娠反応（－）
子宮外妊娠中絶	腹膜腔出血，貧血，妊娠反応（＋）
急性骨盤感染症	高熱，両側付属器圧痛
卵巣腫瘍茎捻転	卵巣腫瘍，血腫，tube thickening，whirl sign
卵巣囊腫破裂	腹水，水平面，張りのない卵巣囊腫
子宮筋腫赤色変性	筋腫内出血性梗塞
卵巣過剰刺激症候群	排卵誘発中，両側卵巣多囊胞性腫大（CT・X線撮影は禁忌）

key-point

- 卵巣（腫瘍）茎捻転は tube thickening と whirl sign．

文献

1) Rha SE, et al：CT and MR imaging features of adnexal torsion. RadioGraphics 2002；22：283-294.
2) Kimura I, et al：Ovarian torsion：CT and MR imaging appearances. Radiology 1994；190：337-341.
3) Duigenan S, et al：Ovarian torsion：diagnostic features on CT and MRI with pathologic correlation. AJR 2012；198：W122-131.
4) 河上 聡：骨盤腔疾患の画像診断—female pelvis—腹痛で発症する婦人科疾患の画像診断．日本医放会誌 2001；61：75-83.

症例

100
39歳，女性．突然下腹部激痛を訴え，気を失い救急車で搬送されてきた．5日前に帝王切開で双生児を出産している．

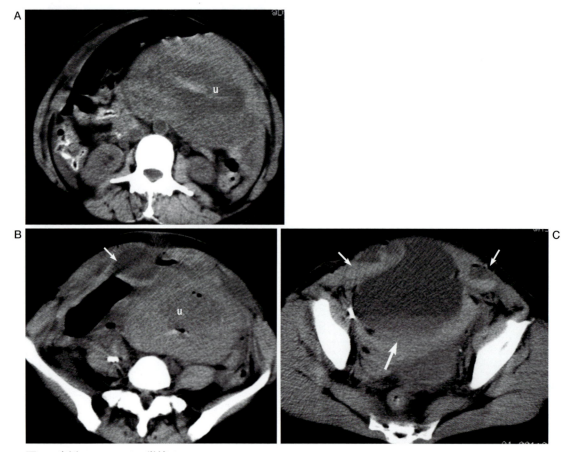

図1　症例100　A～C：単純CT

CT所見　腹腔に高吸収の血液と空気を擁する腫瘤（図1, u）が認められ，一見するとこれが血腫のように思えるが，出産後間もない子宮（壁が厚い）である．前腹壁内に複数の水平面を有する血腫（図1 BC, 小矢印）があり，さらに前腹壁から腹腔方向へ突出して子宮下部を後方へ圧排する大きな血腫がみられる（図1 C, 大矢印）．図1 Aで脊椎の前にある大動脈内の吸収値が低く，高度の貧血状態と一致する所見である．ただし，大動脈壁には張りがあり，症例1図1 A(p.2)の細く張りの無い大動脈とは異なる．

診　断　前腹壁血腫

症例10-2（p.60）の前腹壁血腫と同じ部位にある腹膜外血腫であることに気が付きましたか？

| 治療方針 | まず失血性ショックに対応する（輸液，輸血）．

帝王切開後の腹壁血腫

　帝王切開時には下腹壁をまず切開する．この時に膀胱前腔（ノート90，図2）を走る下腹壁動静脈およびその分枝を傷つける，あるいは止血が不十分であることが原因[1]で，出産後（腹壁の緊張が解除された後）に出血をきたす．出血部が厚い腹直筋鞘後葉の下方なので腹膜側（薄い臍膀胱筋膜と腹膜しかない）へ突出しやすく，大出血になりやすい．帝王切開後に注意するべきもう一つの出血が子宮下部前壁切開部からのもので，子宮下部と膀胱の間の腹膜外腔に血腫を形成し，bladder flap[†] hematoma[2]とよばれている．腹壁血腫ほど大きな血腫を形成することは少ないが，広間膜に沿って左右に腹膜外を進展することがある．また両者が合併することもある．外科的処置が必要になった場合，腹壁血腫除去に腹膜切開の必要はないが，bladder flap hematoma は2回の腹膜切開（前腹壁と膀胱子宮窩）を必要とするので，両者の区別は必須である．

脚 注
† bladder flap：標準的な帝王切開において下腹部切開で腹膜腔に入った後，子宮下部前壁に切開を入れるために，膀胱子宮窩の腹膜を横切開して，膀胱上部まで腹膜を剥離して膀胱を下方へ押しやる（傷つけないように）．この剥離した腹膜を bladder flap という．帝王切開に bladder flap 形成は必要ないとする意見も多い．いずれにしても子宮切開部からの腹膜外腔血腫は bladder flap hematoma とよばれる．

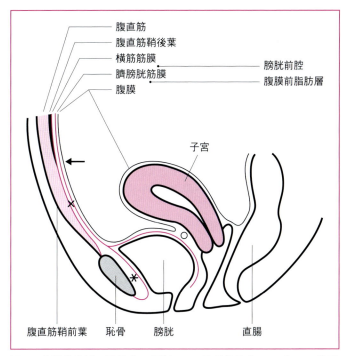

図2　**女性前腹壁・骨盤底の解剖**　＊：恥骨後腔（Retzius），X：腹壁血腫好発部，○：bladder-flap hematoma 好発部．腹直筋を示すために前腹壁は傍正中，骨盤は正中矢状断になっている．

ノート 90　前腹壁の構造 revisited

前腹壁の構造はノート9(p.57)で説明したが，ここで補足しておく．前腹壁の腹膜の外には**臍膀胱筋膜**(umbilicovesical fascia)が広がる．これは臍動脈索を擁する左右の内側臍ヒダ間に臍から下方へ張る薄い筋膜で，尿膜管(正中臍索)を覆い，膀胱を上から包み込む(図2)．さらにこの外には薄い**横筋筋膜**(transversalis fascia)があり，弓状線(図2→)より下では，これが腹直筋鞘の後葉になる．弓状線より上では内腹斜筋腱膜と腹横筋腱膜が強固な腹直筋鞘後葉を形成している．腹膜と臍膀胱筋膜の間が**腹膜前腔**(preperitoneal space)で，臍膀胱筋膜と横筋筋膜の間が**膀胱前腔**(prevesical space)である[1,3]．また，膀胱前腔の下部(恥骨結合と膀胱の間)は**恥骨後腔**(retropubic space of Retzius)とよばれることが多い．しかし，腹膜前腔と膀胱前腔は通常脂肪で満たされており，間の臍膀胱筋膜は薄いので，CTを含めた画像上は一体として**腹膜前脂肪層**(preperitoneal fat pad)とされることが多く，p.90症例16-3図4やp.178症例34-2図4のような理解で十分である．

外腸骨動脈から分岐した**下腹壁動脈**は，膀胱前腔を内側上方へ斜走し，弓状線近傍で腹横筋膜を貫いて腹直筋鞘内に入り(p.54症例10-1図3)，上腹壁動脈(内胸動脈から分岐)と吻合する．上・下腹壁静脈はこれに随伴する．したがって，症例100の前腹壁血腫は膀胱前腔に発症し，下方の恥骨後腔へ進展していることがわかる．また**膀胱上窩ヘルニア**(p.37症例7ノート6)には，腸管などが腹膜を被ったまま膀胱上窩の臍膀胱筋膜欠損部(ヘルニア門)を出て，まず膀胱前腔に入り，(主として)下方へ進んで恥骨後腔に至る**内膀胱上窩ヘルニア**と，膀胱前腔からさらに前方の外鼠径輪を経て皮下に進む**外膀胱上窩ヘルニア**の2つの経路があることを理解しやすい．

key-point
- 帝王切開後は腹壁血腫と bladder-flap hematoma に注意する．

文献
1) Wiener MD, et al：Sonography of subfascial hematoma after cesarean delivery. AJR Am J Roentgenol 1987；148：907-910.
2) Baker ME, et al：Sonography of post-cesarean-section bladder flap hematoma. AJR 1985；144：757-759.
3) Auh YH, et al：Extraperitoneal paravesical spaces：CT delineation with ultrasound correlation. Radiology 1986；159：319-328.

和文索引

あ

悪性リンパ腫　252
アニサキス　110
アニサキス症　115
アメーバ　310
アメーバ感染症　310
アメーバ性肝膿瘍　310
アメーバ性急性大腸炎　310
アレルギー性紫斑病　376

い

胃・十二指腸潰瘍　156
胃潰瘍　155
胃潰瘍穿孔　158
胃軸捻症　225
　──，間膜軸性　225
　──，臓器軸性　226
異常裂孔ヘルニア　73
胃石　245
　──，柿　245
　──，植物　245
　──，毛髪　245
遺伝性出血性毛細血管拡張症　376
移動右結腸症候群　214
移動盲腸症候群　214
移動盲腸上行結腸症候群　214
胃脾間膜　329
異物性腹膜炎　443
医療被曝　8
イレウス　189
　──，機械的　189
　──，機能的　189
　──，絞扼性　189
陰性的中率　345

う

ウィンドウ幅　63
ウィンドウレベル　63
ウェルシュ菌　110

渦巻(き)徴候　77, 218
打ち上げ花火徴候　77

え

エアウィンドウ　63
会陰ヘルニア　58
壊死性十二指腸炎　171
壊死性膵炎　322
壊死性腸炎　170
エルシニア属　114
炎症性偽腫瘍　286

お

横筋筋膜　458
横行結腸間膜裂孔ヘルニア　76
黄色肉芽腫性胆囊炎　282
黄体　433
黄体期　433
オスラー病　376

か

外側臍ヒダ　35
外側鼠径窩　35
外胎囊破裂　437
回虫　301
回虫症　302
回虫性肺炎　301
回虫総胆管迷入　301
回腸回腸重積　199
回腸虚血　124
回腸結腸重積　193, 195
回腸盲腸重積　193
外腹斜筋　57
外閉鎖筋　20
外ヘルニア　42
外膜(大動脈壁の)　356
潰瘍状突出　363
潰瘍性大腸炎　145
解離腔(大動脈解離の)　350
化学的腹膜炎　443

仮性憩室　99
下性腺帯　440
仮性動脈瘤　338, 373
仮性囊胞(急性膵炎の)　322
仮性ヘルニア　42
ガゼオーマ　264
仮想内視鏡　418
化膿性胆管炎　386
下腰ヘルニア　58
カルチノイド腫瘍　92
肝胃間膜　330
肝胃間膜内血腫　384
肝円索　34
肝円索裂　160, 308
肝鎌状間膜　7, 34, 329
肝偽脂肪腫　241
肝吸虫　303
眼鏡徴候　302
肝細胞癌　383
肝細胞癌破裂　382, 384
肝周囲炎　313
肝十二指腸間膜　330
肝十二指腸間膜内膿瘍　326
肝腺腫　383, 384
感染性大動脈瘤　365
感度　345
嵌頓ヘルニア　42
肝内型胆囊　330
肝内胆管結石症　289
陥入鞘(腸重積の)　193
陥入部(腸重積の)　193
還納性ヘルニア　42
肝膿瘍　306, 386
肝蛭　303
カンピロバクター　110
間膜型胆囊　330
間膜軸性(消化管軸捻症の)　221
間膜内ヘルニア　73
間膜ヒモ　242
肝門　308
肝様腺癌　292
還流障害(腸管虚血の)　122

き

偽腔(大動脈解離の)　350
気腫性腎盂炎　407
気腫性腎盂腎炎　406
気腫性胆嚢炎　279
気腫性膀胱炎　409
偽(仮性)嚢胞　322
気腹(腹膜気腫)　160
偽膜性腸炎　118, 146
逆行性ヘルニア　42, 64
吸収(CTの)　9
弓状線(前腹壁の)　57
給食病　110
急性回腸末端炎　114
急性肝炎　315
急性感染性腸炎　110
急性結腸偽性閉塞症　147
急性腎盂腎炎　402
急性膵炎　49, 322
　　(初期破壊期)　320
　　(浮腫期)　317, 318
　　〔破壊(壊死)期〕　321
　　──ガイドラインによる重症度
　　　判定　324
　　──の重症度　323
　　──の診断基準　319
急性穿孔性虫垂炎　82
急性巣状細菌性腎炎　404
急性胆嚢炎　271
　　──のCT所見　279
急性虫垂炎　83, 86, 88
急性腸間膜虚血　133
急性腹膜垂炎　241
急性閉塞性化膿性胆管炎　284, 286
峡部(卵管の)　438
胸部大動脈解離　15
虚血性大腸炎　136, 137
虚血性腸炎　122
挙上脚後ヘルニア　76
巨大結腸症　148
　　──, 急性　148
　　──, 慢性　148

く

空気帽徴候　225

クラミジア　314, 446, 449
クラミジア腹膜炎　313
クレブシエラ属　119
クローン病　145
クロストリジウム属　119

け

経間膜ヘルニア　73
経口避妊薬　384
憩室穿孔　102
憩室のCT像　100
経皮腎生検後出血　416
経皮生検後出血　387
痙攣性イレウス　189
外科用スポンジ　265
血管筋脂肪腫　421
血管周囲類上皮腫　421
月経随伴性気胸　254
血腫の吸収値(CT)値　341
結節性硬化症　421, 423
結節性多発性動脈炎　121, 368
血栓潰瘍(腹部大動脈瘤の)　338, 343
血栓亀裂(腹部大動脈瘤の)　338, 343, 347
血栓性微小血管症　139
血栓の吸収値(CT値)　341
血栓の濃度(CT値)　127
結腸癌　247, 249
結腸憩室　97
結腸憩室炎　97
結腸憩室出血　104
結腸重積　193
結腸直腸肛門重積　197
結腸ヒモ　242
嫌気性菌　410
　　──, 通性　410
　　──, 偏性　410
減弱係数(CTの)　9
減弱能(CTの)　9

こ

硬化性腸間膜炎　106
広間膜捻転　4
好気性菌　410
　　──, 偏性　410

高吸収三日月徴候　343
抗菌薬関連腸炎　118
抗菌薬起因性腸炎　118
膠原線維性大腸炎　146
後腎傍腔　423
後腟円蓋　89
後腸　206
後天性免疫不全症候群　392
後腹壁ヘルニア　57
後腹膜気腫　152, 160
後腹膜腔　177
絞扼性イレウス　78
コーヒー豆徴候　219
誤診率　345
骨盤感染症　446
骨盤底膿瘍　88
骨盤底ヘルニア　58
骨盤内感染症　313
骨盤腹膜炎　448
骨盤放線菌症　446
固定過多(腹膜靱帯の)　206
固定不足(腹膜靱帯の)　206
コメット徴候　273
固有卵巣索　439, 453
コンパートメント症候群　370
　　──, 骨盤　374
　　──, 腹部　374

さ

再開通(大動脈解離の)　347
再解離(大動脈解離の)　347
臍腸管　201
再入口部(大動脈解離の)　350
臍尿管　34
臍膀胱筋膜　458
索状物　78
坐骨孔ヘルニア　58
左心房血栓症　124
山梔子(サンシシ)　142

し

磁気共鳴胆管膵管撮影　302
子宮　438
子宮円索　35, 50, 439, 440
子宮円索嚢胞　50
子宮外妊娠　437

子宮外妊娠中絶　435, 436
子宮筋腫赤色変性　454
子宮頸部　87
子宮広間膜　439
子宮周期　434
子宮腺筋症　254
子宮内膜症　254
子宮破裂　3
　子宮瘢痕破裂　4
　——, 外傷性　4
　——, 自然　4
子宮下部(峡部)破裂　4
子宮体破裂　4
子宮卵巣血管破裂　4
自然出血　375
　——, 真の　375
　——, 病的　379
脂肪異栄養症　106
脂肪ウィンドウ　63
脂肪織炎　106
　——(大網)　105
脂肪浸潤像　322
射精管　441
十二指腸潰瘍　156
十二指腸潰瘍穿孔　154
十二指腸潰瘍穿通　326
十二指腸憩室　98
十二指腸穿孔(医原性)　152
自由ヒモ(結腸)　242
粥腫潰瘍　356
粥状硬化　356
出血シンチグラフィ　263
出血性大腸炎　139
消化管間質腫瘍　193
消化管穿孔　160
　——(異物による)　184
　——・穿通(魚骨による)　181
上行結腸憩室炎　96
小坐骨孔　58
上腸間膜静脈血栓症　129
上腸間膜動脈血栓症　126, 128
上腸間膜動脈症候群　172
上腸間膜動脈塞栓症　124, 128, 361
上腸間膜動脈瘤　368
小腸間膜裂孔ヘルニア　76
小腸軸捻症　235
　——, 一次性　235

——, 成人　235
——, 二次性　235, 247
小腸重積　193
小腸糞便徴候　245
静脈硬化性大腸炎　142
静脈索裂　308
小網　162, 329
小腰筋　48
上陥凹　162
上腰三角　58
上腰ヘルニア　58
食中毒　110
女性内生殖器　438
腎筋膜　423
真腔(大動脈解離の)　350
腎梗塞　412
腎周囲腔　423
腎周囲腔血腫　416
腎周囲膿瘍　405
腎シンチグラフィ　403
真性憩室　99
真性動脈瘤　338
真性ヘルニア　42
シンチグラフ　263
シンチグラフィ　263
　——(Meckel 憩室)　201
シンチグラム　263
腎内血腫　416
腎膿瘍　405
腎杯円蓋部　400
腎被膜下血腫　416

す

膵・胆管合流異常　300
膵癌(十二指腸閉塞)　256
膵管胆管合流異常　293
膵管非癒合　299
膵管分枝癒合　299
膵管癒合不全　299
膵小葉　319

せ

精管　441
性交渉感染症　446
精索　35
精索水腫　51

成熟嚢胞性奇形腫　443
正診率　345
精巣上体　441
精巣導帯　50, 440
正中臍ヒダ　35
精嚢　441
赤痢アメーバ　310
石灰乳胆汁　276
切迫破裂(大動脈瘤の)　343
線維筋性異形成症　368
穿孔(消化管の)　184
全身性エリテマトーデス　121
前腎傍腔　423
前腸　206
穿通(消化管の)　184
先天性胆管拡張症　297
浅腹壁静脈　47
前腹壁の構造　458
前腹壁ヘルニア　55
　下腹壁ヘルニア　55
　臍帯ヘルニア　56
　臍ヘルニア　56
　術後腹壁ヘルニア　56
　上腹壁ヘルニア　55
　正中腹壁ヘルニア　55
　側腹壁ヘルニア　55
　半月状線ヘルニア　55
　腹壁瘢痕ヘルニア　56

そ

造影CT　10
　——Grade(急性膵炎)　324
　——と石灰化　10
造影剤(経口消化管)　249
造影剤(水溶性ヨード)　249
造影剤(低浸透圧)　250
臓器軸性(消化管軸捻症の)　221
総胆管嚢腫　294
総胆管瘤　293
鼠径窩　35
鼠径管　35, 49
鼠径ヘルニア　33
　膀胱上窩ヘルニア　33
　——, 間質　33
　——, (冠状断)　44
　——, 間接　33
　——, 直接　33

——，腹壁間　33
　　——の鑑別　39
外弾性板(大動脈壁の)　356

た

体外衝撃波結石破砕術　391
大坐骨孔　58
大腿管　28
大腿神経　48, 370
大腿ヘルニア　28
　　——，(冠状断)　43
　　——，(非典型例)　47
　　——の鑑別　39
大腿ヘルニア嵌頓　31
大腿輪　28
大動脈炎症候群　416
大動脈解離　347, 350, 361
　　——，ULP型解離　350
　　——，偽腔開存型　348, 350, 361
　　——，偽腔閉塞型　354, 350, 358
　　——，急性　358
大動脈腸骨動脈閉塞症　12
大動脈壁内血腫　354
大動脈壁の構造　356
大動脈瘤切迫破裂　343
ダイナミックCT　308
大伏在静脈　27
胎便性腹膜炎　443
大網陥凹　162
大網軸捻症　231
大網ヒモ　242
大腰筋　48
大腰筋膿瘍　365
高安動脈炎　368, 416
ダグラス窩　90
ダグラス窩膿瘍　89
胆管(道)気腫　160
胆管(道)内ガス　160
胆管気腫　170
胆管内ガス　170
胆汁性嚢胞　328
胆汁性腹膜炎　443
胆汁漏　328
単純性閉塞性イレウス　189
胆膵脚閉塞症　257
胆石イレウス　239
　　——の三主徴　239

胆石の種類　287
　　コレステロール胆石　287
　　混合石　287
　　混成石　287
　　色素胆石　287
胆石の溶解　276
胆道感染症の原因菌　279
胆道シンチグラフィ　300
　　——(急性胆嚢炎)　272
胆道の寄生虫　303
胆嚢窩　330
胆嚢癌　281
胆嚢肝管　330
胆嚢周囲の胆管破格　330
胆嚢床の造影効果　279
胆嚢漿膜下浮腫　272, 326
胆嚢腺筋腫症　273
胆嚢捻転症　330
胆嚢壁の構造　272
ダンピング症候群　259
　　——，早期　259
　　——，晩期　259

ち

恥骨後腔　458
遅発性破裂　379
虫垂　84
虫垂結石　83
虫垂周囲膿瘍　86, 88, 89
虫垂腫瘍　92
虫垂粘液腫　91
虫垂粘液瘤　92
中腸　206
中腸回転異常　204, 206
中腸軸捻症　204, 205
中毒性巨大結腸症　145
中膜(大動脈壁の)　356
中膜内血腫　347
腸管壊死　133
腸管虚血　122
　　——，閉塞性　128
腸管出血性大腸菌O157　139
腸管の構造　112
腸管閉塞　236
　　——，絞扼性　78, 189
　　——，単純性　189
　　——，複雑性　189

——，癒着性　236
　　——のCT　236
腸管壁気腫　160, 167
腸管壁嚢状気腫　167
腸間膜血管集中像　66, 77
腸間膜脂肪織炎　106
腸間膜出血　375
腸間膜静脈硬化症　142
腸骨筋　48
腸骨筋血腫症候群　371
腸骨筋コンパートメント(圧迫)症
　　候群　371
腸重積　193
腸壁ヘルニア　39
腸腰筋　48
直腸　179
直腸子宮窩　90, 439
直腸穿孔　176
直動脈　164

て

帝王切開　457
低線量被曝　7
停留精巣　51

と

糖尿病　409
動脈優位相　308
特異度　345
戸谷(Todani)分類　293
突出部(卵巣腫瘍の)　453

な

内視鏡的逆行性胆管膵管造影
　　302
内視鏡的乳頭括約筋切開術　153
内側臍ヒダ　35
内側鼠径窩　35
内胎嚢破裂　437
内弾性板(大動脈壁の)　356
内腹斜筋　57
内閉鎖筋　20
内ヘルニア　42, 66
内膜(大動脈壁の)　356
内膜症性嚢胞　443

内膜症のMRI所見　255

に

肉芽腫性尿管狭窄　176
二重係蹄ヘルニア　42, 64
入口部（大動脈解離の）　350
尿溢出　400
尿溢流　400
尿管結石　394
　　——の二次所見　395
尿管腫瘍　392
尿貯留腫　400
尿膜管　34
尿瘤　400
尿路感染症　405
　　——, 単純性　405
　　——, 複雑性　405
　　——の原因菌　405
尿路結石　391
尿路上皮　392
尿路上皮癌　392
妊娠子宮捻転　4
妊娠反応　438
妊婦の急性腹症　4

ね

粘液産生腫瘍　92
粘液腫　92
粘膜下浮腫　156

の

濃度（CTの）　9
囊胞性中膜壊死　368
ノロウイルス　110

は

パイエル板　194
背側膵炎　299
排卵　433
ハウストラ　237
白色胆汁　276
白線（前腹壁の）　57
発酵　408
馬蹄腎　397

バリウム腹膜炎　444
半月状線（前腹壁の）　57

ひ

脾陥凹　162
脾梗塞　381
脾自然破裂（出血）　379
脾腎間膜　329
ヒト絨毛性ゴナドトロピン　438
ヒト免疫不全ウイルス　392
被曝量（CT）　7
非閉塞性腸間膜虚血　128, 130, 132
病原性微生物の分類　311
　　ウイルス　311
　　原虫　311
　　細菌　311
　　真菌　311
標的徴候　112, 302
皮様囊腫　443
ビリルビンカルシウム石　289

ふ

ブールヌヴィーユ・プリングル病　423
腹横筋　57
腹腔　162
腹腔動脈狭窄・閉塞　135
伏在裂孔（大腿管の）　28
複雑性閉塞性イレウス　189
腹側膵炎　299
腹側腸間膜　329
腹直筋　57
腹直筋血腫　4, 61
腹部大動脈瘤　335
腹部大動脈瘤破裂　335
　　——, 自制破裂　335
　　——, 切迫破裂　340
腹部単純X線写真　7
腹壁血腫　61, 457
腹壁ヘルニア　57
腹膜外気腫　23, 160, 175
腹膜外腔　175, 177
腹膜下腔　177
腹膜窩ヘルニア　66
腹膜気腫　23, 156, 160

腹膜偽粘液腫　92
腹膜腔　162
腹膜腔血腫　386
腹膜腔出血　382, 435, 436
　　——, 医原性　387
　　——の原因　383
腹膜腔肉芽腫（異物による）　182
腹膜腔遊離ガス　63
腹膜鞘状突起　51
腹膜靱帯　206
腹膜垂　241
腹膜前腔　177, 458
腹膜前脂肪層　175, 177, 423
腹膜臓器　162
腹膜透析　443
腹膜鼠　241
腹膜反転部　179
浮腫性膵炎　322
婦人科の急性腹症　454
付属器　431
付属器炎　446
フットボール徴候　7
分節性動脈中膜融解症　368

へ

平衡相　308
閉鎖管　20
閉鎖孔　20
閉鎖溝　20
閉鎖孔ヘルニア　19
　　——（MRI）　24
閉鎖孔ヘルニア嵌頓（Richter型）　25
閉鎖神経　374
閉鎖腸管ループ　191
閉鎖動静脈　20
閉鎖膜　20
ペテルセンヘルニア　76
ヘノホ-シェーンライン紫斑病　376
ペリオーシス　379
ヘルニア水　55
ヘルニア内容　42
ヘルニア囊　23, 42
ヘルニア被膜　42
ヘルニア門　42
ベロ毒素　139

ほ

膀胱カテーテル誤挿入　414
膀胱子宮窩　90, 439
膀胱上窩　35
膀胱上窩ヘルニア　37, 458
　——, 外　37
　——, 内　37
膀胱前腔　458
膀胱直腸窩　90
膀胱ヘルニア　37
放射状徴候　77
傍十二指腸ヘルニア（右, 左）　67
膨大部（卵管の）　438
傍直腸ヘルニア　68
哺乳類ラパマイシン標的タンパク質　422
ボルカルト三徴　225

ま・む

麻痺性イレウス　189

無漿膜野　91, 177
無石胆嚢炎　271

め・も

メチシリン耐性黄色ブドウ球菌　118

盲係蹄症候群　259
盲腸軸捻症　211
盲腸周囲ヘルニア　68
盲腸腫瘍　94
網嚢　162, 329
網嚢血腫　382

網嚢孔　162
網嚢孔ヘルニア　68
網嚢内側上陥凹　160, 162
モグラ穴　303
門脈内ガス　160, 170

や・ゆ

薬剤性出血性大腸炎　118

癒合筋膜　424
癒合腎　397
癒着性イレウス　236
輸入脚症候群　257
輸入脚静脈瘤出血　262

よ

溶血性尿毒症症候群　139
楊枝（による消化管穿孔）　184
陽性的中率　345
腰ヘルニア　57

ら

ラプンツェル症候群　245
卵黄腸管　201
卵管　438
卵管捻転　4
卵管炎　446
卵管采　438
卵管妊娠　437
卵管破裂　436, 437
卵管留血症　437
卵管流産　435, 437
卵管留水症　446
卵管留膿症　446

卵巣　87, 439
卵巣炎　446
卵巣過剰刺激症候群　454
卵巣周期　434
卵巣出血　431
卵巣腫瘍茎捻転　453
卵巣静脈　439
卵巣成熟嚢胞性奇形腫茎捻転　451
卵巣提索　439, 453
卵巣動脈　439
卵巣嚢腫破裂　443
ランデュ-オスラー-ウェーバー症候群　376
卵胞　433
卵胞期　433

り

リトレヘルニア　42
硫酸バリウム　176
硫酸バリウム液　250
流入障害　122
リンゴの芯徴候　248
輪状ヒダ　112

る・ろ

類皮嚢胞　443
ループス腸炎　121
ループス膀胱炎　121
ルシュカ管　330
ルリシュ症候群　12

漏斗部　438

欧文索引

3D display 418
3次元表示 418

A

AAA(abdominal aortic aneurysm) 335
abdominal aortic aneurysm 335
　――, closed rupture 335
　――, contained rupture 335
　――, open rupture 335
　――, sealed rupture 335
abdominal cavity 162
accordion sign 118
ace of spade sign 220
acquired immunodeficiency syndrome 392
acute appendicitis 83
acute cholecystitis 271
acute colonic pseudo-obstruction 147
acute epiploic appendagitis 241
acute focal bacterial nephritis 404
acute infectious enterocolitis 110
acute mesenteric ischemia 133
acute obstructive suppurative cholangitis 284
acute pancreatitis 322
acute pyelonephritis 402
acute terminal ileitis 114
Adamkiewicz 動脈 12
adenomyomatosis of gall bladder 273
adhesive ileus 236
adnexa 431
adnexitis 446
AFBN(acute focal bacterial nephritis) 402, 404
afferent loop syndrome 257
AIDS(acquired immunodeficiency syndrome) 392

air cap sign 225
air window 63, 153
ameba(amoeba) 310
AML(angiomyolipoma) 421
Amyand hernia 42
angiomyolipoma 421
anterior pararenal space 423
antibiotics-related enterocolitis 118
aortic dissection 350
aortic intramural hematoma 354
aortitis syndrome 416
aortoiliac occlusive disease 12
AOSC(acute obstructive suppurative cholangitis) 284
appendiceal mucocele 92
appendix epiploicae 241
appendix vermiformis 84
apple core sign 248
arrowhead sign 99
ascariasis 302
Ascaris lumbricoides 301
atheromatous ulcer 356
atherosclerosis 356

B

bare area 91, 177
Bauhin 弁 213
Behçet 病 368
bezoar 245
biliopancreatic limb obstruction 257
Billroth I 法 76
Billroth II 法 76
biloma 328
bird of prey sign 220
bird's beak sign 220
bladder flap hematoma 457
blind loop syndrome 259
Borchardt(ボルカルト)三徴 225

Bourneville-Pringle 病 423
bull's eye sign 302
burrow tract 303

C

Cantlie 線 308
Caroli 病 293
catamenial pneumothorax 254
cecal bascule 211
cecal volvulus 211
ceftriaxone(CTRX)偽結石 276
Chagas 病 148
Charcot 三徴 284
chemical peritonitis 443
Chlamydia 314
Chlamydia trachomatis 446
cholecystohepatic duct 330
choledochocele 293
cicatrical ventral hernia 56
circular fold 112
Clonorchis sinensis 303
closed loop 191
Clostridium difficile 118
Clostridium 属 119
CMN(cystic medial necrosis) 368
coffee bean sign 219
collagenous colitis 146
colon-cut-off sign 322
colonic intussusception 193
colorectoanal intussusception 197
comb sign 122, 164
comet sign 273
compartment syndrome 370
　――, abdominal 374
　――, pelvic 374
complex obstructive ileus 189
convergence of mesenteric vessels 77
Cornelia de Lange 症候群 211
cortical(subcapsular) rim sign

465

412
Couinaud の肝区域　308
CPT（catamenial pneumothorax）
　254
creeping fat sign　164
Crohn 病　145, 159, 164
cruising-eye view　418
CT cholangiography　295
CTSI（CT severity index）　323
CT 胆管造影　295
CT 値　9
CT 内視鏡　418
CT による被曝量　7
CT の画像処理と表示法　418
cystic medial necrosis　368
cystohepatic duct　330

D

de Garengeot hernia　42
DeBakey 分類　351
delayed rupture　379
dermoid cyst　443
dirty fat　322
dirty fat sign　85
divisum　299
dorsal abdominal hernia　57
double loop hernia　42, 64
double target sign　306
double-barreled aorta　348
Douglas pouch（窩）　90, 439
draped aorta sign　335
dumping syndrome　259
dysopyrobesoar　245

E

eAML（epithelioid AML）　421
ectopic pregnancy　437
Ehlers-Danlos 症候群　368
emphysematous cholecystitis
　279
emphysematous cystitis　409
emphysematous pyelitis　407
emphysematous pyelonephritis
　406
endometrial cyst　443
endometriosis　254

endoscopic retrograde cholangio-
　pancreatography　302
endoscopic sphincterotomy　153
Entamoeba histolytica　310
entry　350
epigastric hernia　55
epiploic foramen　162
epithelioid AML　421
ERCP（endoscopic retrograde chol-
　angiopancreatography）　302
EST（endoscopic sphincterotomy）
　153
ESWL（extracorporeal shock
　wave lithotripsy）　391
external hernia　42
extracorporeal shock wave litho-
　tripsy　391
extraperitoneal emphysema
　160, 175
extraperitoneal space　175, 177
eye-glass sign　302

F

falciform ligament of liver　329
false diverticulum　99
Fasciola hepatica　303
fat ring（fat halo）sign　107
fat window　63, 154
femoral canal　28
femoral hernia　28
femoral nerve　370
femoral ring　28
fermentation　408
fibromuscular dysplasia　368
fissure for ligamentum teres
　308
fissure for ligamentum venosus
　308
Fitz-Hugh-Curtis 症候群　313
fly-through　418
FMD（fibromuscular dysplasia）
　368
food poisoning　110
football sign　7
foramen of Winslow　162
foramen of Winslow hernia　68
foregut　206

fused kidney　397

G

gallstone ileus　239
gastric volvulus　225
gastrointestinal stromal tumor
　193
gastrosplenic ligament　329
gauzeoma　264
Gerota's fascia　423
GIST（gastrointestinal stromal
　tumor）　193
gossipyboma　264
Grynfeltt-Lesshaft 三角　58
gubernaculum testis　440

H

haustra　237
HCC（hepatocellular carcinoma）
　383
hCG（human chorionic gonado-
　tropin）　438
HELLP 症候群　4
hematocrit effect　376
hemolytic uremic syndrome
　139
hemorrhagic colitis　139
Henoch-Schönlein 紫斑病　121,
　368, 376
hepatic abscess　306
hepatic pseudolipoma　241
hepatocellular carcinoma　383
hepatoduodenal ligament　330
hepatogastric ligament　330
hepatoid adenocarcinoma　292
hernia content　42
hernia cover　42
hernia in W　42, 64
hernia of pelvic floor　58
hernia orifice　42
hernia sac　42
hindgut　206
Hirschsprung 病　148
HIV（human immunodeficiency
　virus）　392
horseshoe kidney　397

Howship-Romberg sign　19
human chorionic gonadotropin　438
human immunodeficiency virus　392
HUS（hemolytic uremic syndrome）　139
hydrocele of the spermatic cord　51
hydrosalpinx　446
hyperattenuating crescent sign　343
hyperfixation　206
hypofixation　206
hypogastric hernia　55

I

IgA 血管炎　121, 368, 376
ileosigmoid knot　205
ileus　189
　——, functional　189
　——, mechanical　189
iliacus　48
iliacus compartment（compression）syndrome　371
iliacus hematoma syndrome　371
iliopsoas　48
IMH（aortic intramural hematoma）　354
impending rupture　343
incarcerated hernia　42
incisional hernia　56
infected aortic aneurysm　365
inferior lumbar hernia　58
inferior mesonephric ligament　440
inflammatory pseudotumor　286
internal hernia　42, 66
intersigmoid hernia　68
intestinal ischemia　122
　——, obstructive　128
intrahepatic bile duct stone　289
intramesenteric hernia　73
intramural gas　160
intussusception　193
　——, enteric　193
　——, ileocecal　193
　——, ileocolic　193
intussusceptum　193
intussuscipience　193
ischemic colitis　137
ischemic enterocolitis　122

J・K

Jalan の中毒性巨大結腸症診断基準　146

Kerckring 皺襞　112
Klebsiella 属　119

L

Ladd 手術　204
Ladd 靱帯　206
Landzert 窩　68
lateral ventral hernia　55
Leriche syndrome　12
lesser omentum　329
linea alba　57
linea arcuata　57
linea semilunaris　57
lipodystrophy　106
Littré hernia　42
liver cell adenoma　383
LNT 仮説（linear non-threshold hypothesis）　8
lumbar hernia　57
lupus cystitis　121
lupus enteritis　121

M

magnetic resonance cholangio-pancreatography　302
malrotation of midgut　206
mammalia target of rapamycin　422
Marfan 症候群　368
maximum intensity projection　418
Maydl ヘルニア　64
McBurney 点　84
Meckel 憩室　98, 201
Meckel 憩室内反転（内翻）　200
megacolon
　——, acute　148
　——, chronic　148
mesenteric phlebosclerosis　142
mesenteroaxial　221
midgut　206
midgut volvulus　205
midline ventral hernia　55
milk of calcium bile　276
MIP（maximum intensity projection）　418
Mirizzi 症候群　270
misty mesentery　107
mobile cecum and ascending colon syndrome　214
mobile cecum syndrome　214
mobile right colon syndrome　214
MPR〔multiplanar reconstruction（reformation）〕　418
MRCP（magnetic resonance cholangiopancreatography）　302
MRSA　118
MRSA 腸炎　118
mTOR（mammalia target of rapamycin）　422
mucin-producing tumor　92
multiplanar reconstruction（reformation）　418
mushroom sign　77
myxoma　92

N

napkin-ring sign　77
NOMI（non-occlusive mesenteric ischemia）　128, 130, 132
non-occlusive mesenteric ischemia　128, 130, 132
Nuck's canal　51
Nuck 管　51
nutcracker 現象　259

O

obligate aerobe　410
obligate anaerobe　410
obturator canal　20

obturator foramen　20
obturator hernia　19
obturator nerve　374
obturator sulcus　20
Ogilvie 症候群　147
OHSS(ovarian hyperstimulation syndrome)　454
omental bursa　162, 329
omental recess　162
omental torsion　231
omental volvulus　231
omphalocele　56
omphalomesenteric duct　201
oophoritis　446
organoaxial　221
Osler disease　376
ovarian hemorrhage　431
ovarian hyperstimulation syndrome　454

P

Page kidney　416
paging　418
PAI(periportal abnormal intensity)　316
pancreas divisum　299
panniculitis　106
paraduodenal hernia(right, left)　67
paralytic ileus　189
pararectal hernia　68
parenchymal hematoma　416
parietal enterocele　39
PAU(penetrating atherosclerotic ulcer)　334, 338
PEComa　421
peliosis　379
pelvic actinomycosis　446
pelvic inflammatory disease　313, 446
penetrating atherosclerotic ulcer　334, 338
penetration　184
perforation　184
periappendiceal abscess　89
pericecal hernia　68
perihepatitis　313

perineal hernia　58
periportal abnormal intensity　316
periportal collar sign　272, 316
periportal halo　316
periportal low attenuation　316
perirenal hematoma　416
perirenal space　423
peritoneal free gas　63
peritoneal hemorrhage　382
　——, iatrogenic　387
peritoneal mouse　241
peritoneal organ　162
peritoneal space　162
Petersen's hernia　76
Peyer's patch　194
phlebosclerotic colitis　142
phytobezoar　245
PI(pneumatosis intestinalis)　160, 167
PID(pelvic inflammatory disease)　313, 446, 448
PN(polyarteritis nodosa)　121, 368
pneumatosis cystoides intestinalis　167
pneumatosis intestinalis　160, 167
pneumobilia　160, 170
pneumoperitoneum　160
pneumoretroperitoneum　160
polyarteritis nodosa　121, 368
porta hepatis　308
portal venous gas　160, 170
posterior pararenal space　423
postoperative hernia　56
preperitoneal space　177, 458
prevesical space　458
processus vaginalis　51
properitoneal fat pad　177, 423
protrusion　453
pseudodiverticulum　99
pseudohernia　42
pseudomembranous enterocolitis　118
pseudomyxoma peritonei　92
psoas major　48
psoas minor　48

pyosalpinx　446

R

radial sign　77
Rapunzel 症候群　245
RAS(Rokitansky-Aschoff sinus)　273
re-entry　350
recanalization　347
rectouterine fossa　90
rectus abdominis　57
redissection　347
reducible hernia　42
refractile mesenteritis　106
renal fascia　423
renal infarction　412
Rendu-Osler-Weber syndrome　376
retrograde hernia　42
retroperitoneal space　177
retropubic space of Retzius　458
Reynolds 五徴　284
Richter ヘルニア　39
Rigler's triad　239
rim sign　394
Rokitansky-Aschoff sinus　273
Roux-en-Y 手術　76

S

salpingitis　446
SAM(segmental arterial mediolysis)　368
Sandwich sign　252
scalloping　92
Schnitzler 転移　90
sciatic hernia　58
scintigram　263
scintigraph　263
scintigraphy　263
sclerosing/refractile mesenteritis　106
segmental arterial mediolysis　368
sentinel loop sign　322
sentinel sign　85
sexually transmittable disease

446
shaded surface display　418
simple obstructive ileus　189
SLE　121
SMA embolism　128
SMA syndrome　172
SMA thrombosis　128
small bowel feces sign　245
smaller SMV sign　130
SMV thrombosis　129
spastic ileus　189
spermatic duct　441
spigelian hernia　55
splenic infarction　381
splenic recess　162
splenorenal ligament　329
spontaneous hemorrhage　375
——, true　375
spontaneous rupture　379
——, pathologic　379
—— of the spleen　379
SSD（shaded surface display）　418
Stanford 分類　351
STD（sexually transmittable disease）　446
subcapsular hematoma　416
subperitoneal space　177
subvesical duct of Luschka　330
superficial epigastric vein　47
superior lumbar hernia　58
superior recess　162
supravesical hernia　37
surface rendering　418
surgical sponge　265
swirl sign　77
systemic lupus erythematosus　121
S 状結腸間膜窩ヘルニア　68
S 状結腸間膜血腫　375
S 状結腸憩室炎　96
S 状結腸憩室穿孔　180
S 状結腸軸捻症　217, 219
——, 間膜軸性　219
——, 臓器軸性　220
S 状結腸直腸重積　197

T

tail sign　394
Takayasu arteritis　416
target sign　99, 112, 122
tenia libera　242
tenia mesocolica　242
tenia omentalis　242
textiloma　264
thrombotic microangiopathy　139
thrombus fissuration　338
thrombus ulceration　338
TMA（thrombotic microangiopathy）　139
Todani 分類　293
Toldt 筋膜　424
Toldt 膵後筋膜　424
torsion of ovarian tumor　453
toxic megacolon　145
transmesenteric hernia　73
transversalis fascia　458
Treitz 膵後筋膜　424
trichobezoar　245
true diverticulum　99
true hernia　42
TS（tuberous sclerosis）　421
tube thickening　453
tuberous sclerosis　421, 423
tunica adventitia　356
tunica interna　356
tunica media　356

U

UC（ulcerative colitis）　145
ulcerative colitis　145
ULP（ulcer-like projection）　353
umbilical hernia　56
umbilicovesical fascia　458
urachus　34
urinary extravasation　400
urinoma　400
urothelial cancer　392
urothelium　392
US Murphy's sign　271

uterine adenomyosis　254

V

VACTERL association　397
vas deferens　441
vascular jejunization　164
VATER association　397
ventral abdominal hernia　55
verotoxin　139
vesicorectal fossa　90
vesicouterine fossa　90
virtual endoscopy　418
volume rendering　418
volvulus of the small bowel　235
VR（volume rendering）　418

W

Waldeyer 窩　67
whirl sign　77, 218
whirl-like spongioform pattern　265
whirl（pool）sign　453
whirlpool sign　77
white bile　276
window level（WL）　63
window width（WW）　63
WW/WL　63, 160
W 状ヘルニア　42, 64

X

xanthogranulomatous cholecystitis　282
XGC（xanthogranulomatous cholecystitis）　282

Y・Z

Young-Laplace の法則　171

Zenker 憩室　98

ここまでわかる

急性腹症のCT 第3版

定価：本体 7,200 円＋税

2002 年 9 月 10 日発行　第 1 版第 1 刷
2009 年 9 月 1 日発行　第 2 版第 1 刷
2018 年 9 月 25 日発行　第 3 版第 1 刷 ©

著者　荒木　力
　　　あらき　つとむ

発行所　株式会社　メディカル・サイエンス・インターナショナル
　　　代表取締役　金子　浩平
　　　東京都文京区本郷 1-28-36
　　　郵便番号 113-0033　電話 (03) 5804-6050

印刷：三報社印刷／製本：誠製本

ISBN 978-4-8157-0135-2 C3047

本書の複製権・翻訳権・上映権・譲渡権・貸与権・公衆送信権（送信可能化権を含む）は（株）メディカル・サイエンス・インターナショナルが保有します。
本書を無断で複製する行為（複写，スキャン，デジタルデータ化など）は，私的使用のための例外を除き，著作権法上禁じられています．なお，大学，病院，診療所，企業などにおいて，業務上使用する目的（診療，研究活動を含む）で上記の行為を行うことは，その使用範囲が内部的であっても，私的使用には該当せず，違法です．また私的使用に該当する場合であっても，代行業者等の第三者に依頼して上記の行為を行うことは違法となります．

[JCOPY]〈（社）出版者著作権管理機構　委託出版物〉
本書の無断複写は著作権法上での例外を除き禁じられています．複写される場合は，そのつど事前に，（社）出版者著作権管理機構（電話 03-3513-6969，FAX 03-3513-6979，info@jcopy.or.jp）の許諾を得てください．